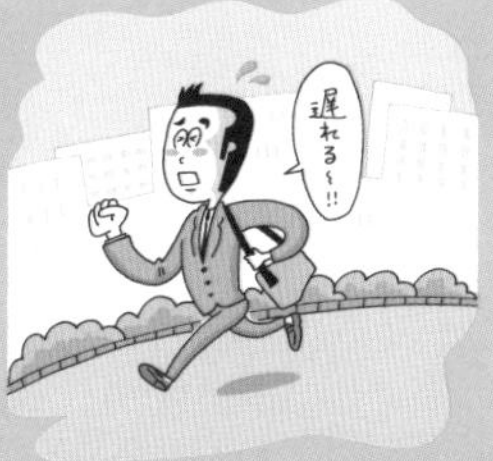

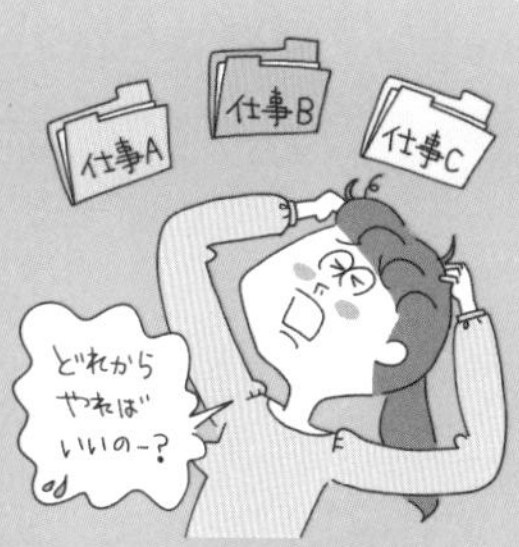

大人の発達障害

仕事・生活の困ったによりそう本

昭和大学附属烏山病院
昭和大学発達障害医療研究所 准教授
太田晴久 監修

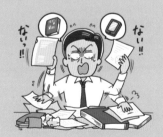

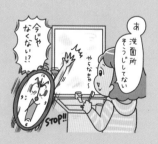

西東社

はじめに

この本は、主に職場や生活の中で生きづらさを感じているかたに向けてつくられています。手に取ったかたの中には、発達障害と診断されたかたもいれば、「もしかしてそうかも」と悩んでいらっしゃるかたもいるでしょう。

発達「障害」という名前はついていますが、本来、人の脳の発達はさまざまです。しかし、できることとできないことの偏りが強すぎてアンバランスになると、社会生活を送るうえで困ることが増えてきます。

この本には、障害があってもなくても、そういう日々の「困った」によりそえるよう、たくさんのヒントを詰め込みました。当事者のかたが考え出したアイデアや、工夫して行っていることも盛り込んでいます。

ただし、発達の程度は人によって違うため、ここに書いてあることがすべての人に合うとは限りません。自分に合いそうな方法があれば実践していただき、もし合わないと思ったら、別の方法を試していただけたらと思います。

また、そもそも無理に行動を変える前に、まずは「認知」、つまり考え方を変えることで、ラクになるかもしれません。ご自身のできることや長所にも、ぜひ目を向けてください。発達障害の特性は、ときに強みにもなりえます。

発達障害を持つ人は、相談することが苦手です。でも、ひとりで悩みを抱え続けることには、限界があります。信頼できる人を見つけて、助けてもらうことも大切です。完璧な人になる必要はないのです。

この本にある工夫の中で、一つでも二つでも皆さんに合うものが見つかり、「困った」を少しでも解消するお手伝いができましたら幸いです。

昭和大学附属烏山病院　昭和大学発達障害医療研究所　准教授
太田晴久

ケース1 ASD《エーエスディー》と診断されたAさんの場合

仕事と直接関係ない対人関係のストレスが多い…

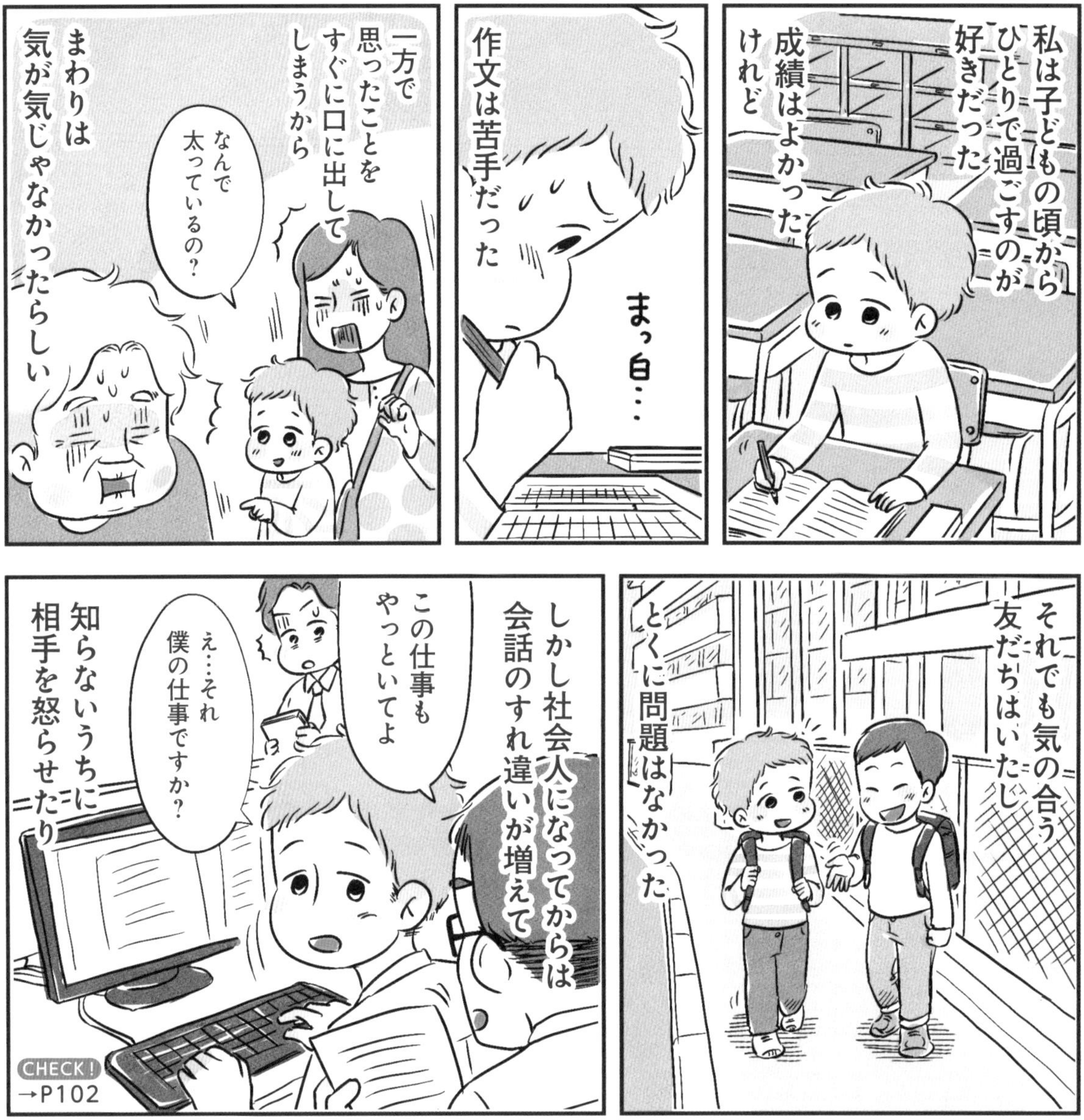
私は子どもの頃からひとりで過ごすのが好きだった
成績はよかったけれど
作文は苦手だった
まっ白…
一方で思ったことをすぐに口に出してしまうから
なんで太っているの？
まわりは気が気じゃなかったらしい
それでも気の合う友だちはいたし
とくに問題はなかった
しかし社会人になってからは会話のすれ違いが増えて
この仕事もやっといてよ
え…それ僕の仕事ですか？
知らないうちに相手を怒らせたり

CHECK!
→P102

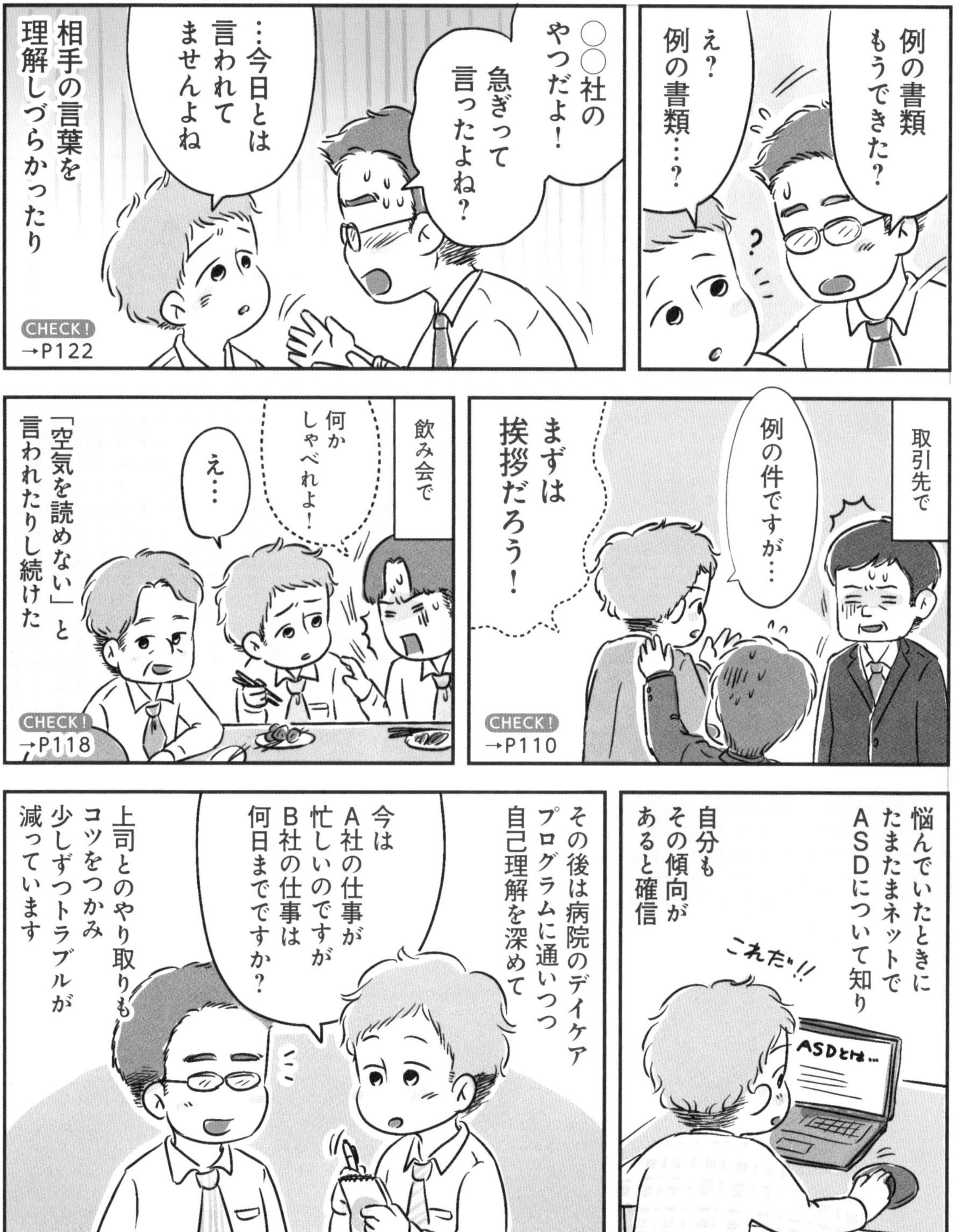
例の書類もうできた？
え？例の書類…？
○○社のやつだよ！急ぎって言ったよね？
…今日とは言われてませんよね
相手の言葉を理解しづらかったり
CHECK！
→P122
取引先で
例の件ですが…
まずは挨拶だろう！
CHECK！
→P110
飲み会で
何かしゃべれよ！
え…
「空気を読めない」と言われたりし続けた
CHECK！
→P118
悩んでいたときにたまたまネットでASDについて知り
自分もその傾向があると確信
これだ!!
ASDとは…
その後は病院のデイケアプログラムに通いつつ自己理解を深めて
今はA社の仕事が忙しいのですがB社の仕事は何日までですか？
…
上司とのやり取りもコツをつかみ少しずつトラブルが減っています

ケース2 ADHD《エーディーエイチディー》と診断されたBさんの場合

一生懸命やっているのに仕事がうまくいかない…

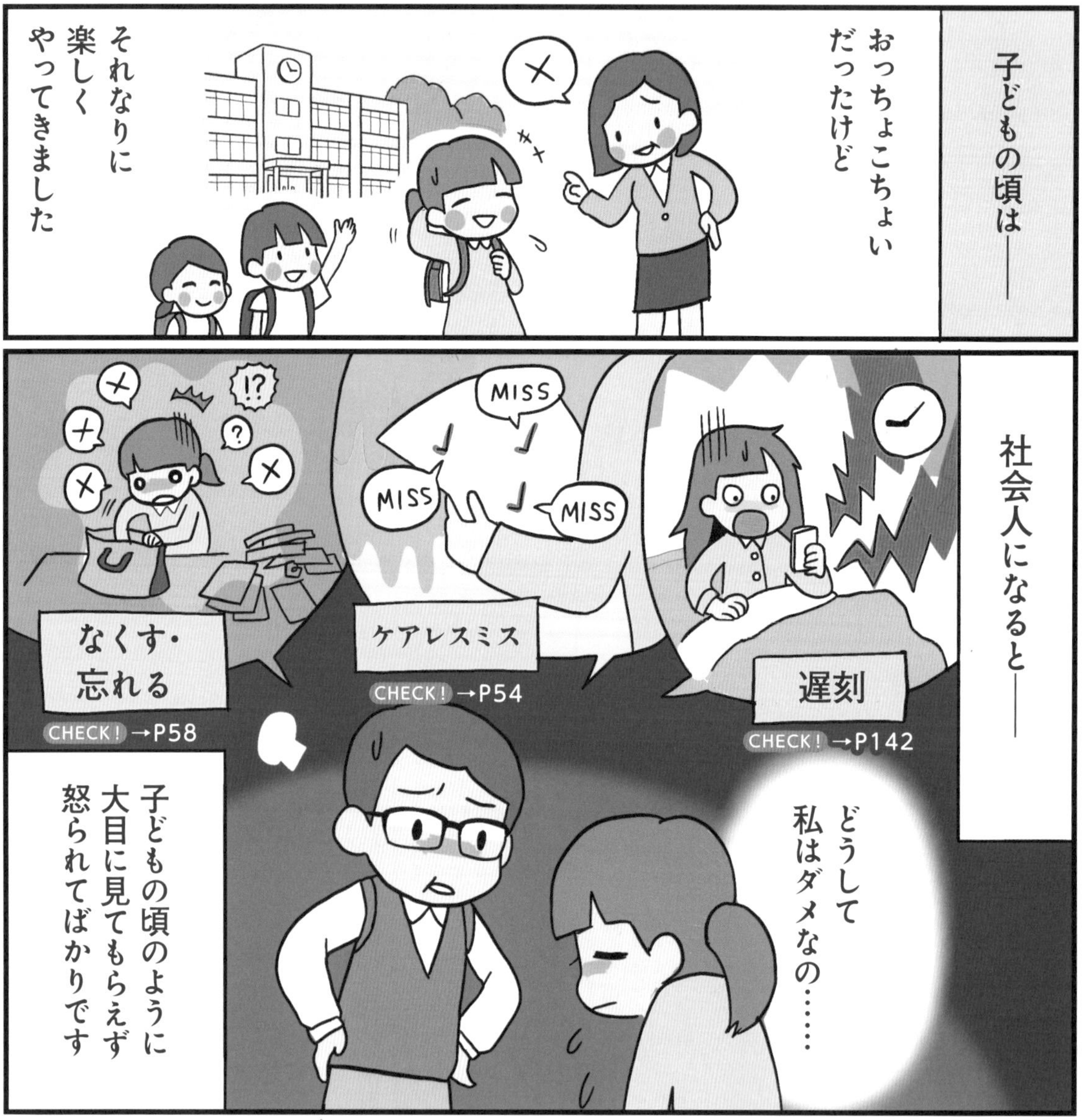
子どもの頃は——
おっちょこちょいだったけど
それなりに楽しくやってきました
社会人になると——
遅刻
CHECK! →P142
ケアレスミス
CHECK! →P54
MISS
MISS
MISS
!?
?
なくす・忘れる
CHECK! →P58
どうして私はダメなの……
子どもの頃のように大目に見てもらえず怒られてばかりです

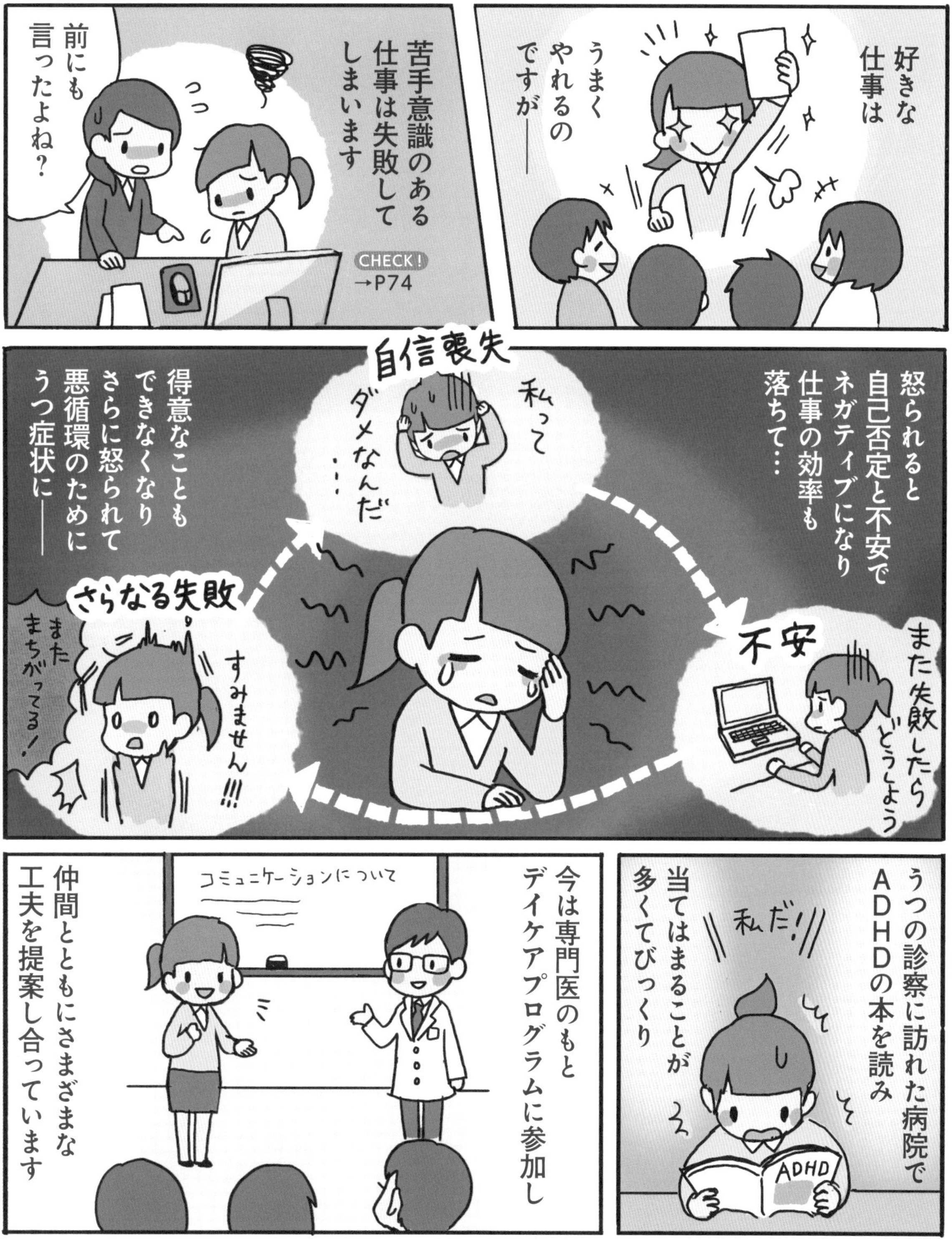

好きな仕事は
うまくやれるのですが――
苦手意識のある仕事は失敗してしまいます
つっ
前にも言ったよね？
CHECK！
→P74
怒られると自己否定と不安でネガティブになり仕事の効率も落ちて…
自信喪失
私ってダメなんだ…
不安
また失敗したらどうしよう
さらなる失敗
すみません!!!
またまちがってる！
得意なこともできなくなりさらに怒られて悪循環のためにうつ症状に――
うつの診察に訪れた病院でADHDの本を読み
当てはまることが多くてびっくり
私だ！
ADHD
今は専門医のもとデイケアプログラムに参加し
仲間とともにさまざまな工夫を提案し合っています
コミュニケーションについて

大人の発達障害
仕事・生活の困ったによりそう本

目次 Contents

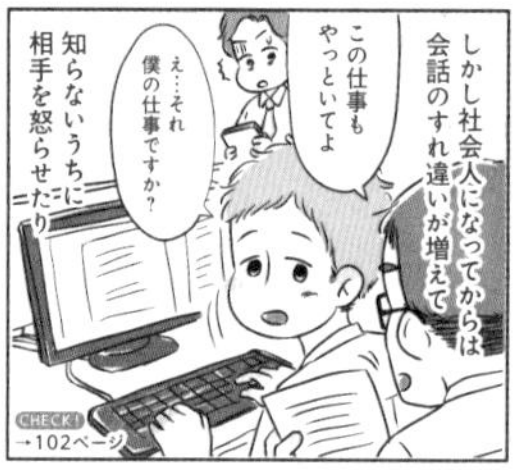

しかし社会人になってからは会話のすれ違いが増えて
この仕事もやっといてよ
え…それ僕の仕事ですか？
知らないうちに相手を怒らせたり
CHECK!
→102ページ

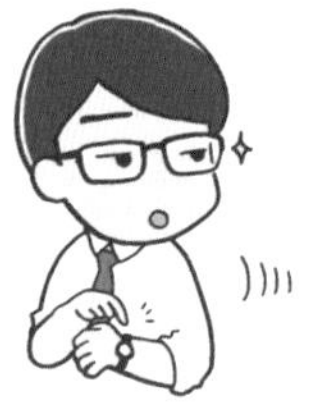

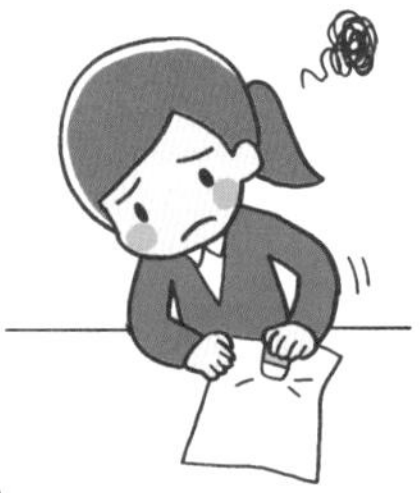

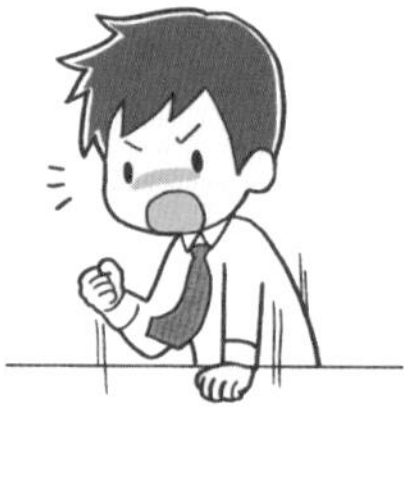

5章 発達障害の治療……175

コラム column

※本書は2021年1月現在の情報に基づいています。

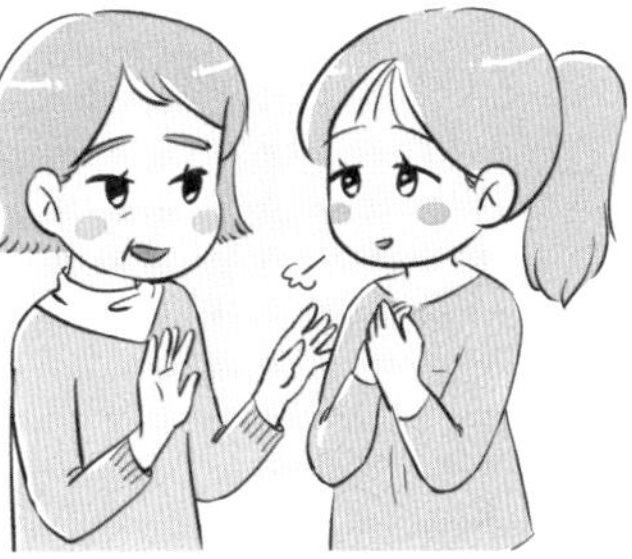

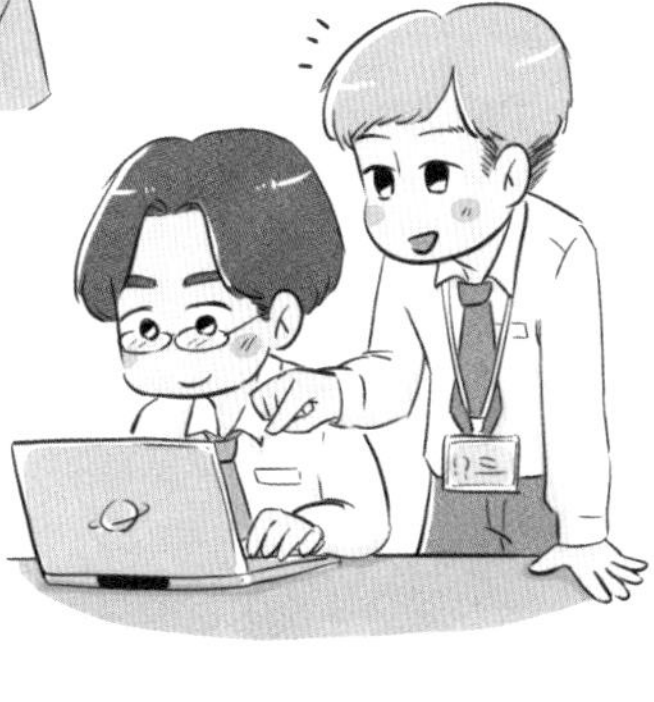

この本の見方

目次を見て、今自分が困っている項目があれば、そのページを開いてみてください。
なぜ困った状況になるのか、どんな工夫ができるのかが、ひと目でわかります。

あるある!とその原因
起こりやすい「困った」状況と、その原因となる特性について解説

項目
困りごとがひと目でわかる

解決のヒント
特性を踏まえた、「困った」を乗り切るための工夫をいくつか紹介

解決のポイント

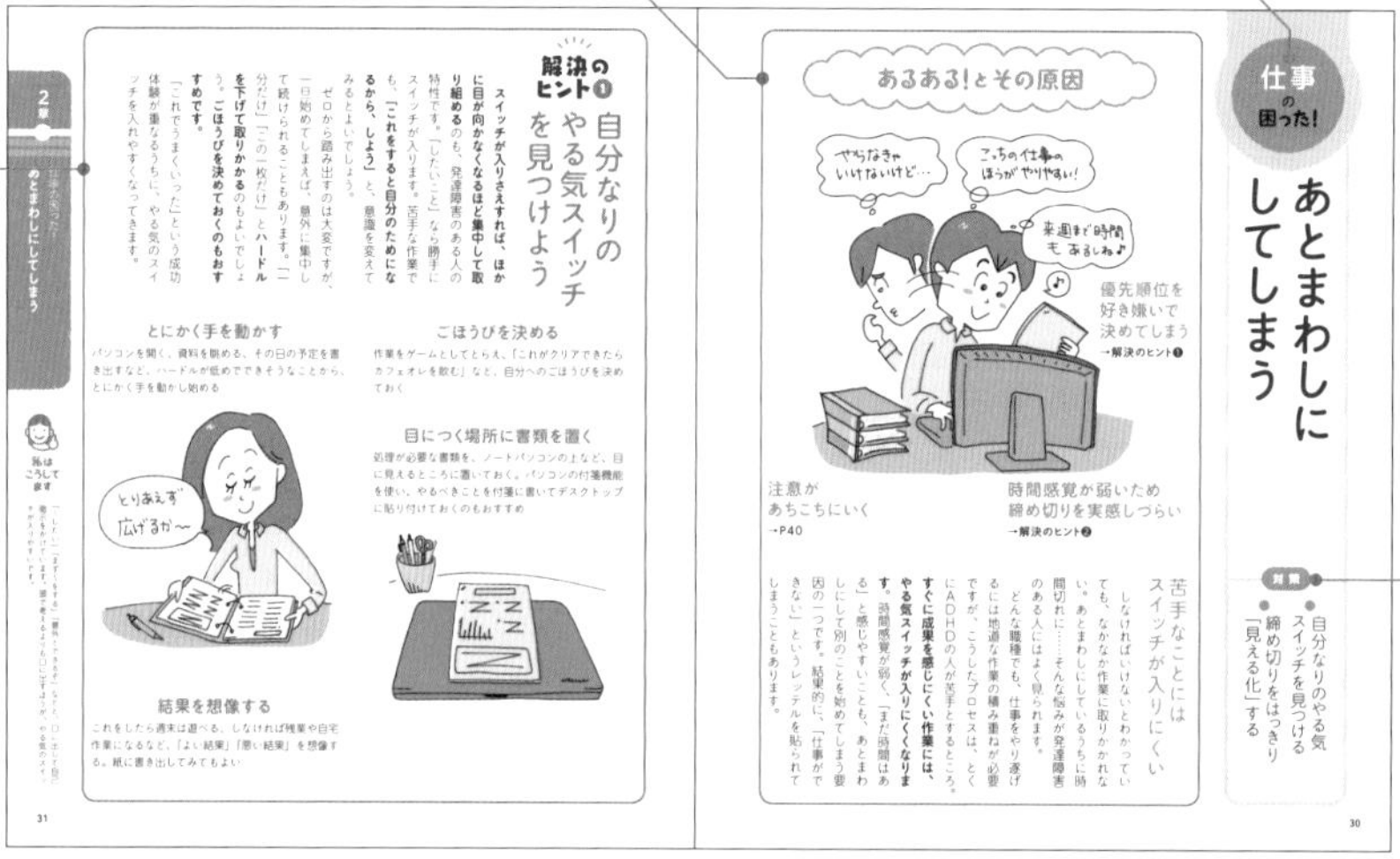

ポジティブシンキング!
思考を変えてラクになる考え方を提案

私はこうしてます
当事者が実際に行っている具体的な解決法を紹介

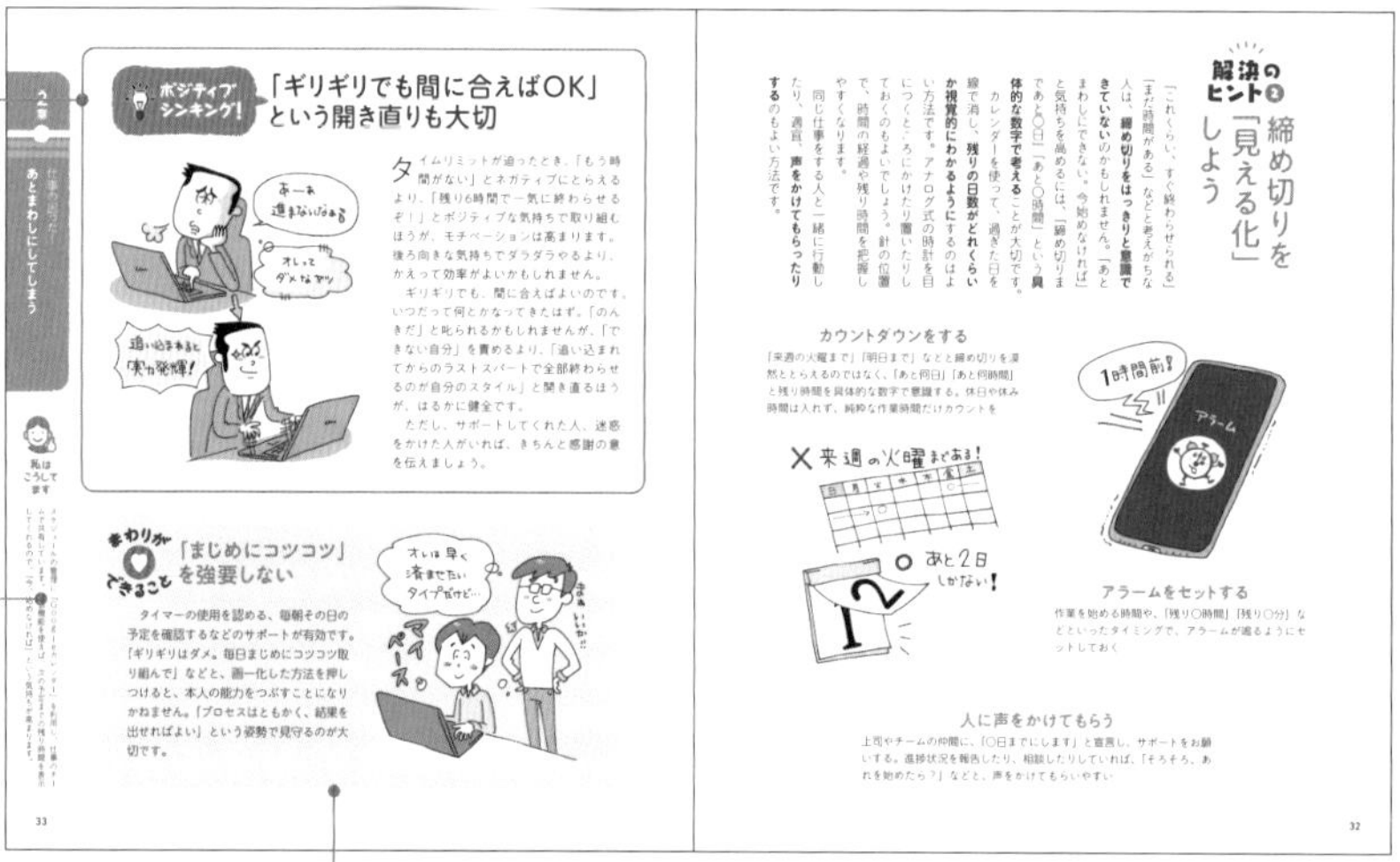

まわりができること
当事者のまわりにいる職場の人や家族ができる工夫を紹介

1章

大人の発達障害とは

発達障害は生まれつきの特性によるものですが、
大人になってから困難にぶつかる人も多くいます。
まずは発達障害の特性を理解しましょう。

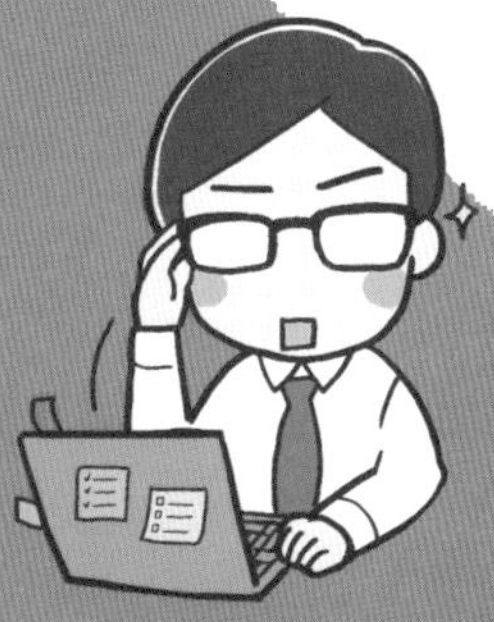

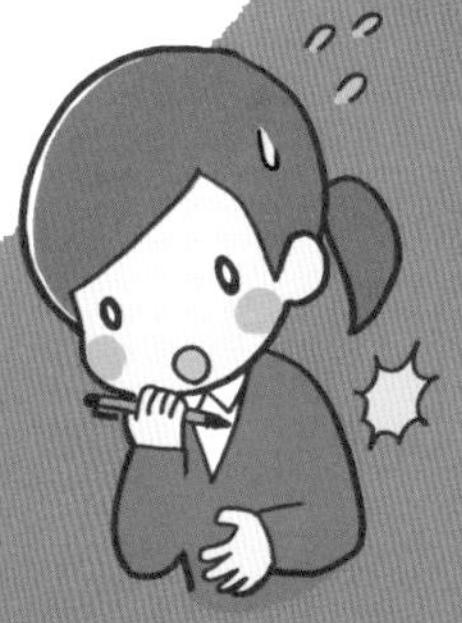

大人の発達障害とは

大人の発達障害って何だろう？

生まれつきあるが大人になって気づく

発達障害の原因は脳にあるといわれており、その特性は生来のものです。得意・不得意など発達の凸凹が定型に発達した人と異なり大きくて、生きづらさがある場合に、**発達障害**と診断されることがあります。

大人になって発達障害と診断された人は、幼少期から不注意やコミュニケーションの困難などの特性はあったものの、問題にならなかったのでしょう。

しかし社会に出ると、さまざまな制約があったり、複雑な要求を自分で解決しなければならなかったりと、多くの困難が生じます。そこから自己否定感や無力感が生じ、二次障害が起こる場合もあります。

発達障害とは

発達の凸凹が大きく、それによって生きづらさがある状態

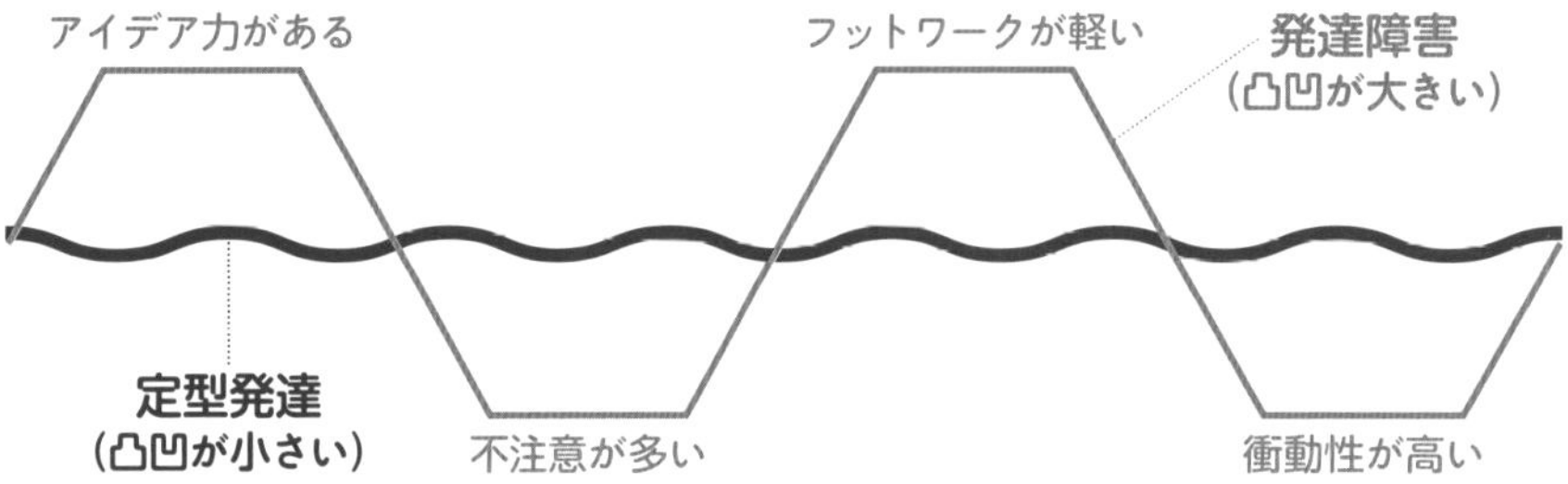

アイデア力がある
フットワークが軽い
発達障害
（凸凹が大きい）
定型発達
（凸凹が小さい）
不注意が多い
衝動性が高い

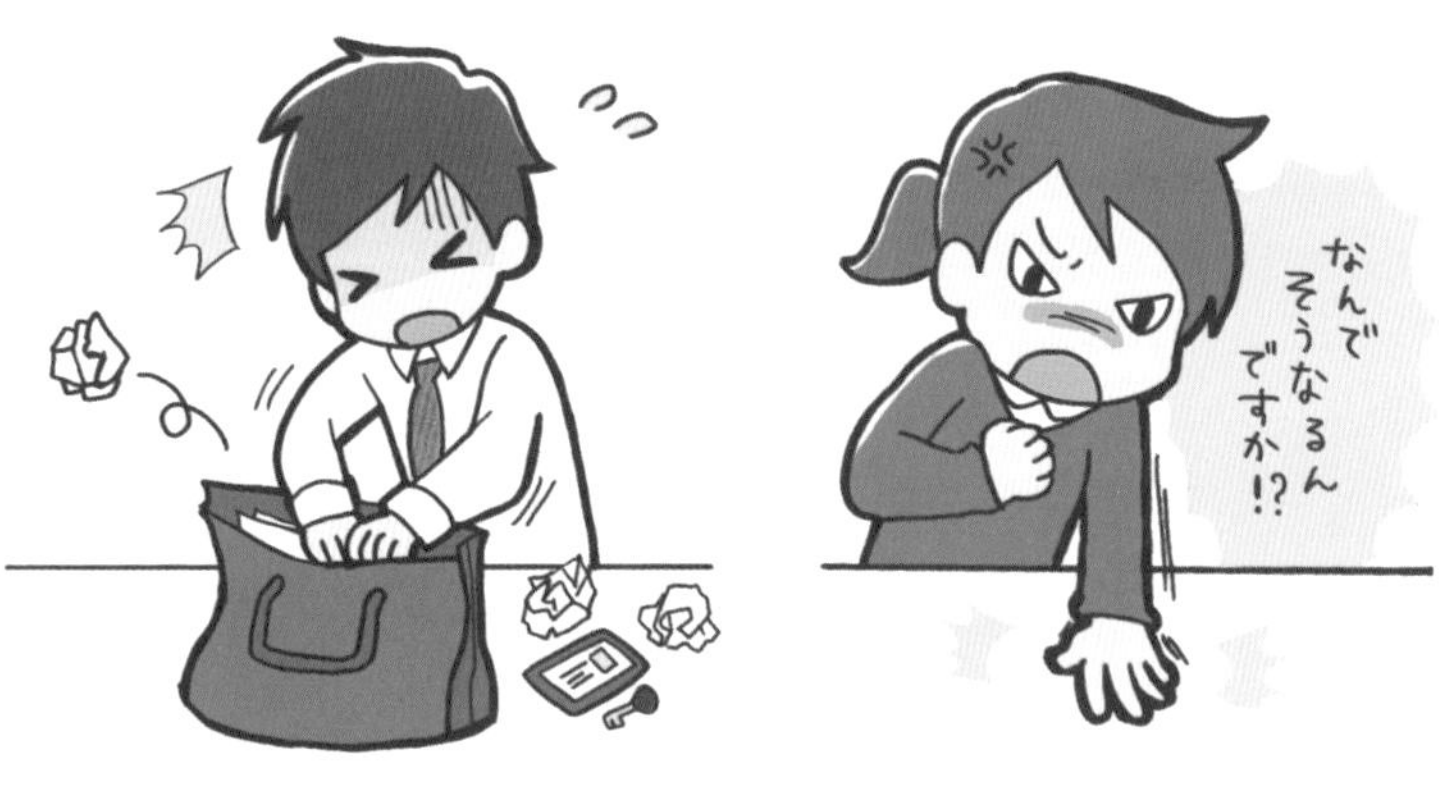

なんでそうなるんですか!?

大人になってから苦しむ場合がある

子どもの頃は気づかれにくかった

生活や学業に大きな影響がない限りは、周囲から「個性」としてとらえられて、発達障害だと気づかれないことも多い

→

大人になって「生きづらさ」を感じる

社会人になると、「会社の常識」や「気配り」に気づかないことで、叱責されたり白い目で見られたりすることも。一生懸命に仕事をしているのに、なかなかうまくいかず、自己否定感が強くなる人もいる

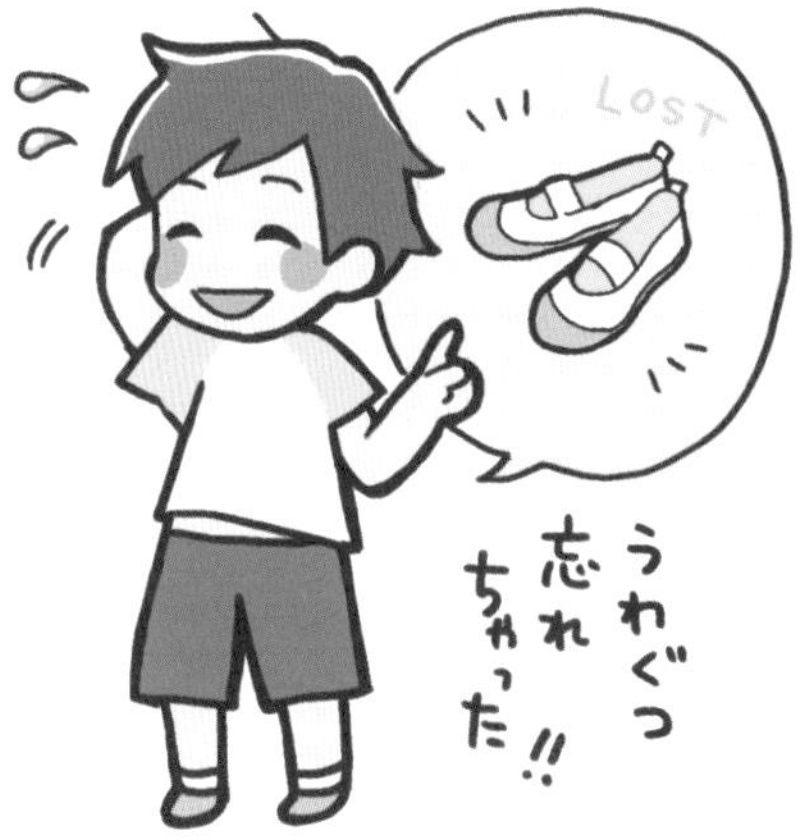
LOST
うわぐつ忘れちゃった!!

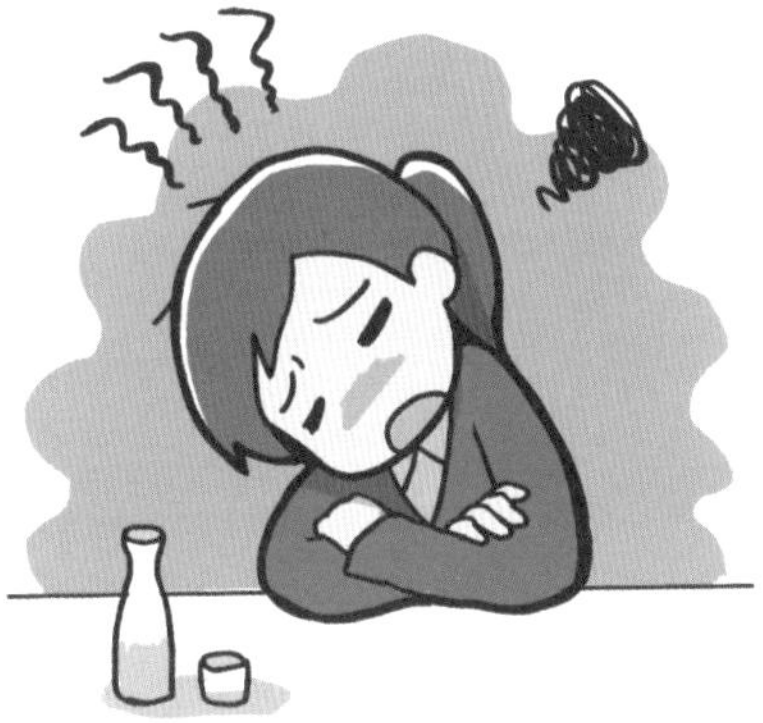

発達障害の種類

主なものは右記の3つに大別される。一つの特性だけでなく、複数の特性が重なり合うことがある

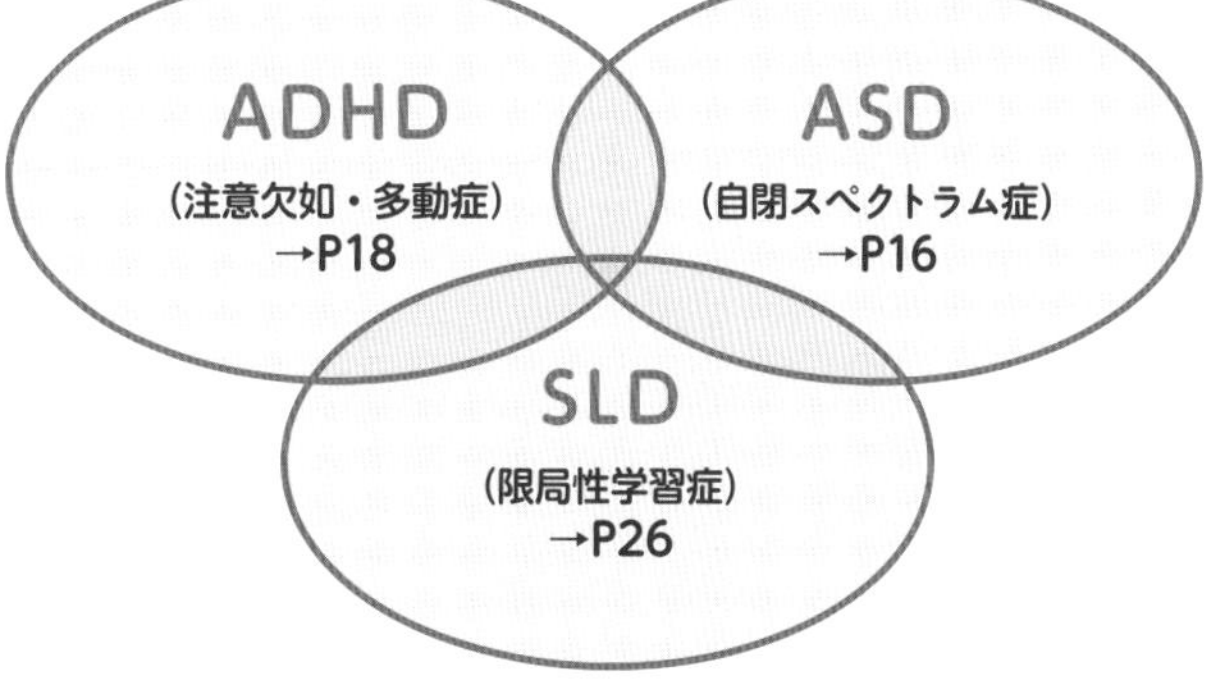
ADHD
(注意欠如・多動症)
→P18
ASD
(自閉スペクトラム症)
→P16
SLD
(限局性学習症)
→P26

ASD（自閉スペクトラム症）の特性

コミュニケーションが苦手

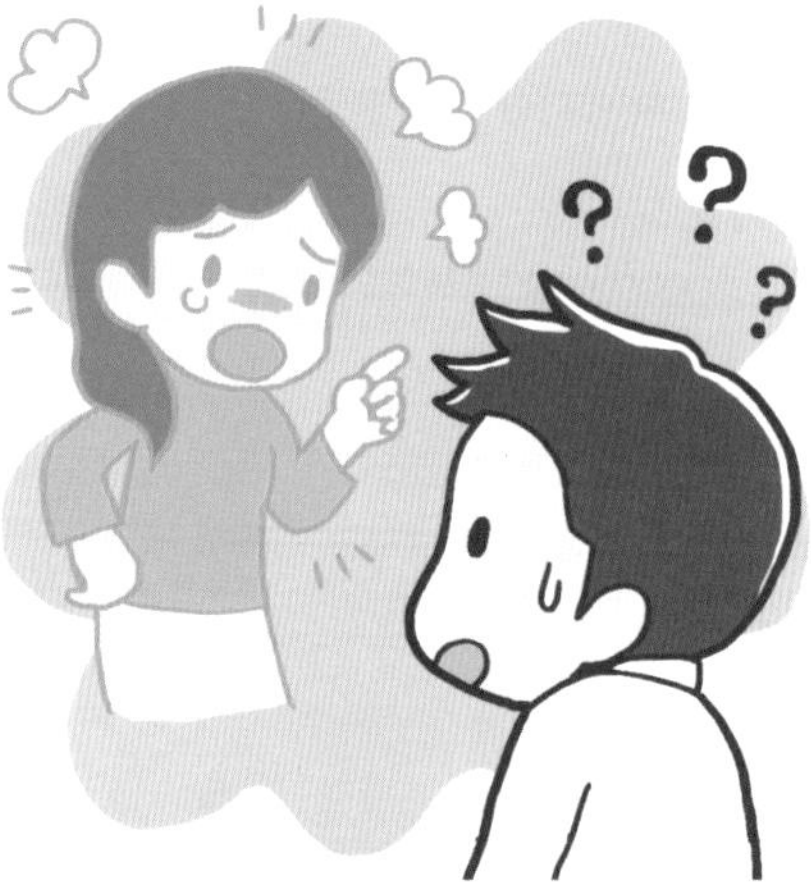

- 人とうまくかかわれない
- 目が合わない
- 会話が成り立たない
- 表情が乏しい
- 自分の気持ちや考えを表すのが苦手
- 冗談を真に受ける
- 他人の感情が理解できない
- うそがつけない
- 一方的に話すなど自己中心的
- あいまいな指示や言外の意味を理解することができない
- 状況（空気）を的確に読めない
- 経験していないことが想像できない

…など

興味や関心を持つものが限定的

かつて「アスペルガー症候群」「自閉症」などといわれていた特性を、ある程度共通点があることから、連続体（スペクトラム）として、まとめて表現したのがＡＳＤです。

主な特性は、「コミュニケーションが苦手」「こだわりが強い」のふたつですが、**感覚過敏**がある人も多くいます。人と目を合わせるのが苦手だったり、あいまいな指示を理解できなかったりして、対人関係に支障をきたすこともあります。

また、**興味や関心を持つものが限定的になりやすく**、会社では「融通がきかない」と思われることもありますが、**特定のことに深い知識を持つ**など、プラスの面もあります。

こだわりが強い

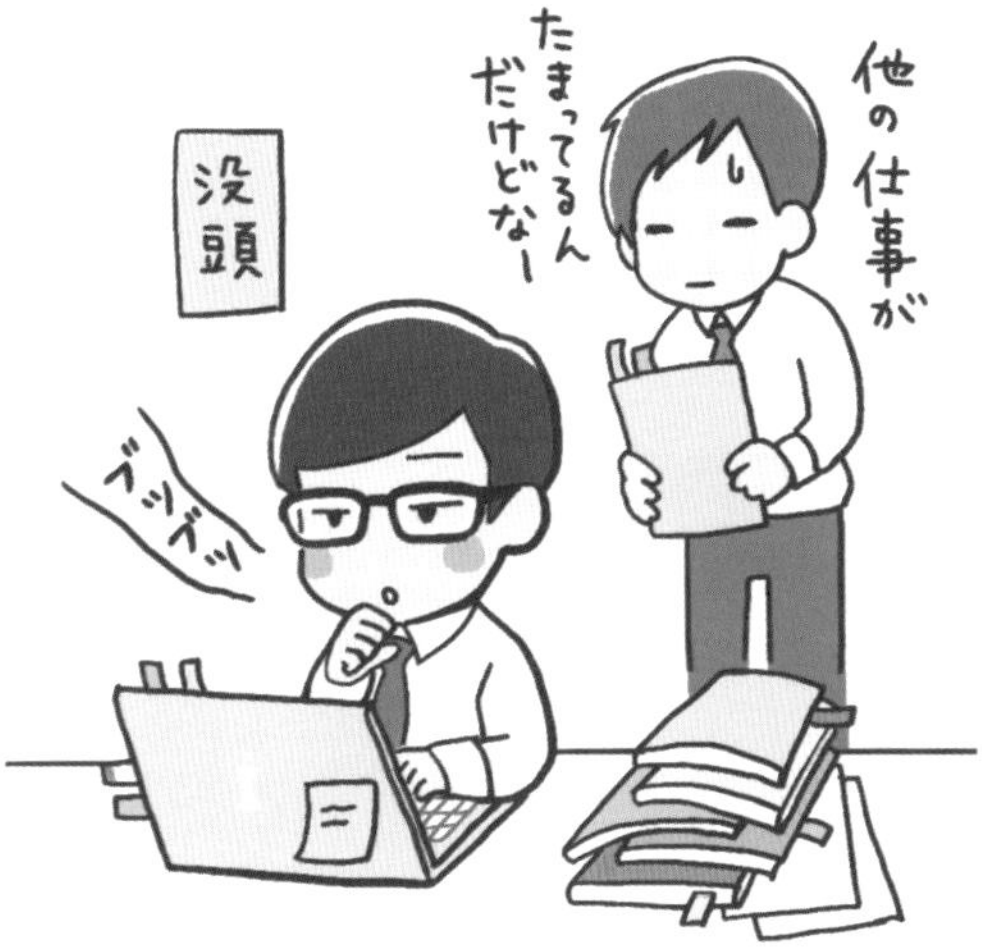
没頭
他の仕事が
たまってるん
だけどなー
ズッズッ

- 興味や関心を持つものが限定的
- 状況の変化についていけない
- ルーティン作業はできるが、突発的な仕事は苦手
- 要領が悪い、頑固と言われることがある
- 自分の興味のあることは、相手のことを考えず延々としゃべったり、自説を曲げなかったりする
- 突然の予定変更についていけず、臨機応変に対応できない
- 規則やルールにこだわる
- 過集中
- 自分で決めることが苦手

…など

ASDの長所

悪いところばかりではなく、よい面もたくさんあります。
以下の例以外にも、長所に目を向けましょう。

- 単調な作業もいやがらずにやり抜く
- 生真面目に物事に取り組む
- 記憶力がよい
- 博識
- 関心のあることには集中力を発揮
- ものごとを筋道立てて考える論理的な思考ができる
- うそがつけず正直で正義感が強い
- まじめでルールを守る
- 数学や音楽、美術などに才能を発揮する人もいる

ADHD（注意欠如・多動症）の特性

主な特性は不注意・多動性・衝動性

ADHDは発達障害の一つで、不注意、多動性、衝動性が主な特性です。複数の特性を併せ持つことが多く、どの特性が強いかは人それぞれですが、**大人になると不注意が目立つことが多い**ようです。

仕事や生活で困難が生じるほどに忘れ物や計算ミスの程度がはなはだしく、気をつけていても何度も間違うことで、周囲から「やる気がない」と思われることもあります。また、落ち着きがない、失言などの症状は多動性・衝動性によるものです。

ADHDだけでなく、ASD（→P16）、SLD（→P26）など、複数の発達障害の特性を併せ持っている人も多くいます。

不注意

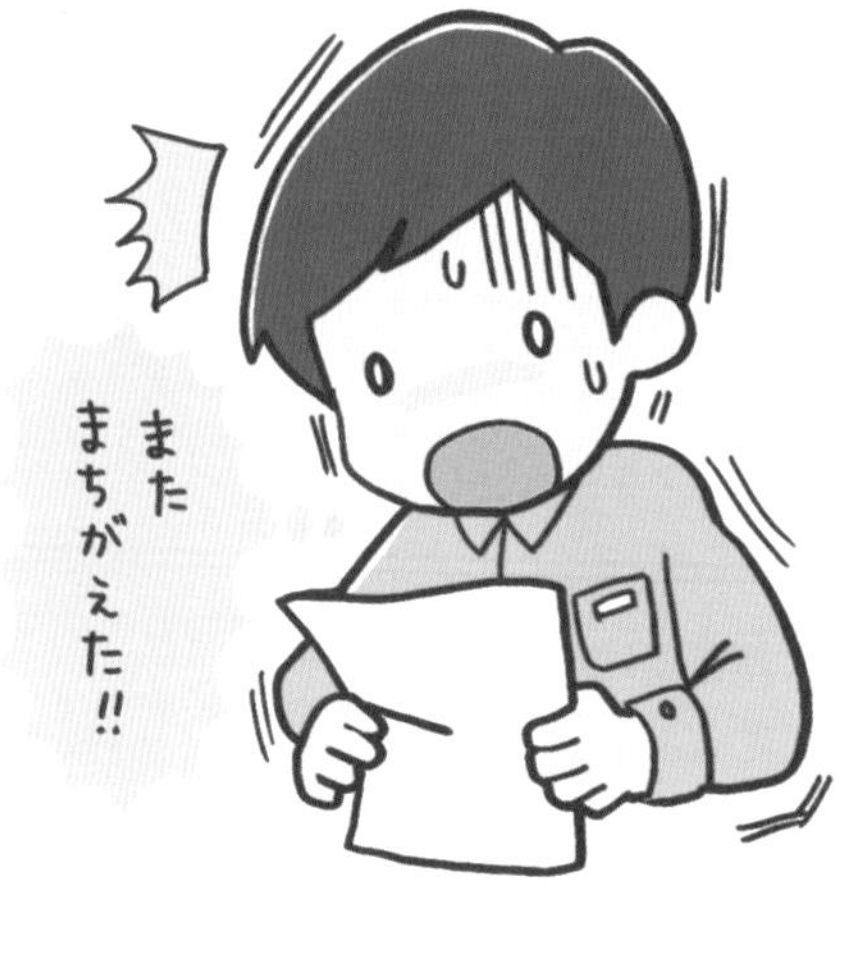

- 一つのことに集中するのがむずかしく、集中力が長続きしない
- 課題や活動を順序立てて行うことがむずかしい
- 時間の感じ方が早かったり遅かったりするので、スケジュール管理が苦手
- 情報の取捨選択が苦手で、対象が複数あると注意の切り替えがうまくいかない
- 関係ないことに注意を奪われやすく、ケアレスミスが多い
- 同じことをくり返すのが苦手
- 細かい作業が苦手で、数字のミスが多い
- 忘れっぽさや物をなくす程度が大きい
- 整理整頓が苦手
- 短時間なら集中できるが、長時間になると気が散る
- 約束を守れない、間に合わない
- 面と向かって話しかけられているのに、聞いていないように見える

…など

多動性・衝動性

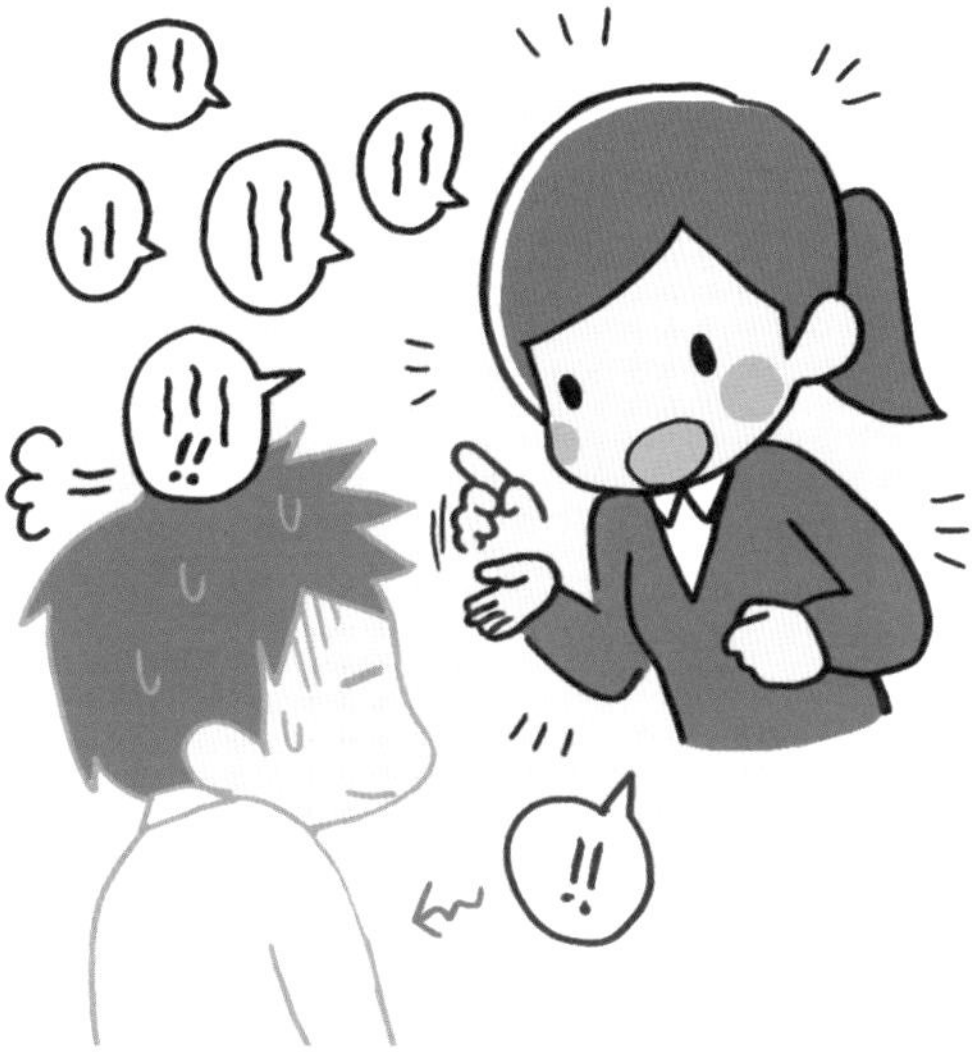

- 静かにしているのが苦手で、じっとしていられない
- 落ち着きがなく、手足や体をいつもソワソワと動かす
- 貧乏ゆすりやペン回しなどのクセがある
- 相手の話を待てずにさえぎる
- 失言、おしゃべり、早口、大げさ
- 順番を待てない、せっかち
- 仕事を過剰に引き受ける
- 感情の起伏が激しい、すぐカッとなりやすい
- 衝動買いをする

…など

ADHDの長所

悪いところばかりではなく、よい面もたくさんあります。
以下の例以外にも、長所に目を向けましょう。

- 先入観や決まった流れに縛られない
- 創造的、直感的
- 思いつきやひらめき、アイデアが豊富。発想力が豊かで新しいことを思いつく
- 柔軟に対処できて、フットワークが軽い。切り替えが速い。新しい場面に適応しやすい
- コミュニケーションに積極的
- 協調性、社交性、感受性がある。ユーモアがある
- 明るく楽しくおしゃべりできる
- 人の気持ちがわかる。面倒見がいい
- 頭の回転が速く、反応が素早い。躊躇《ちゅうちょ》せず意見を言える

ASDとADHDの違い

同じ「仕事が終わらない」でも…

ADHDの場合

優先順位が決められなかったり、あちこちに注意が向いたりして、やるべきことを先延ばしにしてしまう

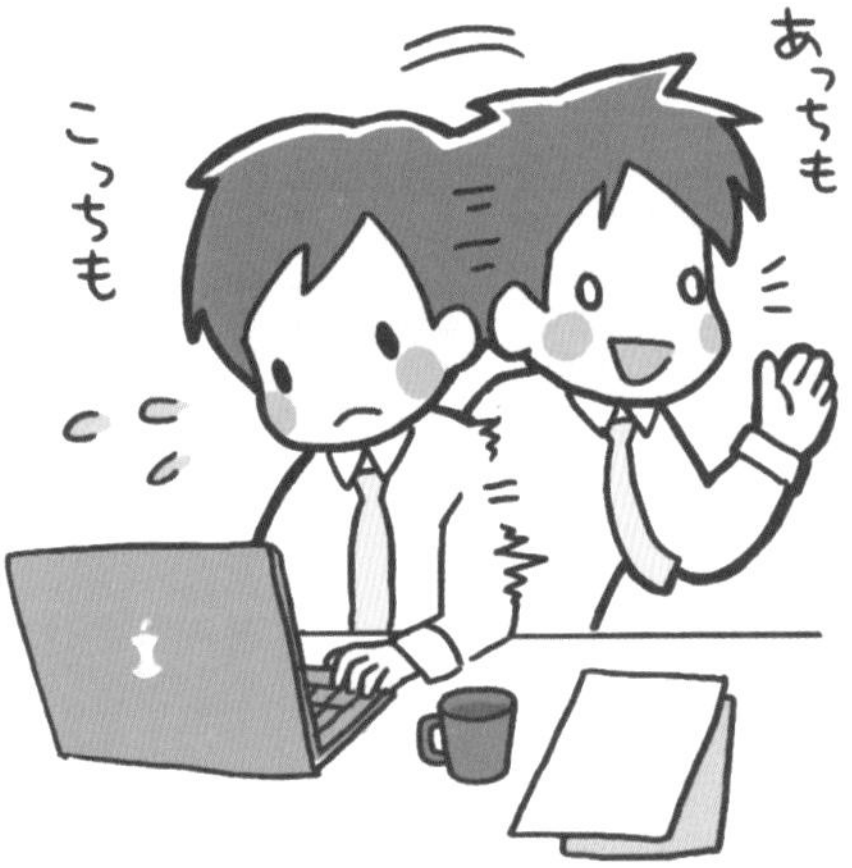

ASDの場合

完璧を求めたり、細かいところにこだわりすぎたりして、時間内に作業が終わらなくなる

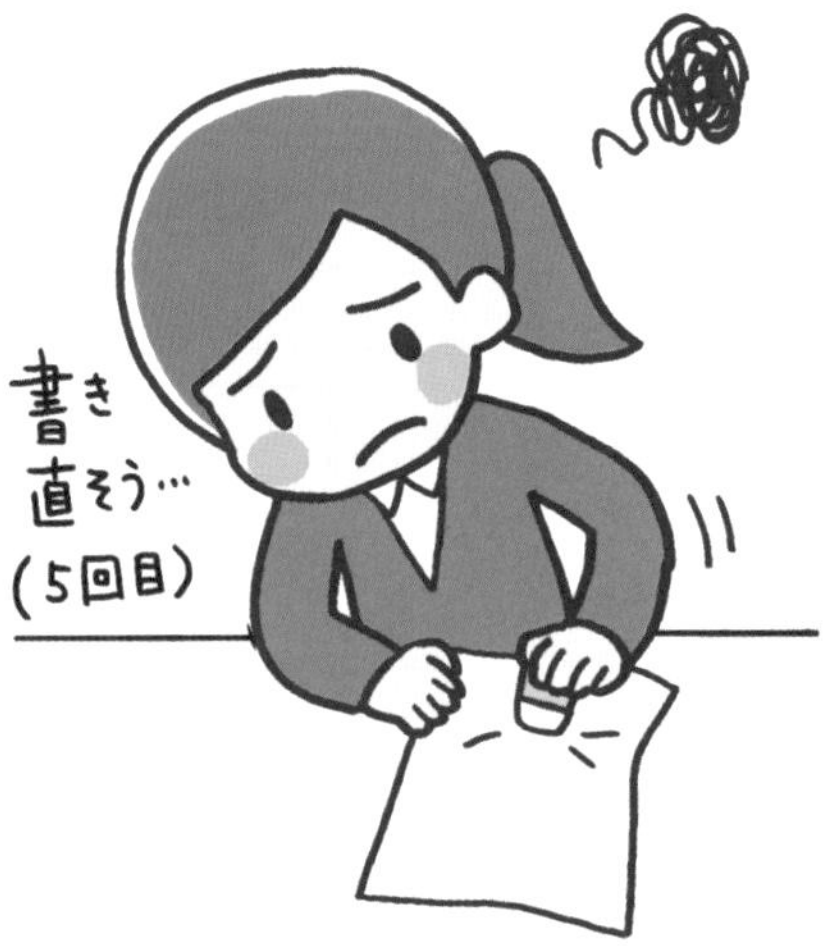

困りごとは同じでも原因が違う場合がある

ASDとADHDの特性はかなり違いますが、結果的に困りごとが同じになることがあります。

たとえば「仕事が終わらない」という困りごとの場合、ASDの場合は細かいことにこだわって進まない、ADHDの場合は不注意からほかのことに気を取られてしまう、ということが多く見られます。表面的な困りごとだけを見て対策をするより、**なぜそうなるのかを考えて、適切な解決法を取り入れましょう。**

また、ASDとADHDは併存することが多いため、「私はADHDだからこの方法しかダメ」と考えず、たくさんの解決法から自分に合った対策を見つけることが大切です。

同じ「コミュニケーション下手」でも…

ADHDの場合

注意力散漫で、話があちこちにとんだり、空気は読めても衝動的に発言したりしてしまう

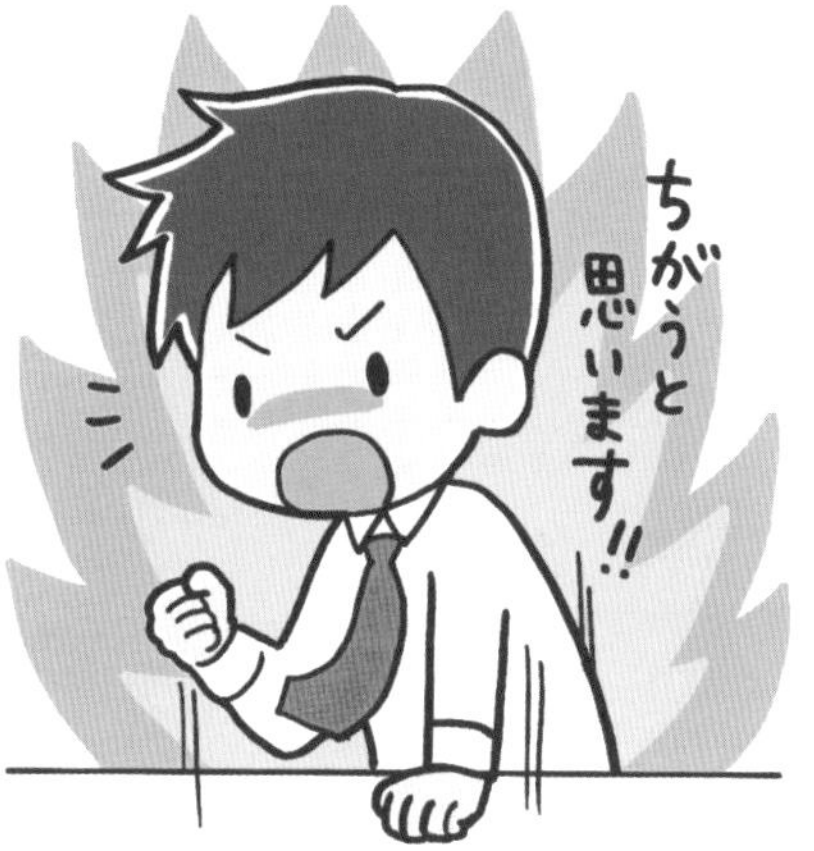

ASDの場合

言葉以外のコミュニケーションを理解しづらく、空気を読めないため、場にそぐわない発言をしてしまう

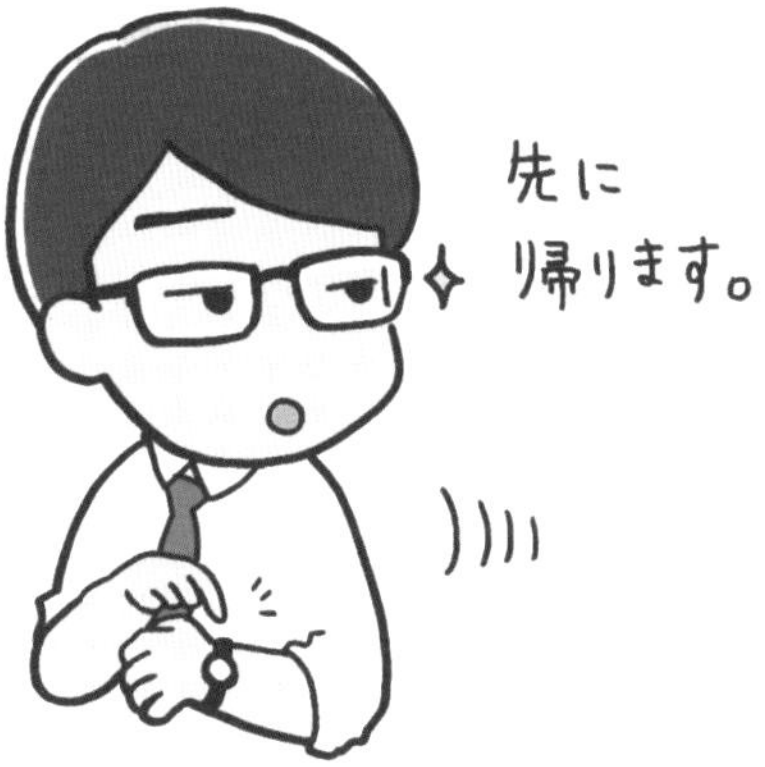

発達障害に併存しやすい特性

ASD、ADHDにかかわらず、発達障害は以下のような特性も伴いやすくなります。

感覚過敏

音や光に過敏で、コピー機の音や蛍光灯の光が耐えられないことも。嗅覚過敏、味覚過敏がある人や、雨の日に具合が悪くなる人もいる

睡眠障害

不眠だけでなく過眠も多い。疲労に気づきにくく、仕事中でも集中力が切れたり飽きたりすると眠気に襲われる。昼夜が逆転しやすい

視覚・空間認知の障害

ホワイトボードの文字をうまくノートに写せなかったり、鏡文字を書いたりする。物の位置関係の把握ができず、ぶつかることがある

発達性協調運動障害（DCD《ティーシーディー》）

手先が不器用だったり、運動神経が鈍かったりする（とくに球技が苦手）。手と足の動きがバラバラになり、歩き方がぎくしゃくすることも。

大人の発達障害かな？と思ったら

大人の発達障害かも？と思っても…

困ることはあるが、周囲の理解もあり、うまく生活している場合

↓

発達障害かもしれないが、必ずしも診断を受ける必要はない

「生きづらさ」を感じて、つらい思いをしている場合

↓

生きづらさの原因を知り、改善するための治療を受け、困難を緩和する

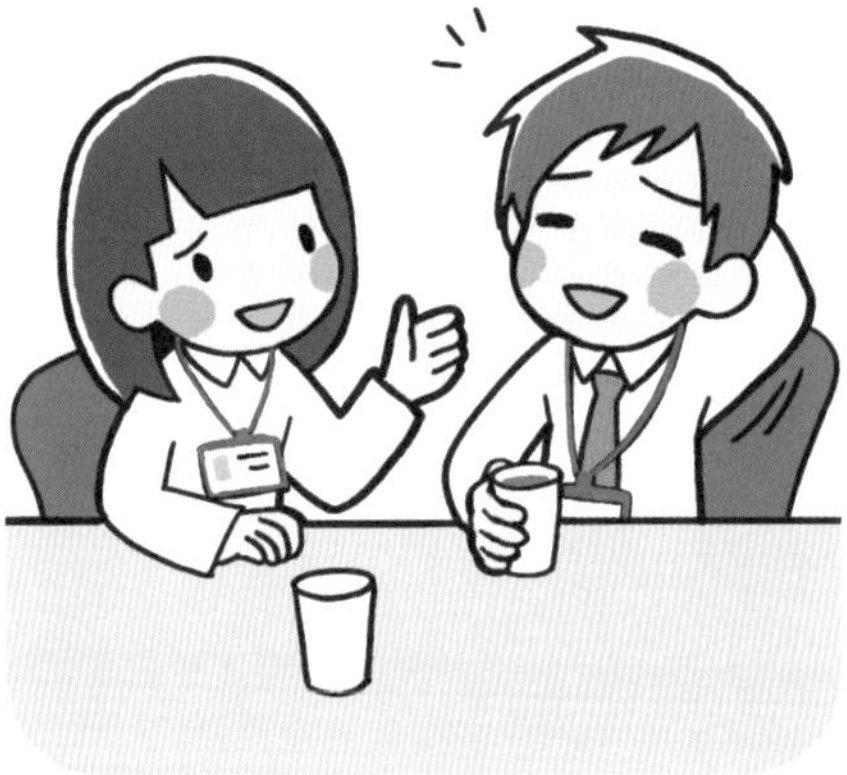

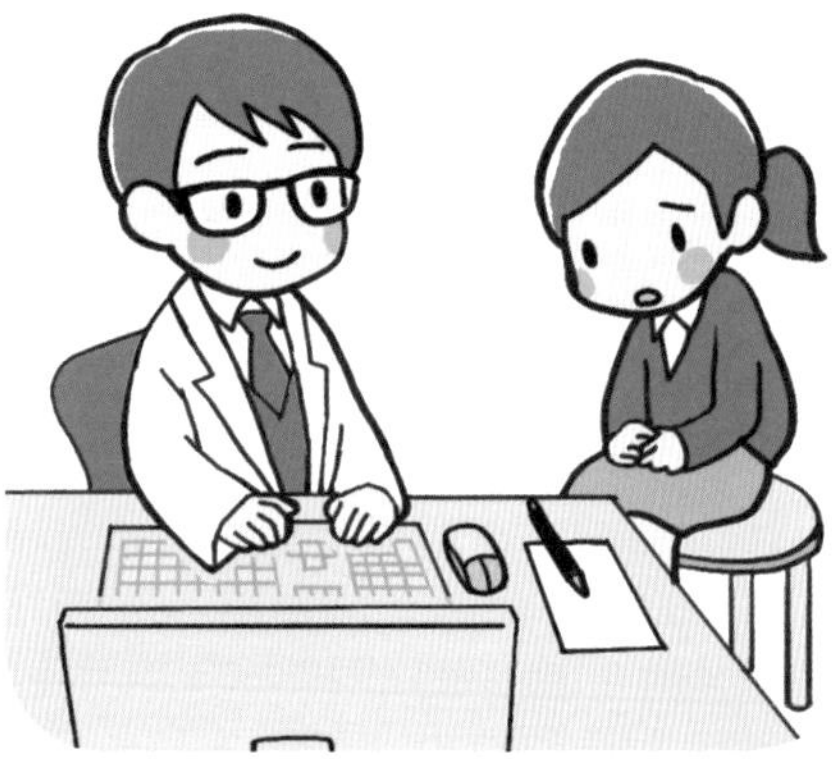

特性と折り合って生きやすくする

発達の凸凹は小さくても職場や日常で息苦しさを感じて受診する人がいる半面、発達に大きな凸凹があっても、社会で幸せに過ごしている人がいます。問題なのは発達の凸凹の大きさではなく、生きづらさを感じているかどうか。**つらい思いをしているなら、その原因を知って生きづらさを緩和することが大切です。**

ただし、発達障害の治療＝特性をなくすことではありません。**あなたの特性にはよい面もある**ので、それをなくすのはもったいないこと。それよりも、**困っている原因を探り、適切な対応を学んで、社会に適応しながら幸せに生活する**ことを目標にしましょう。

生きづらさを緩和する3つのポイント

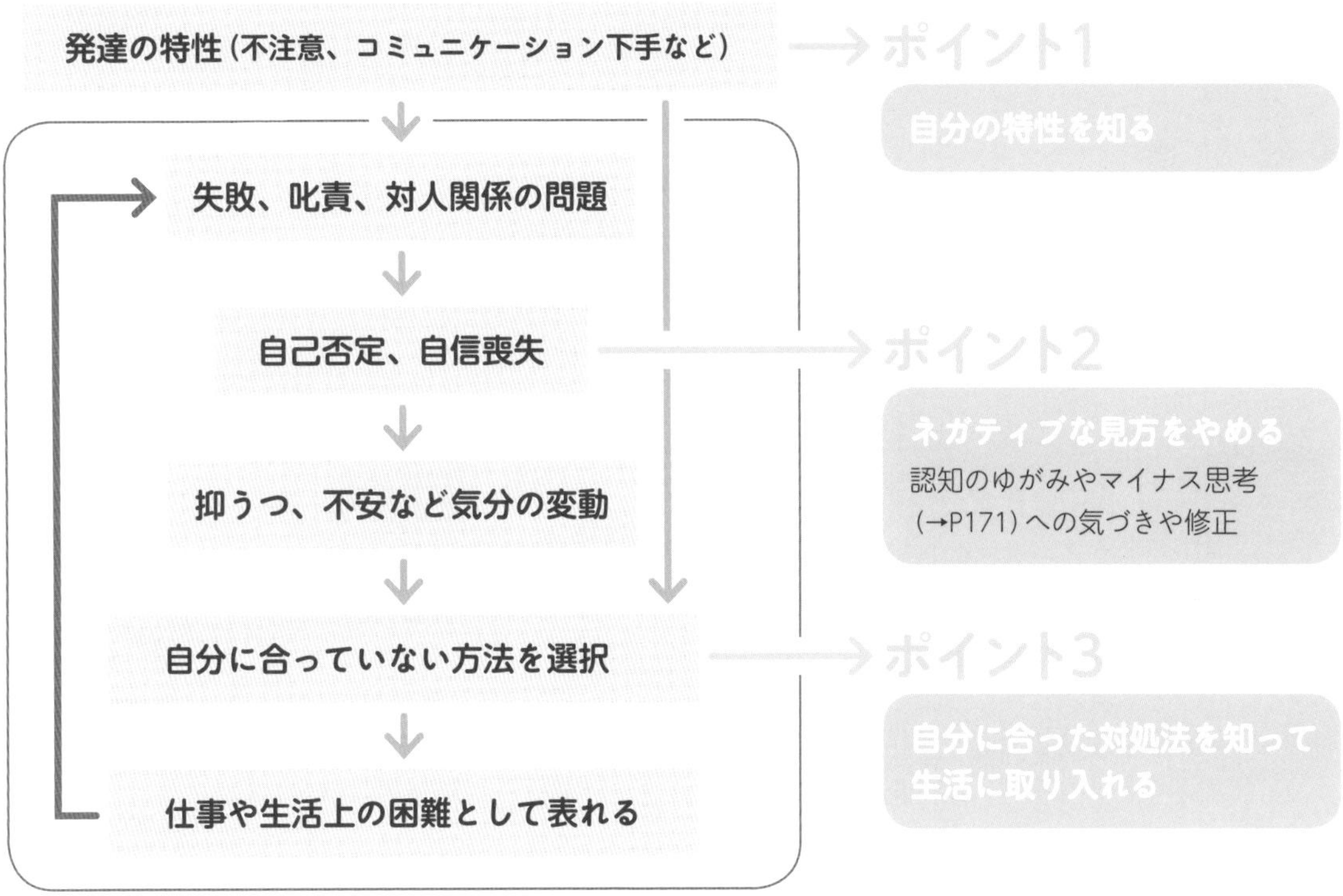
発達の特性（不注意、コミュニケーション下手など）
失敗、叱責、対人関係の問題
自己否定、自信喪失
抑うつ、不安など気分の変動
自分に合っていない方法を選択
仕事や生活上の困難として表れる
ポイント1
自分の特性を知る
ポイント2
ネガティブな見方をやめる
認知のゆがみやマイナス思考（→P171）への気づきや修正
ポイント3
自分に合った対処法を知って生活に取り入れる

発達障害特有の悪循環に…

3つのポイントで悪循環から抜け出す

生まれ持った特性を無理に変えずに社会に適応するには、**「自分の特性を知る」「ネガティブな見方をやめる」「自分に合った対処法を知って生活に取り入れる」**という3つのポイントが大切です。

まず自分の特性を把握しないと、合わない対処法を選んでしまい、ますます悪い結果になることがあります。また特性による困難が起こったときに、自己否定を重ねると、うつ病などの二次障害を引き起こすかもしれません。

ネガティブな見方を変えるだけで、ラクになることもあります。自分に合った対処法を見つけるのは時間がかかるかもしれませんが、前向きに一つひとつ試しましょう。

発達障害がある人は、上の図のような悪循環に陥ることがよくあります。そんなときは、3つのポイントを思い出しましょう。**周囲の理解や適切な対応も大切です。**

大人の発達障害とは

生きやすくする工夫を身につけよう

自分を責めずに対処法を身につける

困難にぶつかったとき、「またやってしまった」「私はダメな人間だ」と、自分を責めることがあるかもしれません。それは**「どうにかしたい」と日々努力していることの表れ。**しかしできない自分を責めると苦しくなり、冷静に考えられず、解決が遠のきます。

「またやってしまった」のあとに、「じゃあ次はどうすればよいだろう」と前向きに考えましょう。「自分はこういうときにこうなる」と**特性を知り、**「○○なら、うまくいくかも」と考え、それに合わせて**環境を整えれば、解決の道筋が見えてきます。**

また、**困ったときには人にSOSを出すことも、とても大切**です。

まずは自分の特性を知る

失敗することは悪いことばかりではない。その失敗やトラブルをしっかりと覚えておいて対策を立てれば、次に同じ失敗をする可能性が減る。失敗を忘れてしまう前に書き留めておいて、「自分はこういうときに焦って失敗する」などと特性を自覚しよう

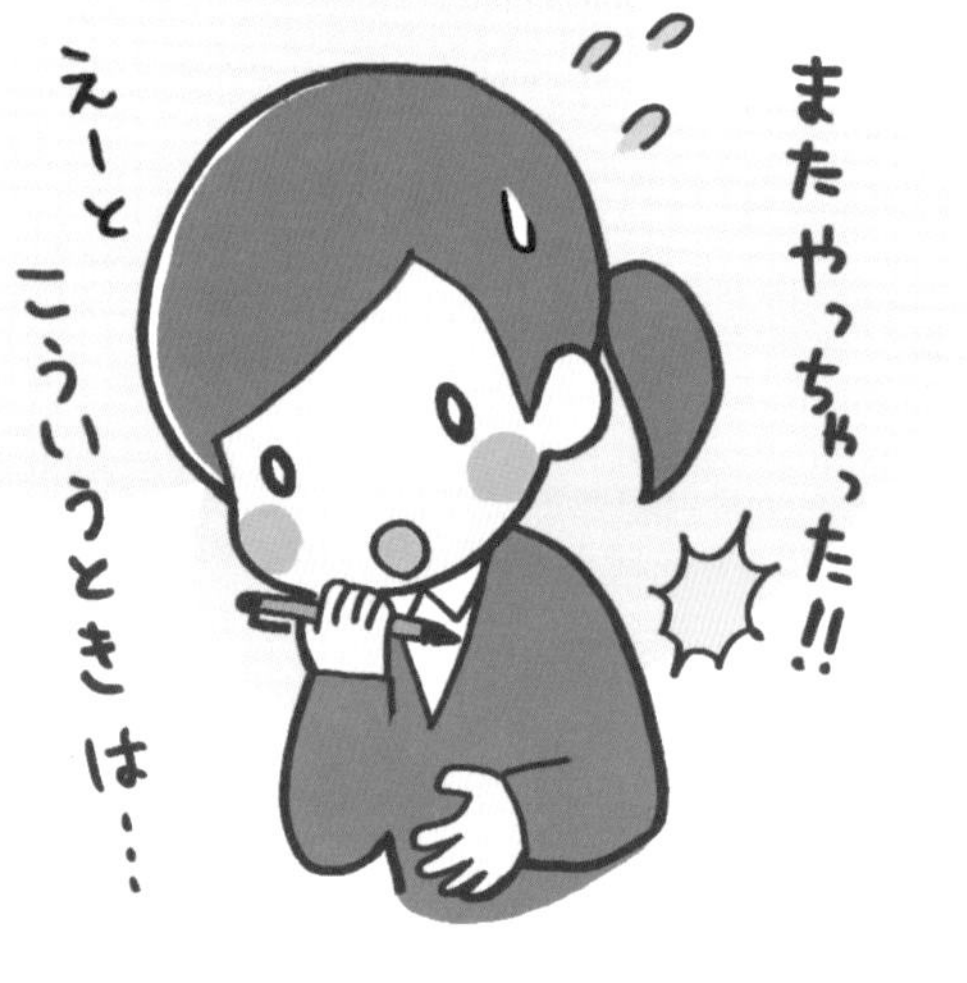

考えを変えてみる

「ミスの原因は能力不足」と決めつけず、ほかの考え方をしてみる。もしかしたらあなたのせいではなく、会社側が過剰な要求をしているのかも。別の視点で考えるクセを身につけよう

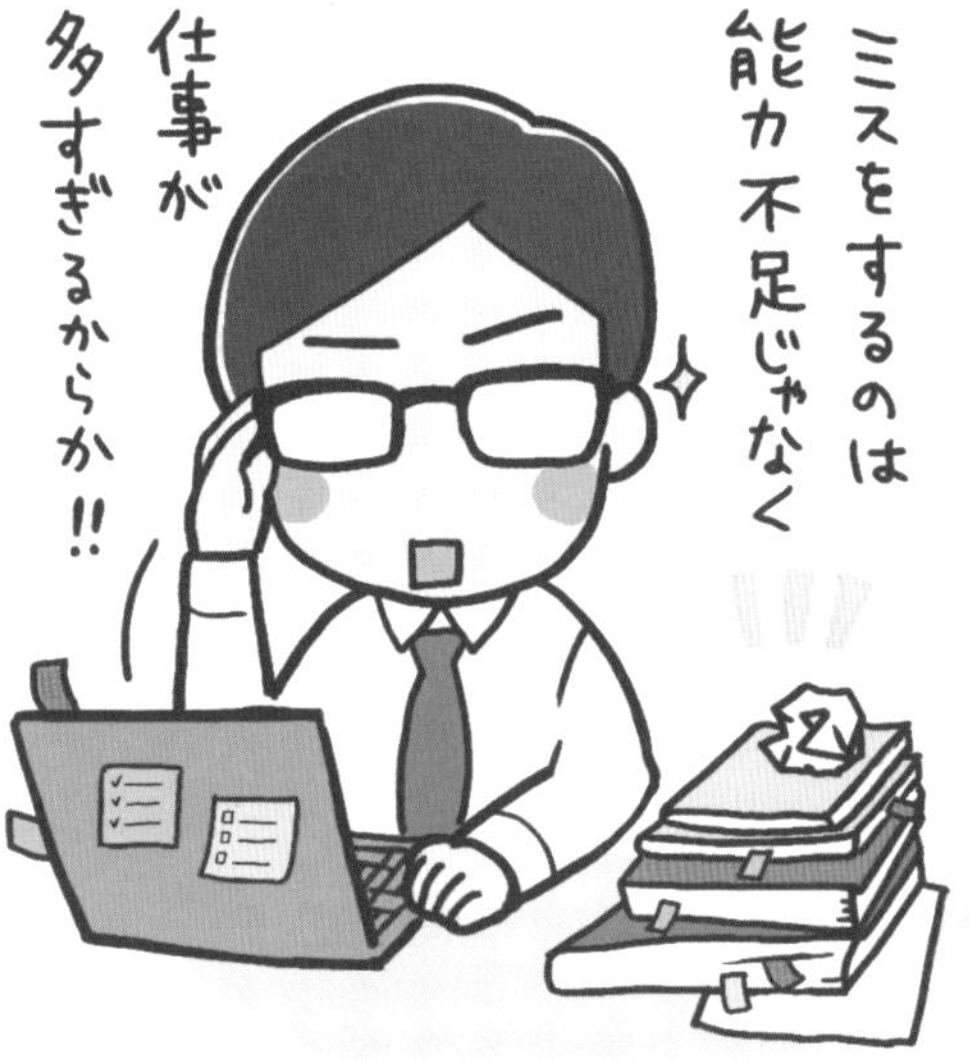
ミスをするのは能力不足じゃなく
仕事が多すぎるからか!!

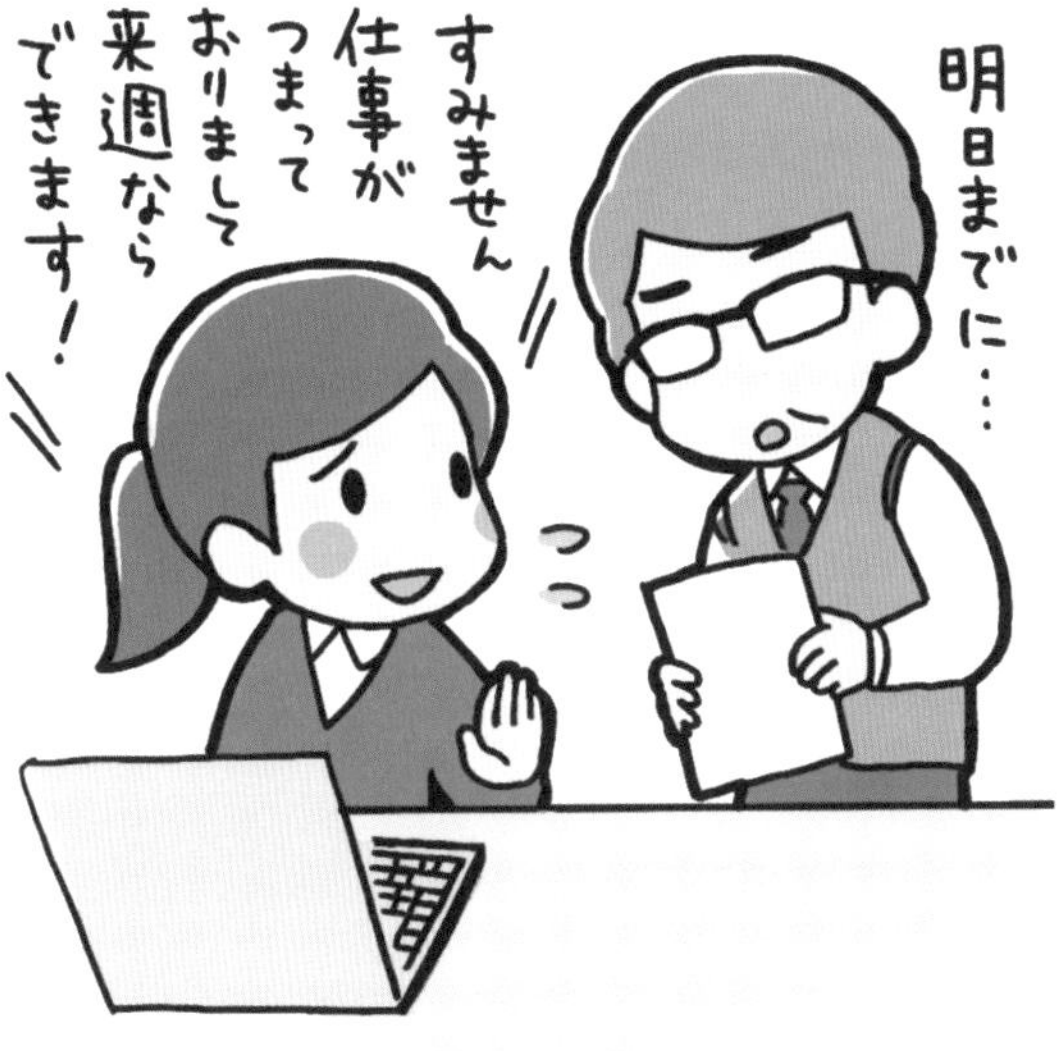
明日までに…
すみません 仕事がつまっておりまして 来週ならできます!

環境を整える

自分の特性がわかったり、困難の原因がわかったりすれば、どういう対処をすればよいかが見えてくる。「騒がしい場所が苦手だから別室でやろう」と環境を変えたり、「仕事が詰まっているので来週でもいいですか」と交渉したりできるようになる

人を頼ったりSOSを出したりすることも大切

どうしても苦手なことは人にお願いすることも一つの方法です。また、困ったときはひとりで解決しようとせず、きちんとSOSを出しましょう。頼るのは悪いことではありませんが、感謝を言葉に表して伝えたり、「ギブアンドテイク」を心がけたりすると、対人関係もスムーズになります。

column
1

SLD《エスエルディー》（限局性学習症）について

知的発達には遅れがないものの、特定の分野の学習の習得に、著しく時間がかかる発達障害です。教育環境が整っていて、本人も努力をしているにもかかわらず、読み書きや計算が困難な状態で、主に3つのタイプがあります。

読字障害
（ディスレクシア）

読むことに困難がある場合。表記された文字を、対応する音に置き換える脳の働きがうまくいかないことがあり、文字を読めなかったり、間違ったりします。理解力はあるため、文章を誰かに読んでもらえば答えられることもあります。

書字障害
（ディスグラフィア）

書くことに困難がある場合。読んだり話したりはできるのに文字が書けないケースもあれば、読字障害が併存することもあります。漢字はひらがなにくらべて文字の形が複雑なため、視覚情報処理の不全から、書きづらくなることがあります。

算数障害
（ディスカリキュリア）

計算など算数についての困難がある場合。数の大小関係をすぐに理解できなかったり、簡単な計算をすぐにできなかったりと、算数の基本的な一部分において、著しく苦手なことがあり、生活上の困難を生じることがあります。

ほかの発達障害と併存して目立たないことが多い

SLDが重篤で典型的な場合は子どもの頃に見つかりやすくなります。しかし、程度が軽い場合は単に「読み書きが苦手」「算数が不得意」などと思われたまま大人になり、本人に自覚がないことがほとんどです。SLDは、ほかの発達障害と複合している人が多く、その場合は困難がさらに目立ちにくいため、あまり一般に知られていません。

2章 仕事の困った!

職場では、期限を守ることや正確さを求められることが多くなります。
さまざまなツールを使ったり、特性をサポートする工夫をしたりして、
働きやすい環境を作りましょう。

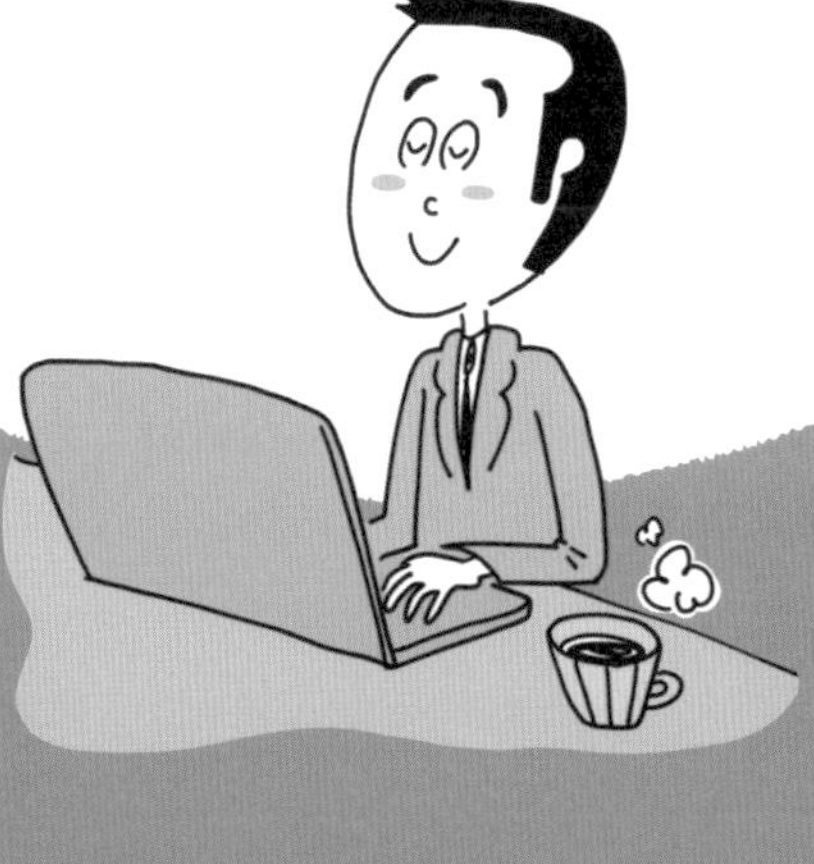

仕事に影響する特性を知ろう

実行機能の障害

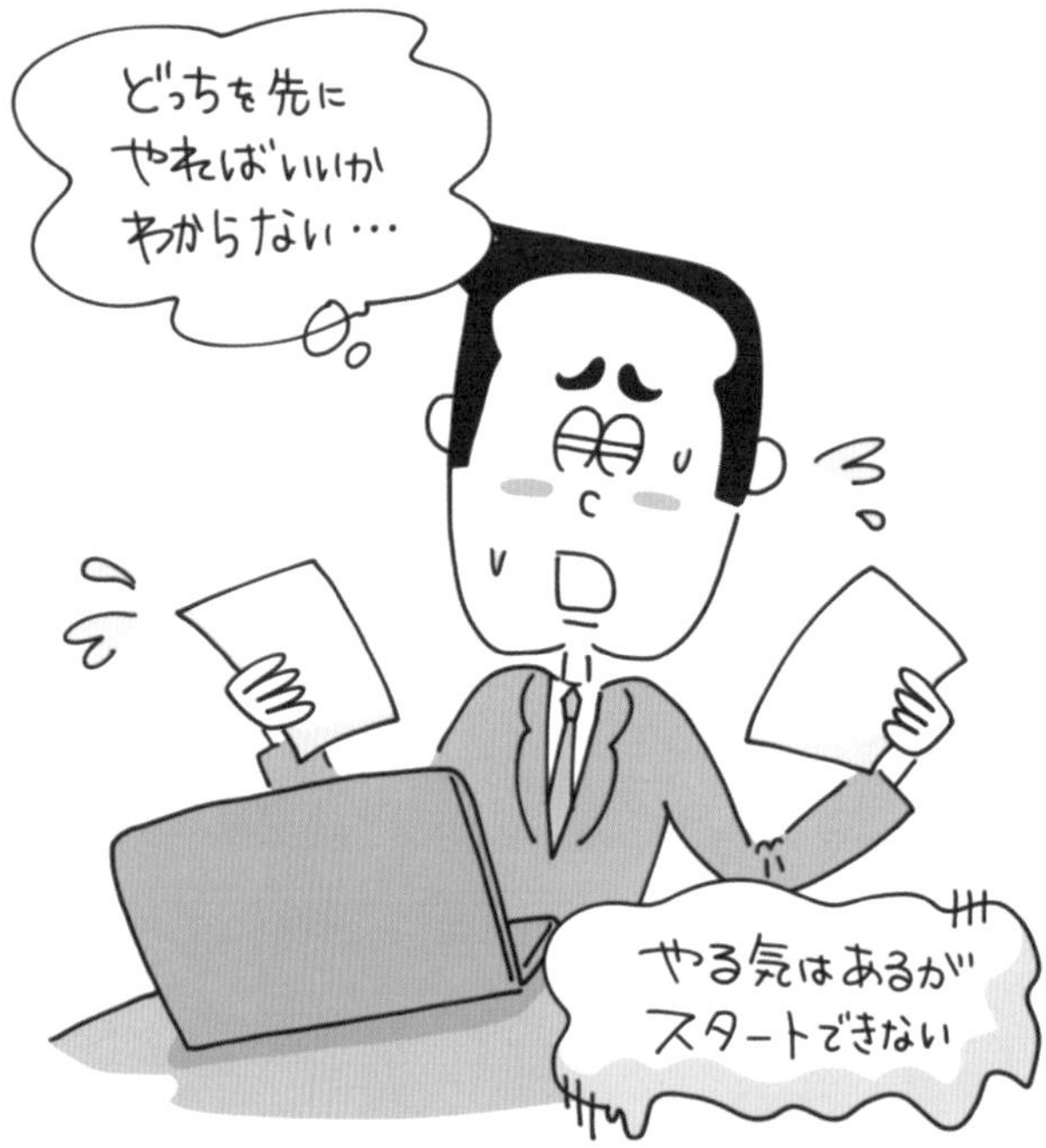
どっちを先に
やればいいか
わからない…
やる気はあるが
スタートできない

1. **意思決定の障害**　「仕事をしよう」と決めることができず、作業に取りかかれない

↓

2. **計画立案の障害**　目標の達成のために何をどう進めるか計画を立てるのがむずかしい。複数の作業が必要な場合、優先順位がつけられず、段取りを組めない

↓

3. **計画実行の障害**　計画を示されても、その通りにできない。複数の作業を同時にこなせなかったり、作業の途中で関心がそれたりしやすい

↓

4. **効果的遂行の障害**　目標達成のための臨機応変な対応がむずかしい。状況を把握し、行動・作業を修正していくことができない

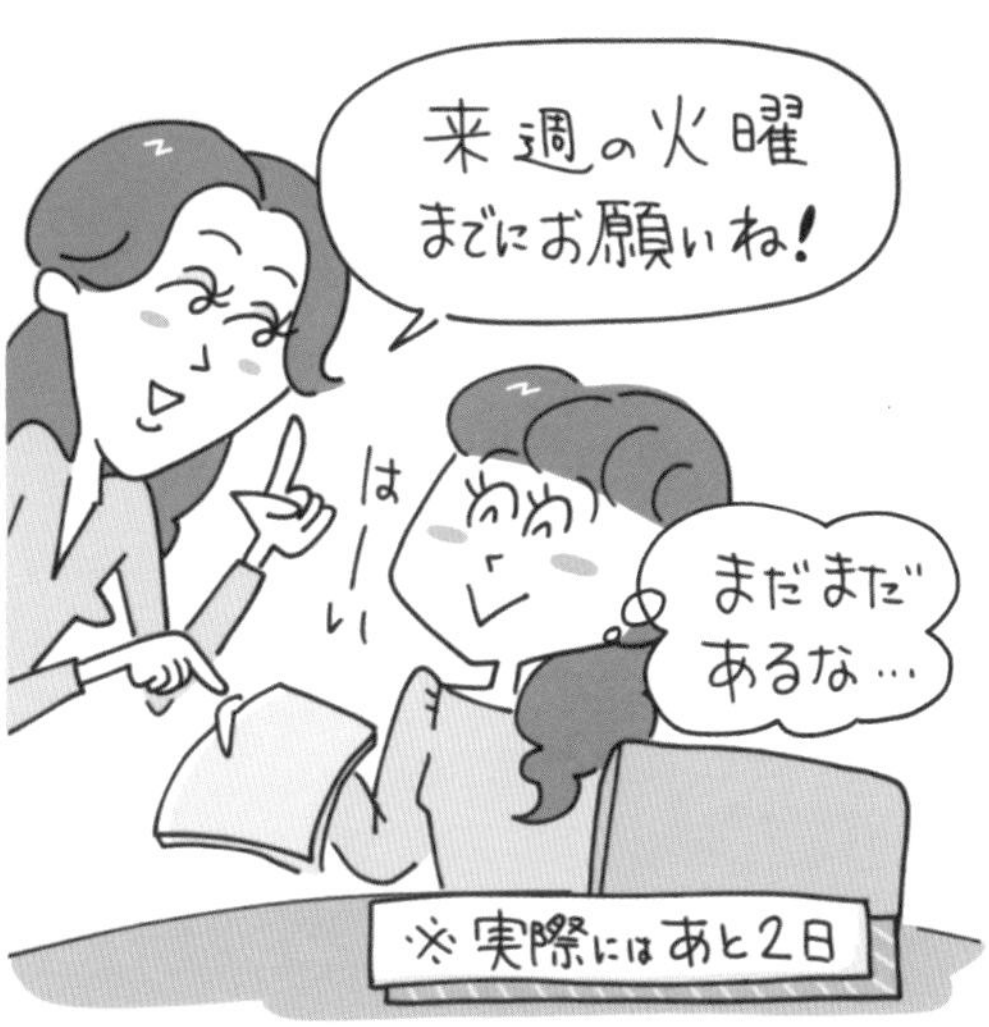
来週の火曜までにお願いね！
はーい
まだまだあるな…
※実際にはあと2日

時間感覚の問題

時間の見積もりが甘くなってしまう

時間の感覚をつかむのが苦手で、「〇日まで」と言われても、十分な時間があるのか、間に合いそうもないのかよくわからない。「まだまだ大丈夫」と見積もりが甘くなることが多く、結果的に「間に合わない！」とあわてることになる

こだわりの問題

細かいことにこだわり、大局を見失ってしまう

物事全体を見通すことが苦手な一方、自分が興味のある対象にはとことんこだわる。一つの作業を「ほどほど」で切り上げにくく、細かいことにこだわりすぎて仕事の流れを止めることも。「要領が悪い」と思われることもある

報酬系の問題

目先のことに飛びつき大事なことをあとまわしに

「報酬系」とは、欲求が満たされて快感を得られることにかかわる脳の回路。時間がかかることに対しては、報酬系が働きにくい。そのため、すぐに成果を得られることを先に始めてしまい、するべき作業が遅れがちになる

うまくいかない背景に複数の特性がある

誰しも仕事で悩むことはあるものですが、発達障害がある場合、その悩みはより大きくなりがちです。

仕事を進める上では、一定の期限内にすべきことをミスなくやり通すことが求められます。ところが発達障害がある人は、実行機能に問題があることが多く、仕事をスムーズに達成できないことがあります。つまり、「やろう」という意思が弱かったり、目標に向けて計画を立てて実行するのがむずかしかったりするのです。

時間の見積もりが甘い、すぐに結果が出ることを優先する、こだわりが強いなどといった特性も、仕事が円滑に進まなくなる要因になります。

また、**コミュニケーションの困難**が仕事上で問題になったり、**感覚過敏**がある場合、環境によって作業効率が大きく損なわれることもあります。

仕事の困った!

あとまわしにしてしまう

対策

- 自分なりのやる気スイッチを見つける
- 締め切りをはっきり「見える化」する

あるある!とその原因

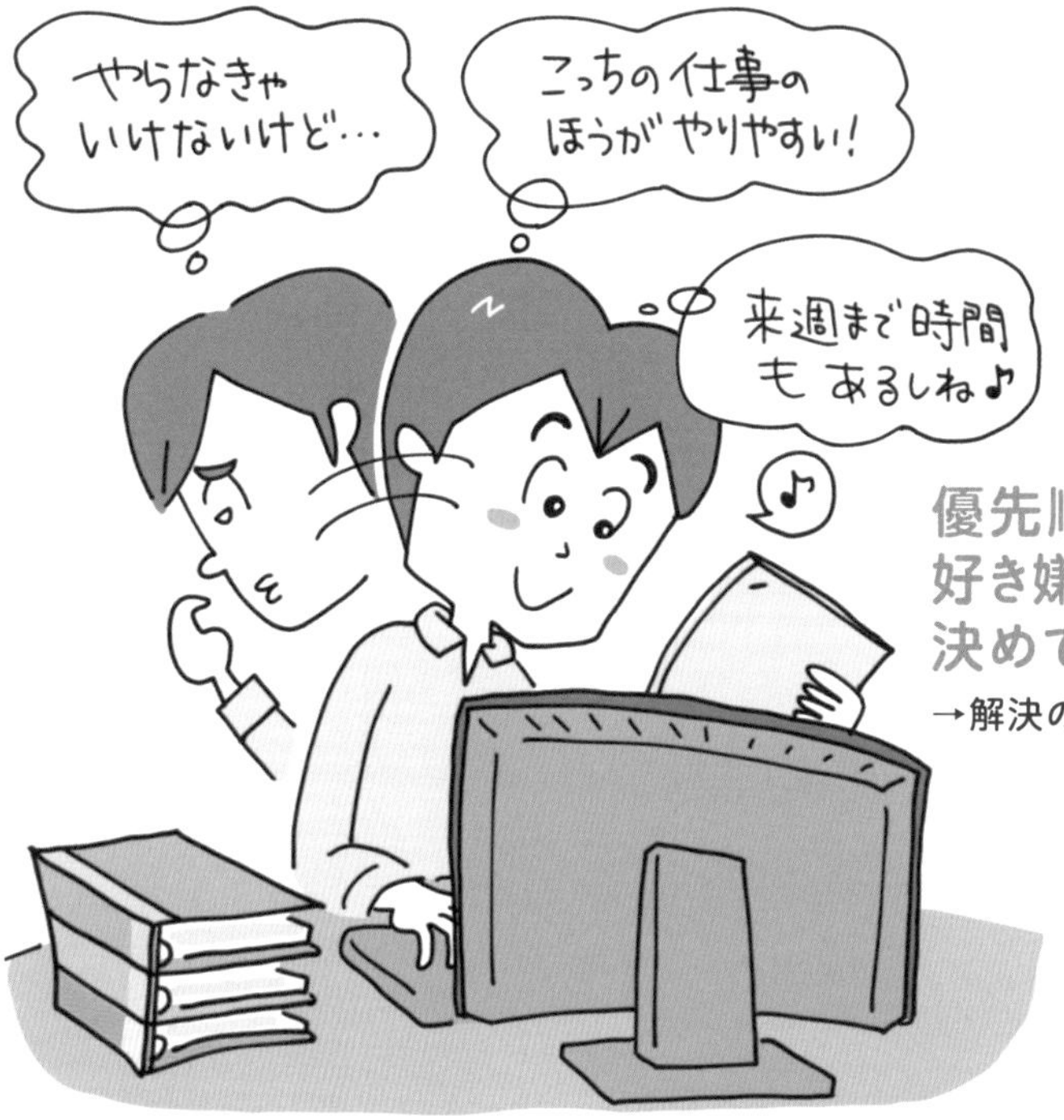
やらなきゃいけないけど…
こっちの仕事のほうがやりやすい!
来週まで時間もあるしね♪

優先順位を好き嫌いで決めてしまう

→解決のヒント❶

注意があちこちにいく

→P40

時間感覚が弱いため締め切りを実感しづらい

→解決のヒント❷

苦手なことにはスイッチが入りにくい

しなければいけないとわかっていても、なかなか作業に取りかかれない。あとまわしにしているうちに時間切れに……そんな悩みが発達障害のある人にはよく見られます。

どんな職種でも、仕事をやり遂げるには地道な作業の積み重ねが必要ですが、こうしたプロセスは、とくにADHDの人が苦手とするところ。**すぐに成果を感じにくい作業には、やる気スイッチが入りにくくなります**。時間感覚が弱く、「まだ時間はある」と感じやすいことも、あとまわしにして別のことを始めてしまう要因の一つです。結果的に、「仕事ができない」というレッテルを貼られてしまうこともあります。

解決のヒント1 自分なりのやる気スイッチを見つけよう

スイッチが入りさえすれば、ほかに目が向かなくなるほど集中して取り組めるのも、発達障害のある人の特性です。「したいこと」なら勝手にスイッチが入ります。苦手な作業でも、**「これをすると自分のためになるから、しよう」**と、意識を変えてみるとよいでしょう。

ゼロから踏み出すのは大変ですが、一旦始めてしまえば、意外に集中して続けられることもあります。「一分だけ」「この一枚だけ」と**ハードルを下げて取りかかる**のもよいでしょう。**ごほうびを決めておくのもおすすめです。**

「これでうまくいった」という成功体験が重なるうちに、やる気のスイッチを入れやすくなってきます。

とにかく手を動かす

パソコンを開く、資料を眺める、その日の予定を書き出すなど、ハードルが低めでできそうなことから、とにかく手を動かし始める

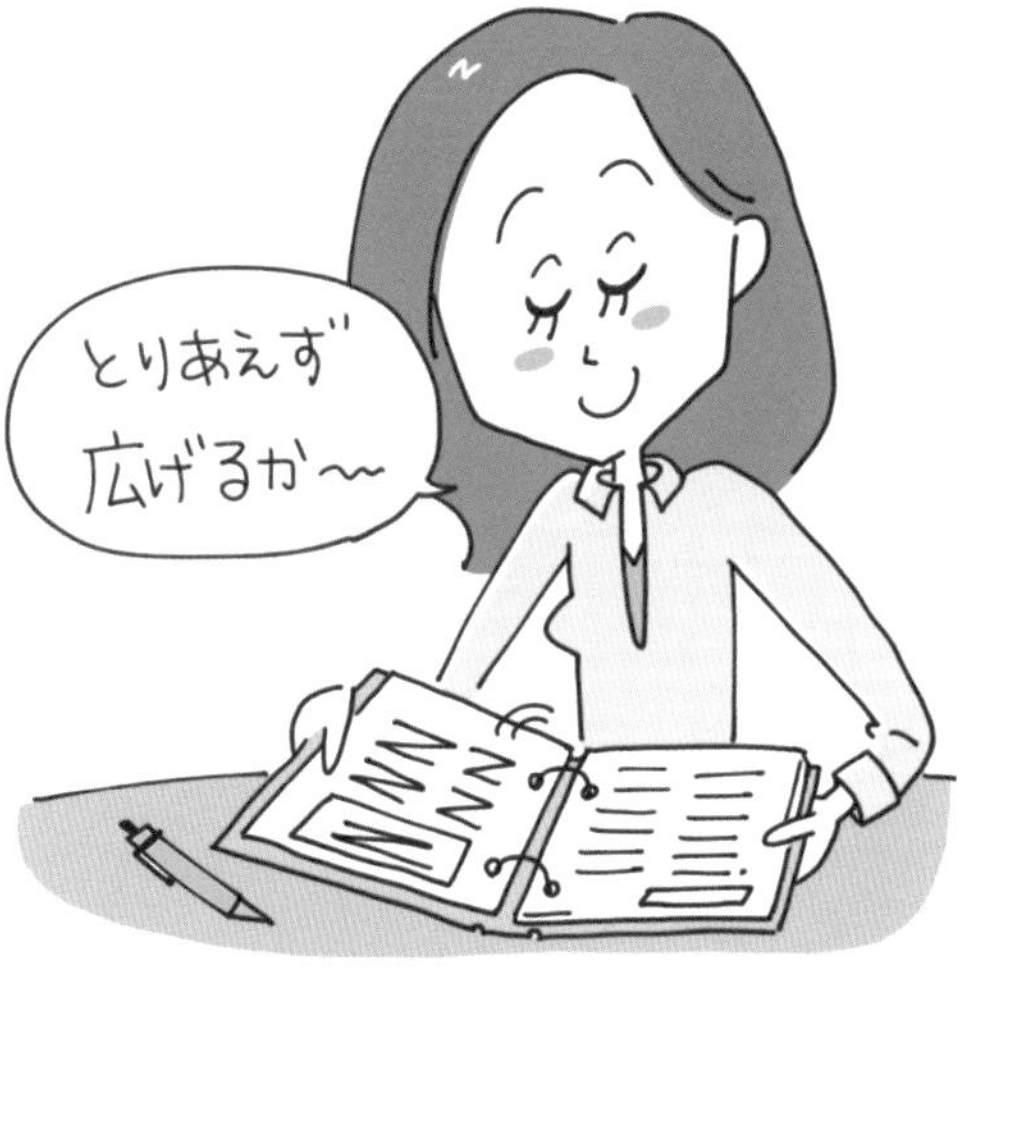

結果を想像する

これをしたら週末は遊べる、しなければ残業や自宅作業になるなど、「よい結果」「悪い結果」を想像する。紙に書き出してみてもよい

ごほうびを決める

作業をゲームとしてとらえ、「これがクリアできたらカフェオレを飲む」など、自分へのごほうびを決めておく

目につく場所に書類を置く

処理が必要な書類を、ノートパソコンの上など、目に見えるところに置いておく。パソコンの付箋機能を使い、やるべきことを付箋に書いてデスクトップに貼り付けておくのもおすすめ

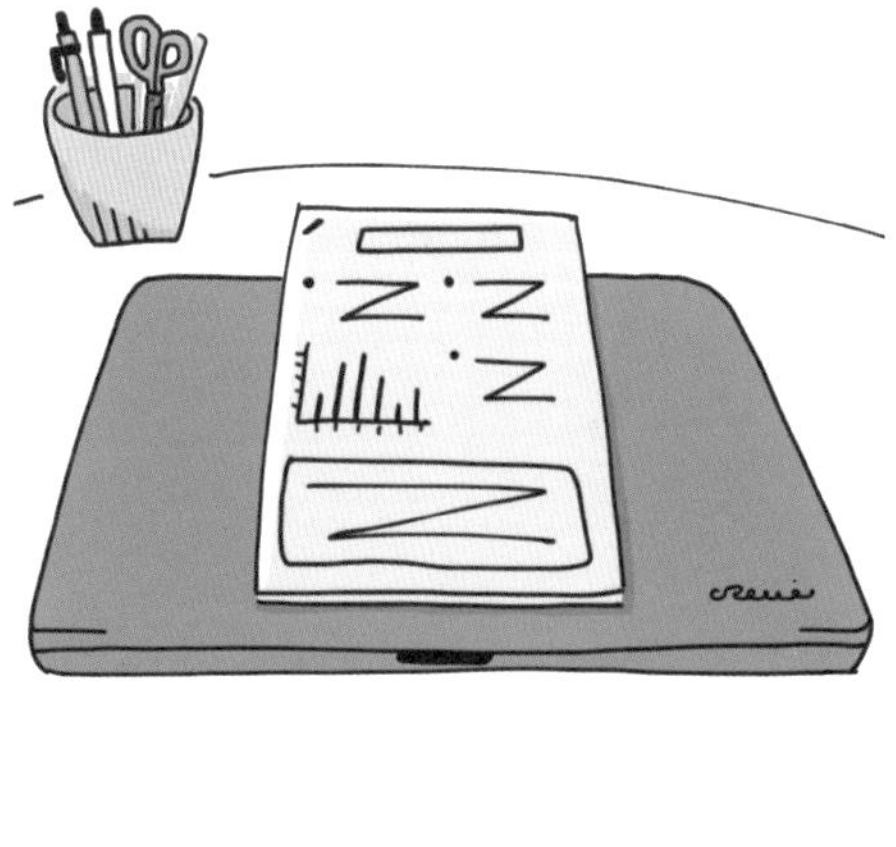

私はこうしてます

「〜したい」「まず〜をする」「意外とできるぞ」などと、口に出して自己暗示をかけています。頭で考えるよりも口に出すほうが、やる気のスイッチが入りやすいです。

解決のヒント2

締め切りを「見える化」しよう

「これくらい、すぐ終わらせられる」「まだ時間がある」などと考えがちな人は、**締め切りをはっきりと意識できていない**のかもしれません。「あとまわしにできない。今始めなければ」と気持ちを高めるには、「締め切りまであと〇日」「あと〇時間」という**具体的な数字で考える**ことが大切です。

カレンダーを使って、過ぎた日を線で消し、**残りの日数がどれくらいか視覚的にわかるように**するのはよい方法です。アナログ式の時計を目につくところにかけたり置いたりしておくのもよいでしょう。針の位置で、時間の経過や残り時間を把握しやすくなります。

同じ仕事をする人と一緒に行動したり、適宜、**声をかけてもらったりする**のもよい方法です。

カウントダウンをする

「来週の火曜まで」「明日まで」などと締め切りを漠然ととらえるのではなく、「あと何日」「あと何時間」と残り時間を具体的な数字で意識する。休日や休み時間は入れず、純粋な作業時間だけカウントを

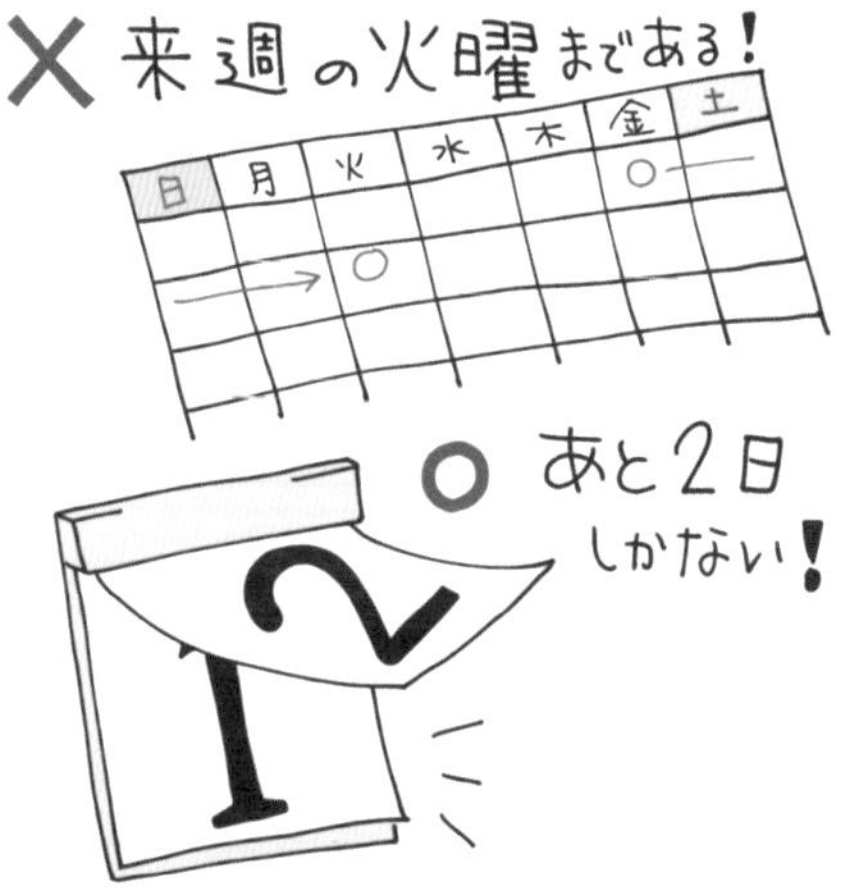

来週の火曜まである!
日
月
火
水
木
金
土
あと2日
しかない!

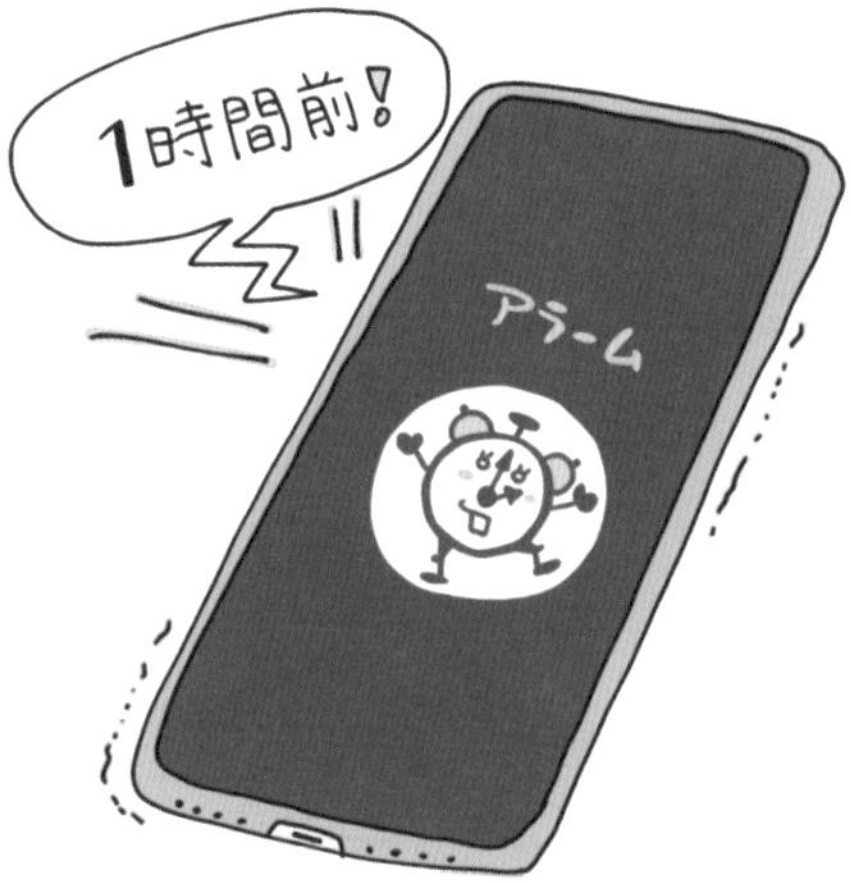

1時間前!
アラーム

アラームをセットする

作業を始める時間や、「残り〇時間」「残り〇分」などといったタイミングで、アラームが鳴るようにセットしておく

人に声をかけてもらう

上司やチームの仲間に、「〇日までにします」と宣言し、サポートをお願いする。進捗状況を報告したり、相談したりしていれば、「そろそろ、あれを始めたら?」などと、声をかけてもらいやすい

ポジティブシンキング！ 「ギリギリでも間に合えばOK」という開き直りも大切

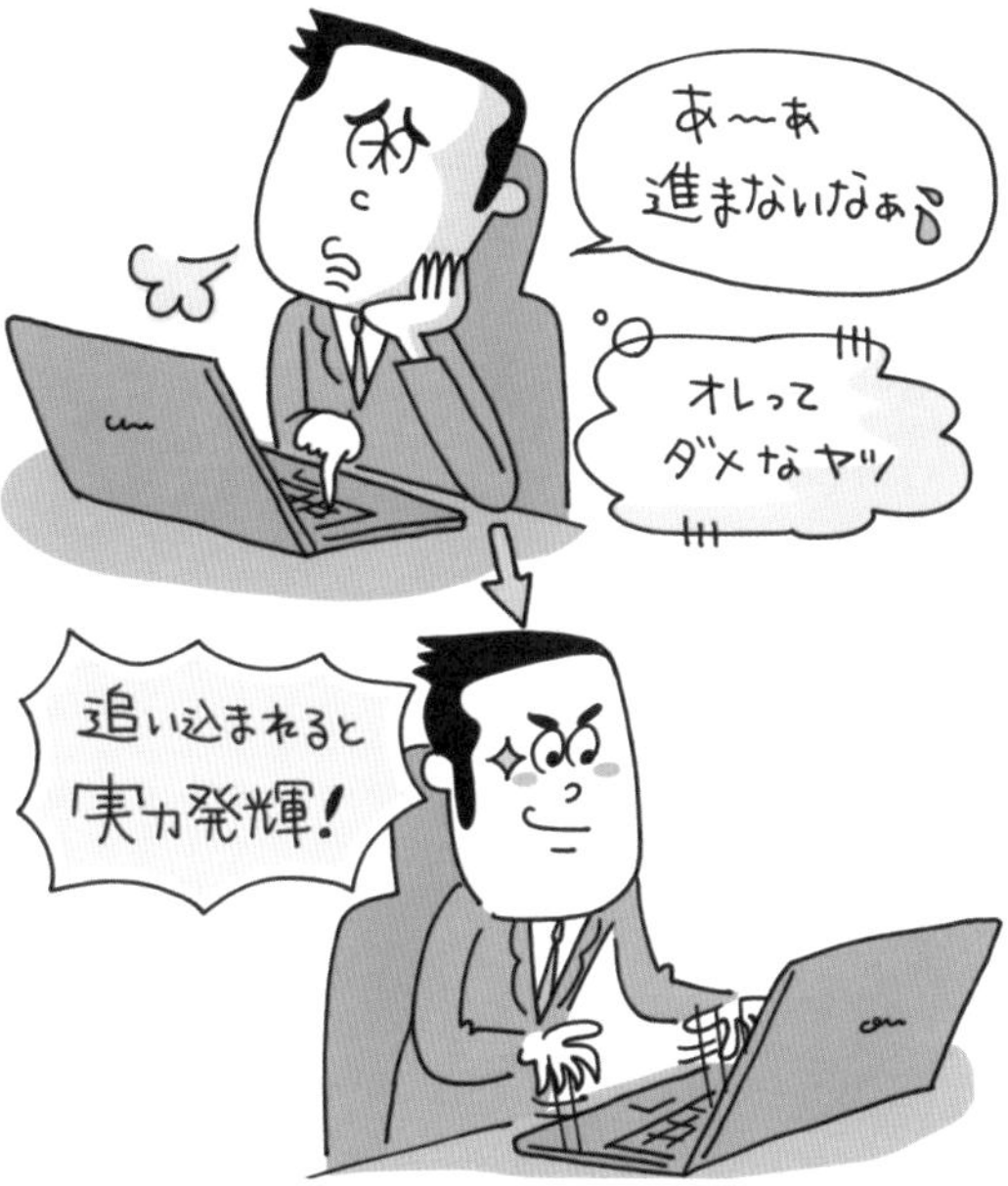
あ〜あ
進まないなぁ
オレって
ダメなヤツ
追い込まれると
実力発揮！

タイムリミットが迫ったとき、「もう時間がない」とネガティブにとらえるより、「残り6時間で一気に終わらせるぞ！」とポジティブな気持ちで取り組むほうが、モチベーションは高まります。後ろ向きな気持ちでダラダラやるより、かえって効率がよいかもしれません。

ギリギリでも、間に合えばよいのです。いつだって何とかなってきたはず。「のんきだ」と叱られるかもしれませんが、「できない自分」を責めるより、「追い込まれてからのラストスパートで全部終わらせるのが自分のスタイル」と開き直るほうが、はるかに健全です。

ただし、サポートしてくれた人、迷惑をかけた人がいれば、きちんと感謝の意を伝えましょう。

私はこうしてます

スケジュールの管理に「Googleカレンダー」を利用し、仕事のチームで共有しています。拡張機能を使えば、次の予定までの残り時間を表示してくれるので、「今、始めなければ」という気持ちが高まります。

まわりができること 「まじめにコツコツ」を強要しない

タイマーの使用を認める、毎朝その日の予定を確認するなどのサポートが有効です。「ギリギリはダメ。毎日まじめにコツコツ取り組んで」などと、画一化した方法を押しつけると、本人の能力をつぶすことになりかねません。「プロセスはともかく、結果を出せればよい」という姿勢で見守るのが大切です。

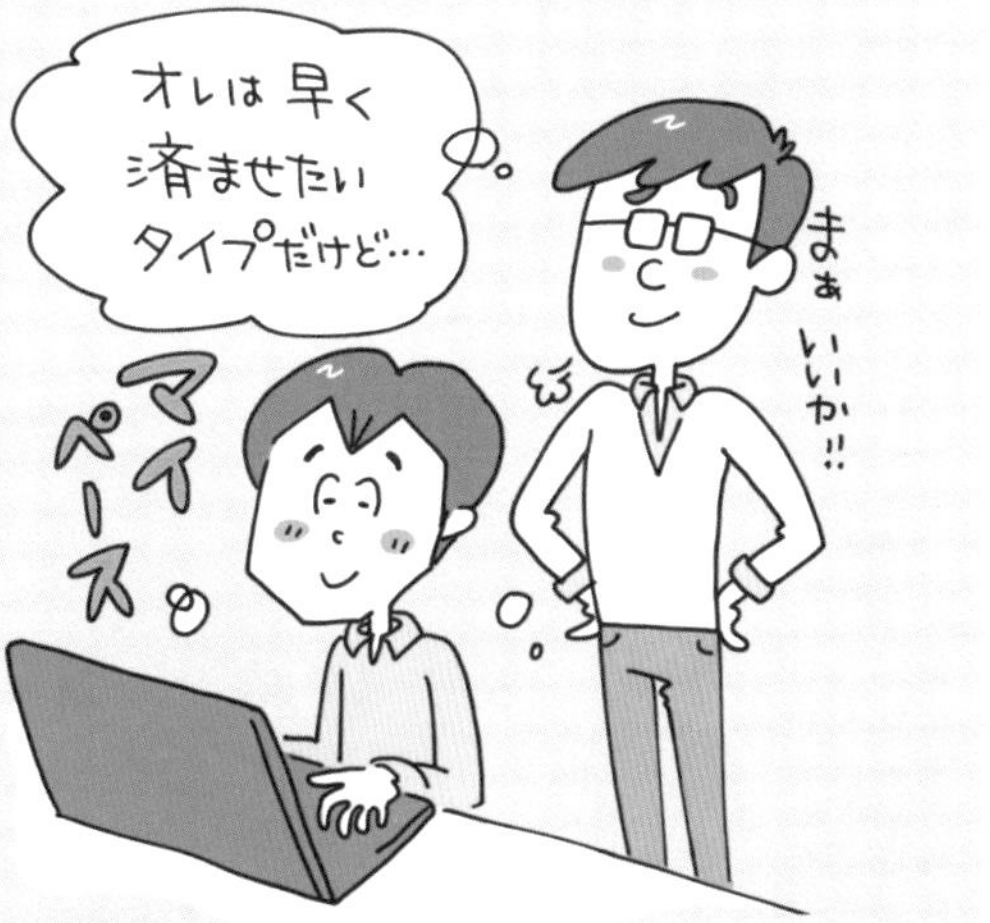
オレは早く
済ませたい
タイプだけど…
まぁ
いいか!!
マイペース

仕事の困った!

手を付ける順番がわからない

対策

- ToDo《トゥドゥ》リストでするべきことを可視化する
- 使いやすいToDoリストを見つける

あるある!とその原因

行動のイメージができない →解決のヒント❶、❷

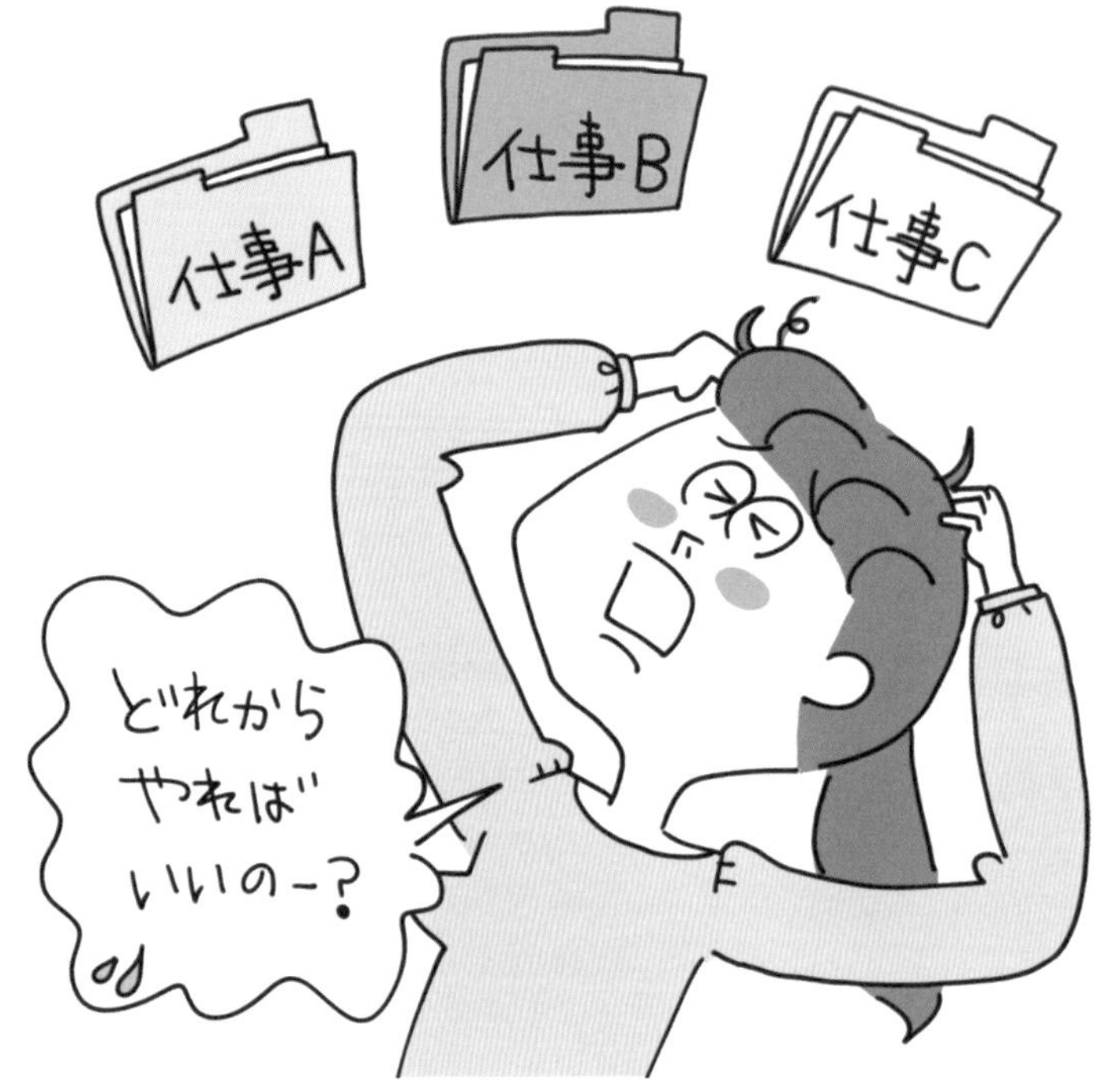

仕事A
仕事B
仕事C
どれからやればいいのー?

優先順位がつけられない →解決のヒント❶、❷

並行作業の進め方を考えるのが苦手

仕事を進める際は、手元の作業だけでなく、報告や連絡、業務に関連する事務的な手続きなど、複数の作業が必要になるものです。

複数の作業を効率的に進めるには計画が必要です。しかし、実行機能の障害があると、大きな仕事を細かな手順に分けようとしても、**具体的な行動のイメージが浮かばない**、**優先順位を判断しにくい**といった特性が影響し、うまく段取りを組むことができません。時間感覚の問題も、**見通しをうまく立てられない**一因となります。何から手を付ければよいかわからず、どうしようかと考えているうちに、**やる気が失せてしまう**こともよくあります。

解決のヒント1

TODOリストで可視化する

するべきことや予定を一覧できる「TODOリスト」を作りましょう。するべきこと**全体を整理し、ひと目でわかる形に可視化しておくことで、仕事を計画的、効率的に進めやすくなります。**

リストは、**年間、月間、週間、一日に分けて作る**とより便利です。その際、休日や休み時間はカウントしないようにしましょう。

一日の細かな予定は、前日の仕事終わりか、当日の朝、仕事を始める前に立てて、作業の順番を決めます。**集中力がそれたらリストを見返す**と、作業を再開しやすくなります。

注意したいのは予定の詰め込みすぎです。探し物など、トラブルが生じることを前提に**余裕を持たせ、現実的な計画を立てる**ようにします。

ToDoリストの作り方

①するべきことを箇条書きにする

・経費精算
・資料探し
・A社の見積
・企画書の提出

↓

②締め切りの順に並び変える

① A社の見積（9日17時まで）
② 資料探し（10日12時まで）
③ 企画書の提出（17日12時まで）
④ 経費精算（30日17時まで）

↓

③終わったら消していく

~~① A社の見積（9日17時まで）~~
~~② 資料探し（10日12時まで）~~
③ 企画書の提出（17日12時まで）
④ 経費精算（30日17時まで）

心配ならまわりの人に見てもらい
締め切りのチェックをしてもらう

私はこうしてます

細かい準備仕事に時間を取られることも多いので、TODOリストやスケジュール帳にはメインの仕事以外に、「会社帰りに本屋でリサーチ」などの細かい用事も書き込んでおきます。

解決のヒント2

使いやすいリストを見つける

TODOリスト作成用のツールは、**市販の手帳**のほか、**スマホのアプリ**も複数あります。自分が使いやすいものを選びましょう。手で書くほうが内容を覚えやすいのですが、書くのが苦手だったり、字が乱雑であとで読み返したときにわからなかったり、よく手帳をなくす、という人は、アプリを利用するとよいでしょう。

いずれにしろ**箇条書きで簡単に記入**し、重要なことは線で囲む、色を変える、マーカーを引くなどして**目立たせましょう**。終わった仕事を線で消したり、マークを変えたりすると、達成感が得られるだけでなく、残りの作業量も明確になります。

リストは作っただけで満足しないこと。肌身離さず持ち歩き、適宜見返すことで真価を発揮します。

付箋

作業を一つずつ付箋に書き込み、取り組む順番通りに並べて紙に貼る。順番を変えたり新たな作業を加えたりしやすく、状況に応じて計画を見直すのに便利。はがれやすい、持ち運びにくいという面もある

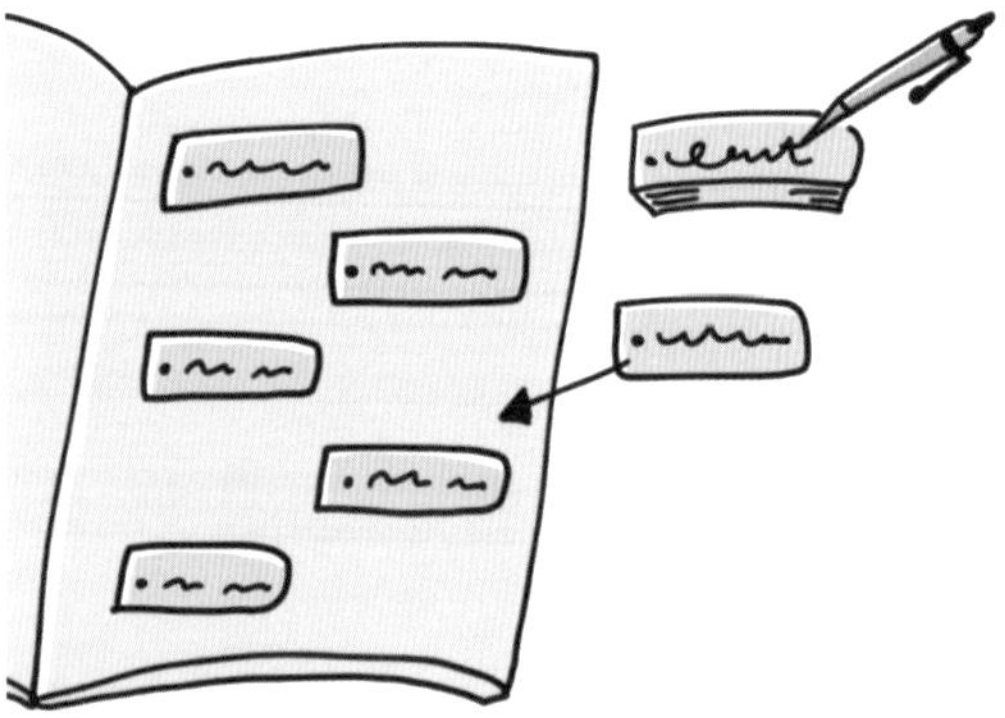

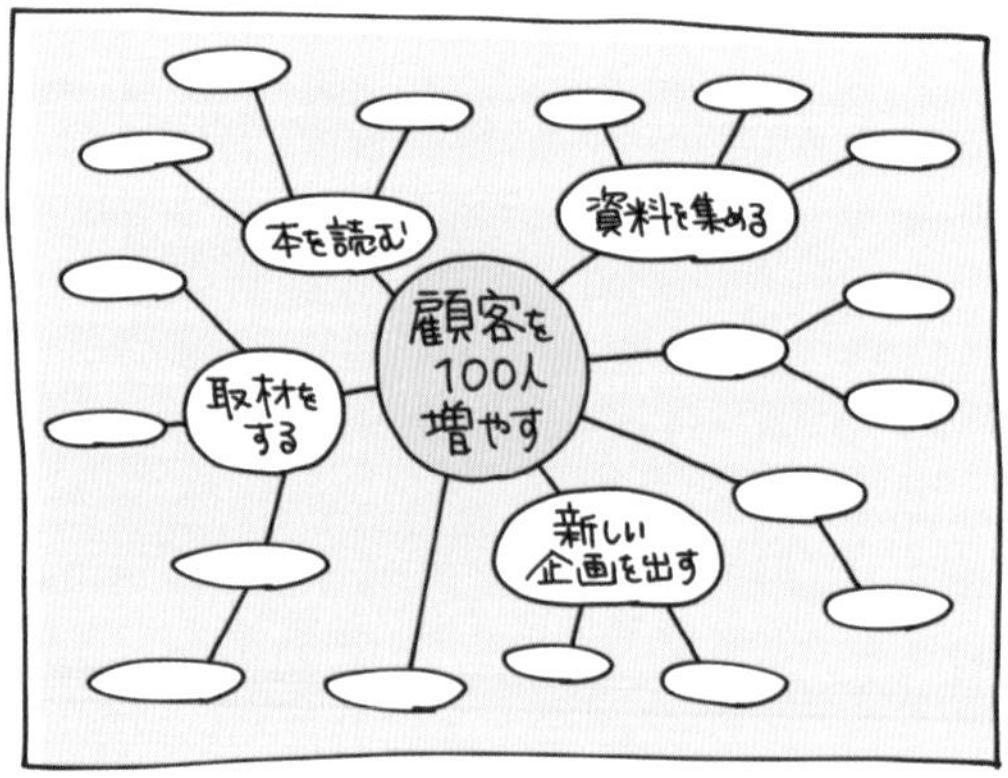

マインドマップ

紙の中央に「達成したいこと」を書き、そこから関連する作業を、枝分かれさせながら書き加えていく。するべきことが俯瞰でき、全体を把握しやすい

パソコンの付箋機能

はがれやすかったり、手書きが面倒だったりする紙の付箋問題も、パソコンの付箋機能を使えば解決。ただしパソコン画面を見たときにしか気づかないので、スマホにも同じアプリを入れて同期するなどの工夫を

ポジティブシンキング！

クリアすることを楽しもう

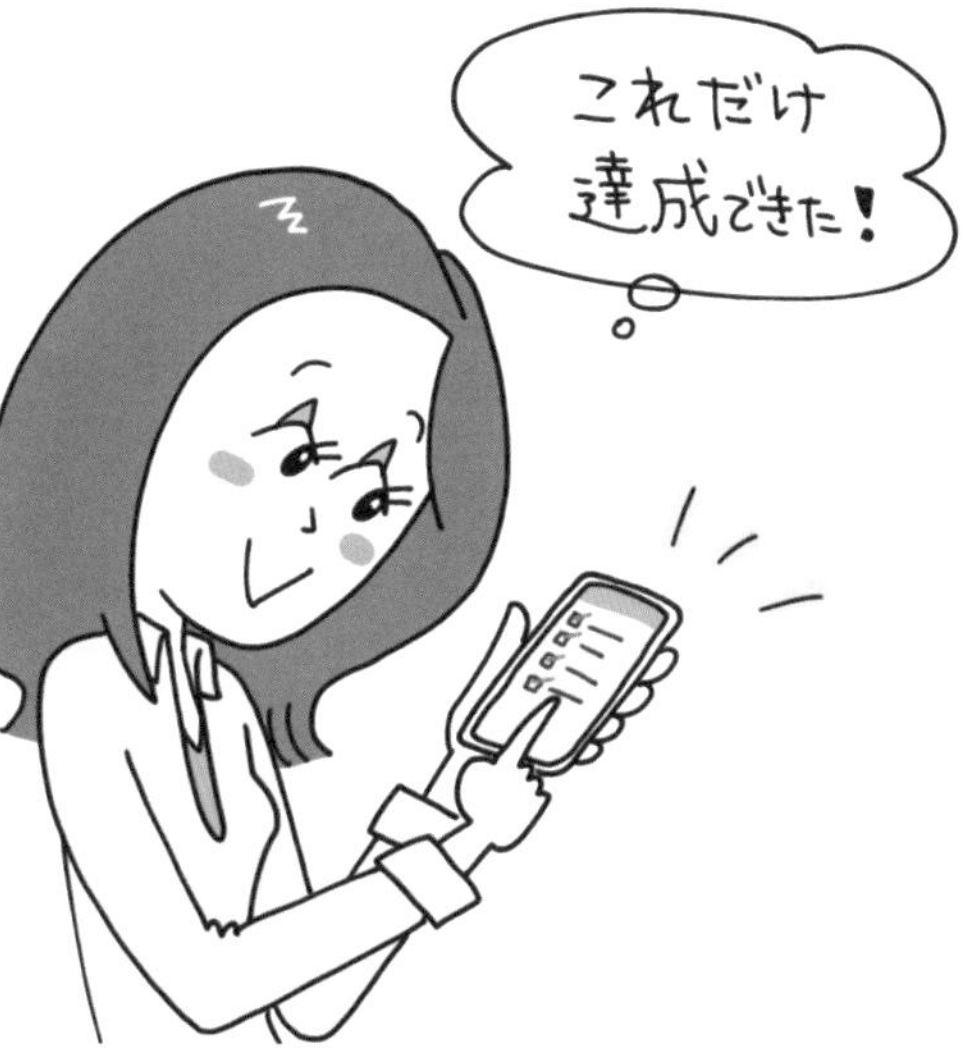

ToDoリストの作成が「面倒な仕事」になってしまうと、長続きしません。シールやイラストなどを使い、リストを作ること自体を楽しい作業にしてみては？「お気に入りの万年筆でリストを書くと、書くときに気持ちが引き締まって、内容を忘れにくくなり、楽しくなった」という人もいます。

完璧を求めるのではなく、ToDoリストに書いたことをクリアする、という達成感を楽しむのがおすすめ。計画通りに進められないことがあっても、その日できたことを見返して、「とりあえずよし」としましょう。できなかったことは翌日の予定に、また入れておけばよいのです。

私はこうしてます

「Googleカレンダー」「Remember The Milk」「Todoist」「Microsoft To Do」「OneNote」など、さまざまなアプリがあります。無料で使えるものも多いです。

まわりができること

段取りを整理する手助けを

手順を考えるときは、「Aをするためには Bをすることが必要だよね」など、整理をしながら一緒に予定表を作ったり、本人が作成したスケジュールをチェックしたりしてみてください。

メンター（助言者）となってくれる人がいると、大きな助けになり、本人が力を発揮しやすくなります。

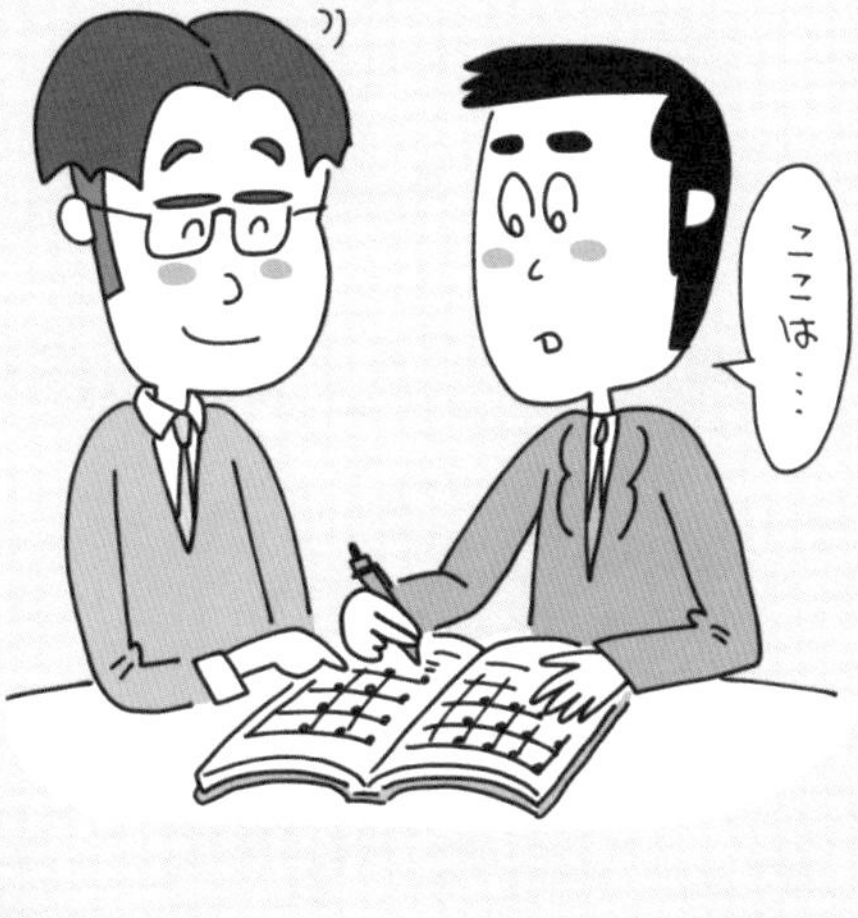

仕事の困った！

仕事に集中できない

対策

- 苦手な作業に集中できる時間をはかる
- 気が散らない環境を作る
- 適度に体を動かす

あるある！とその原因

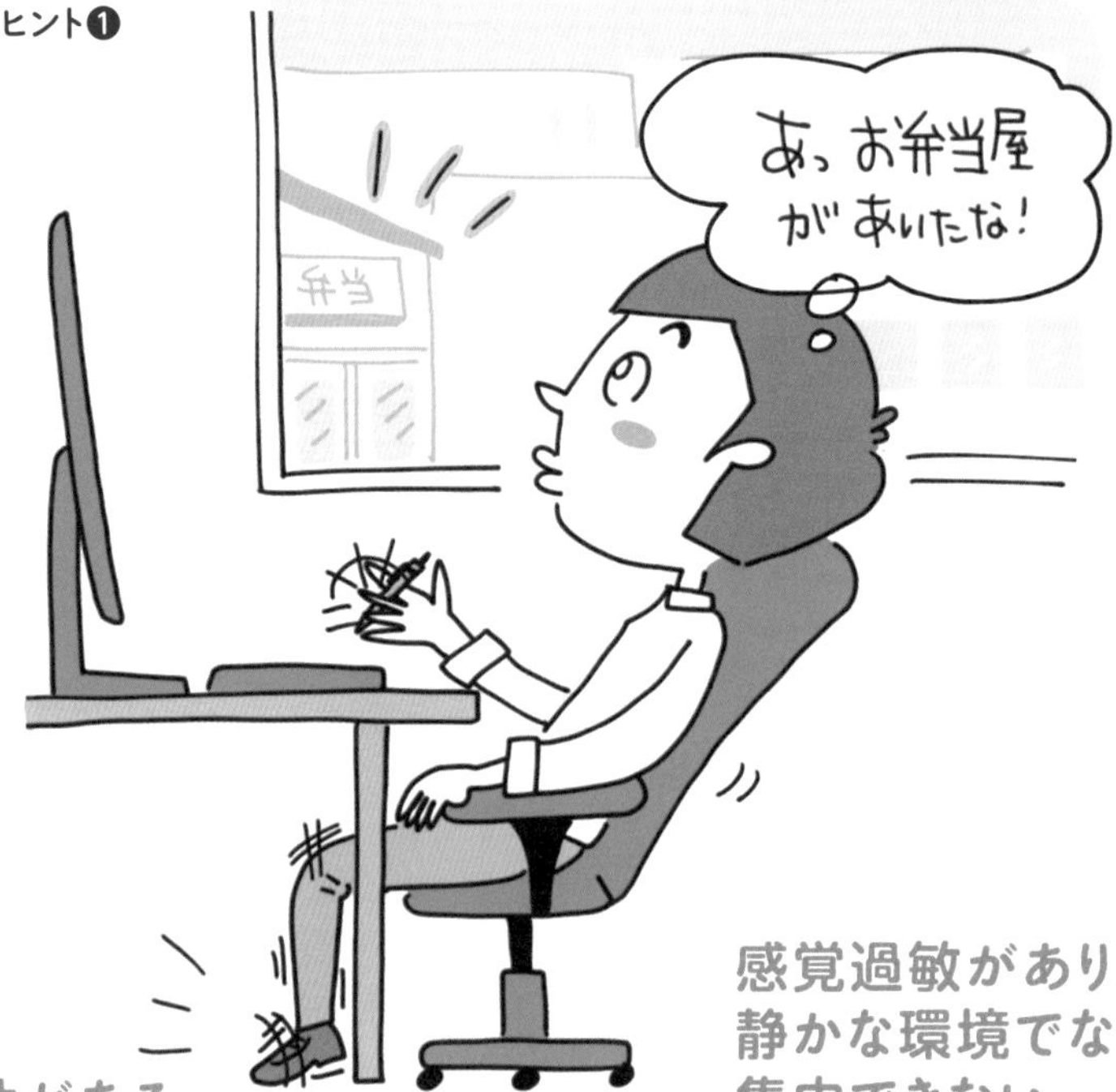

苦手な作業には集中できない

→解決のヒント❶

関心が移りやすい

→解決のヒント❷

多動性がある

→解決のヒント❸

感覚過敏があり、静かな環境でないと集中できない

→P162

興味のない作業は気が散りやすくなる

仕事に集中できないと作業の効率が悪くなり、ミスをしやすくなります。発達障害のある人は、**興味のないことには集中が続かず**、作業の途中で関心がそれ、ほかのことを始めてしまったり、ミスをしやすかったりといった傾向があります。

ただし、**仕事に集中できない＝集中力がないわけではありません。**好きなことに対しては時間を忘れて没頭する「過集中」になることもあります。対象によって集中力にばらつきがあるため、「やればできるのにしない」「さぼっている」などと、周囲から厳しい目を向けられがちです。

感覚過敏があるために集中できないという場合もあります。

解決のヒント❶

苦手な作業に集中できる時間をはかる

関心のない作業でも、まったく集中できないというわけではありません。ただ、長くは続かず、集中できる時間を延ばそうとしてもむずかしいものです。集中が途切れたまま作業を続けても、結局やり直すはめになるおそれもあります。**ここはむしろ自分が集中して取り組める時間をはかって、それに合わせて仕事をする**ほうが効率的です。一定時間、作業に集中し、休憩を挟んでまた作業に戻るのをくり返しながら、仕事を進めるとよいでしょう。

同じことを続けるのが苦手なら、午前中は外回り、午後は社内で資料探しや書類作成といったように、**1日の中で複数のことができるように予定を組んでおく**と、飽きずに一つひとつの作業に取り組めます。

作業を小分けにする

①時間をはかる

一つの作業に集中して取り組める時間はどれくらいかはかってみる

↓

②作業を分ける

集中して取り組める時間が30分だとしたら、30分くらいでできそうな量に作業を小分けした上で、一つめの作業に取りかかる

↓

③休憩する

一つの作業が終わったら休憩を取る。休憩時間は5分などと決めておき、タイマーをセットし、時間が来たら作業に戻る。これをくり返す

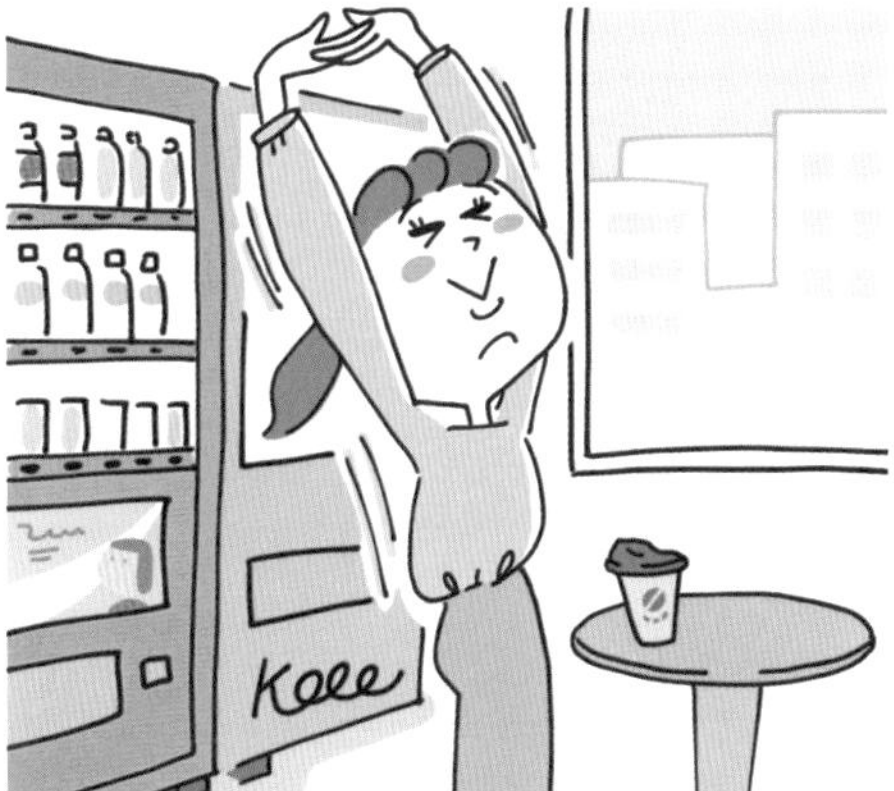

休憩を取るときは、ストレッチをしたり、コーヒーやお茶を飲んだりしてリラックスを心がける。休憩場所を決めておくのもよい

私はこうしてます

集中が途切れそうなときは、「めんどくさい」「イヤだな」と声に出すと、集中しやすくなることがあります。覚えることが多いときにメモに書き出すように、余計な思考を一旦、外に出してしまうイメージです。

解決のヒント❷

気が散らない環境を工夫する

思いついたことに手を出す衝動性や、気が散りやすい不注意といった特性が強い場合、雑多な環境や情報に囲まれていると、今するべき作業とは関係のないものに、注意を奪われやすくなります。**仕事の場では、仕事と関係のないものはできるだけ排除して、集中できる環境を整えましょう。**

感覚過敏があり、ほかの人の声や動き、キーボードを叩く音などがひどく気になる人も、**環境を調整する**ことで集中しやすくなります。

自分でできることもありますが、デスクの位置の変更など、職場の理解と協力が必要な場合もあります。**ひとりで解決しようとせず、職場の人と話し合いながら工夫**しましょう。

関係ないことが頭に浮かんだら……

手元のToDoリストを見る

今日、自分がするべきこと、あとどれくらいするべきことが残っているかなどを確認すると、我に返り、関係のないことを始めずに済む

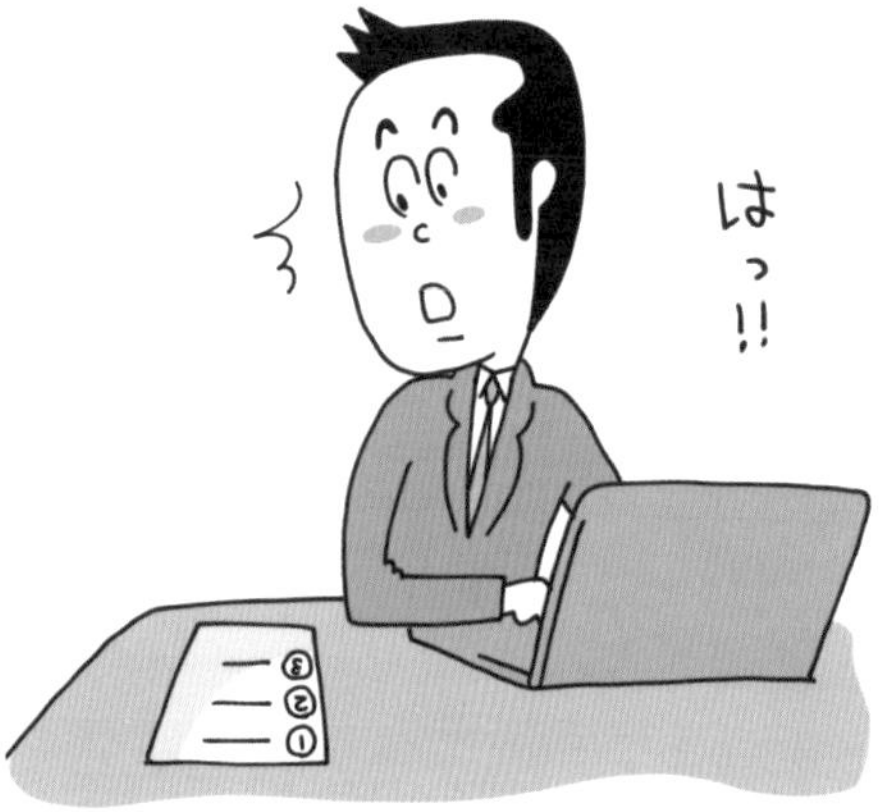

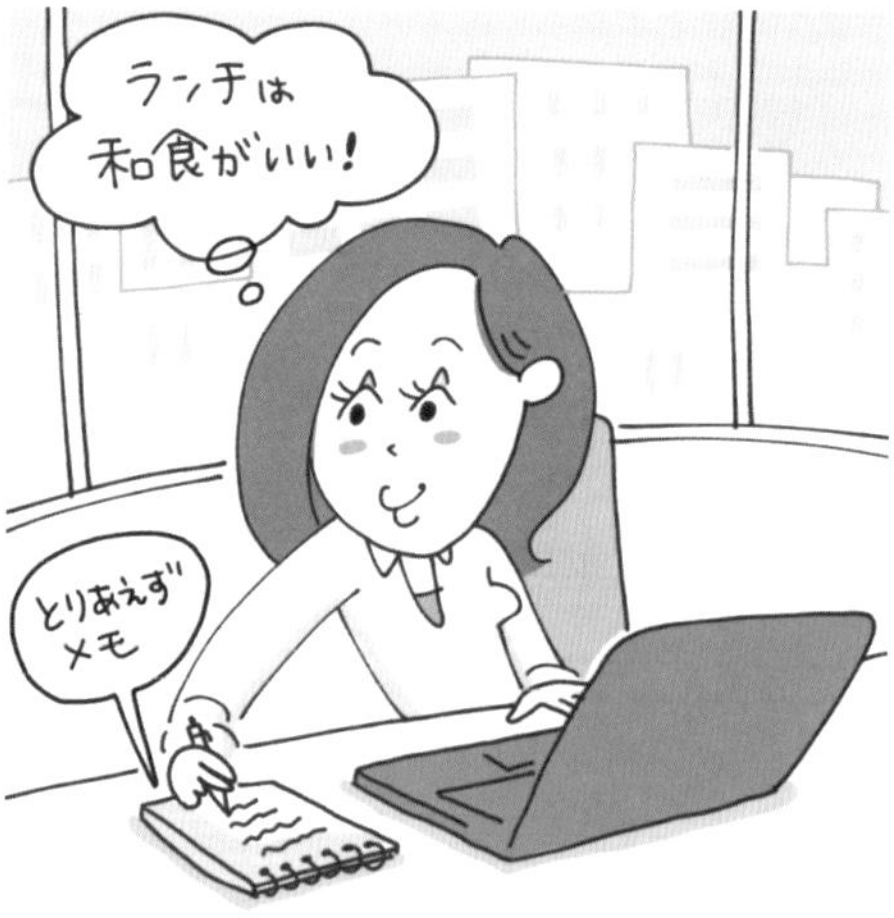

ノートにメモをして作業に戻る

考えをいったんノートに書き出し、また作業に戻る。作業が終わったらノートを見返し、本当にするべきことなのか検討する。重要と思えたらToDoリストに書き加え、不要なら消す

インターネットができないようにする

気になることが浮かぶとすぐネットで調べて、そこからネットサーフィンにハマることも。スマホはかばんに入れておく、パソコンをネットができない設定にするなど、遠ざける工夫を

解決のヒント3

ふだんから適度に体を動かす

すぐに動きたくなる多動性は成長とともに目立ちにくくなりますが、それは意識的に努力を続けた結果であり、特性が消えてなくなるわけではありません。

仕事中にペン回しや、体をもぞもぞさせたり動かしたりすることが止まらない、意味もなく歩き回る、一方的に話しかけるなどといった形で多動性が表れ、周囲に「落ち着きがない」「遊んでいる」などとネガティブな印象を与える場合もあります。

無理に押さえつけるより、**ふだんから適度に体を動かす習慣をつけておく**とよいでしょう。出勤前に軽く運動すると、多動性が表れにくくなることもあります。どうしてもというときは、人から見えないように机の下で足を軽く動かすとよいでしょう。

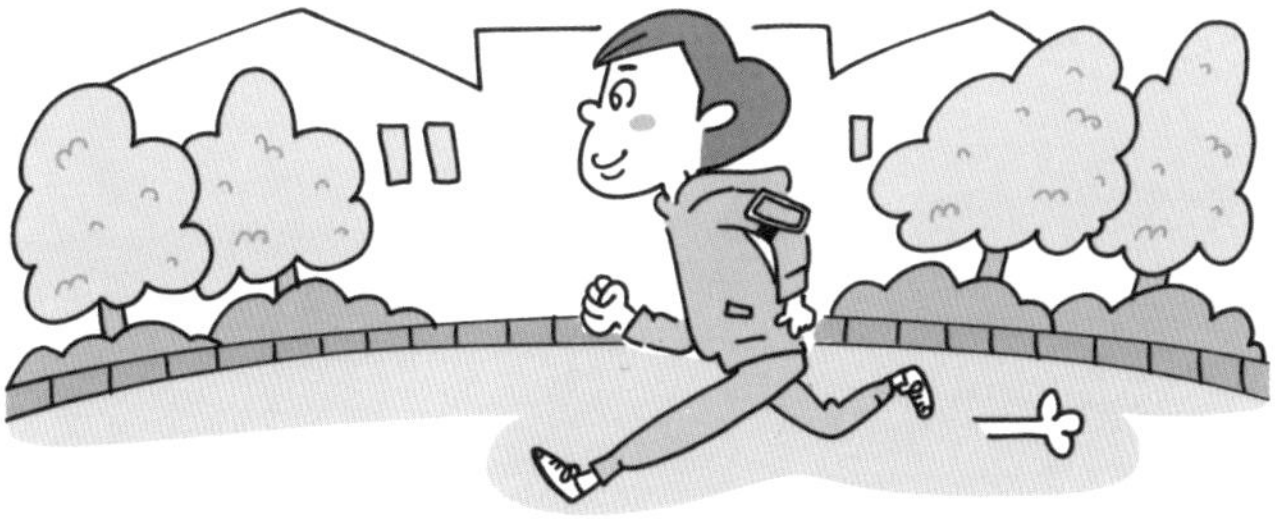

出勤前に運動

出勤前にジョギングするなど、体を動かしてから仕事をすると、多動性が出にくくなることが多い。運動の習慣がつくと、体の感覚や動きのコントロールもしやすくなる

私はこうしてます

パソコンの起動を待つ間にスマホを見てしまい、そちらに集中して仕事の時間が減る……ということが多かったので、スマホをロッカーにしまい、起動を待つ時間は、コーヒーをいれる時間にあてました。

まわりができること

必要なことは人それぞれ。希望を聞き、できる範囲で対応する

社交的なのに、「まわりに人がいると仕事がしづらい」と言う人を不思議に思うかもしれません。しかし発達障害がある場合は、周囲の環境で集中力が左右されやすいのです。

どんな環境がよいかは人によって違います。静かなほうがよい、音楽があるほうがよい、パーティションで区切ってほしい、ミーティングスペースや窓、コピー機、入り口に近い席は避けたいなど、本人の希望を聞きながら、できる範囲で対応するようにしましょう。

ある程度の体の動きは許容する、体を動かす作業の多い部署に配属する、単調な作業を削減する、定期的に仕事に変化をつけるなどといった工夫で、本人が能力を発揮しやすくなることもあります。

仕事の困った!

居眠りをしてしまう

対策

●昼は活動的、夜はゆったりとメリハリを

●工夫をしても強い眠気があれば医師に相談

あるある!とその原因

発達障害の特性で体内時計がずれている

→解決のヒント❶

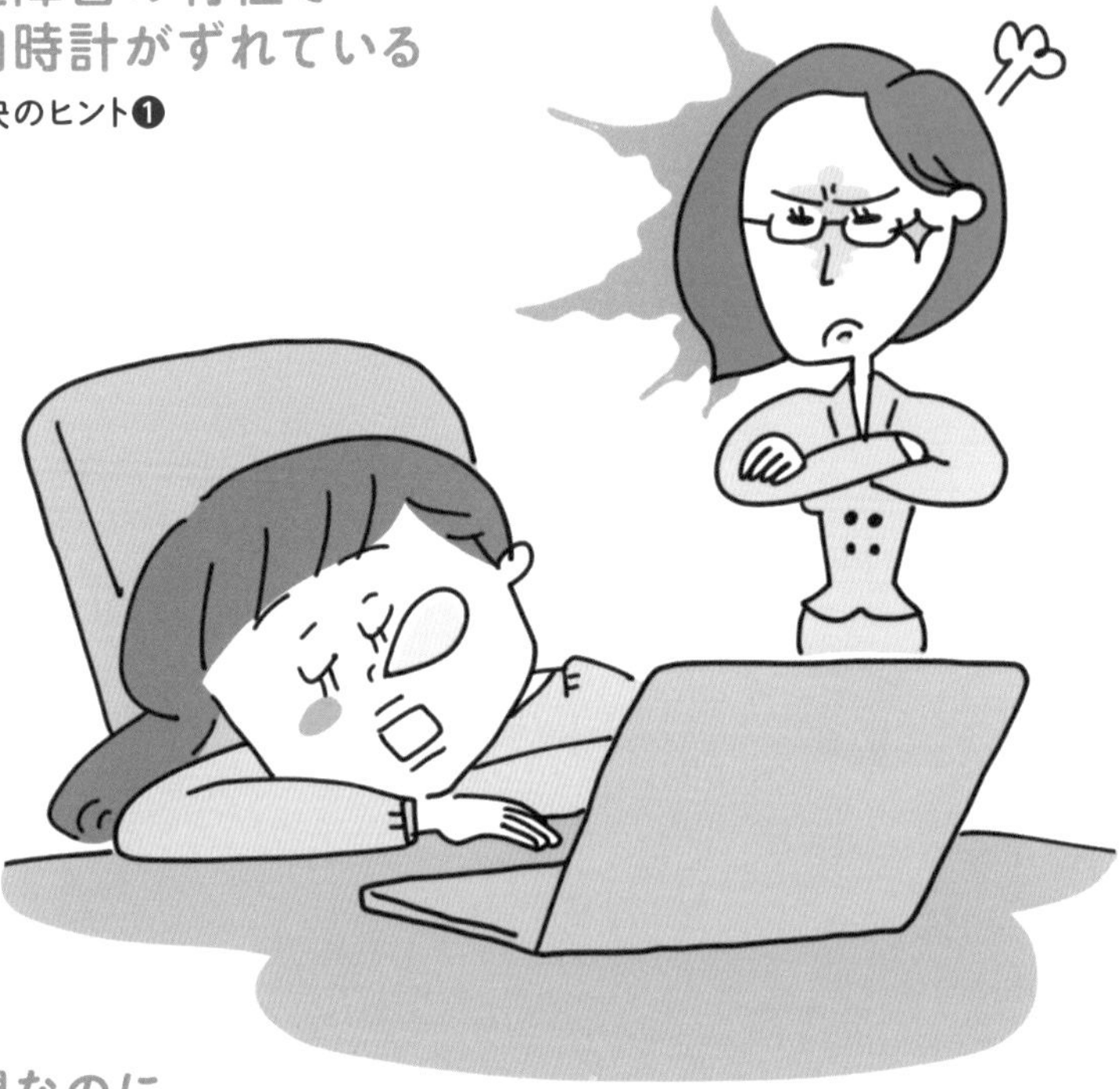

昼間なのに眠くなってしまう

→解決のヒント❶、❷

生活習慣だけではなく特性上の問題

発達障害のある人の約半数は、眠りについての悩みを抱えているといわれます。苦手なことや単純作業をしているときなどは、とくに眠気が強まりがちです。

これは生活習慣の問題だけでなく、発達障害の特性の一つである可能性が考えられます。人間の体に自然に備わっている**体内時計が乱れやすく睡眠と覚醒のリズムが安定しにくい**のです。周囲に合わせるために日々**緊張をしていたり、過集中が起こりやすかったりする特性が、脳の疲弊をまねき、居眠りに結びつく**こともあります。

また、発達障害とは別に**睡眠障害を併せ持っている**場合もあります。

解決のヒント1 昼は活動的に夜はゆったりとメリハリを

睡眠と覚醒のリズムにかかわる**体内時計は、メリハリのある生活を心がけることで、ある程度コントロールが可能**です。

昼間はできるだけ活動的に過ごすようにすれば、脳の覚醒水準が保たれ、眠気や居眠りは生じにくくなります。ただ、休みなしに働いていると脳が疲れ切り、急に猛烈な眠気に襲われることも。**適宜、休憩を取ることは必要**です。一方、**夜間は頭を使う活動は控え、ゆっくり脳を休めましょう**。就寝・起床時間は平日だけでなく、**休日もなるべく一定**に保ちます。

したいことを優先していると、昼夜逆転が起こりやすくなります。できるだけ自力で、生活のリズムを整えていきましょう。

昼 うたた寝をしないよう眠気覚まし

- お茶をいれたり、洗面所で手を洗ったりと、体を動かす
- 可能なら10分程仮眠する。長く寝ると睡眠リズムが崩れるので、30分未満に
- ミント入りなど、清涼感があって目が覚める飴をなめたり、コーヒーなどを飲んだりする。カフェインは依存性があるので、とりすぎは避けて

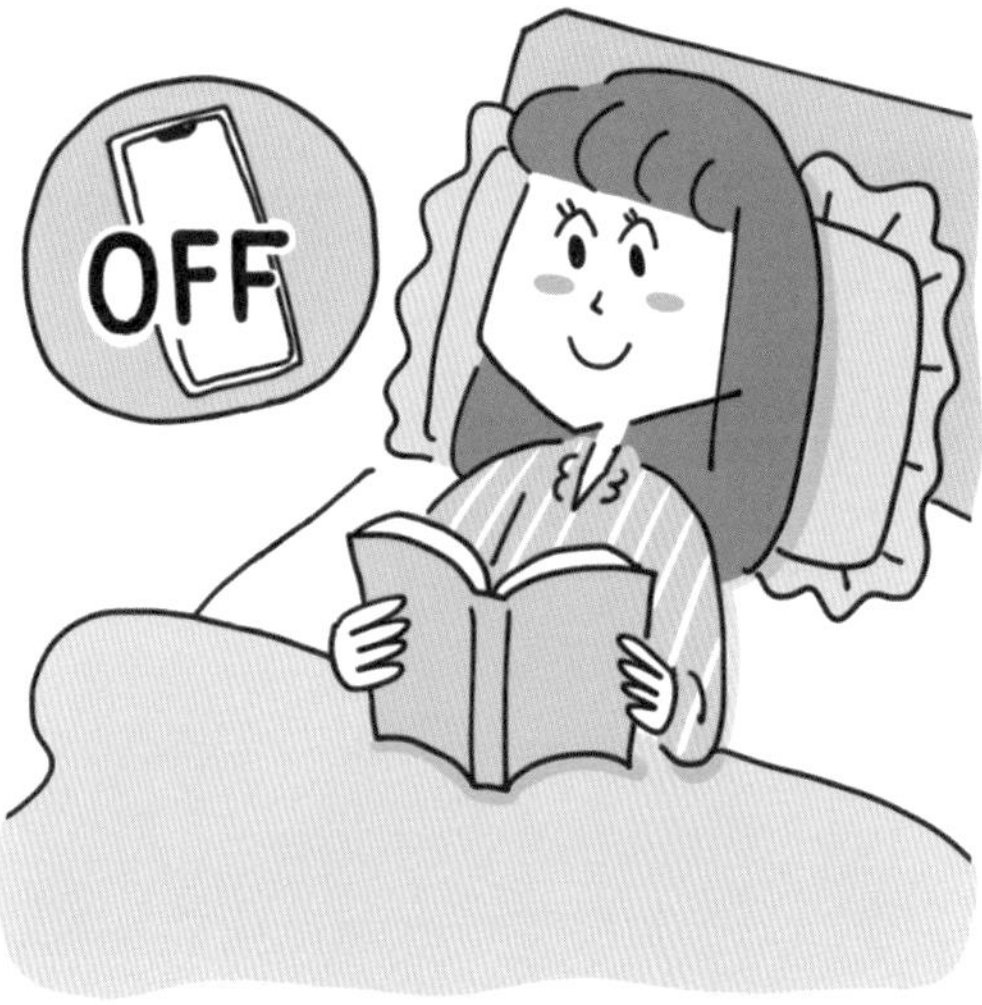

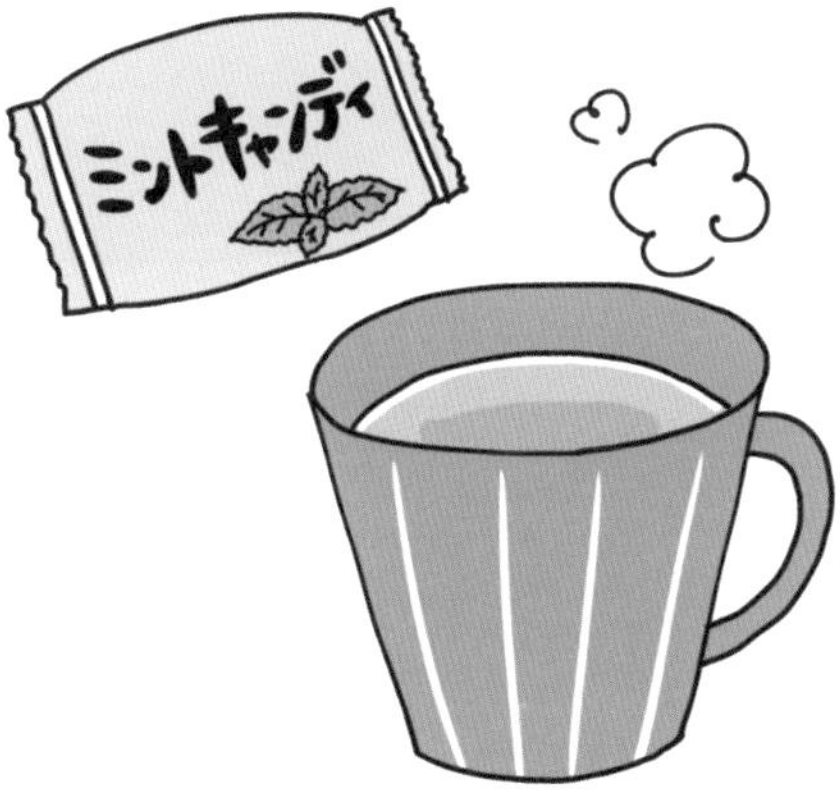

夜 入眠を促す

- 読書をする
- 日記を書く
- 不安なことを紙に書き出す
- ぬるめの風呂、軽いストレッチなど、寝る前の儀式を習慣化させて、寝つきをスムーズにする
- 騒音を消すために、ホワイトノイズ（ザーッという砂嵐のような音）を流すと安眠できることも

私はこうしてます

眠気が襲ってきたら、コンビニに行きます。体を動かし、外の空気を吸うと、目が覚めます。あとは眠気覚ましに効くというツボ（左右の目頭の上にある骨のくぼみ）をゆっくり押すと、目も疲れもすっきりします。

解決のヒント2 強い眠気があれば医師に相談

生活リズムを意識的に整えても、昼間の強い眠気に改善が見られない場合には、注意が必要です。何か別の原因によって睡眠に障害が生じているのかもしれません。

睡眠時無呼吸症候群や概日リズム睡眠障害など、昼間に強い眠気が起こる病気は複数あります。理由ははっきりしませんが、発達障害のある人は、こうした病気を併せ持つことがよくあります。

悩みが続くようなら医師に相談しましょう。**「睡眠外来」を設けている医療機関**もあります。近くに専門の外来がなければ、**精神科や心療内科**を受診するのもよいでしょう。薬物療法をはじめ、適切な治療により、睡眠の状態を改善させることができます。

昼間に強い眠気が起こる病気

睡眠時無呼吸症候群

睡眠中、のどの筋肉がゆるみ、気道をふさぐことで呼吸しにくくなり、大きないびきをかいたり、呼吸が止まったりする。夜間の眠りが浅くなり、昼間の強い眠気につながりやすい

概日リズム睡眠障害

体内時計がずれることで、睡眠の時間帯がずれる。早い時間から眠くなり深夜に目が覚める、明け方になってから眠くなり昼過ぎまで目が覚めない、などの症状がよく見られる

そのほか

不眠症（寝つけない、何度も目を覚ます）や、脚がむずむずして眠りにくくなるレストレスレッグス症候群など。昼間、発作的に眠ってしまうようなら、ナルコレプシーという病気の疑いもある

ポジティブシンキング！ つまらない会議で眠くなるのは当然かも

だらだらと続く会議や打ち合わせの途中で眠くなるのは、特別なことではありません。じつは参加者のほとんどが眠気と闘っていた、などということもあります。

前もって「○時まででお願いします」と終わりの時間を示したり、長引きそうなら「少し休憩を入れませんか？」などと提案したりすれば、案外みんなに喜ばれるかもしれません。

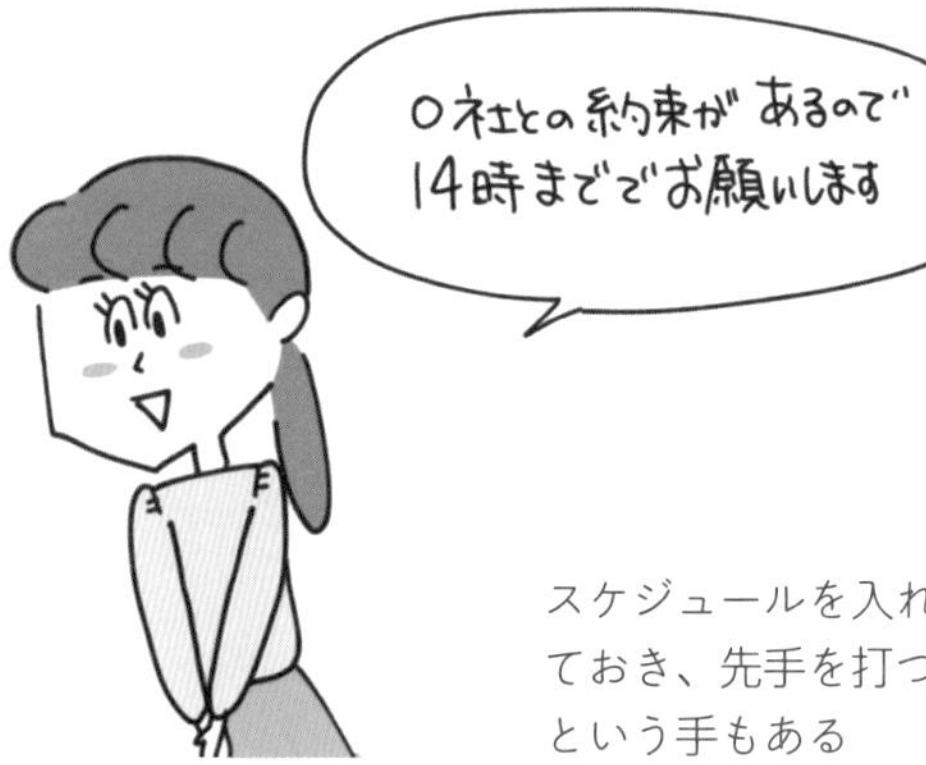

○社との約束があるので
14時まででお願いします

スケジュールを入れておき、先手を打つという手もある

まわりができること

甘えだと切り捨てず原因を探る

居眠りが多い人に対しては、「甘えている」「だらしがない」などと決めつけず、原因を探ってみましょう。発達障害があることで、眠気をコントロールしにくいのかもしれません。体を動かす作業を仕事の一部に加えたり、こまめに休憩を入れたりするとよいでしょう。

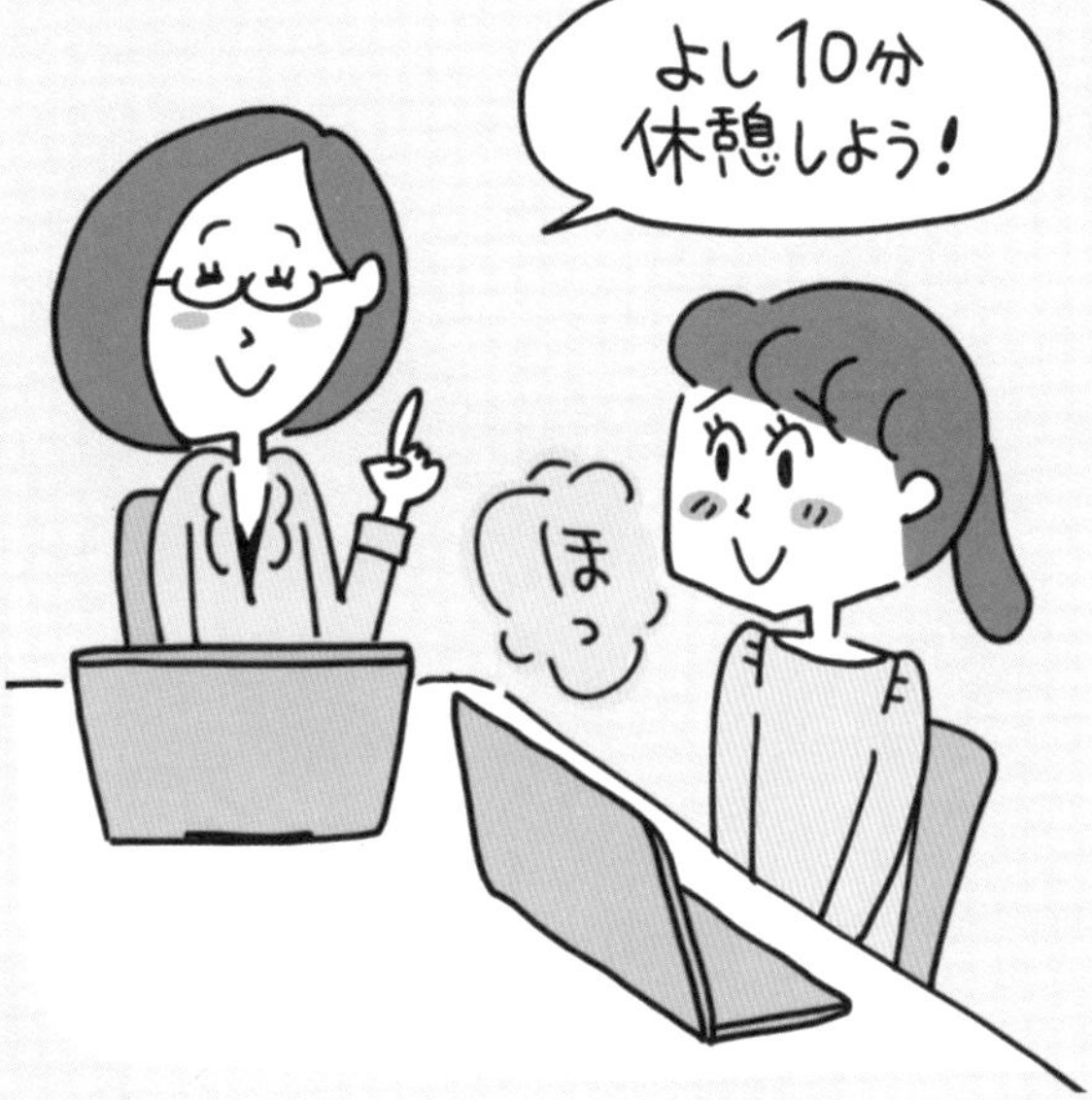

会議が長引きそうなら
途中で休憩を入れる

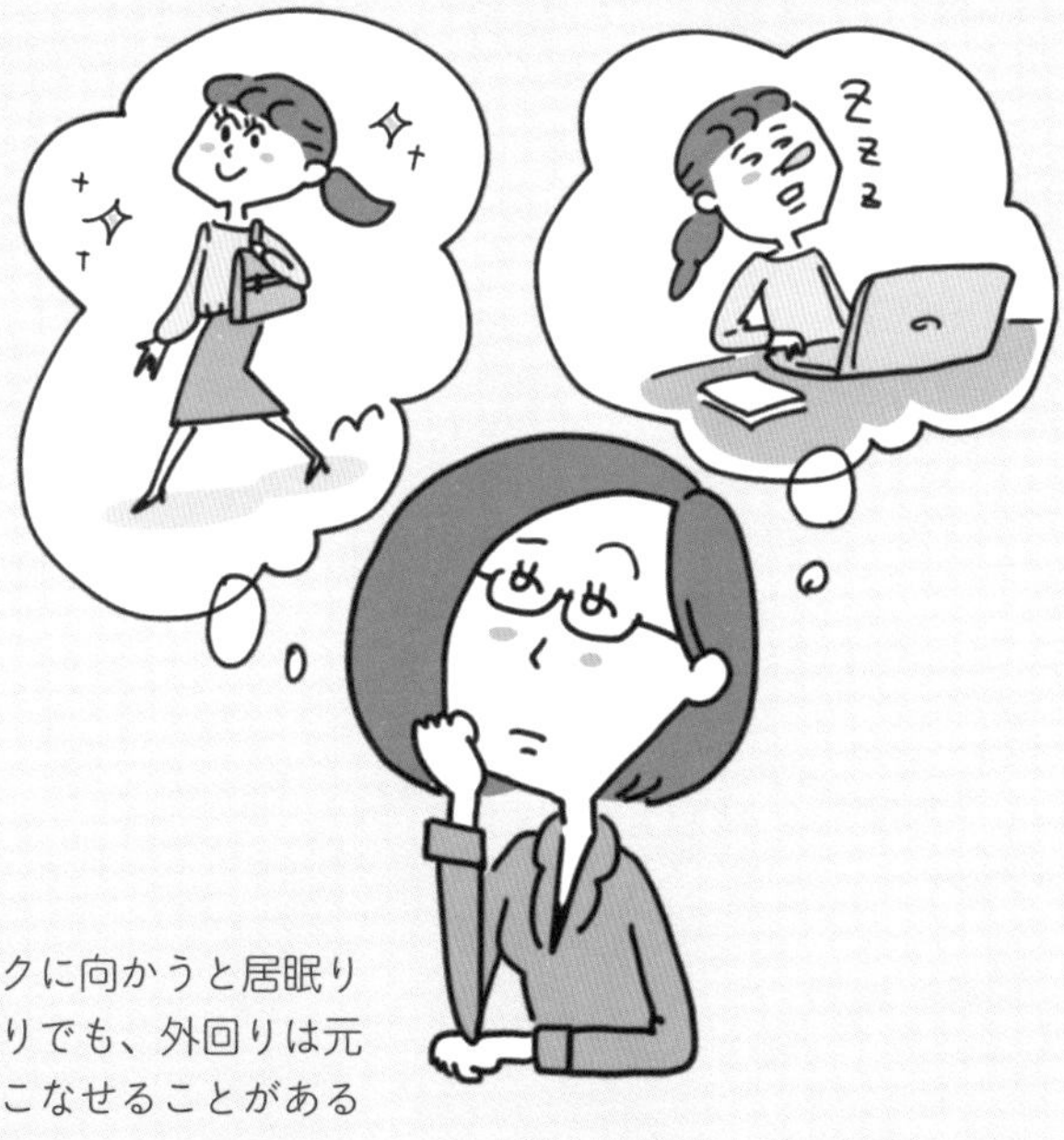

デスクに向かうと居眠り
ばかりでも、外回りは元
気にこなせることがある

業務内容についての検討も必要です。毎日同じことをくり返す仕事や、細かい数字を扱う仕事が苦手な特性の人は、強い眠気に襲われることがあります。

しかし営業や企画など、つねに体を動かす仕事を与えると、生き生きと動き出すかもしれません。

特性を理解して適所に配属すれば、よい戦力になるはずです。本人と話し合い、転属も含めて、対策を考えていきましょう。

私はこうしてます

学生時代に事務のアルバイトをしていたとき、つねに眠気との戦いで、とてもつらかったです。就職後は営業職で、一日中外出のこともありますが、単純な入力作業より自分に合っているようで、眠気はまったくありません。

仕事の困った!

完璧を求めて締め切りに遅れる

あるある!とその原因

細かいところばかり見すぎて大事なポイントを見逃す
→解決のヒント❷

こだわりが強すぎて時間がかかる
→解決のヒント❶

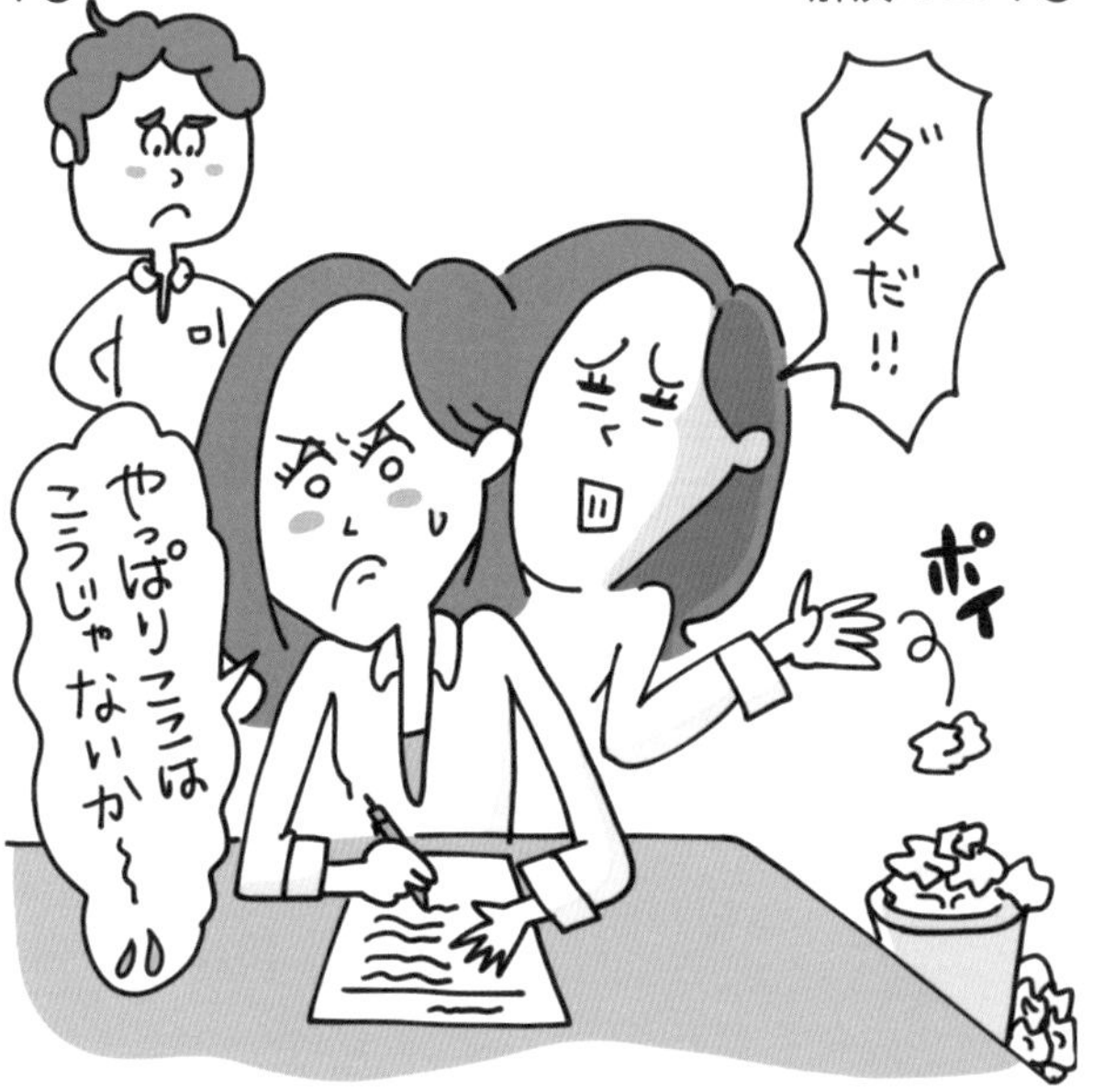

時間をかけて丁寧に作業したのに会社に評価されない
→解決のヒント❶

対策
- 100%より70%くらいの完成度を目指す
- 作業前や迷ったときは上司にすぐ相談

細部にこだわりすぎて大局が見えなくなる

発達障害がある人は、目の前のことに集中しすぎてしまうため、物事の全体像や流れを把握するのを忘れがちです。今、自分の意識が向いている作業を完璧にやりとげることにこだわりすぎた結果、設定されていた締め切りを過ぎてしまうことも。

もともと時間感覚が弱い部分もありますが、こだわりの強さが発揮されると、締め切りを守ることよりも、**自分が取り組んでいる作業がどれだけ理想通りにできるかの優先順位が高くなり、ささいなズレも許せず納得いくまでやり直します。**時間をかけているはずなのに、作業がまったく進んでいないとしたら、もっと効率的なやり方を考えてみましょう。

解決のヒント1 100%より70%くらいを目指す

どれだけ頼まれた仕事が完璧にできたとしても、**提出期限に間に合っていなければ、仕事として認めてもらうことはできません。**

たとえばバーベキューをするときに薪が1本濡れていたら。1本の濡れた薪を乾かすことばかりに集中すると、バーベキューはできずに終わってしまいます。その場合は、濡れた1本はあきらめてほかの薪でバーベキューを楽しむか、たくさんの薪の中央に濡れた薪を入れるなど、**別のやり方を探したほうがよい結果になる**ものです。

時間をかけた分、クオリティが上がるとは限りません。考え方を変えて、**70%くらいの出来でも、とにかく締め切りに間に合うように提出する**ことを最優先にしましょう。

私はこうしてます

ノートアプリ「GoodNotes」をiPadに入れて、タッチペンで資料を作っています。修正するのがラクなので、「書き直しがイヤだから完璧を目指して納期が遅れる」ということが減りました。

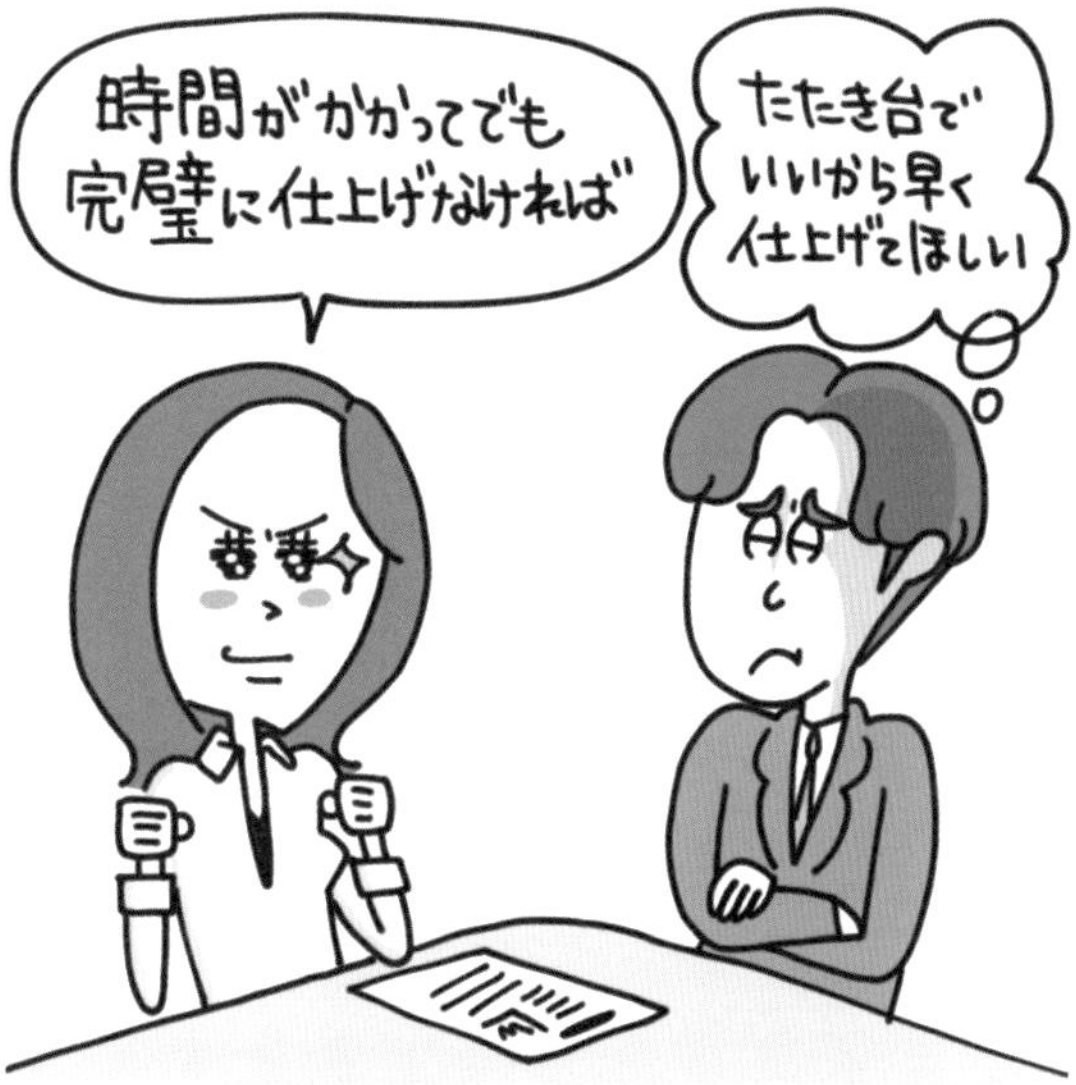
時間がかかってでも完璧に仕上げなければ
たたき台でいいから早く仕上げてほしい

自分の思いと会社の思いは違うこともある

自分と他人の気になる箇所がいつも一致するとは限らない。自分のこだわりが会社からは「どうでもいい」と思われることもあると知る

締め切りに間に合わないときは70%くらいでもいい

作ったものが100%かどうかは、最終的に上司や会社が判断する。自分では70%くらいかなと思っていても、とりあえず締め切りに間に合わせることを第一に

ミスをこわがらない

ミスは誰にでもあること。ミスしたことを気に病み、体調をくずしてしまうのでは本末転倒になる。「ミスしただけでは誰も死なない」と開き直ることも大切

細部にとらわれ始めたら作業を一旦休む

「細かい部分にとらわれ始めているぞ」と気づいたら、一旦作業をやめて頭を休めてみる。そうすると、もう一度仕事を俯瞰《ふかん》して、本質に戻ることができる

解決のヒント２ 上司に相談しポイントを見極める

ひとりで考え出すと、どうしても視野が狭くなり、考えに偏りが生じやすくなります。大切にするべきポイントはどこかを最初に上司と話して確認しておくと、作業途中に迷うことが少なくなり、仕事の効率化につながります。

「来週までに企画書をお願い」と言われた場合も、何曜日の何時までに提出か、企画書はA４用紙１枚に収めたほうがよいのか、上司以外にも見せるのかなど、できるだけ細かく聞いておくとよいでしょう。

作業を始めてからも、ひとりで抱え込んで「ああでもない、こうでもない」と**悩んで時間を消費してしまうより、「ここで悩んでいる」と上司に相談して、指示をあおぐ**ほうが、素早くゴールに近づけます。

最初や途中で相談する

すべてひとりで完璧にやり切る必要はない。作業前にポイントを確認し、作業途中でも迷ったらすぐに相談すると、悩んで作業が止まることを避けられる

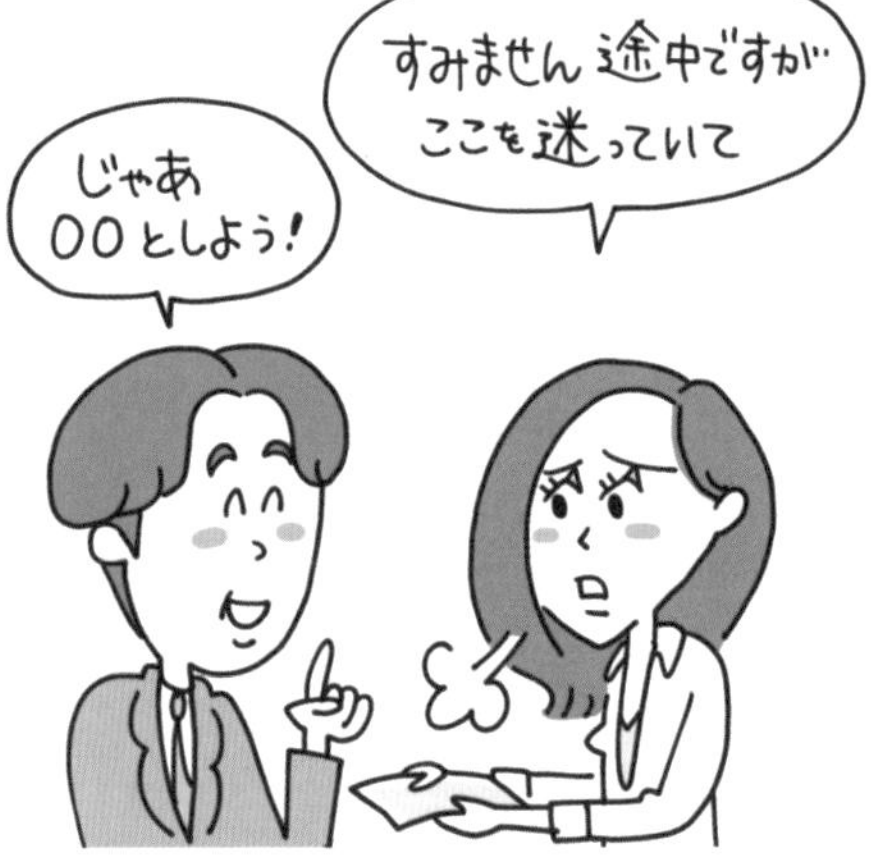

すみません 途中ですが ここを迷っていて
じゃあ OOとしよう!

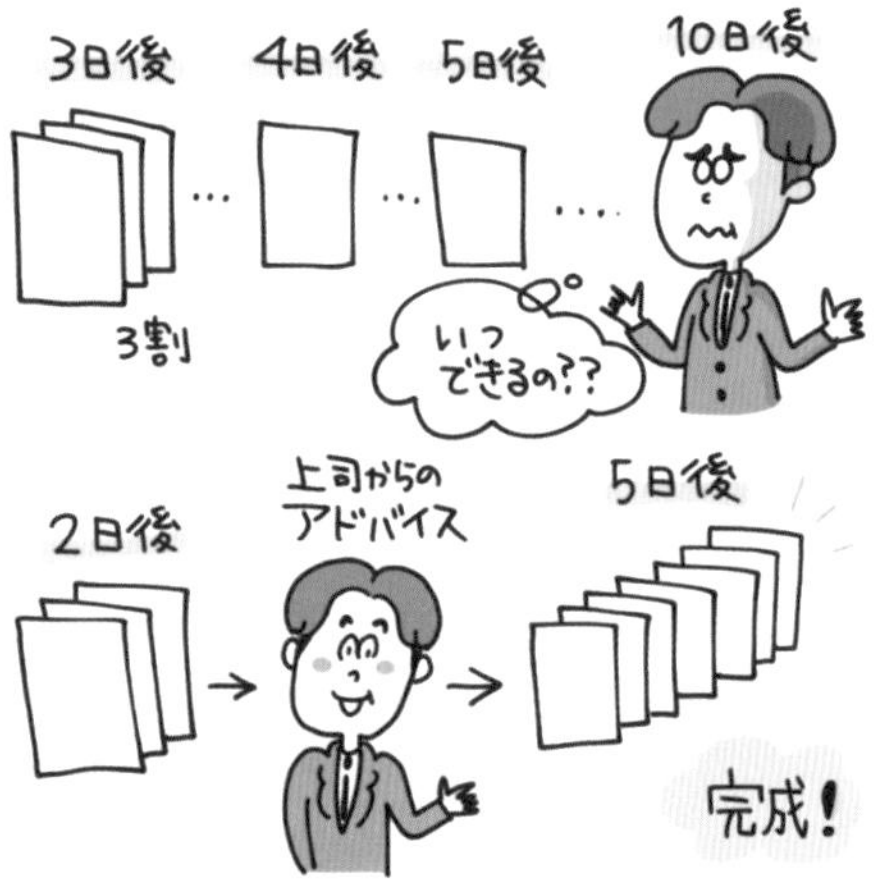

3日後
4日後
5日後
10日後
3割
いつできるの??
2日後
上司からのアドバイス
5日後
完成!

完成度ではなく時間で区切る

上司と相談して「この日のこの時間に一旦提出する」と決めておくとよい。その時点でできているものを確認してもらい、次の指示を受けるほうがスムーズ

ポジティブシンキング！「時間はかかるが正確で丁寧」という自分にも自信を持つ

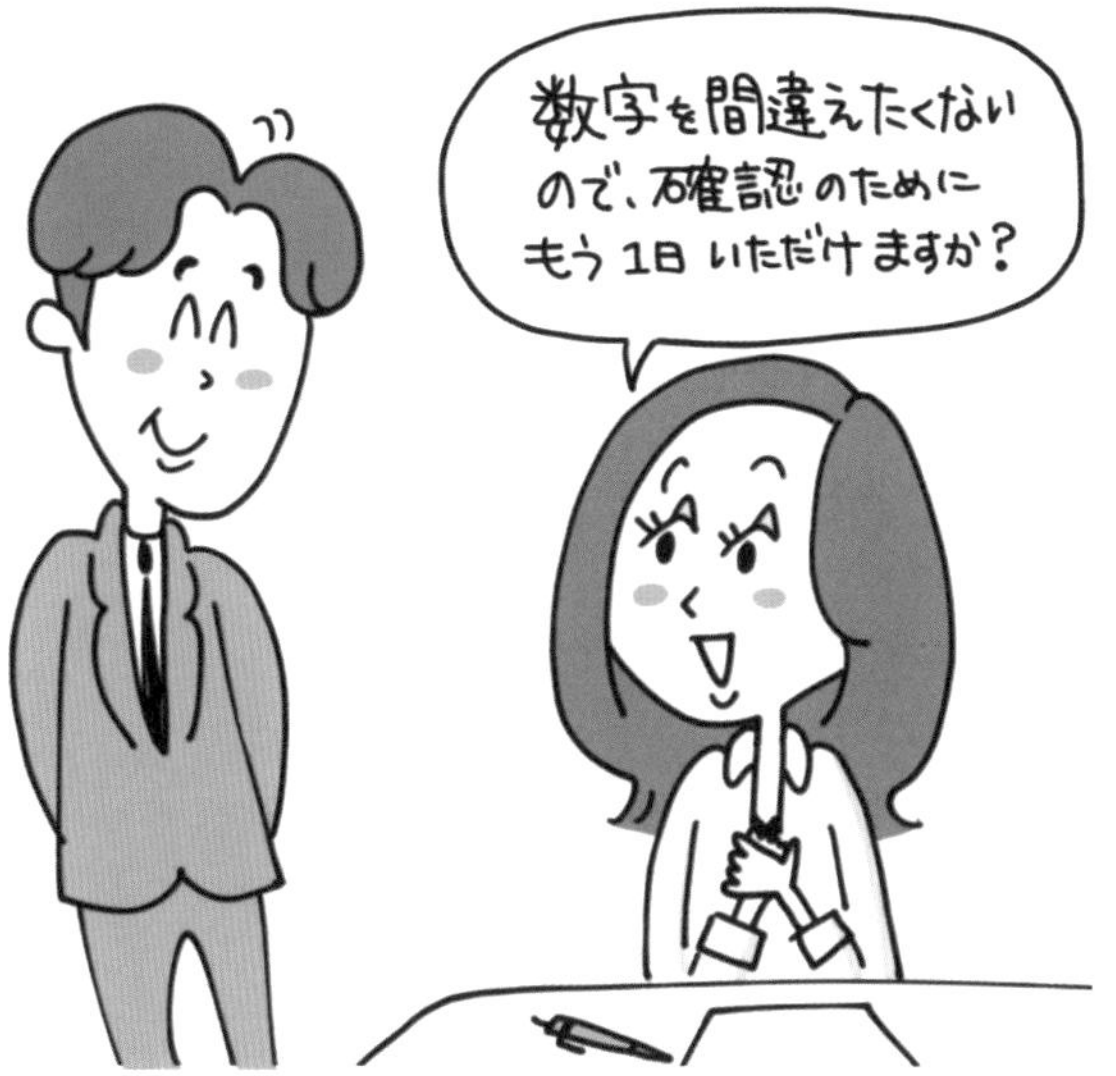
数字を間違えたくないので、確認のためにもう1日いただけますか？

期限内に完璧なものを作るのがベストですが、実際にできる人は、ほとんどいません。「時間はかかるけれど、正確で丁寧に仕事をする人」という存在も、仕事の内容によっては重要でしょう。

ふだんから丁寧な仕事をしていれば、そういったよい点をきちんと見てくれている人もいるはずです。「正確で丁寧に仕事をする」という長所に自信を持って、まわりからも一定の評価を得られるようにしましょう。

「この仕事は正確さが大切だから、あの人に頼もう」と思ってもらえるよう、ふだんから上司やチームメンバーとやり取りをして、意思疎通をはかっておくことも大切です。

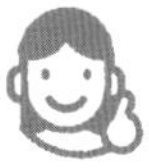

私はこうしてます

週に1度、経過報告と相談をする時間を上司に作ってもらいました。時間が決まっていることで、迷いを相談しやすくなり、上司も的確な指示ができるようです。おかげでスムーズに仕事が進むようになりました。

まわりができること　こだわるべきポイントを明確に伝える

書類作りを頼むなら、なぜその書類が必要で、どう使うのか目的や背景をしっかりと伝えるほうが、本人も要点がわかって、仕事の効率が上がるでしょう。

こだわるべき部分と捨ててもよい部分は、しっかりと提示を。全体像を見るのが苦手なので、ときどき俯瞰して、仕事の進行に問題はないか確認するようにしましょう。

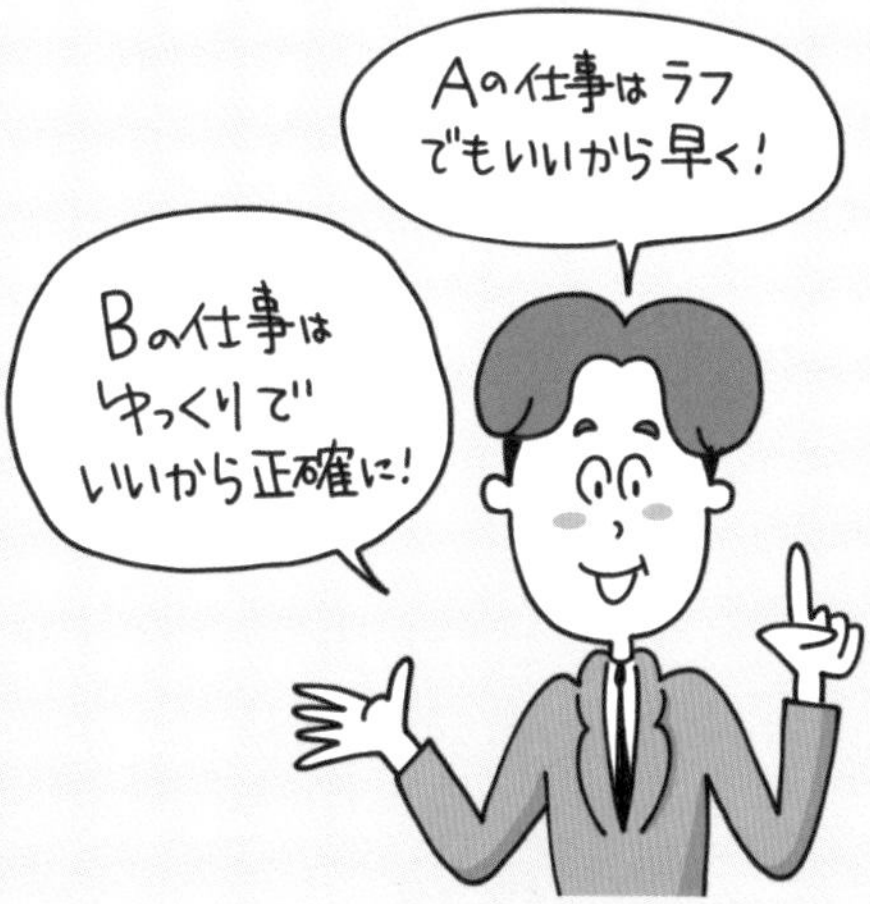
Aの仕事はラフでもいいから早く！
Bの仕事はゆっくりでいいから正確に！

仕事の困った！

過集中で仕事に支障をきたす

対策

- 感覚より時間で作業を区切って休憩を取る
- 自分の疲れやすさに先回りした対処を

あるある！とその原因

時間感覚が弱く何時間も経っていることに気づかない
→解決のヒント❶

ひとつのことに集中しすぎてほかの業務ができなくなる
→解決のヒント❶

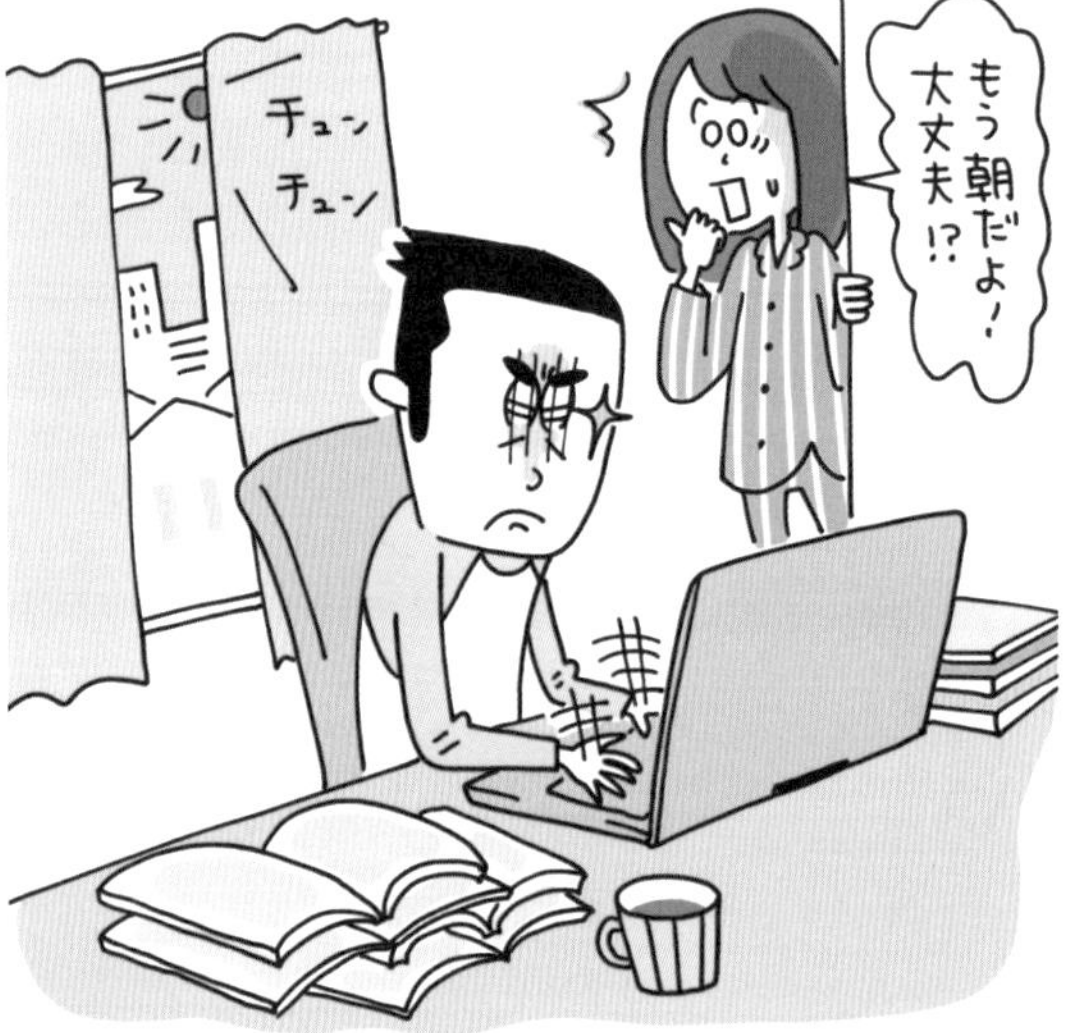

仕事や予定を詰め込みすぎる
→解決のヒント❷

疲れていることに気づかない
→解決のヒント❷

気がつけば何時間も経っていることも

発達障害の特徴として、**一つのことに集中すると、何時間でものめり込んでしまう過集中**があります。一度集中してしまうと、まわりで何が起きていても、いくら声をかけられていても気がつかなかったり、空腹や睡眠を忘れて没頭してしまったりすることもあるでしょう。

もともといろいろな感覚に対して凸凹が大きいのも発達障害がある人の特徴ですが、**集中していると自分の心身の状態に対して感覚が鈍くなってしまう**ところがあります。脳がオーバーワークを起こして疲れがたまっているのに、気づかないまま働き続けて、体調をくずしてしまうことになりかねません。

解決のヒント1 時間で区切って休みを取る

発達障害がある場合、「疲れたら休む」と決めても、作業に集中すると疲れているのに気づかず、働き続けてしまうことがあります。

また時間感覚が弱く、時間の見積もりが苦手なため、「あと1時間くらいで終わるだろうから、終わったら休憩しよう」と決めておいても、実際には何時間もかかってしまうこともあるでしょう。休みなく長時間作業を続けることで効率が悪くなり、その後にするべき別の作業や、生活に影響が出ることもあります。

だからこそ「疲れたら休む」のではなく、**一定時間が経過したら強制的に休憩を取ることが必要です。「45分経過したらアラームを鳴らし、15分休憩を取る」というサイクルを取り入れるのがおすすめ**です。

「45分作業」「15分休み」をセットにする

1. アラームを45分後に設定して、作業に集中する
2. アラームが鳴ったら15分間休憩する

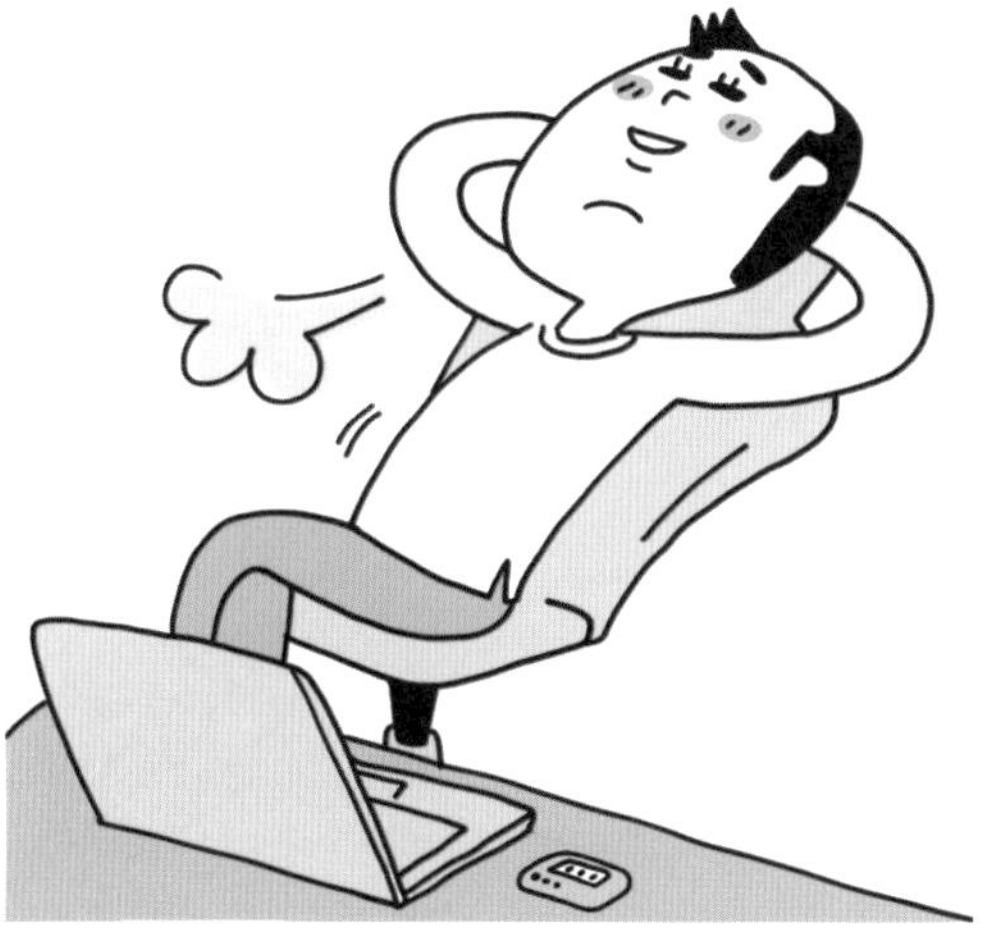

休まずに続行してもOK

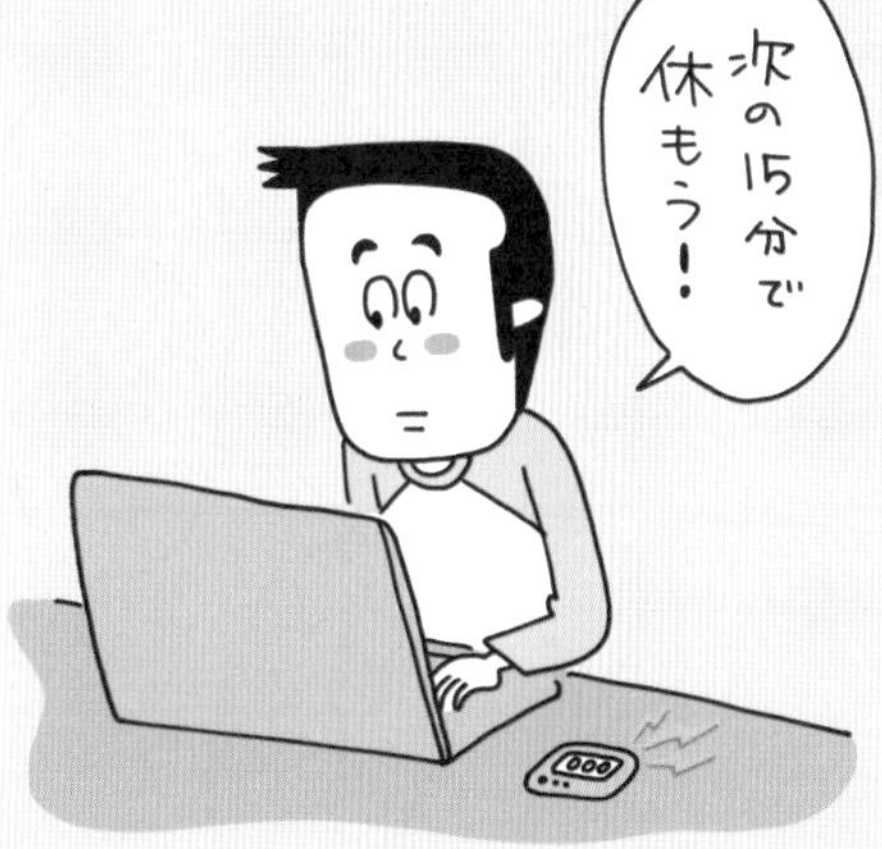

アラームが鳴った段階で、作業が遅れているときや、キリのいいところまでしてしまいたいときには、休憩の15分を作業にあててもよい。ただし、次のアラームのときには必ず休憩を入れるようにする。

私はこうしてます

アラームをいちいち設定するのが面倒でした。SiriやGoogleアシスタントなど、AIアシスタントなら「45分後にアラームをかけて」と声をかけるだけなので使いやすいです。

解決のヒント2 自分の疲れやすさを知っておく

自分では「まだ疲れていない」と思っていても、気づかないうちに疲労がたまっていることもあります。発達障害による特性で困っている人は、職場などでつねに緊張しているため、定型発達の人よりも疲れているかもしれません。特別なことをしていないのに、一日働いたあとはぐったりして、帰宅後は何もできないこともあるでしょう。

自分は「人よりも疲れやすい」という事実を頭に入れておき、どのくらいの仕事量なら無理なくこなせるのかを知っておきましょう。また、頭痛やイライラなど、自分なりの疲労も見逃さないで。**頼まれたことを何でも引き受けてしまわず、許容量を超えたら断ることも大切です**（→P130）。

疲労のサインに気づく

いつもよりイライラして怒りっぽい、眠れない、食欲が減退するなどは、心身が疲れているときの初期症状。サインが表れたら早めに休憩を

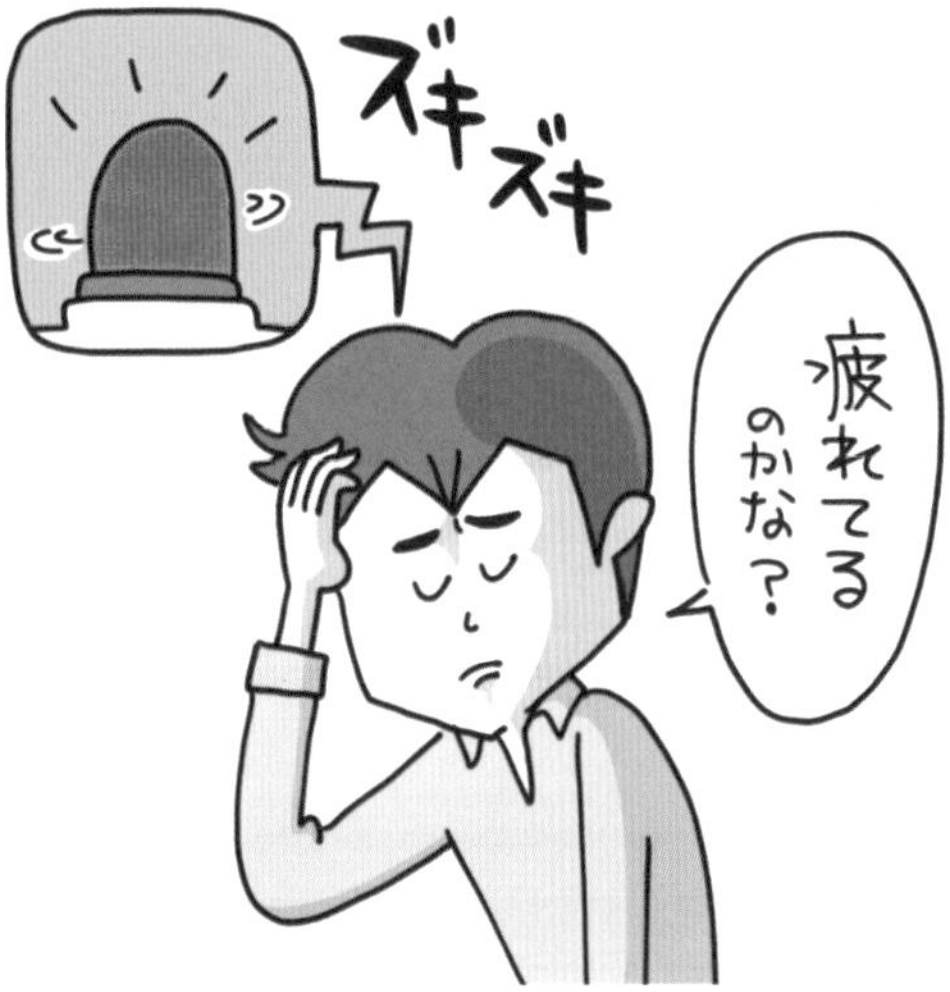

ズキズキ
疲れてるのかな？

予定を詰め込まない

対人関係が苦手な特性だと、人とコミュニケーションを取るだけでも疲れがち。会議や打ち合わせがある日は、ほかの予定をあまり入れないようにする

自分の体力の限界を知る

何時間くらい作業を続けると疲れてしまうのか、これまでの経験から分析を。1日8時間、週5日の働き方に対応できる体力があるのかも考えてみて

休日は別の予定をいれる

休日に予定がないと、つい仕事に手をつけてしまい、体が休まらず疲れがたまる一方に。あらかじめ仕事以外の予定を入れておき、リフレッシュを心がけて

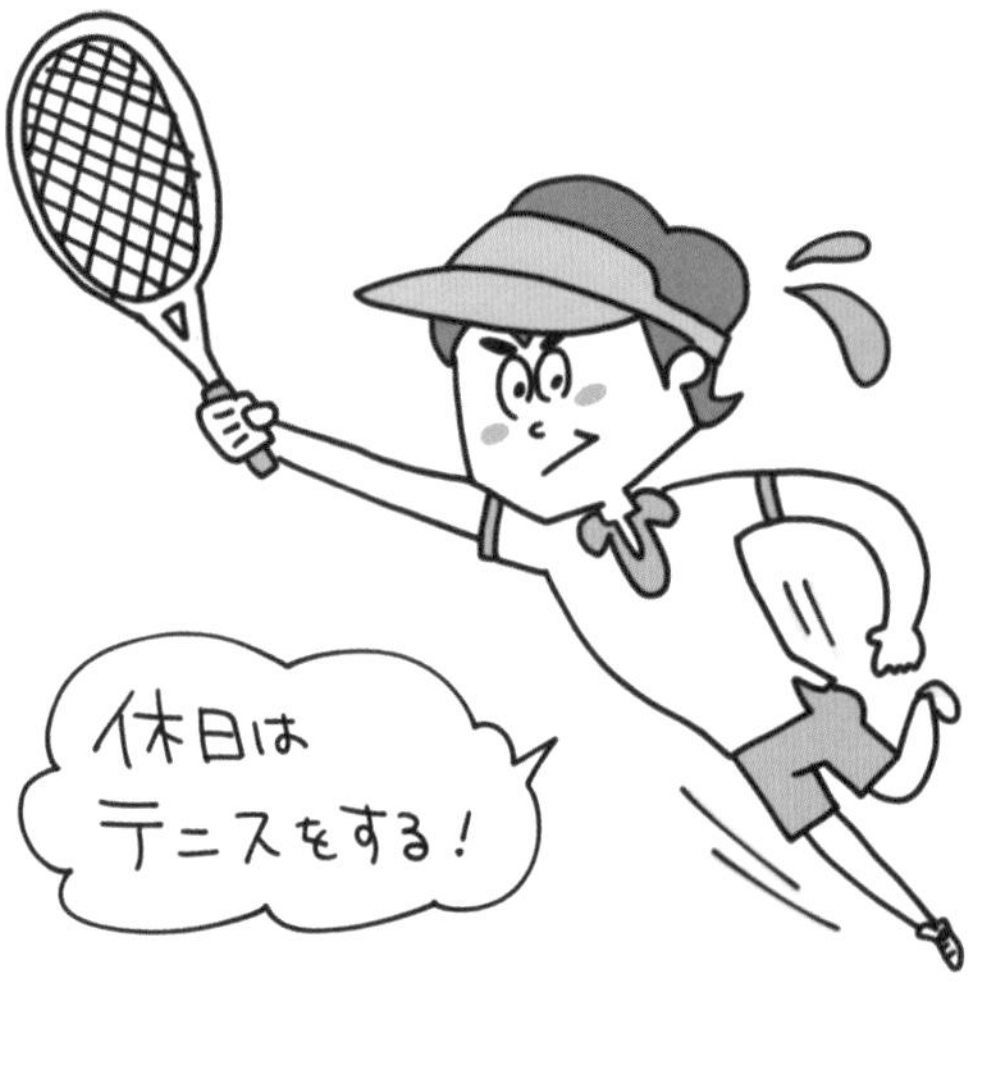

休日はテニスをする！

ポジティブシンキング！ コントロールできれば過集中は悪くない

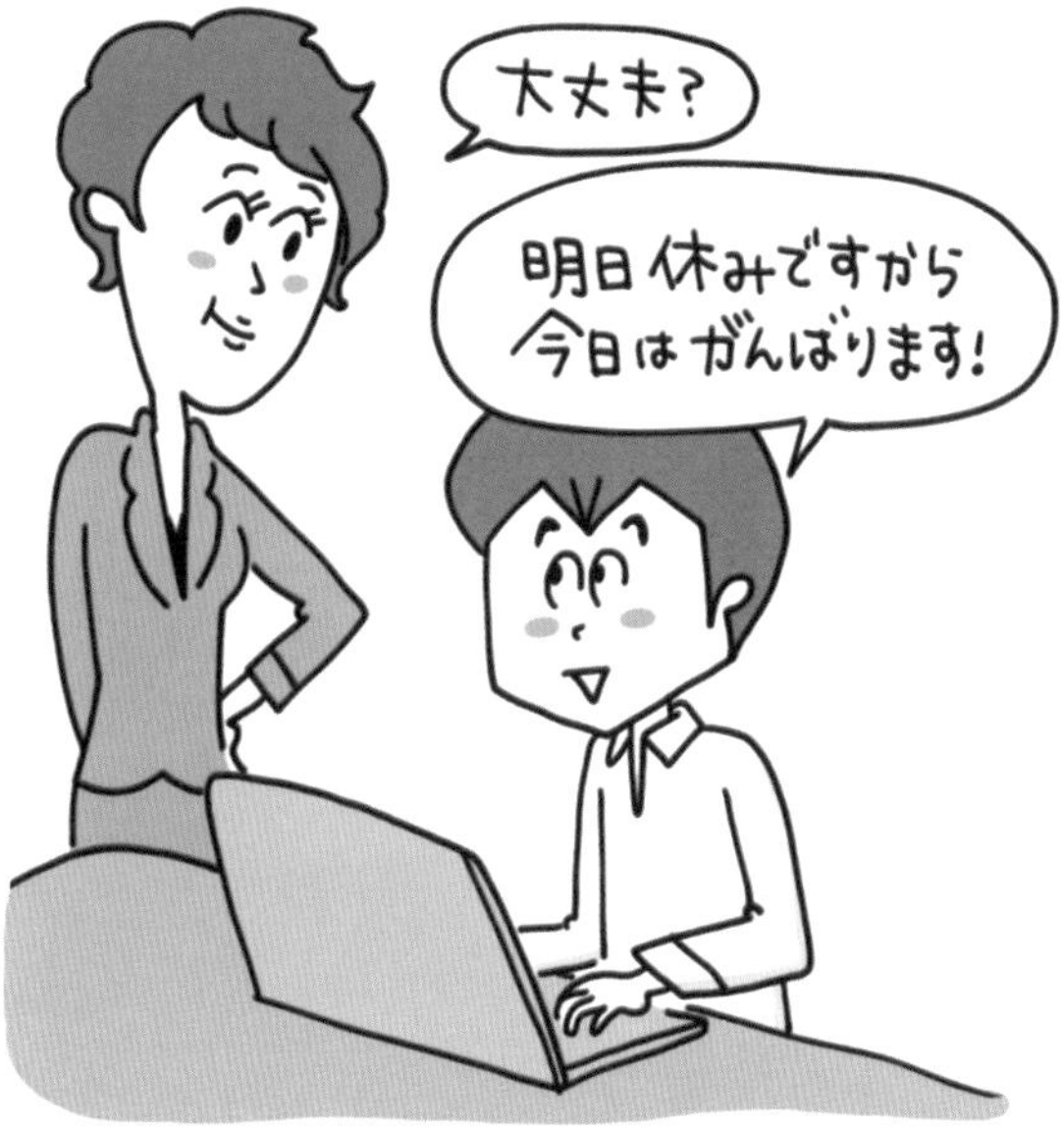
大丈夫？
明日休みですから今日はがんばります！

過集中すること自体は悪いことではありません。職場によっては昼休みが決まっているところもありますが、食事や休憩を取らずに一気にやりたいと思うときがあれば、それもよいでしょう。

また、仕事を細分化して休憩しながら作業を進めるのが苦手だったり、途中でやめると仕事に飽きてしまい再開できなかったりするため、一気に片づけたい人もいるでしょう。

過集中で気をつけるべき分岐点は、生活や心身に支障をきたしていないかどうか。毎日集中し続けるのではなく、今日は残業をするけれど、明日は早く帰って休むなど、特性をうまく活かして過集中をコントロールするとよいでしょう。

私はこうしてます

疲れに鈍感なので、家族の協力のもと、チェックリストを作りました。「イライラする」「体がだるい」など10項目を紙に書いて貼り、毎日チェックして、「今日は5つだから早く帰ろう」などと目安にしています。

まわりができること いつもと違う様子があれば声をかける

疲労が限界に達していても表情に出ず、淡々と仕事をこなすタイプの人もいます。見える部分だけで判断すると過小評価をしたり、見逃したりすることがあります。

いつもよりミスが多い、声をかけても反応が遅いなど気になる態度があれば、声をかけて体調を聞いたり、休憩を促したりしましょう。

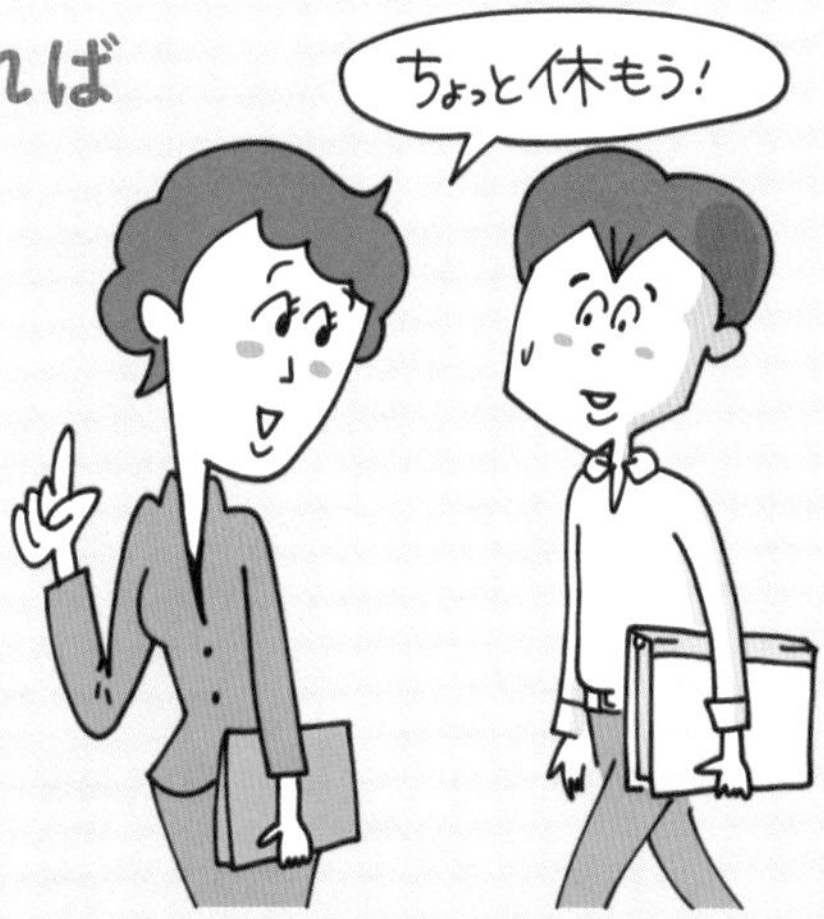
ちょっと休もう！

仕事の困った!

ケアレスミスが多い

対策

- メモすることで記憶の受け皿を補う
- 間違えることを前提にして確認の時間を取る

あるある!とその原因

情報が多いと記憶が抜け落ちる

→解決のヒント❶

人の名前や日付など単純なことを間違えることがある

→解決のヒント❷

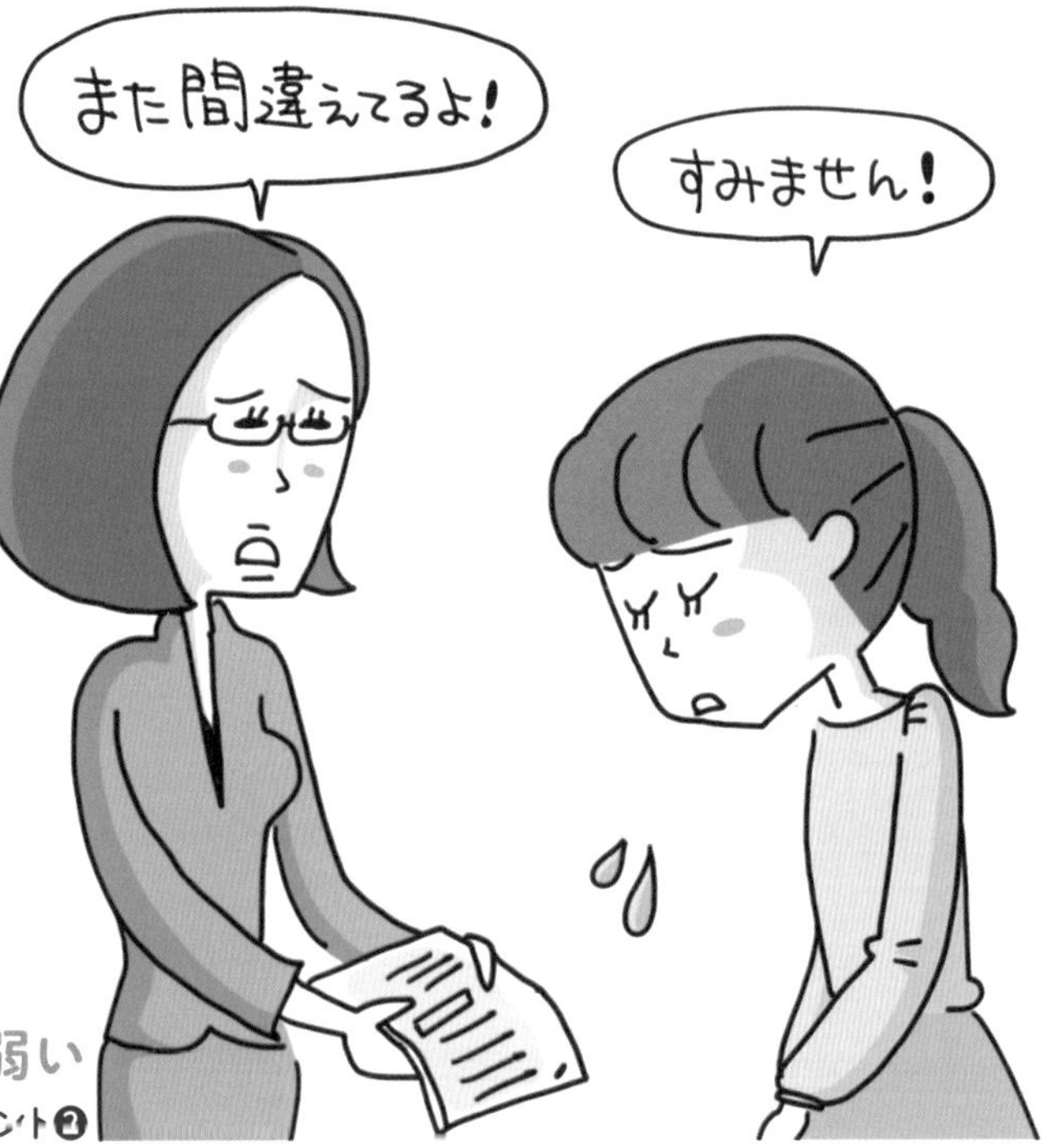

数字に弱い

→解決のヒント❸

気をつけているつもりがミスを連発

気をつけようと意識はしているのに、ミスしてしまうことが多い――。その理由はさまざまな特性による要因が重なっています。

たとえば会社で日報を書くのを忘れてしまうのは、**ASDの人の場合、「日報を書く必要性」が理解できず**自分の中での優先度が低くなり、「やるべきこと」から抜け落ちるからかもしれません。

ADHDの人の場合は、あちこちに意識が飛ぶために「やらなければ」と思った次の瞬間、別のことが頭をよぎって、忘れたままになるからでしょう。

いずれにしろ、**「忘れること前提」の予防策**が効果的です。

解決のヒント❶ メモで記憶の受け皿を増やす

口頭で言われたことや、頭に思い浮かんだことを、**一時的にとどめておく記憶の働きを「ワーキングメモリ」**と言います。発達障害がある人はこのワーキングメモリが弱いことで知られています。情報の受け皿が少ないので、新しい情報が入ってきたときに、そのまま抜け落ちていくか、すでに置かれていた情報が玉突きで抜け落ちることになるのです。

　このワーキングメモリの弱さをカバーするには、**足りない情報の受け皿を外部に作ること**です。忘れてはいけない内容は、自分の脳内に記憶しようとせず、**メモ帳やスマホにとにかく記録**します。自分では必要性を感じない仕事があっても、職場ですべきことの一つととらえて、記録しておきましょう。

受け皿（＝ワーキングメモリ）を補おう

発達障害の人は…

脳の中の情報の受け皿が少ない

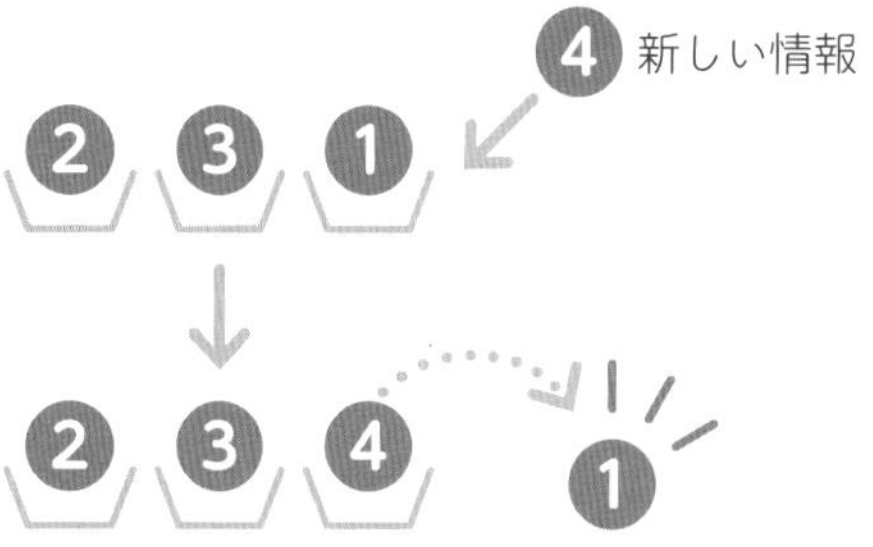

受け皿が少ないため、新しい情報❹が入ってくると優先順位がわからなくなって混乱する。その結果、❹が情報として入らないか、❹が入る代わりに❶～❸のどれかが抜け落ちる

脳の外に受け皿を作ろう

とにかくメモするのが大切

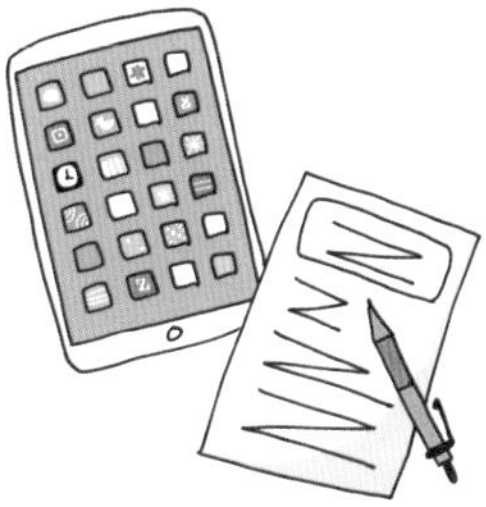

定型発達の人は…

脳の中の情報の受け皿が多い

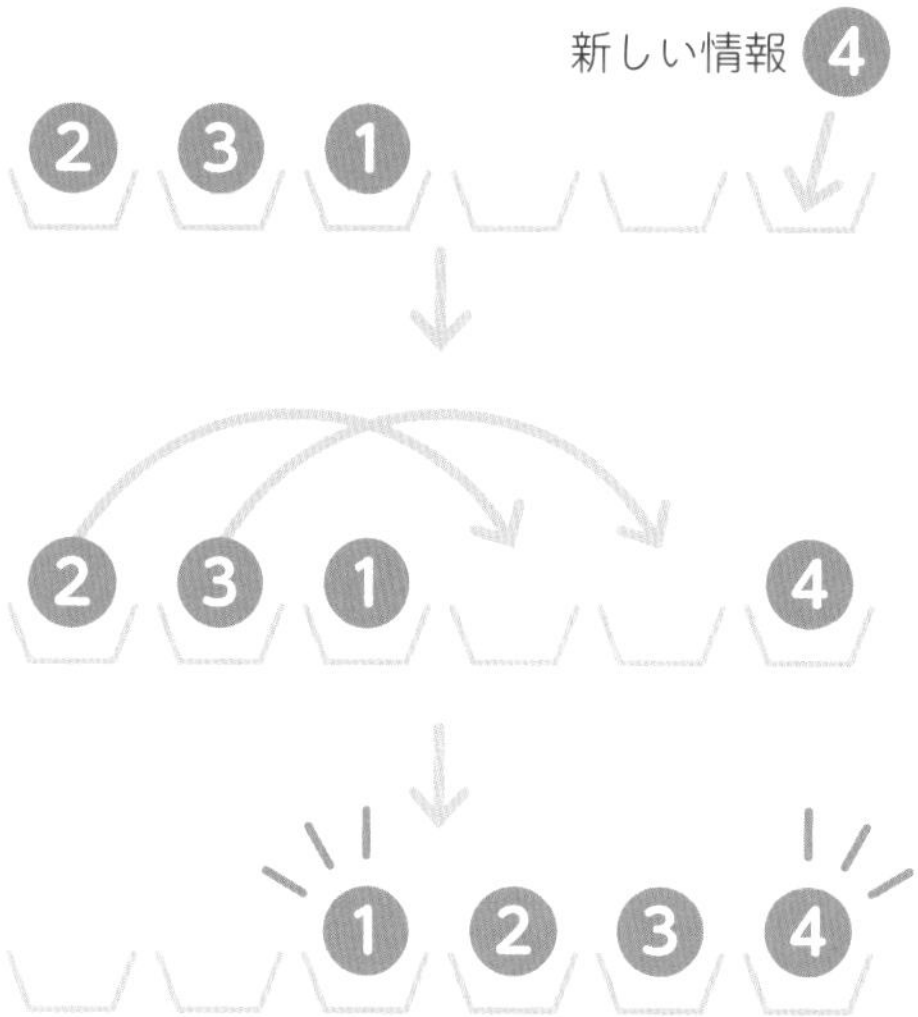

受け皿が多いので、新しい情報❹が入ってきても混乱せず、前から入っていた情報❶～❸も保持されたまま追加される。さらに適切な優先順位に並び替えることもできる

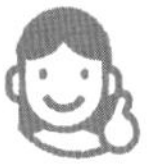

私はこうしてます

エクセルで失敗表を作り、原因と対策を記録して、再発を防いでいます。淡々と表に書き込むことで、自分を責める感傷的な行動がなくなりました。上司にも見せることで、反省を理解してもらいやすくなりました。

解決のヒント2

間違うことを前提に確認の時間を取る

ケアレスミスは誰にでも起こりうるものですが、主に悪い条件が重なったときに生じることが多く、また深刻な状況になることは稀です。

しかし発達障害がある場合、その程度がはなはだしく、友人の結婚式の日時を忘れる、成田空港に行くつもりが羽田空港に行ってしまうなど、大ごとになることがあります。**思い込みが激しい特性から、間違って記憶したことを疑わず、メモやスケジュールを確認せずに行動することも、原因の一つ**でしょう。

これに対処するには、**「自分はミスをする」という前提でつねに確認をすること**。取り返しがつくタイミングで確認をする習慣と、確認のための時間を取ることで、重大なミスが起こる前に防ぐことができます。

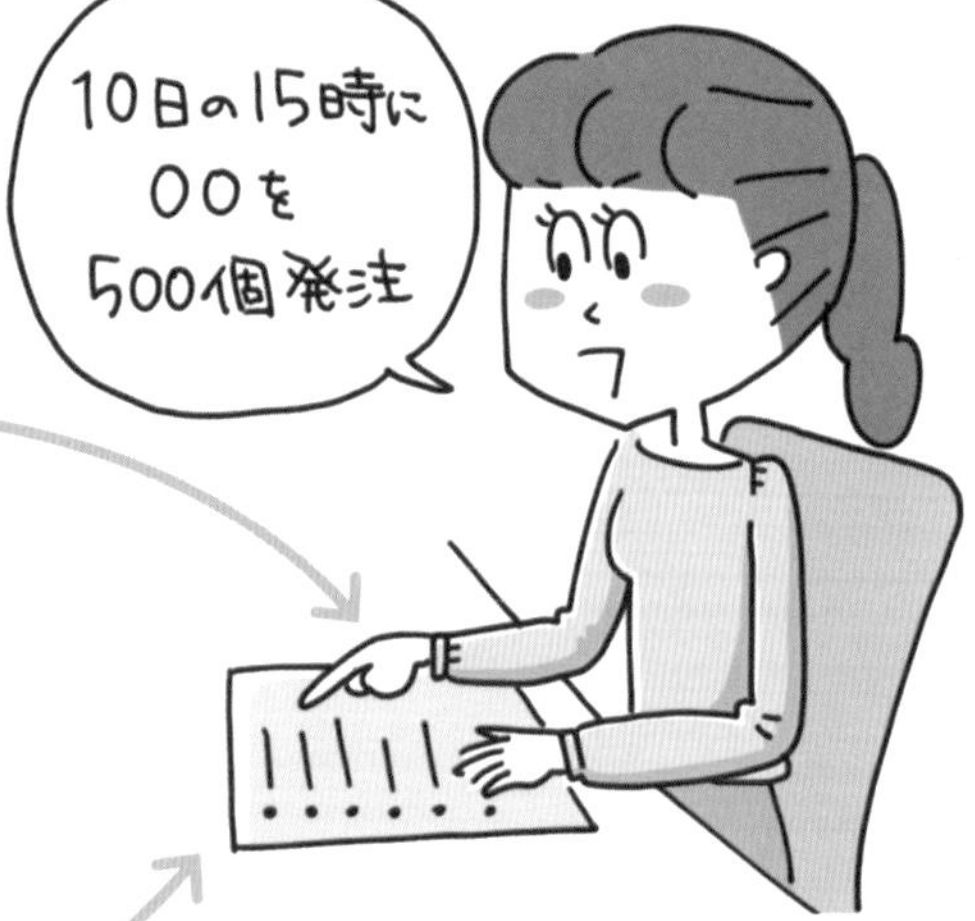

声に出して確認する

メモやスケジュールを声に出して読むことで、目だけでなく耳からも情報を入れることができる。声に出すことで、間違って思い込んでいる内容に気づくきっかけになることも

指さし確認する

書類の内容は目で追うだけだと、確認すべき部分を読み飛ばしてしまうことがある。絶対に間違えてはいけない箇所は、声に出しながら指さしするとさらに安心

プリントアウトして確認

パソコン画面は限定的にしか確認できなかったり、スクロールの途中で見落としがあったりしやすい。できればプリントアウトして、指さし確認をする

予定はアラームをかける

メモを取ったことに満足して、記憶に残っていないことがある。予定の10分前、1時間前、1日前などと何重にもアラームをかければ、その都度正しい情報にふれられるので、間違った記憶も訂正できる

まわりができること ゆっくり考えられるよう少し待つ

SLD（→P26）の一種である算数障害の特性が併存していて、数字が苦手な人もいます。60分と70分の差がとっさにわからなかったり、簡単な計算がすぐにできなかったりすることがあるのです。苦手だと気づいたら、本人がゆっくりと考えられるよう、時間を作ることも大切です。

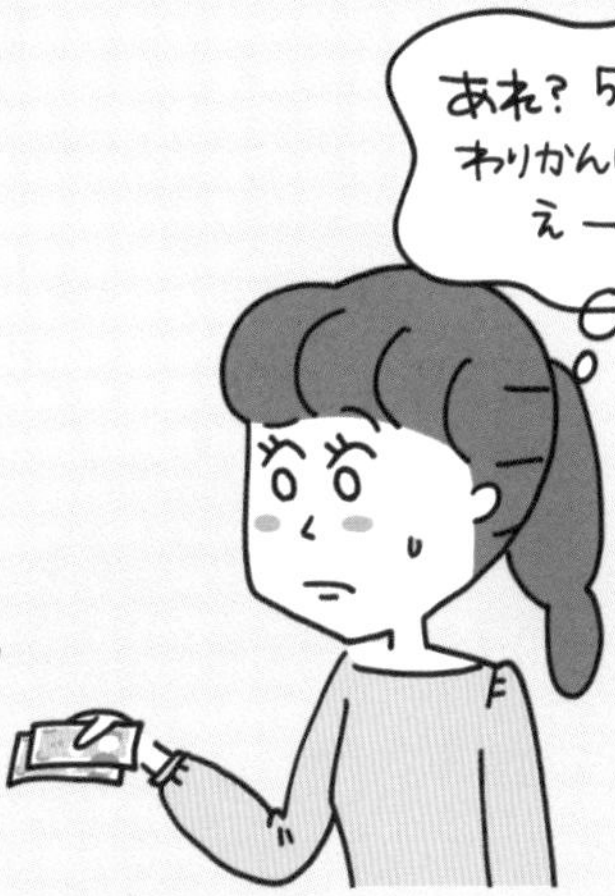
あれ？ 5500円を
わりかんにするから
えーと…

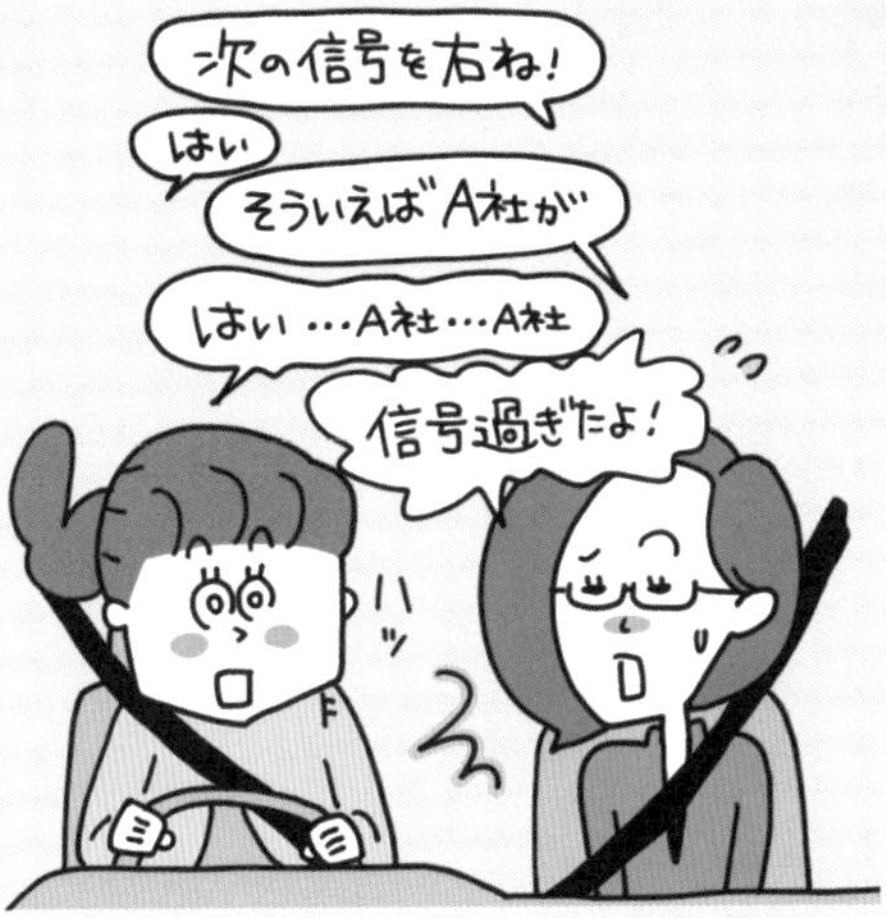
次の信号を右ね！
はい
そういえばA社が
はい…A社…A社
信号過ぎたよ！
ハッ

本人が集中しているときは話しかけない

ワーキングメモリが弱く、同時にいくつもの情報を処理したり、記憶を保持したりするのが苦手な人がいます。たとえば車の運転中に「次の信号は右ね」と指示を出したあと、信号までの間に別の話題になると、右に曲がることを忘れてしまいます。本人は最初に出した指示に集中しているので、それを完遂するまでは次の指示を出さないようにしましょう。

ダブルチェックの時間を取っておく

本人が気をつけていても、間違いに気づかないこと、抜け落ちてしまうことはあるものです。一度ミスをして叱責されると、「間違えてはいけない」というストレスから、さらにミスが増えて悪循環になることも。

本人だけに責任を負わせず、あらかじめダブルチェックができるような、余裕を持ったスケジュールを組んでおきましょう。

私はこうしてます

平面の説明書を読みながら、立体を組み立てるのが苦手です。目の前で見本を作ってもらい、その工程を動画で撮るようにしました。わからない工程は何度も巻き戻して見ることができ、小さな失敗がなくなりました。

仕事の困った!

整理が苦手で物をなくす

対策

- 物を減らして定位置へ
- 狭い範囲から片づける
- デスクトップのアイコンは3列まで

あるある!とその原因

次々に物をためて忘れる
→解決のヒント❶

置き場所を決めずにその辺に物を置く
→解決のヒント❶

こだわりがあって捨てられない
→解決のヒント❷

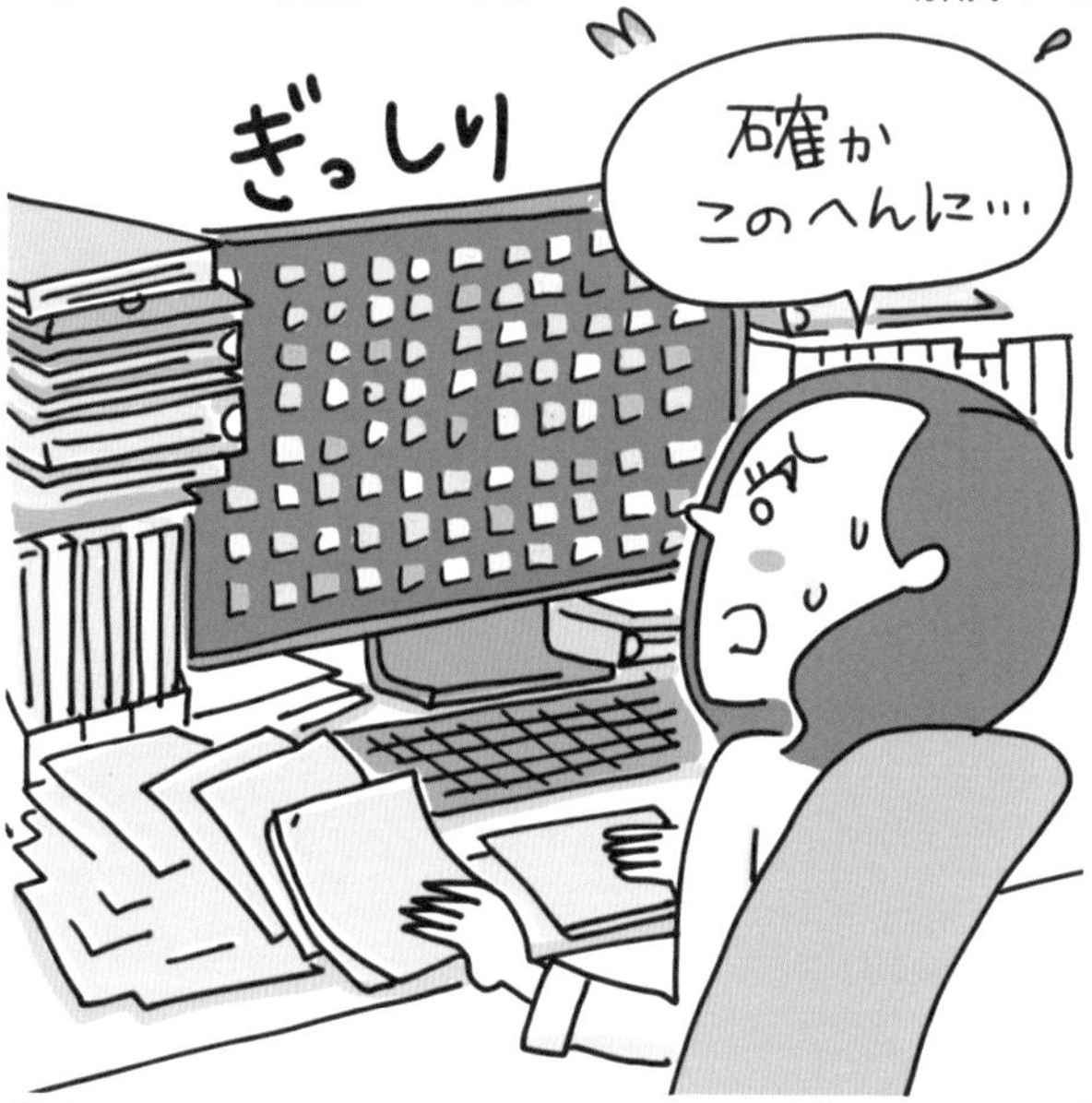

片づけようと思いつつ先延ばし
→解決のヒント❷

パソコンから必要な書類を探せない
→解決のヒント❸

片づけたいと思ってもうまくできない

デスクの上はいつも書類が山積み。パソコンのデスクトップもアイコンでいっぱいに。つねに「あれがない」「これがない」と使いたい物が見つからずイライラ。原因は大きく2つ、**物が多すぎるためと、定位置に戻さないため**です。

「片づけたい」と思ってはいても、目の前にある**物の量が多すぎる**と、どこからどう手をつけたらよいかわからず、時間と気力が必要に。**片づけをあとまわし**にするうち、さらに物が増えていきます。また物が定位置にないと、**探している物が見つけられず、同じ物をいくつも買う**ことになり、物が増えてさらに片づかなくなる悪循環が続いてしまいます。

解決のヒント❶

物を減らして定位置を決める

何よりするべきことは、まず物を減らすことです。物を「いる」「いらない」「一時保存」に分類し、「いらないもの」を処分していきましょう。

捨ててよいか迷ったものは「一時保存」に分類しますが、どうしても判断がつかない書類など、仕事に関するものは上司に相談をしましょう。

また、**使った物はつねに定位置に戻すことを習慣に。**自分にとって見えやすく、戻しやすい場所を定位置に決めます。見えないところや戻しづらい場所に収納すると、あっという間に存在を忘れてしまったり、片づけるのが面倒で結局そのあたりにほうり出したりしてしまうもの。**クリアケースや透明の箱など、中身が見える収納グッズを使う**こともポイントです。中身が見えない引き出しや戸棚に収納する場合は、ラベリングで中身がひと目でわかるようにしておきます。

整理の仕方

①物を減らす

箱などを用意して「いる」「いらない」「一時保存」に分ける。いらない書類は上司に聞いてからシュレッダーにかけて。不要な私物は持ち帰ること

②定位置を決める

絶対に必要な物を入れる場所は1か所に限定。よく使う物は、取り出しやすい場所に置く。ラクに出し入れできること、中身が見えることが大切

定位置の例

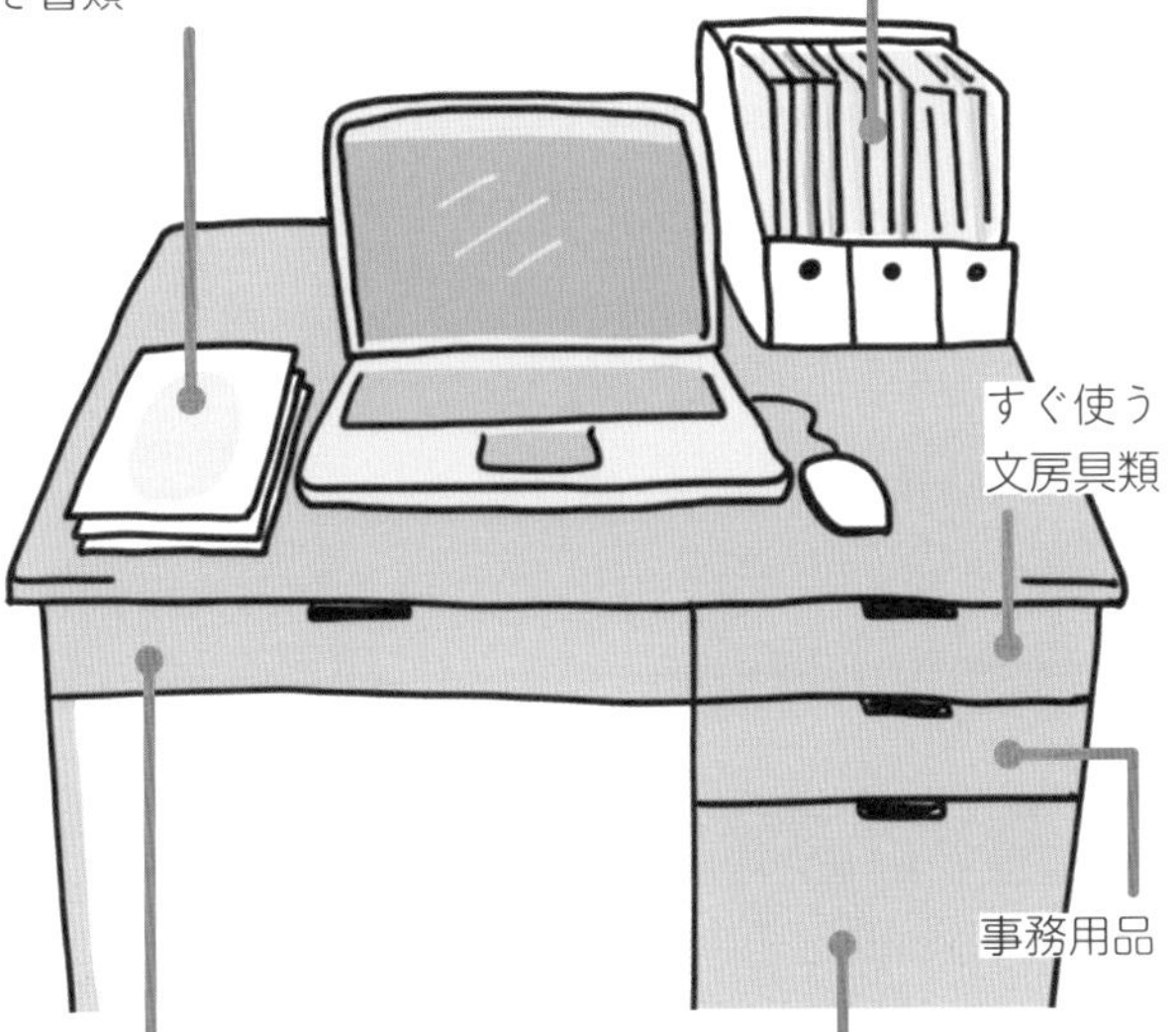

今作業している物や今日中に作業するべき書類
よく見る資料
すぐ使う文房具類
事務用品
作業途中の書類の一時置き場
重い物や保管しておく物

私はこうしてます

いちばんよく開くデスクの引き出しを、書類の一時置き場にして、いっぱいになったら整理する習慣を付けました。印鑑など、小さくてなくしやすいけれど大切なものは、箱を一つ決めて、まとめて入れています。

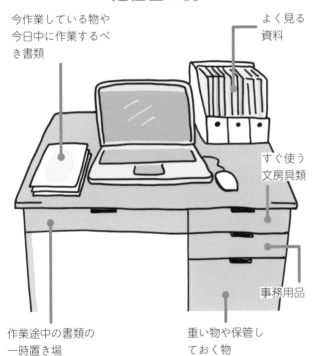

解決のヒント2

範囲を決めて少しずつ片づける

物をためる人は、「いつか使うかも」と考えがちです。しかし、**一定期間が過ぎても一度も「一時保存」の箱を開けなかったら、その中身は不要**ということ。どうしても不安なら、書類をスキャンしたり、写真を撮ったりしてから捨てましょう。

人からもらった物は捨てづらいですが、仕事の邪魔になるなら思い切って処分を。社内の人からもらった物を会社で捨てるのは失礼なので、家に持ち帰って捨てましょう。

「時間ができたら片づけよう」と思っていても、**一度に全体を片づけるのは気力が続きません。「とりあえず毎日デスクの上だけは」「パソコンの起動を待つ5分だけ」**など、**範囲や時間を狭めて進める**のが、モチベーション維持のコツです。

捨てられないときは…

「一時保存」箱は半年〜1年経ったら捨てる

処分に迷った物は箱に入れて、中身の内容を箱に書いて保存。半年〜1年経っても箱を開く機会がなければ、上司に相談の上、中を開けずに処分する

そもそも買う前によく考えてみる

物を増やさないためには、買う前に「本当に必要なのか」を吟味することが大切。物を新しく買ったら一つ処分するなど、増やさないルール作りをする

モチベーションが続かないときは…

「今日はここだけ」と決めてできたらごほうびを

狭い範囲から片づけて、完了したら自分におやつなどのごほうびをあげることで、達成感が生まれる。1か月片づいた状態を保つことができたら、さらにごほうび、など工夫するとよい

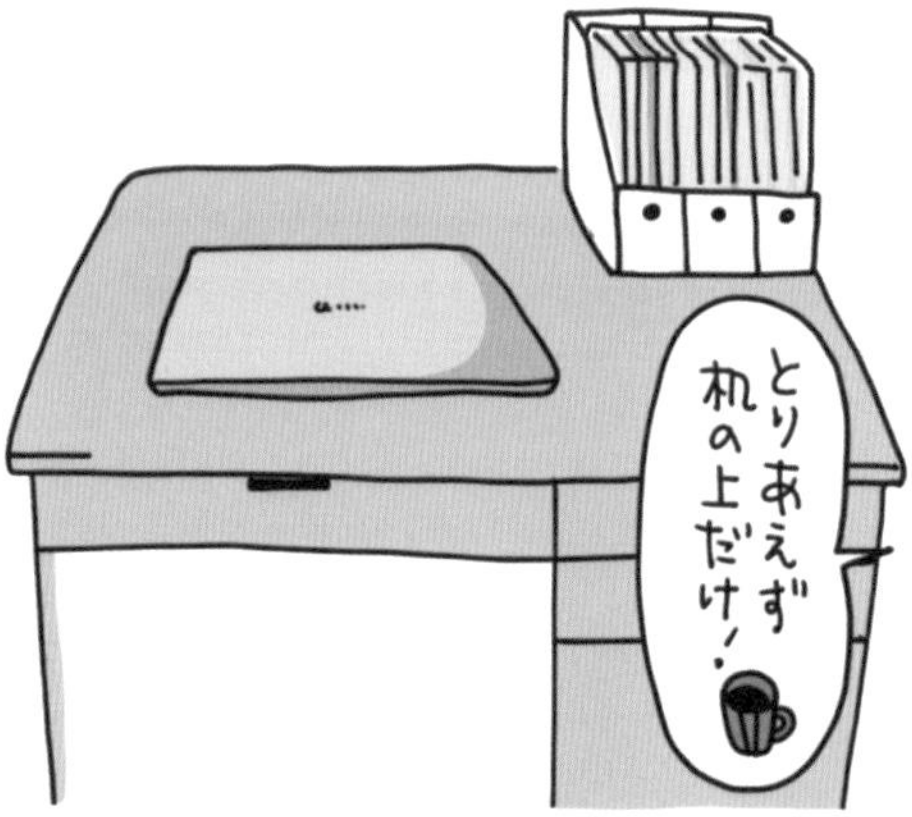

解決のヒント③
デスクトップのアイコンは3列までに

デスクトップ上に並べるアイコンは**ひと目で把握できる3列に収める**ようにしましょう。必要ないファイルは削除し、心配ならバックアップを取ります。

ファイル整理の日を決めておいて**1か月に1度は見直しを。**ゴミ箱に捨てたファイルが一定期間で消去されるのが不安なら、**オリジナルの「ゴミ箱」フォルダを作成し、一旦そこに入れておいてもよいでしょう。**

整理・検索しやすい名前にしておく

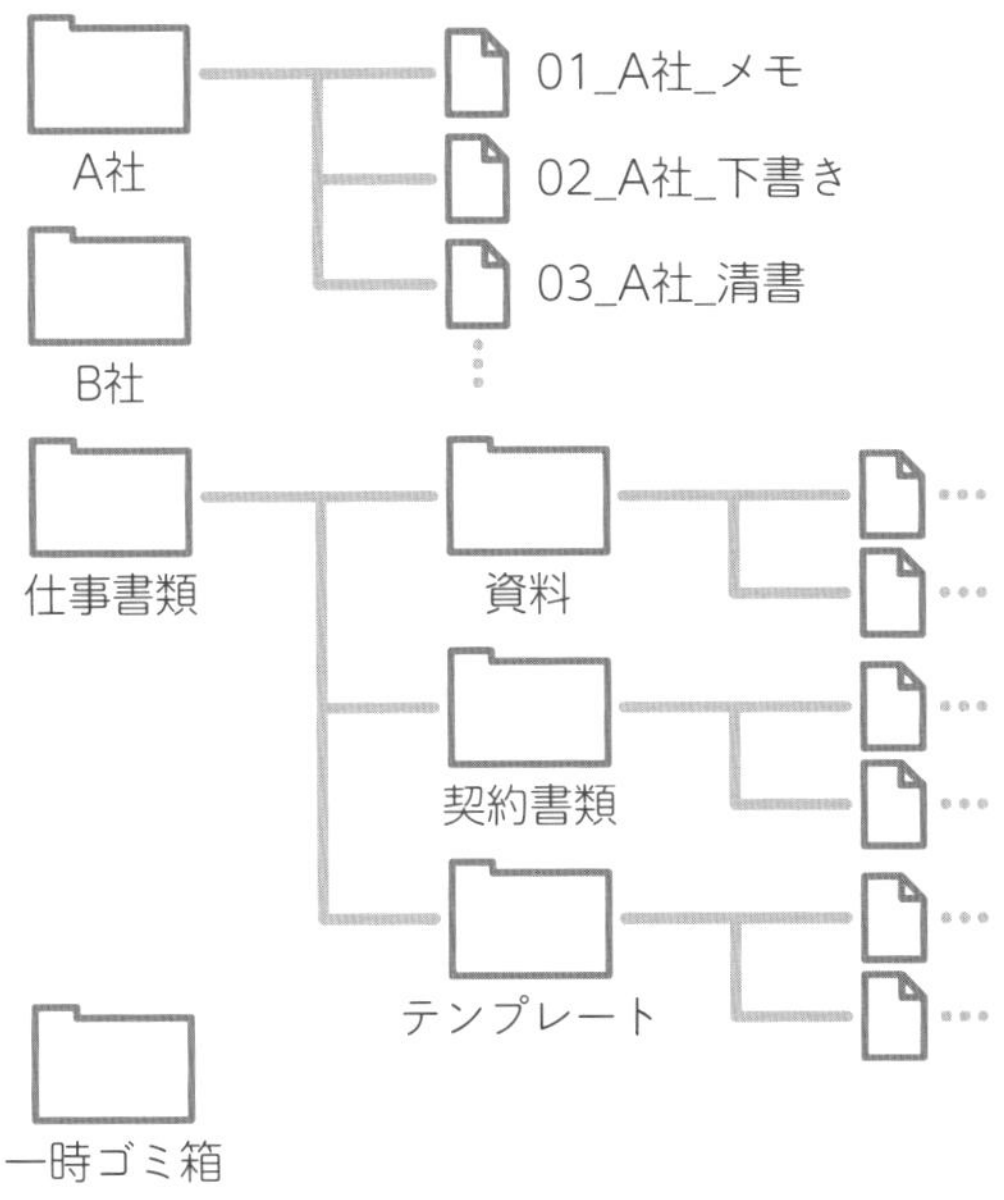
A社
01_A社_メモ
02_A社_下書き
03_A社_清書
B社
仕事書類
資料
契約書類
テンプレート
一時ゴミ箱

フォルダ名は「資料」「契約書類」など、どんなファイルが入っているのかすぐわかるように。ファイルも「プロジェクト名_作業名_日付」などと、検索しやすい名前に統一。作業順ごとに頭に番号を振っておくと、ファイルがつねに順番通りに並び、使いやすい

私はこうしてます

ペン類は、持ち歩き用とデスク用にいくつも買って、胸ポケットやバッグ、引き出しやペンケースに分散して入れています。名刺も、切らしたり忘れたりしたときのために、つねに財布にも何枚か入れてあります。

まわりができること

本人なりの秩序がある場合も。まわりに迷惑がなければ大目にみる

机の上に物がいっぱいでも、本人なりの秩序があるかもしれません。言われた書類がすぐに出てきて、まわりに迷惑をかけていなければ、大目に見ましょう。

見えないものには気づきにくいので、社内で共有する物は中身がわかるようラベリングを。保管場所を一覧表にまとめておくと、探し物の時間短縮につながります。

仕事の困った!

時間に遅れる

対策

- 早めに動いて見積もりの甘さをカバーする
- 時間や電車を間違えないよう準備をしっかり

あるある!とその原因

忘れ物をして遅れる

→P150

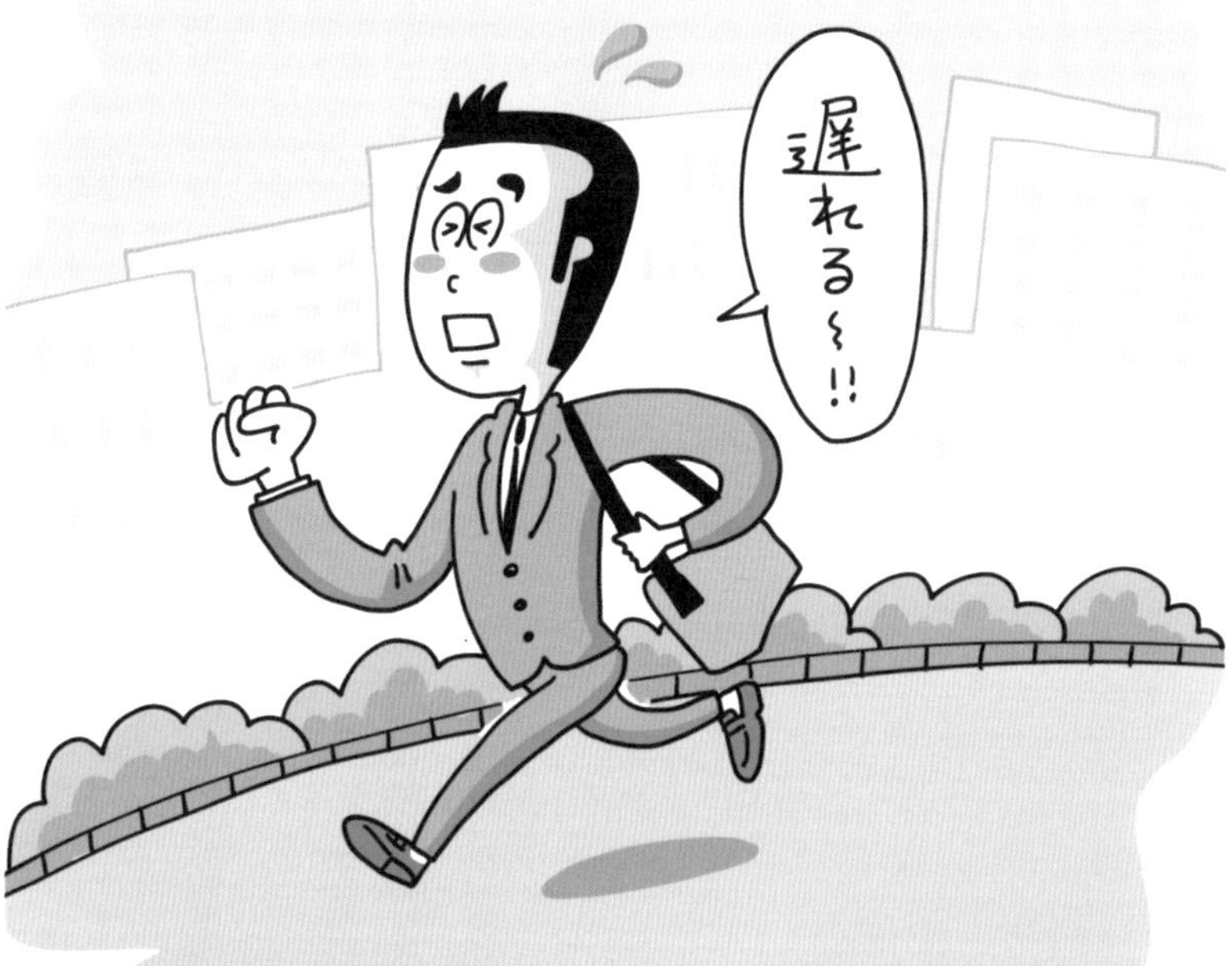

時間感覚をつかみづらく、「まだ大丈夫」と思ってしまう

→解決のヒント❶

不注意で時間や場所を間違える

→解決のヒント❷

大遅刻ではなくてもいつも少し遅れる

時間を感覚的につかむのが苦手で時間管理がうまくできない傾向が発達障害の人にはよく見られます。

「1時間半後に待ち合わせ」というときには、出発までにするべきことを頭の中でリストアップし、作業時間の見込みを立て、時間を逆算して準備を進めます。しかし、時間管理が苦手な特性があると、これらがすべてむずかしく、「今すべきこと」がわからなくなります。

「まだいいか」と準備を先延ばしにしたり、ほかのことに気を取られたりして結果的に時間が足りなくなり寝坊などの大きなミスをしたわけではなくても、遅刻の常習犯になってしまうのです。

解決のヒント1 見積もりの甘さをカバーする

時間感覚に問題のある人は、「家を出るべき時間」を甘く見積もってしまったり、「準備にかかる時間」を具体的に予測できず、気がついたら出発時間を過ぎていたりすることが、頻繁に起こります。

時間の見積もりが甘いなら、スケジュールを待ち合わせの30分〜1時間前に設定しましょう。現地に着いて時間が余ったら、メールチェックなどで有効に使うとよいでしょう（→P65）。

また、「今何時か」を予測して当てるゲームもおすすめです。洗顔して朝食を食べてから、「起きたのは6時だから、今は6時40分頃かな」などと予測することで、楽しみながら、だんだんと時間感覚が身についてくるでしょう。

アナログ時計を使う

デジタル時計よりもアナログ時計のほうが、針の動きから時間を目でとらえやすかったり、残り時間がわかりやすかったりするので、おすすめ

時間当てゲームをする

入浴などのあと、時計を見る前に「○時頃かな」と時間の予測をする。習慣づけると実際の時間と自分の時間感覚のズレが少なくなってくる

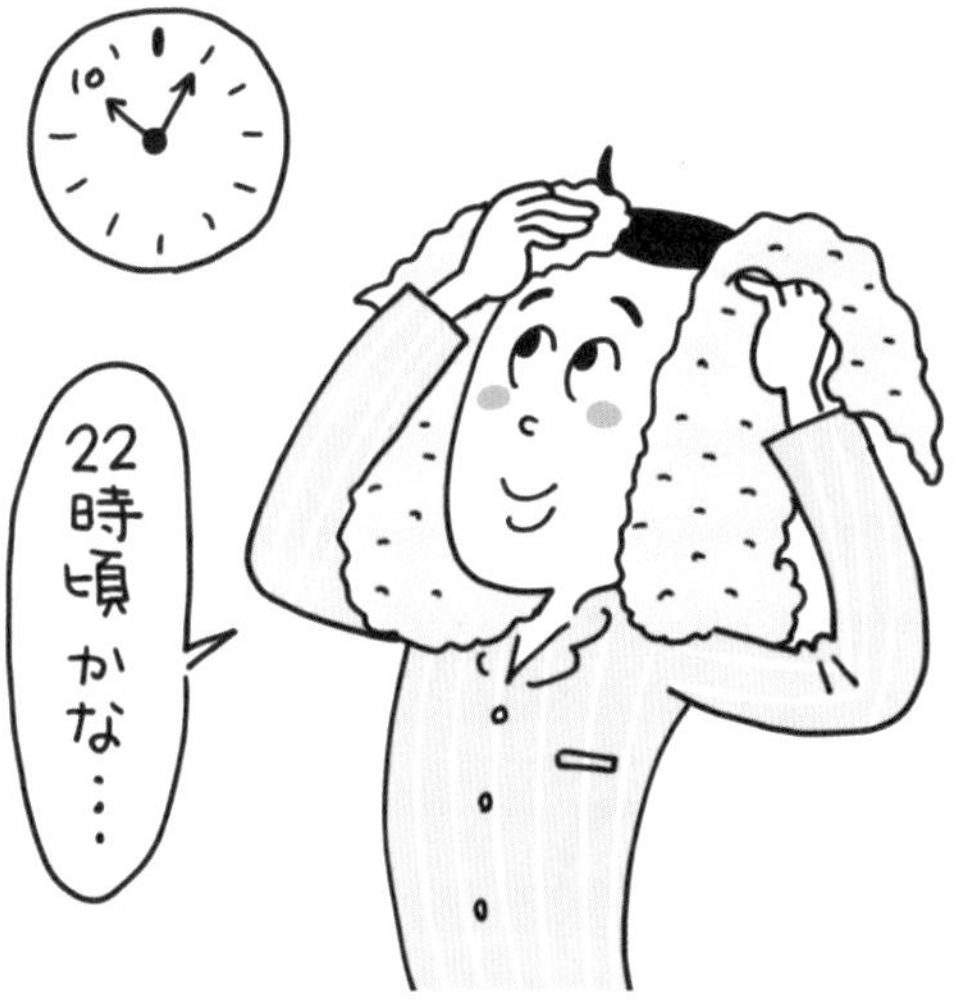
22時頃かな…

30分〜1時間早く設定する

「余裕を持って出発する」のが苦手な特性なので、自分をだますように、スケジュールを30分早めて設定する。出発が遅れたり、移動時間の計算が甘かったりしても、約束に間に合う

約束の前に簡単な用事を入れておく

待ち合わせ場所近くで「ランチをとる」「書店に寄る」など、もしできなくても問題ないような用事を入れておけば、早めに出発できる。

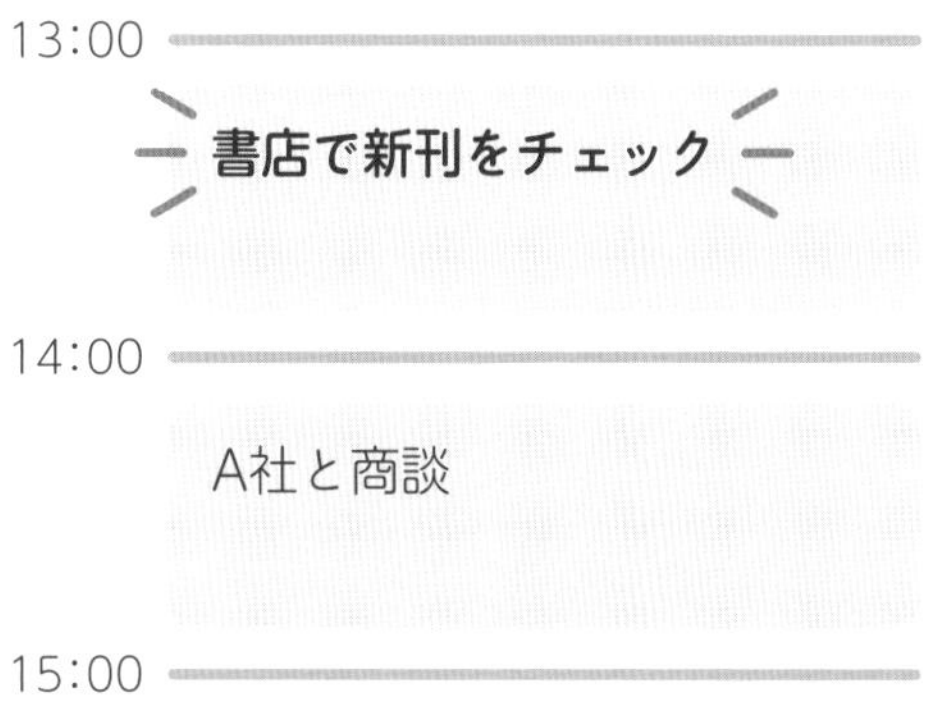
13:00
書店で新刊をチェック
14:00
A社と商談
15:00

私はこうしてます

赤い色が減ることで残り時間が視覚的にわかる「タイムタイマー」が役立ちました。出かける時間から逆算してタイマーをONにすると、時計を見るよりも緊張感があり、急いで準備ができるようになりました。

解決のヒント 2

時間や電車に余裕を持って準備する

不注意の特性がある人は、電車の移動時間は調べても、降車後の徒歩の時間を計算に入れていないことがあります。**駅に着いてからコンビニやトイレに寄る可能性なども考えて予定を組み立てましょう。**

考え事が多いと脳のメモリがいっぱいになって、乗るべき電車を間違えたり、道を間違えたりして大遅刻になることもあります。**気になる事はノートなどにメモして、一旦、思考の外に出しておきましょう。**

待ち合わせ場所は事前にプリントアウトしたり、スケジュールアプリを開けばすぐ確認できるように設定したりしましょう。また、必ず**「ドアツードア」の移動時間を調べ、歩く時間もスケジュールに組み込んでお**くと安心です。

余計なことはスルーで

脳のメモリにはつねに余裕を持って。移動中に友人からの雑談メールなどを確認すると、その内容が気になって脳のメモリがいっぱいになることも。目的地に着くまではスルーするのも手

考える余裕を持つ

ホームにいる電車に飛び乗るのではなく、行き先や、急行や各駅停車などの種別が合っているかを確認してから乗る。駅の出口も地図で確認を

交通手段や地図をスケジュールにひもづける

待ち合わせ場所が書かれたメール、交通手段や所要時間の検索結果は、スケジュールアプリなどにひもづけて、すぐに見られるように。

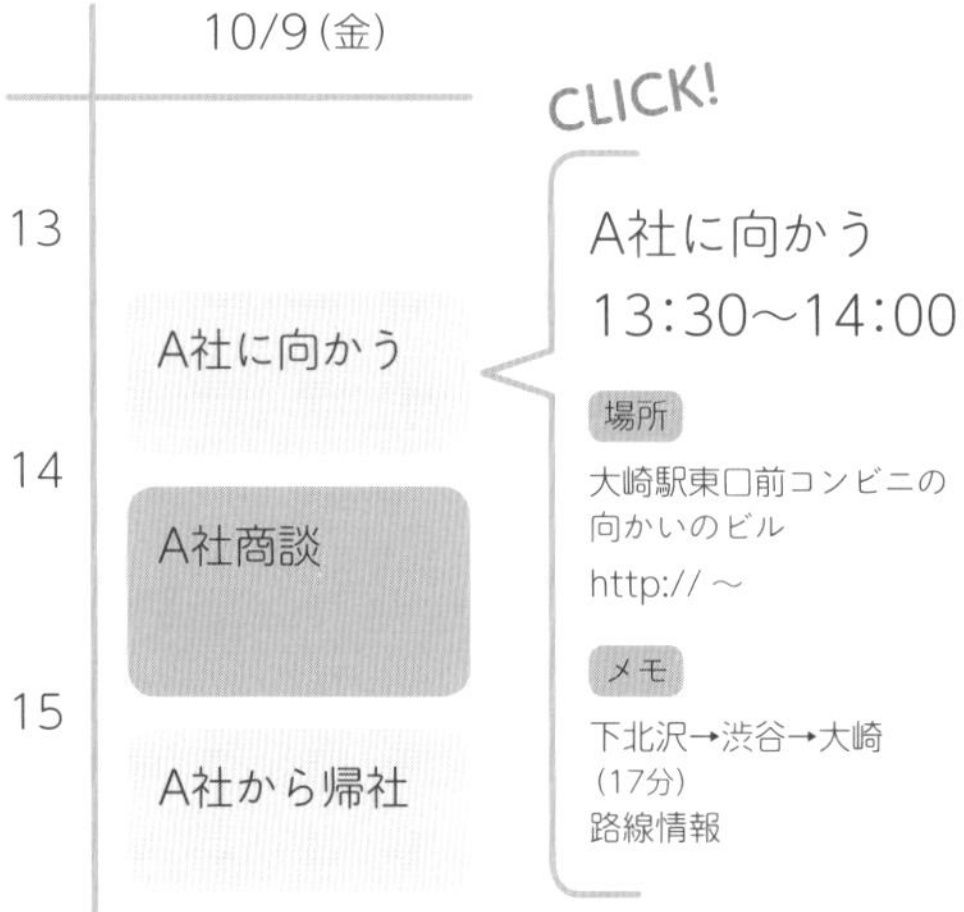

10/9(金)
13
14
15
A社に向かう
A社商談
A社から帰社
CLICK!
A社に向かう
13:30〜14:00
場所
大崎駅東口前コンビニの
向かいのビル
http:// 〜
メモ
下北沢→渋谷→大崎
(17分)
路線情報

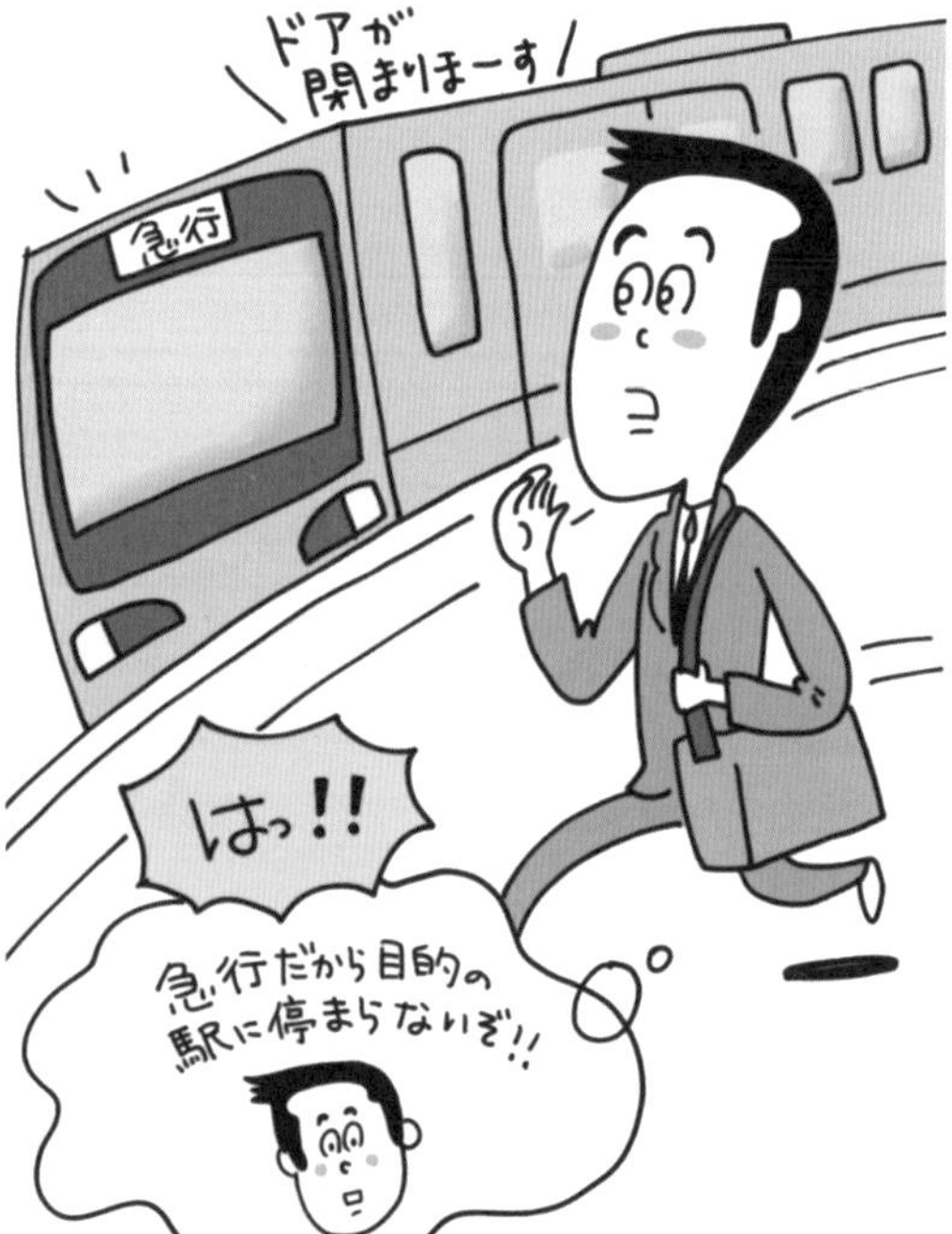

ドアが閉まりまーす
急行
はっ!!
急行だから目的の駅に停まらないぞ!!

ポジティブシンキング!「早く着くと損」ではなく「時間ができて得した」と考える

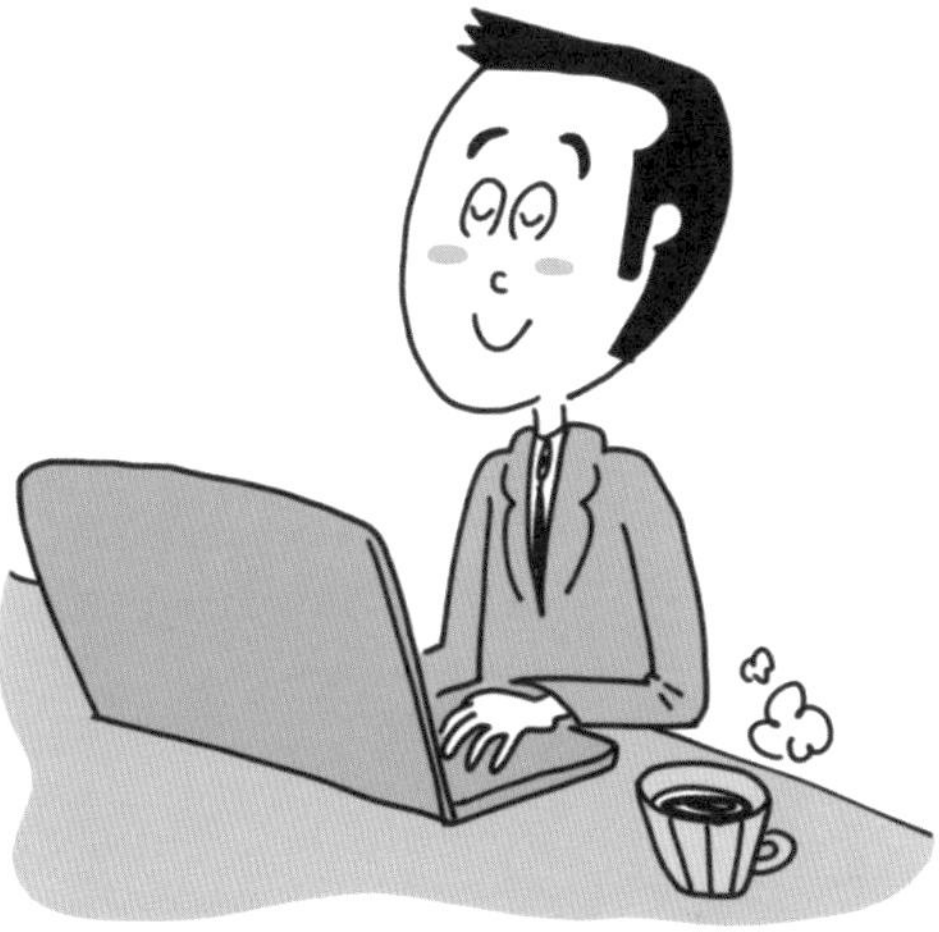

目的地に着くのが早すぎると、「この時間を仕事や用事に当てられたのにもったいない」と考えてしまうかもしれません。

しかし、「カフェに入ってメールチェックや雑務をする」「ゆっくりとコーヒーを飲む」「読みたかった本を読む」「書店に立ち寄る」など、時間を有効に使えると、「早く着いて得をした」という気持ちになれます。「早く着いたらしたいこと」を決めておくとよいでしょう。

何よりも、早めに到着することで落ち着いて行動することができ、打ち合わせなどでミスをする危険性がなくなるはず。自己評価が下がることも避けられ、よいパフォーマンスが維持できて、仕事に対する達成感も得られます。

私はこうしてます

Googleマップは、家から駅までの徒歩時間もわかって便利。ルート検索をしたあとは、その画面をスクリーンショットにして保存しておきます。アプリを終了してしまっても、すぐに地図が出せて安心です。

連絡すれば問題ないことも多い

予想外の事態で予定していた電車に乗れないこともあります。目の前で電車が走り去るのを見ると、血の気が引くような思いがして、パニックになるでしょう。でも、焦れば焦るほど、遅れを挽回しようとタクシーに乗って渋滞に巻き込まれたり、目的地に着いてから道順を間違えたりと、さらにひどい状況になりがちです。

電車に乗り遅れたという事実は、終わったことと考えましょう。気持ちが落ち着かないときは、深呼吸をするなど自分なりの儀式を。次の電車を調べ、所要時間を検索し、相手にお詫びと何分遅れるか、具体的な時間を連絡しましょう。冷静に対応すれば、迷惑を最小限にとどめられます。

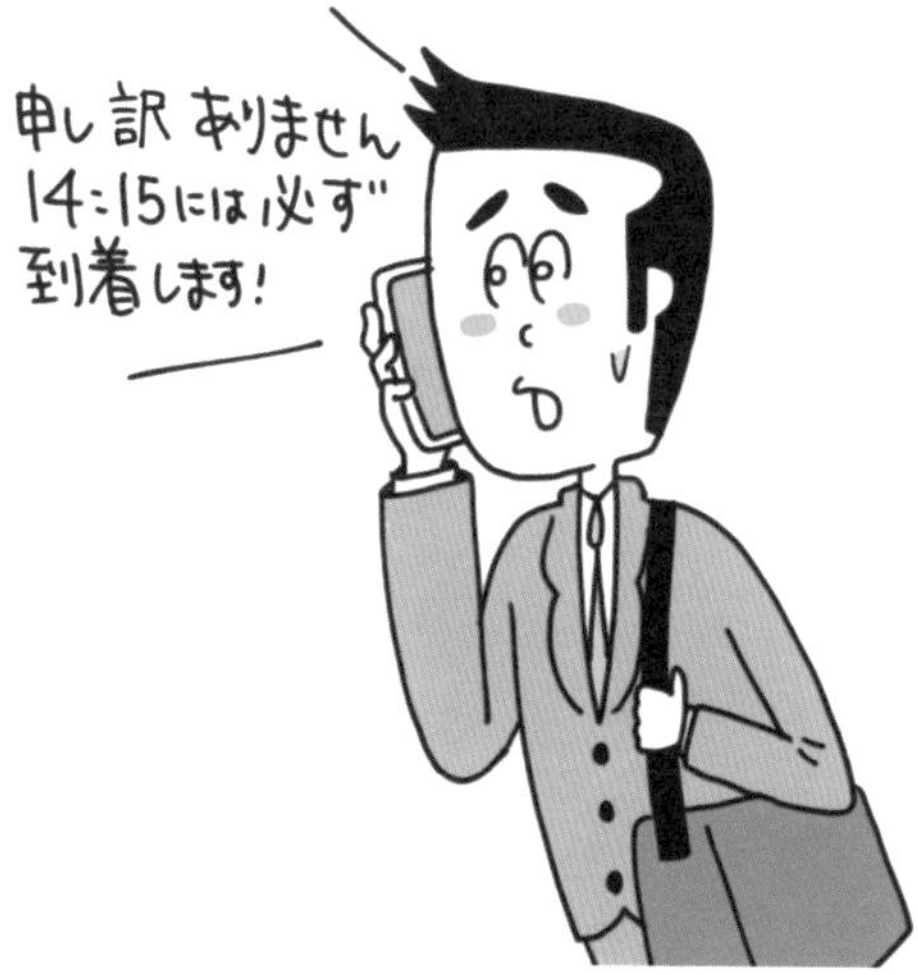
申し訳ありません
14:15には必ず
到着します!

仕事の困った!

約束を忘れる

あるある!とその原因

日時や曜日の感覚がつかみづらく、まだ先だと思っていた

→解決のヒント❶

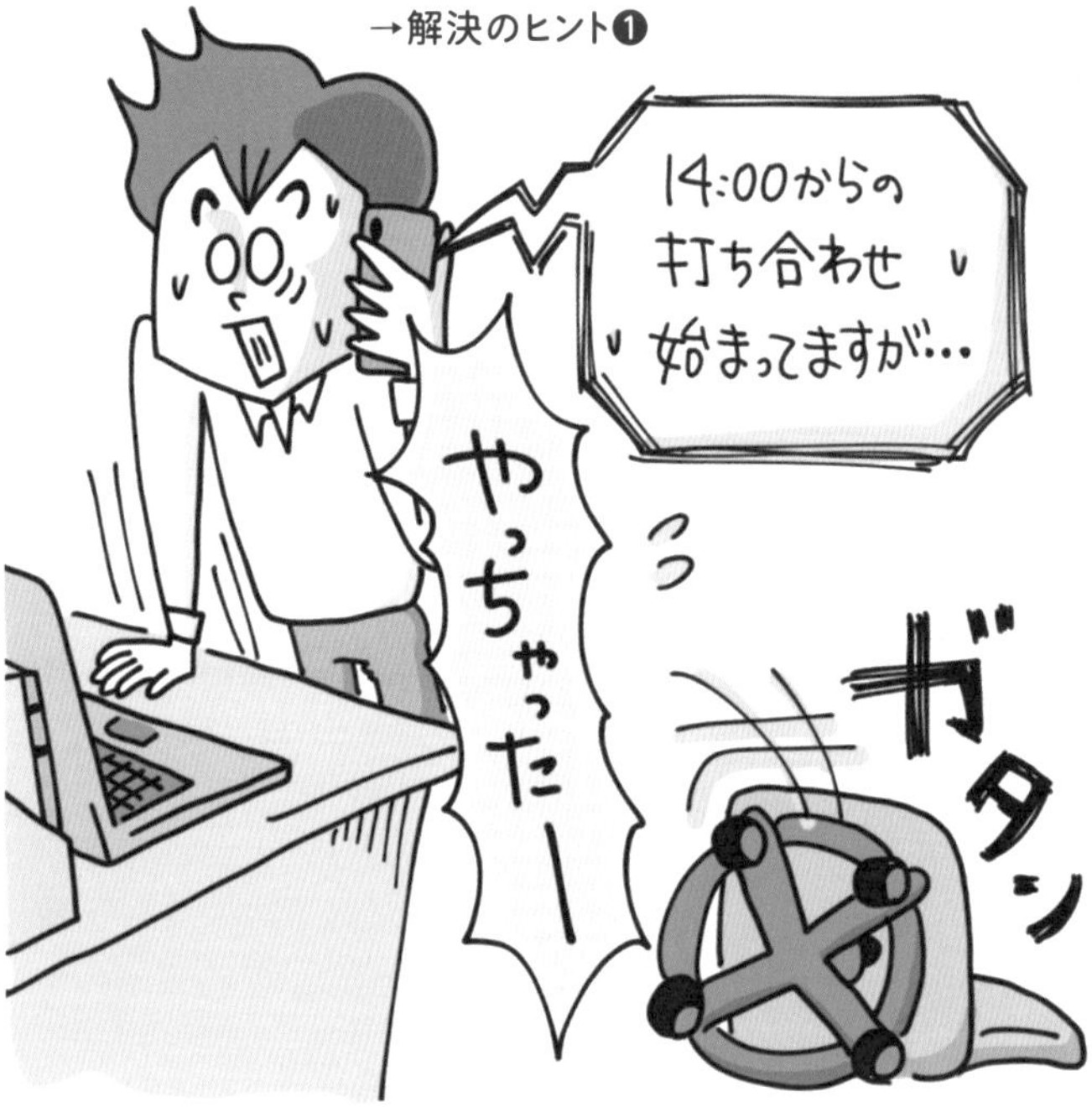

14:00からの
打ち合わせ
始まってますが…
やっちゃったーー
ガタン

メモやスケジュールを見忘れる、書き忘れる

→解決のヒント❷

対策

● 自分を信用せずにすぐメモを取る

● 通り道にメモを貼るなど自然に確認できるように

メモの取り忘れや勘違いが原因

スケジュール帳には正しい約束の日時を書いたのに、どこかの段階で日時を勘違いしたまま記憶してしまい、結果「約束を忘れる」という人がいます。**もともと日付や曜日の感覚をつかみづらい**という特性もありますが、そもそも予定という目に見えないものを意識するのがむずかしく、**不注意で勘違いをしやすいうえに、思い込んだら振り返らない**という特性も影響しています。

「今覚えているから大丈夫」と安心して、メモを取ったりスケジュールを見返したりしなくなると、当日約束をしている相手から連絡が来て自分の勘違いに気づき、あわてる……ということが起こるのです。

解決のヒント1 明日の自分を信用せずにメモを取る

約束をしてすぐは日時などを覚えていても、次々に新たな情報が入ってくると、たいてい忘れてしまいます。とくにワーキングメモリの容量が少ない場合は、その傾向が顕著でしょう（→P55）。

「明日の自分は絶対に忘れている」と自戒して、未来の自分に向けて証拠を残すつもりで、すぐに正しい情報をメモしましょう。時間が経ってからメモを残そうとすると、すでに頭の中で間違った情報にすり替わっていることもあります。心配なときはすぐに先方に確認しましょう。

自分が勘違いをしているとはまったく疑わないことも、ミスの原因になります。**スケジュール帳を何度も見るなどして、つねに正しい情報をインプットし直しましょう。**

メモを声に出して読む

声に出して読むことで、耳からも情報が入り、間違って記憶するのを防げる。すでに勘違いしている場合には、間違いの修正にも気づきやすくなる

お気に入りの手帳にする

気に入った手帳や、こだわりのある手帳を使うことで、開いて書くのが楽しくなる。必要なことを書いたり確認したりする習慣が自然につくことに

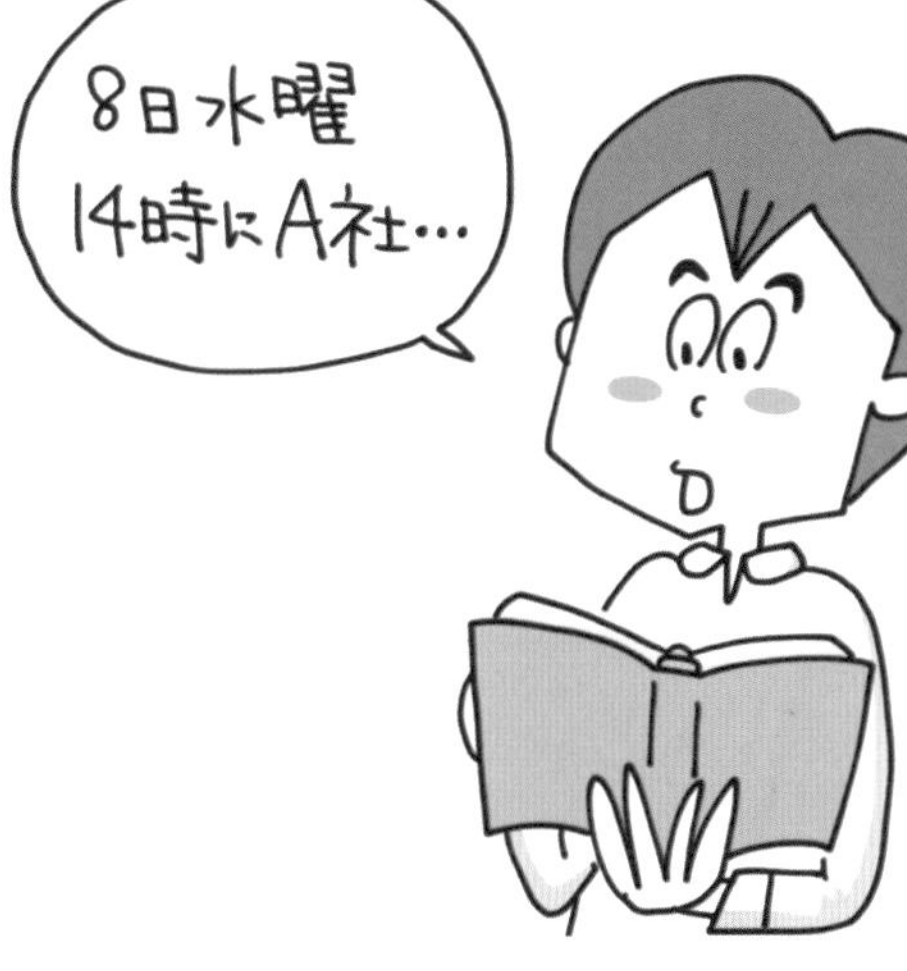
8日水曜
14時にA社…

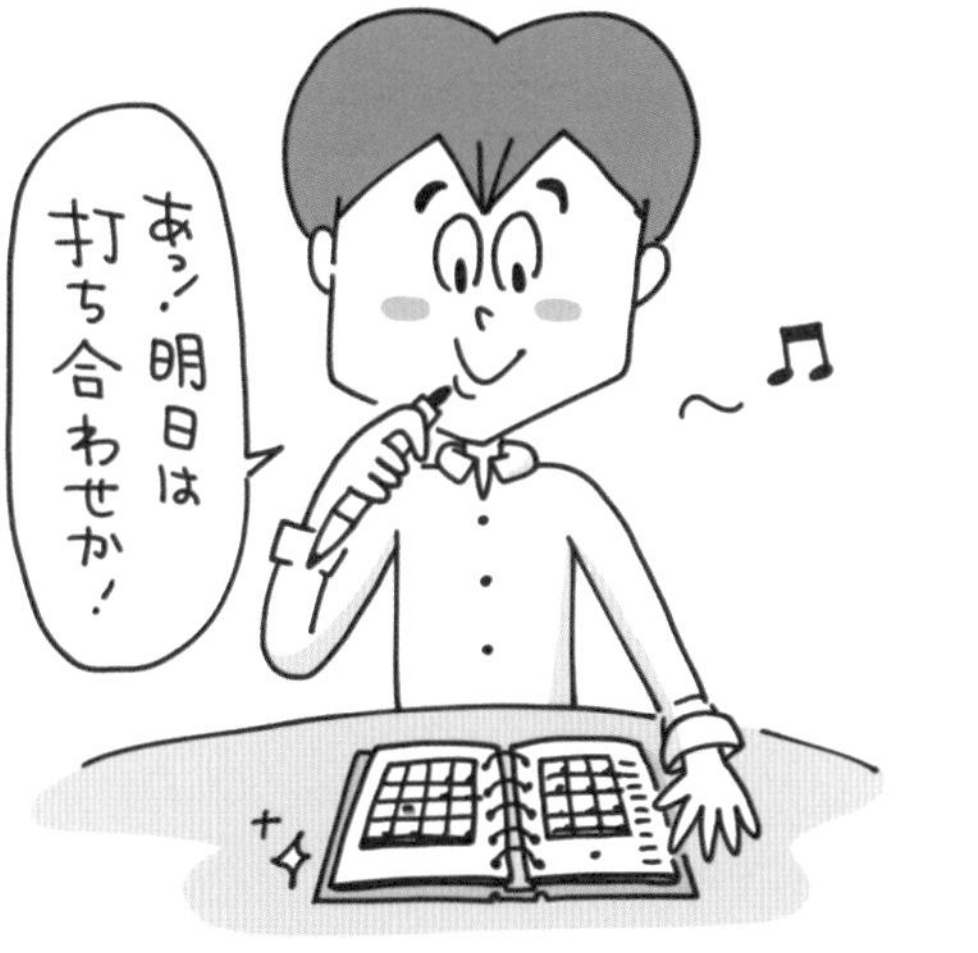
あっ、明日は打ち合わせか！

仕事と個人の予定は一元管理

仕事と個人の予定を分けると、ダブルブッキングしてしまう恐れがある。同じスケジュール帳やアプリを使って、色分けなどで工夫を

決まったらすぐに文字にする

約束が決まったら、その場で手帳やスマホのスケジュールに書き込む。自分への備忘録を兼ねて相手に確認のメールを送れば、間違っていたときに気づいてもらえる

私はこうしてます

「来週水曜にランチ」など、友達や同僚とのなにげない約束はメモするのを忘れがち。「いつだっけ？」と不安になったときは、「ランチって今週だったよね？」とさりげなく相手から聞き出してから、メモを取ります。

解決のヒント2

生活動線上でメモに自然と目を向ける

せっかくメモを取っても、メモをしたことに満足して確認しないまま勘違いをすると、本末転倒です。

ふだんの生活の中で、自然と目が行くような場所にメモを貼っておけば、毎日目にふれることで間違った情報が修正されたり、予定が意識的に脳に刷り込まれたりするでしょう。

ただ、**パソコンのまわりなどにメモを大量に貼ることが常態化すると、風景の一つと化して、意識して見なくなる**恐れもあります。なるべくこまめに貼り直したり、内容によって貼る場所を変えたりするのがおすすめです。

スマホのメモアプリを使って、音声でリマインドをしてくれる設定にするなど、「メモに気づく」工夫も必要です。

メモは一つにする

毎回その場で目についた紙にメモを取ると、すぐになくしてしまうことも。メモ帳やメモアプリは一つに決めて肌身離さず持ち、紛失防止を

メモを通り道に貼る

玄関のドアやトイレの近くなど、毎日の生活の中で自然と目につくところを探して、そこにメモを貼る。メモが貼れるスマホカバーを使うのもおすすめ

何重にもアラームを設定する

1日前、1時間前、10分前と、同じ予定に関して、時間を変えて段階的にアラームが鳴るようにリマインド設定しておく。約束の日時が頭から抜け落ちるのを防止できる

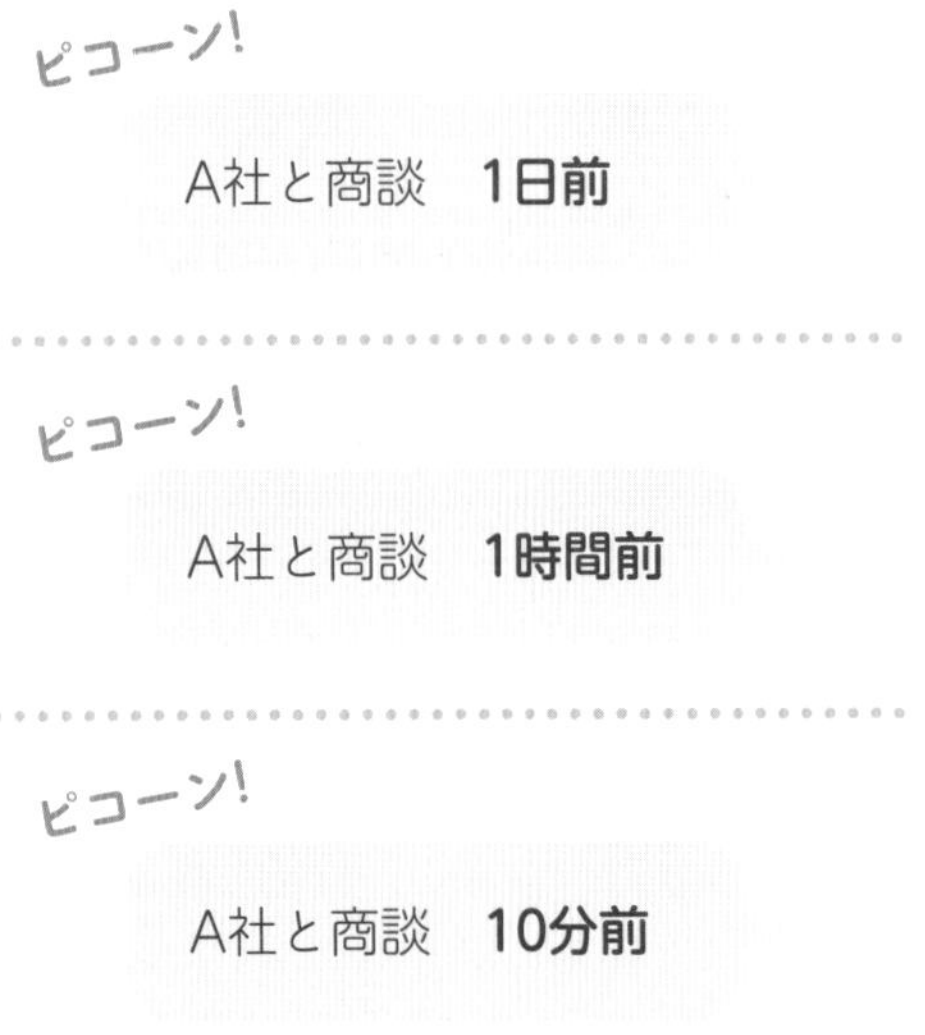
ピコーン!
A社と商談 1日前
ピコーン!
A社と商談 1時間前
ピコーン!
A社と商談 10分前

スマホのウィジェットを使う

アプリにメモをしても、アプリを開かなければ見落としにつながる。ホーム画面に表示されるウィジェットを使うと自然と目に入るように

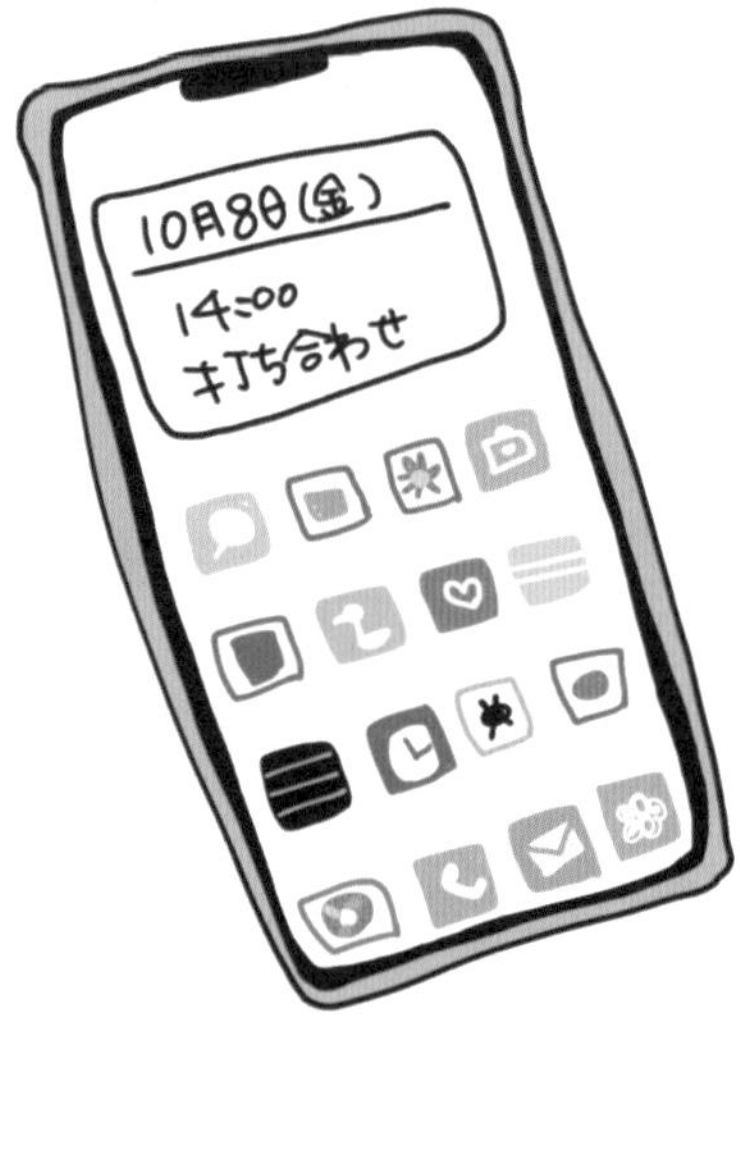
10月8日(金)
14:00
打ち合わせ

ポジティブシンキング！ 誠実なフォローでピンチをチャンスに変える

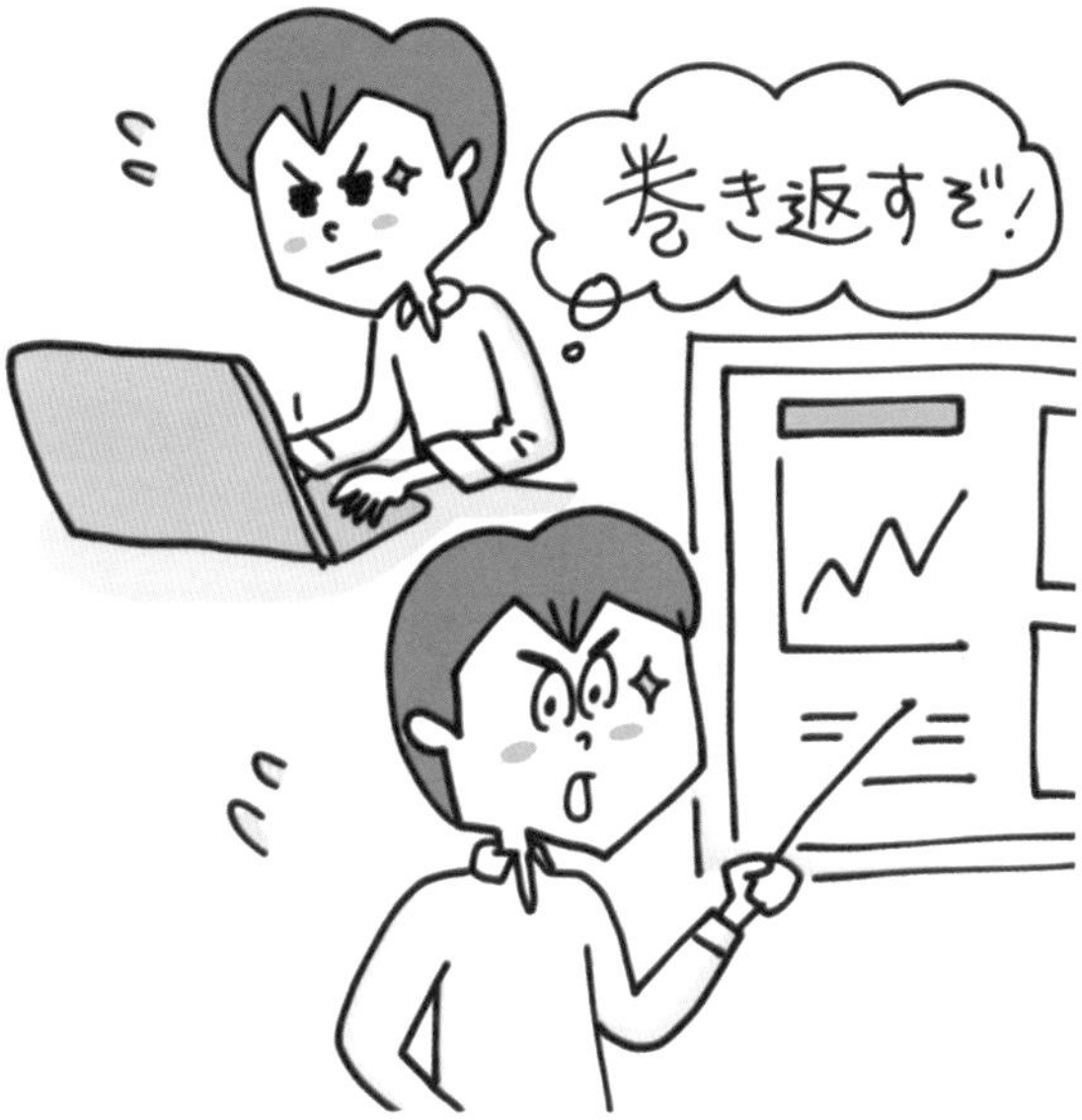

失敗した事実にくよくよ落ち込んでしまうこともあるでしょう。しかし、ネガティブな気持ちになればなるほど、脳のメモリに余裕がなくなり、次のミスが誘発されて、事態がどんどん悪い方向に進んでしまいかねません。

失敗したときは、思い切って気持ちを切り替えることも大切です。あれこれ言い訳するのではなく、「申し訳ありませんでした」と誠実に謝罪をして、全力でできる限りのフォローをしましょう。

先に失敗したからこそ、それを巻き返そうと、ふだんよりパワーが出ることもあります。約束を忘れたことが笑い話になるほど、よい結果を残しましょう。もちろん、同じ失敗をくり返さないよう対策を講じることは忘れずに。

私はこうしてます

数字の4と7を取り違えることが多く、「14日」と「17日」が混乱し、友人の結婚式の日時を間違えて大遅刻したことも。予定が決まったら、音声入力ができるLINEのリマインドbot「リマインくん」にすぐ入力します。

まわりができること とにかくリマインドする

大事な話や予定を決めているときに相手がメモを取っていなかったら、メモをするように促します。さらに、共有のカレンダーを作ってお互いに予定を把握したり、話した内容をメールで文字化して送ったりといったフォローも。約束の前日などに「明日10時にA社前に集合です」などとリマインドしておくと、さらに安心です。

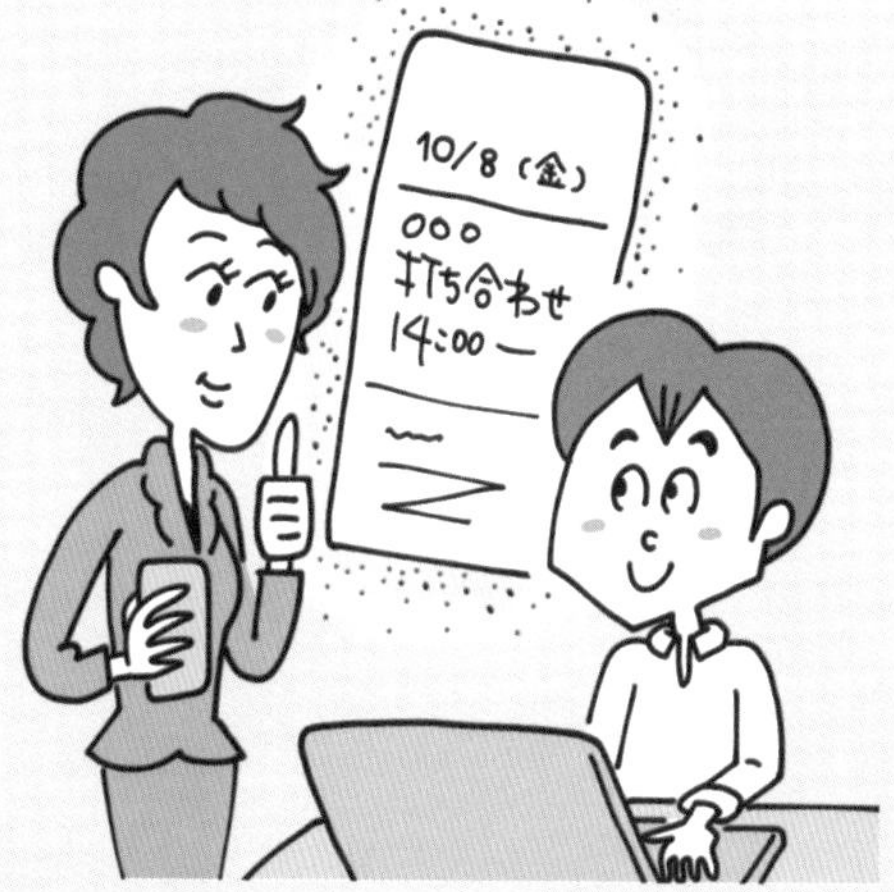

仕事の困った!

会議や打ち合わせが苦手

対策

- デジタル機器を使って作業の負担を減らす
- プレゼンは伝えた内容や要点を書いたメモを作っておく

あるある!とその原因

資料を見ながら話を聞くなどの並行作業ができない
→解決のヒント❶

複数の人が話すと理解が追いつかない
→解決のヒント❶

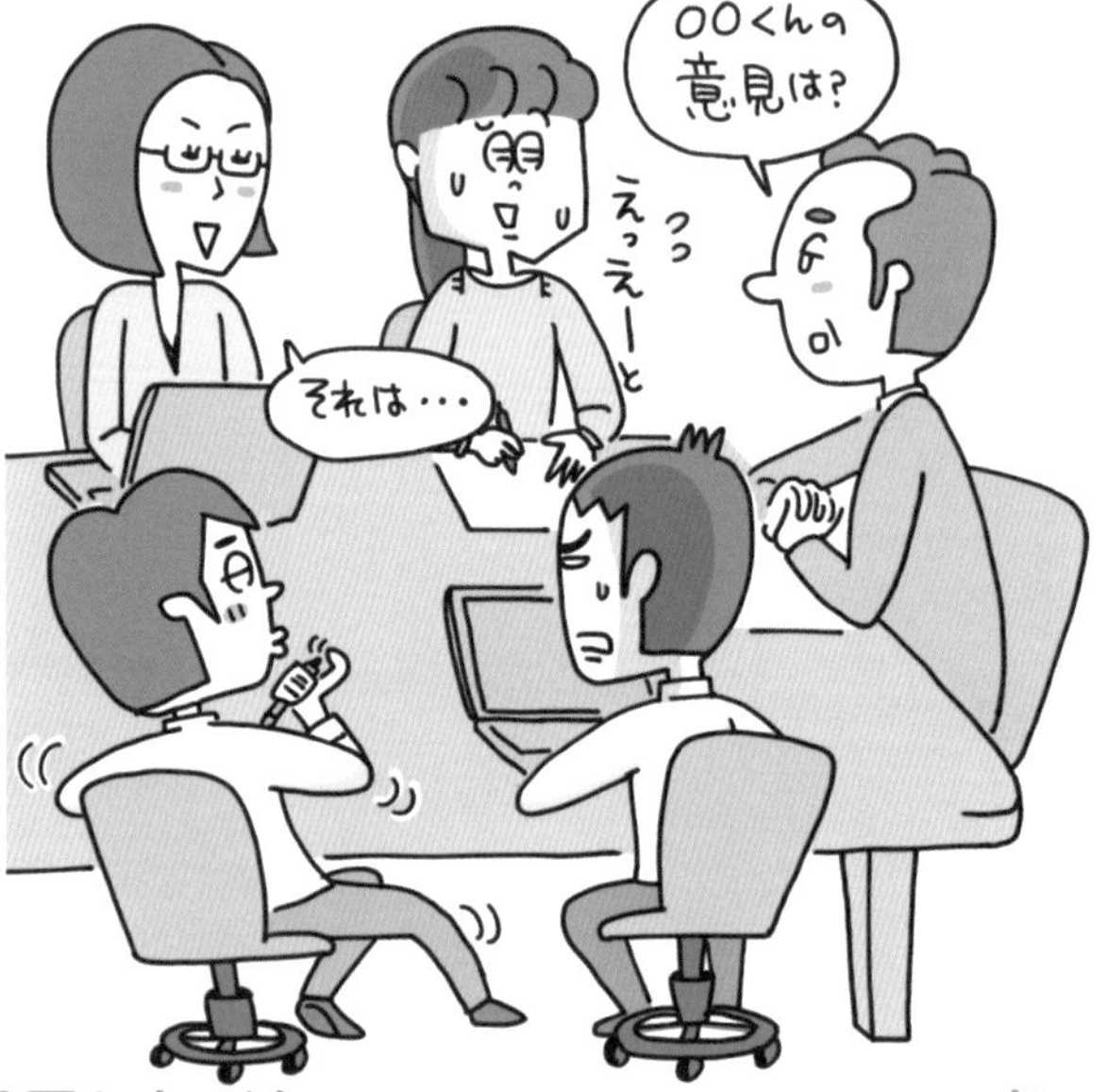

資料を提示しながら話すプレゼンが苦手
→解決のヒント❷

じっとしていられない
→解決のヒント❸

聞きながら考えたり人前で話すのが苦手

会議や打ち合わせと聞くだけで、どんよりした気分になる人もいるでしょう。会議や打ち合わせでは、資料を読みながら、複数の人の話を聞き、それぞれの意見やホワイトボードなどに板書されることを記録し、さらに自分の意見も発言します。**ワーキングメモリが弱く、並行作業が苦手な人にはつらい場**です。

同じくプレゼンも、スライドを切り替え、大切なところを示しながら話を進めるという並行作業なので、苦手という人は多いでしょう。

同じ姿勢を保って座っていることも発達障害のある人にはむずかしく、**多動傾向が強ければ、会議中にじっとしているのが苦痛**になります。

解決のヒント1

デジタル機器を使って負担を減らす

デジタル機器を使ったり、まわりの人に協力をお願いしたりすることで、負担を減らすことができます。

たとえば、**板書はスマホで撮影し、議事録はレコーダーで録音**したり、音声入力や動画撮影をしたりすると、「書く」という作業の負担が減り、「聞く」ことに集中できます。

ただし、**勝手に板書を撮影したり、会議を録音したりするのを不快に思う人もいるので「念のため記録として撮影（録音、録画）させてください」と事前に断るのを忘れずに。**

資料をその場で読んで、すぐに意見を出すのがむずかしい場合は、なるべく会議前に資料を配ってもらえるようお願いしましょう。**「チーム内の意見を先にまとめておきませんか？」と提案**するのもよい方法です。

資料は配られたらすぐ読む

資料は配られた瞬間に目を通し、大方の内容を理解しておく。できれば会議の前に配ってもらうように頼み、自分の意見もメモしておくと、会議中の負荷が減る

板書はスマホで撮る

いちいちノートに取るのではなく、ホワイトボードごとスマホなどで撮影する。「念のため記録として撮影させてください」と断っておくとよい

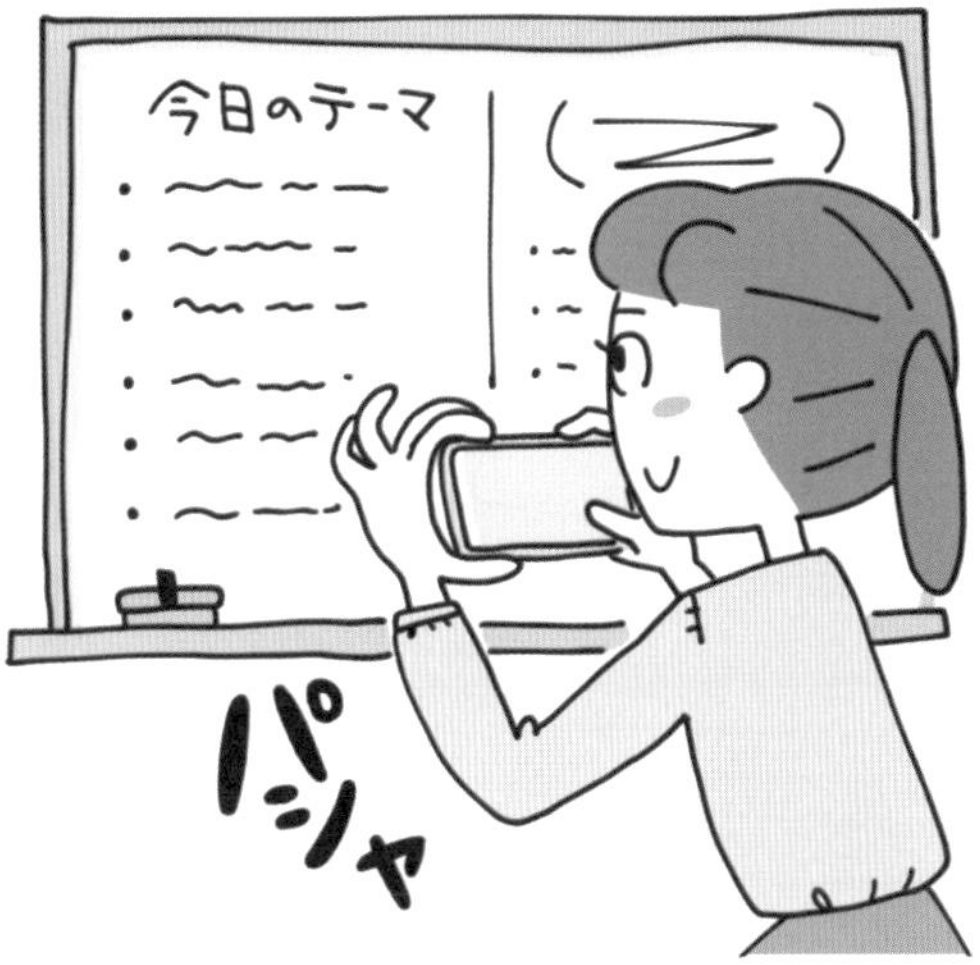
今日のテーマ
パシャ

関係ない話はスルー

会議に雑談は付き物だが、関係ない話でワーキングメモリがいっぱいになると本題を忘れる。笑顔のまま資料を読むなど、雰囲気を壊さない程度にスルー

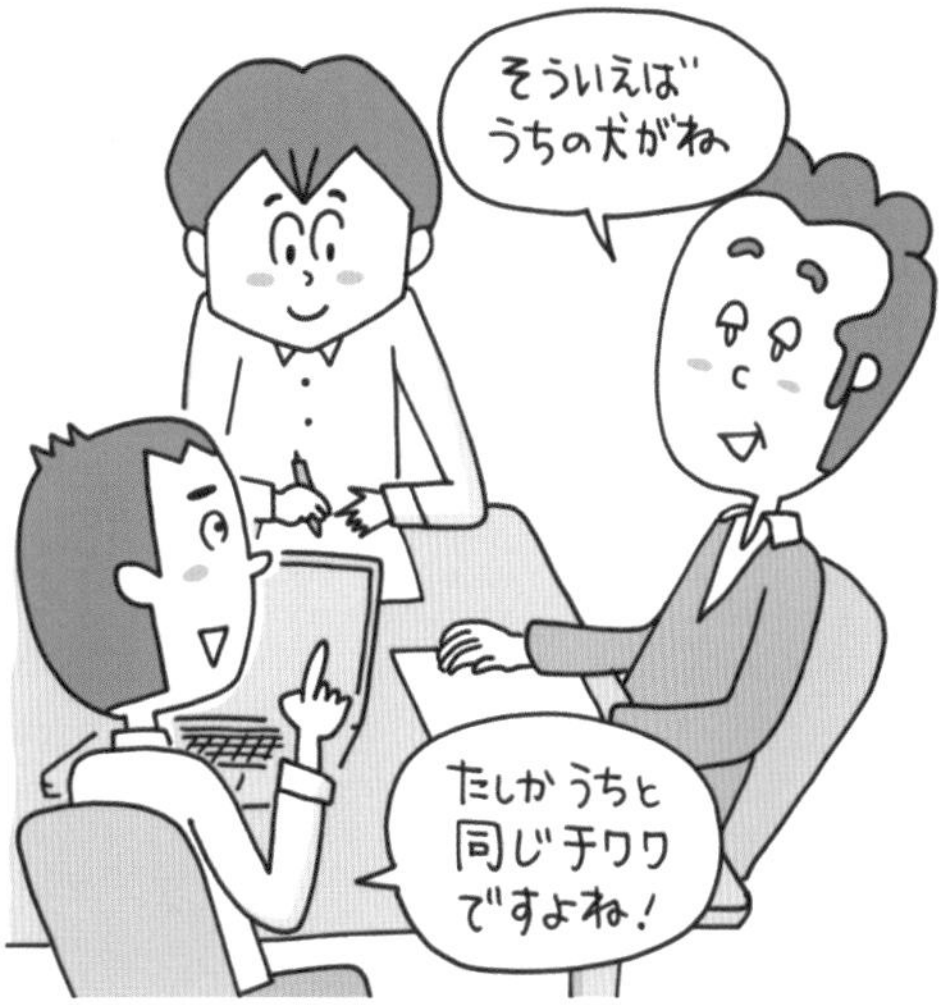
そういえば
うちの犬がね
たしかうちと
同じチワワ
ですよね!

議事録は録音する

議事録は録音するか、音声入力ソフトを使ってそのまま文字化してしまえば、メモを取らなくてよくなる。オンライン会議の場合は録画するのも手

私はこうしてます

Googleの音声入力ソフトを使って、会議や打ち合わせを記録しています。あとから文章を整えて、内容をまとめ、出席者にメールで送ると、相手からも喜ばれました。

解決のヒント2

自分の意見やプレゼンはしっかり準備

不注意や衝動性が強いと、会議や打ち合わせの席で違うことを考え始めたり、話し出したりして、本題からずれることがあります。**伝えるべき内容をあらかじめメモしておき、見返しながら話す**ようにしましょう。

プレゼンは時間との勝負。見やすい資料を用意して、決められた時間で話し終わらないといけません。**「1スライド1メッセージ」**を基本にしたシンプルなプレゼン資料を作り、**1スライドにつき1分で話せるよう、要点をまとめたメモを作っておきましょう。**

スライドを示しながら話す並行作業が苦手な人もいるでしょう。同僚の協力を得て練習をしたり、それを**録画して無駄な部分がないか確認したりする**のがおすすめです。

自分の意見をメモしておく

頭の中だけで考えをまとめると、いざというときに忘れたり、関係ない話をしたりすることも。事前にメモをして、それを見ながら話すほうが確実

くり返し練習する

プレゼンは何度もくり返すことで上達する。質問内容も想定して、答えを準備しておく。同僚や上司に協力してもらってデモンストレーションを

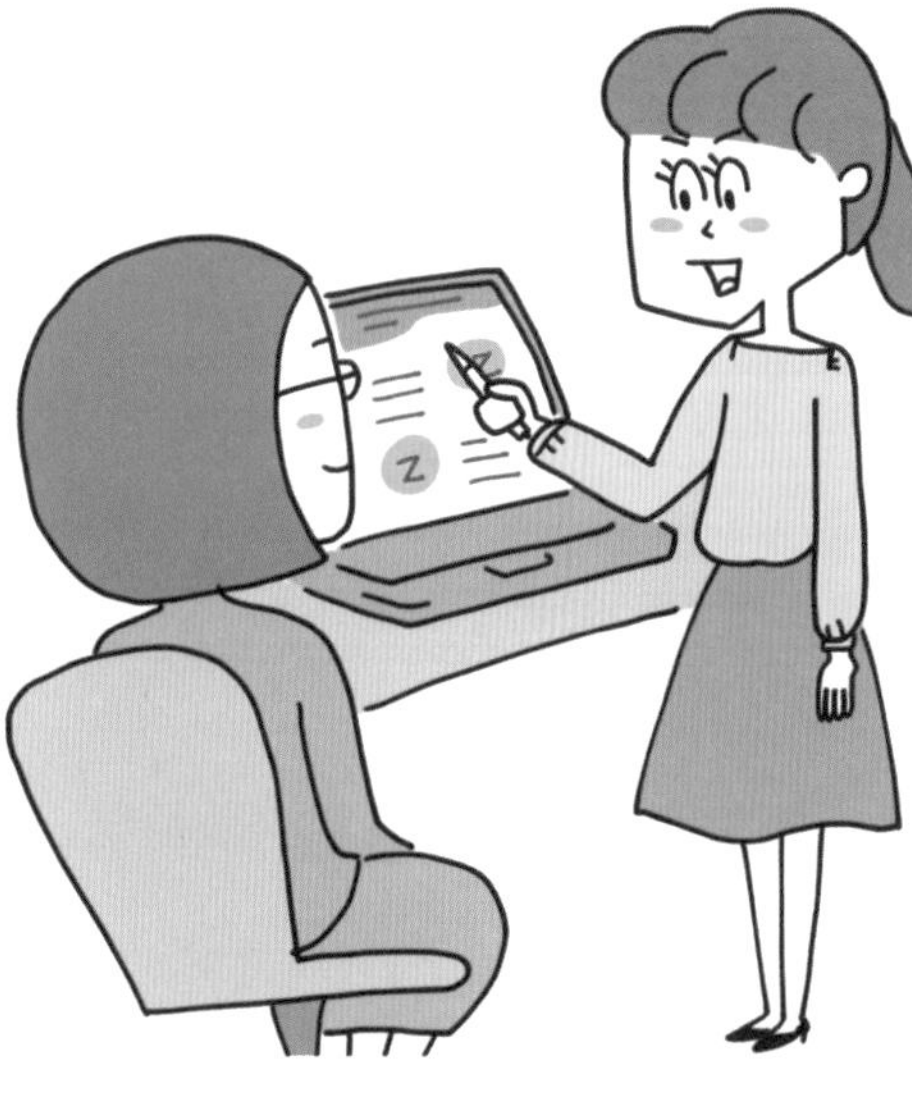

プレゼン資料は簡素に

まずは言いたいことをすべて書き出し、時間内に収まるよう整理していく。スライドは、1枚につき1分で話せることを目安にして、内容を取捨選択してわかりやすく簡潔に

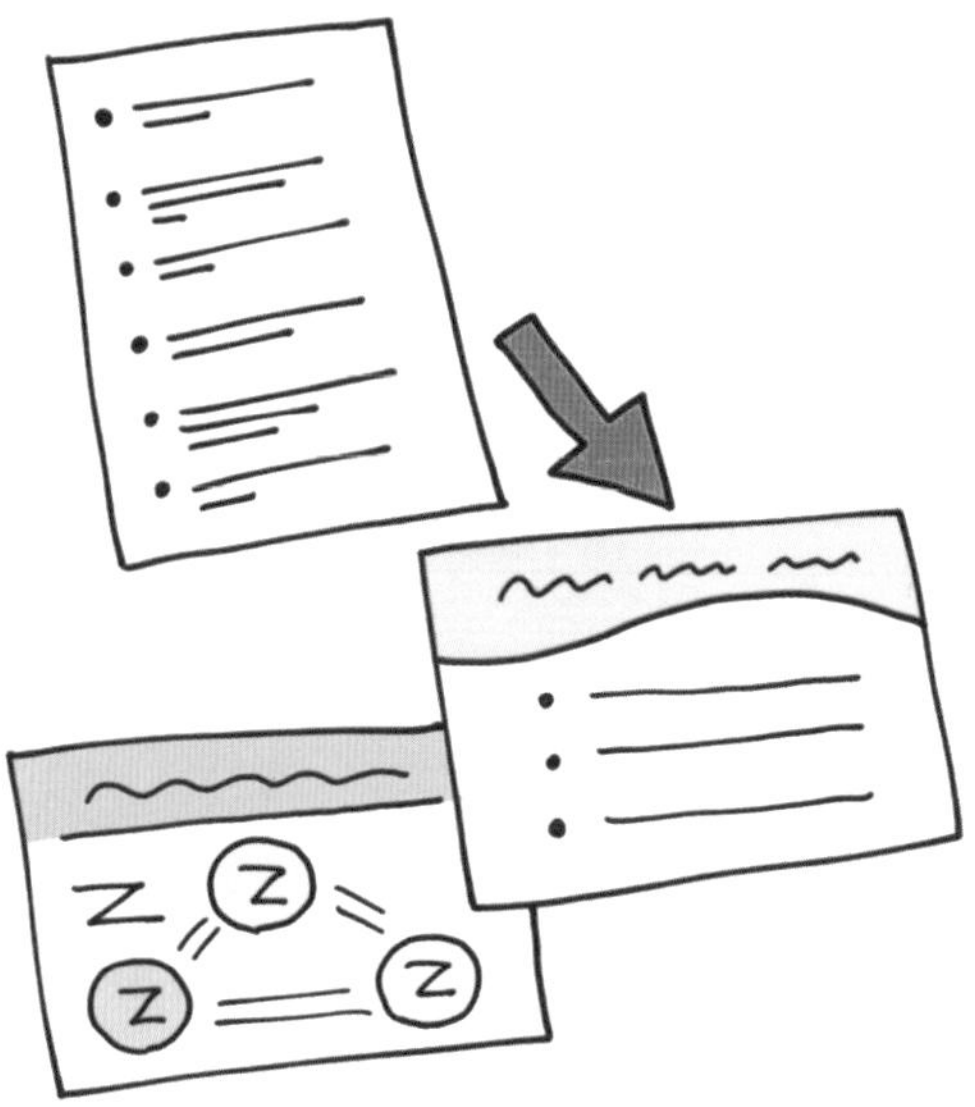

解決のヒント③

人に見えないところで多動を発散する

独り言を言ったり、ペン回しをしたり、体を動かしたりするほうが、会議の内容に集中できる人もいます。

子どもの頃ほどの多動ではないにせよ、成人になってもその名残が残っているのでしょう。

しかしいくら集中しているとはいっても、周囲の人の気を散らせないように、**見えないところで多動を発散させる**ほうがよいでしょう。

外からの光や雑音が気になるときは、**周囲にひとこと断ってから、カーテンや窓を閉めるようにしましょう。**

こっそり体を動かす

ほかの人の視界に入って不快感を与えないよう、机の下で静かに足を動かしたり、ポケットなどにやわらかいボールなどを入れておいて、こっそり握ったりして、心を落ち着けて

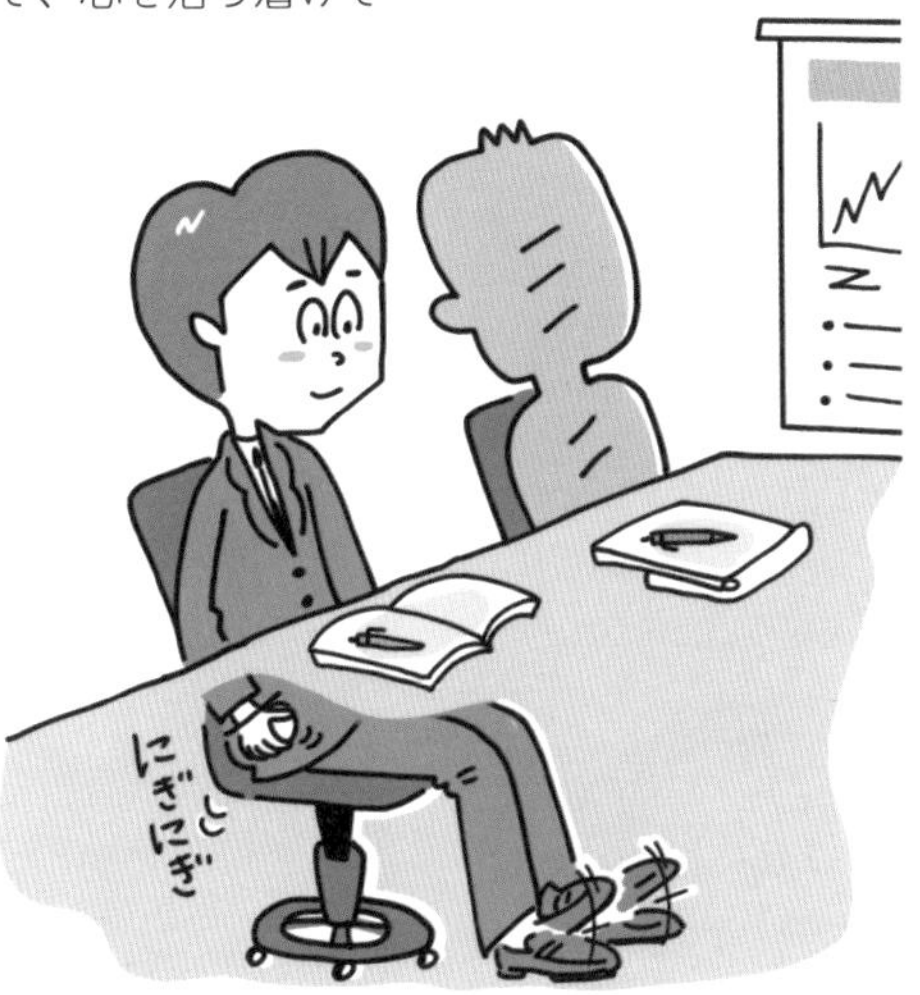
にぎにぎ

うまく希望を伝える

感覚過敏の場合は、「まぶしくてホワイトボードが見えないので」「外の音が気になるので」など、ほかの人も納得できるような理由で希望を伝えて

私はこうしてます

会議や打ち合わせの最中にあくびが出そうになるのをかみ殺すのがむずかしくて困っていました。「アレルギーなので」と言ってマスクをつけるようにしてからは、口の動きが相手に見られないので助かりました。

まわりができること 会議の効率化を考える

発達障害がある人にはとくに、会議の場が負担であると知っておきましょう。できるだけ少人数で集まる、出た意見はプロジェクターやホワイトボードで映し出すなどの工夫は、結果的に会議の参加者すべてにメリットがあります。それまで「当たり前」だとされてきたことを一度見直し、無駄を省いた会議ができないか考えてみましょう。

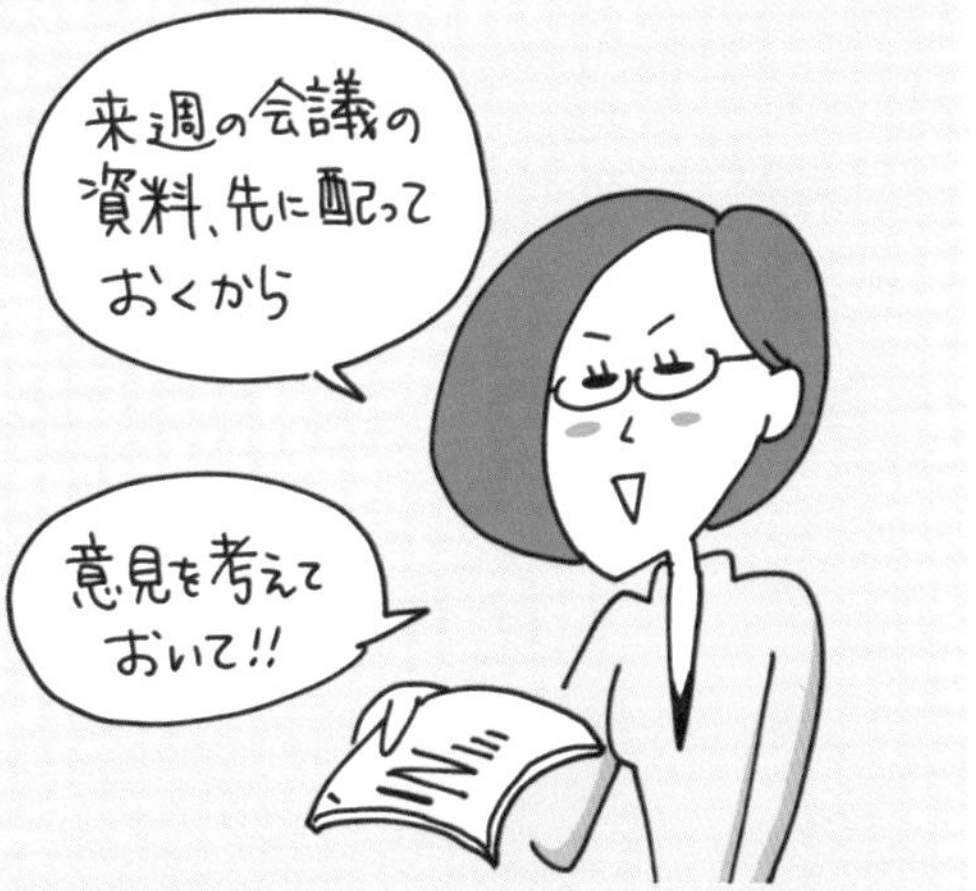
来週の会議の資料、先に配っておくから
意見を考えておいて!!

仕事の困った!

メールで間違いや失敗をしてしまう

対策

- 添付は先に宛名はあとに
- メールの「型」を覚える
- 未処理のメールを目立たせる

あるある!とその原因

メールをスルーしてしまう
→解決のヒント❸

間違いメールを送ってしまう
→解決のヒント❶

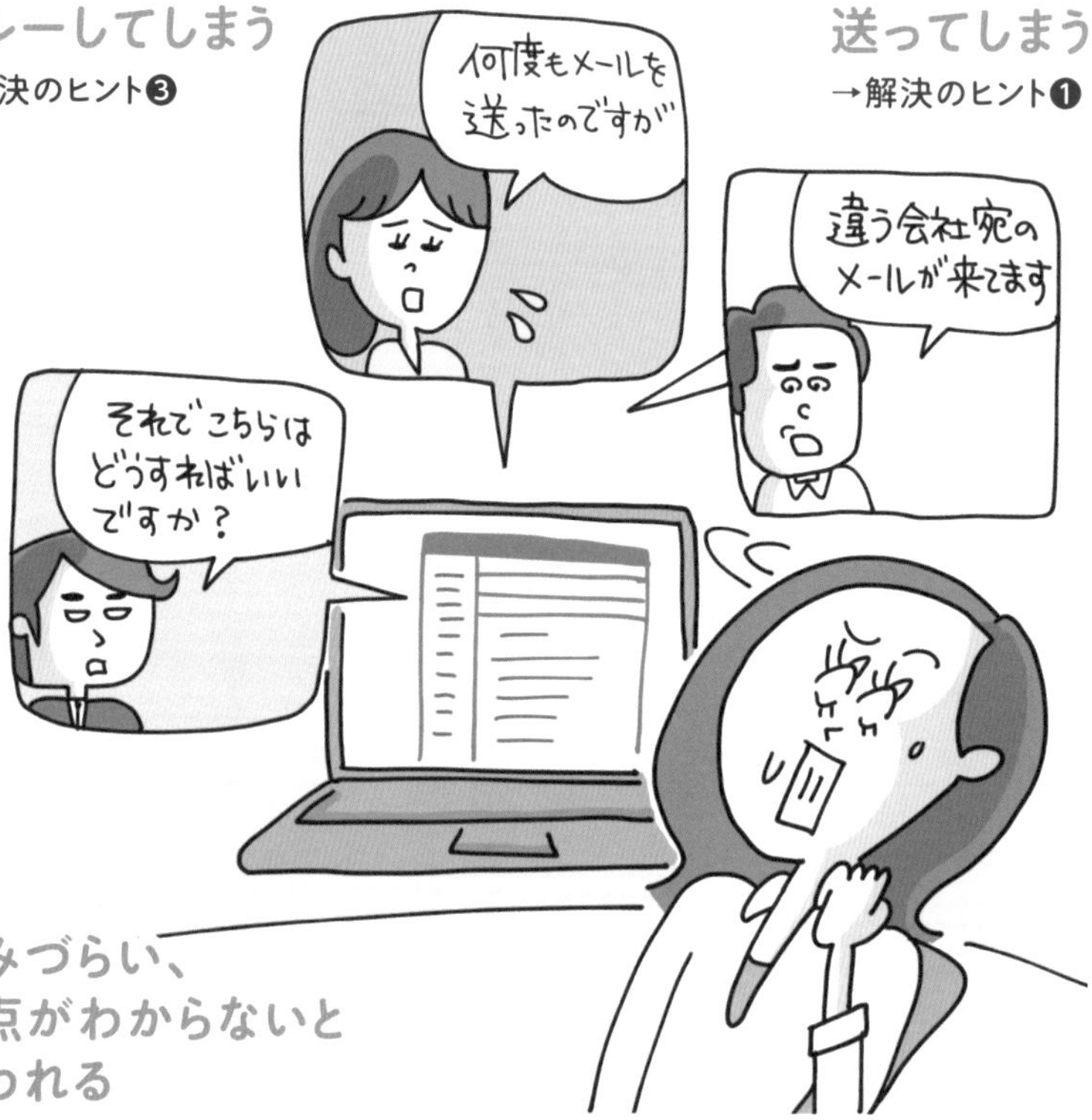

違う会社宛のメールが来てます
何度もメールを送ったのですが
それでこちらはどうすればいいですか？

読みづらい、要点がわからないと言われる
→解決のヒント❷

ケアレスミスが多い、ルールがわからない

ファイルの添付や件名の入力忘れ、CcとBccの使い分けができないなど、とくにADHDの人は多方面に注意を向けるのが苦手なので、ケアレスミスを頻発してしまう場合があります。

また、仕事の連絡ツールとして欠かせないメールには、明文化されていないルールやマナーが存在しますが、「暗黙のルール」を理解しづらい人や、はっきりと明示されたこと以外は意識しない人は、**「空気が読めない」と言われるメールを送ってしまいがちです。**たまの失敗なら許されても、頻発すると相手に「失礼な人だ」という印象を与えかねません。

解決のヒント1

添付を先に宛名を最後に入れる

書類を添付するのを忘れたり、文章が未完成のままメールを送ってしまったり。こうした失敗は、思いつくままに文章を書き、見直さずに送信ボタンを押すことで起こります。これを防ぐためには、**書き方の順番を変える**ことが有効です。

忘れがちな**ファイル添付を最初に行い、次に件名と用件を書き、文章を読み返してから、最後に宛名を入れて送信**しましょう。宛名を入れるまでは、誤って送信ボタンを押してもメールが送られないので安心です。

仕事で送るメールでは、発言に責任が生じます。重要なメールは**ほかの人に一度見てもらったり、相手に送る前に自分に送って確認したりなど、チェックする機会を設ける**ようにするのも効果的です。

私はこうしてます

GoogleのGmailなら、メールの本文に「〜を添付します」という文章を入れておくと、添付がないときに「ファイルが添付されていませんが送信しますか?」といったメッセージが流れるので、とっても便利です。

書き方の順番を変える

①ファイルを添付する

容量が大きな添付ファイルは相手が受信できないこともあるので、3MB以上なら大容量データを送受信できるオンラインストレージを使うなどの気遣いを。会社でルールがあるか確認する

②件名と用件を書く

SNSに慣れていると忘れがちだが、メールでは件名が必要。メールを開かなくても、ある程度内容がわかるように、的確な件名にすること。用件は次のページを参考に、「正確・明瞭・簡潔」に書く

③宛名を入れて送信

文章チェックのあとに宛名を入力。同じ姓の人がいる場合は、宛名を登録するときに社名を入れて区別しやすくするなど、送り間違いをしない工夫を

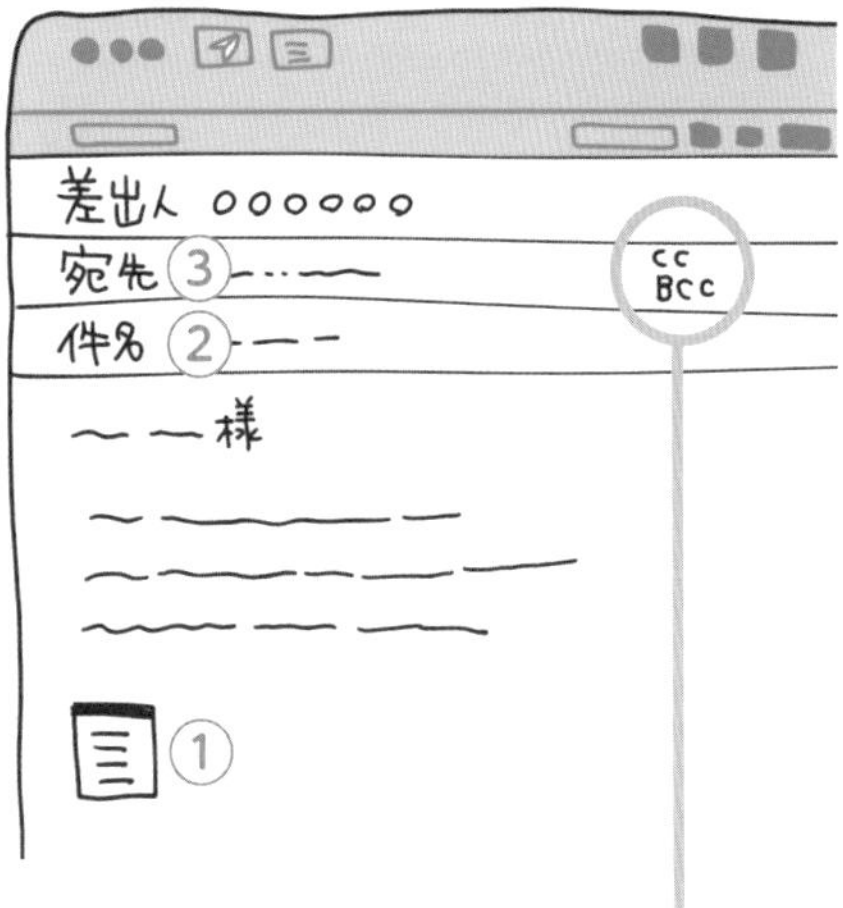

CcとBccの使い分け

どちらも同じメールを複数人に送るための機能。Ccは入力したすべてのアドレスがほかの人にも公開される。Toに自分のアドレスを入れて、Bccにほかの人たちのアドレスを入れれば、自分のアドレス以外は公開されなくなる

「送信」を押す前に確認

メールを送信する前に、必ずもう一度読み直して間違いがないか確認する。チェックリストを作っておくと便利。慣れるまでは上司に確認してもらう

時差送信が便利

メールソフトによっては、送信ボタンを押したあと、指定した時間が経ってから送信する設定に変えられる。間違いに気づいたら、すぐに取り消しができる

解決のヒント 2

読みやすいメールの「型」を覚える

相手にわかりやすいメールを書くために、いくつかのポイントを押さえておきましょう。**自分なりの「型」を作っておけば、毎回悩まずに作成しやすくなります。**

ビジネス文書では頭語・結語・時候の挨拶が必要な場合がありますが、メールでは使用しません。社外の人には「お世話になっております」、社内の人には「お疲れさまです」という言葉を最初に入れましょう。

メールに限らず、ビジネスにおける表現は日常生活とは違うので、習得しにくいかもしれません。そんなときは、**ほかの人から来たメールを参考にする**のもおすすめです。いいなと感じた言い回しや文章などは積極的にまねをして、工夫を重ねていきましょう。

✕ 読みづらいメール

> いつもお世話になっております。株式会社●●営業部の◆◆◆です。本日は新商品の発表会のご案内でメールをお送りしました。新商品は、全く新しい食感が楽しめる新しいポテトチップスです。カットの仕方が絶妙で、大人も満足できる商品になっています。ご多用中とは存じますが、ぜひお試しいただきたく、ご来場くださいますよう、よろしくお願い申し上げます。
> 日時は2021年1月22日(金)13時から。会場は▲▲ホテルの飛翔の間です。

文章が改行されず、ひとかたまりになっている。大切なことが何なのかが、パッと見てわかりにくい

↓

○ 読みやすいメール

> いつもお世話になっております。
> 株式会社●●営業部の◆◆◆です。
>
> 本日は新商品のご案内でメールをお送りしました。
> 下記の通り、新商品発表会を開催します。
> 新商品は、全く新しい食感が楽しめるポテトチップスです。
>
> ………………………………………………
> 新商品発表会
>
> ◆日時　2021年1月22日(金)13時から
> ◆会場　▲▲ホテルの飛翔の間
> ………………………………………………
>
> ご多用中とは存じますが、ご来場くださいますよう、
> よろしくお願い申し上げます。
>
> 私も試食しましたが、カットの仕方が絶妙で、
> 大人も満足できる商品になっています。
> ぜひ、●●様にもお試しいただき、
> ご評価いただければと思います。
>
> ご来場を心よりお待ちしております。

- 1行は30文字程度にして、読みやすいところで改行する。一つの文章に一つの用件だけを書く
- 3、4行をひとかたまりにして、1行余白を作ると読みやすくなる
- 大切なことは箇条書きにする
- 相手にお願いしたいことを明確に書く
- 自分の感想は極力減らす。書く場合は用件とは別に書く

解決のヒント③

受信フォルダを整理して見落とし防止

ワーキングメモリの容量が少ない場合は、たくさんのメールを受信することで混乱して、重要なメールを見落とすことがあります。**不要なメールは定期的に削除して、受信フォルダを整理**しておきましょう。

返信に時間がかかりそうなメールには、「メールの内容について承知いたしました。お返事は改めていたします」などと、**取り急ぎ受け取ったことだけでも伝えれば、相手も安心**します。未処理であることを忘れないように、**フォルダ分けやラベル分けなどの機能を活用**しましょう。

メールチェックの時間を作る

「気づいたときにチェック」では、自分の仕事の状況によってメールの確認が左右される。1時間おきや、朝、昼休み前後、夕方など、時間を決めておく

「見た」という返信を先に送る

返事をどう書くか迷ったり、上司に確認が必要だったりするメールは「拝見しました。詳細は後ほど返信します」と送っておくと、相手に不安を与えない

未処理のメールは分けておく

フォルダ分けをしたり、マークをつけたりして、「未処理」とはっきりわかりやすくする。明らかに不要な広告メールなどは、速やかにゴミ箱へ

メルマガはプライベートメール宛にする

メルマガやショップからのお知らせメールなどが仕事の受信フォルダに届くと、その処理に余計な時間を使ってしまう。プライベートアドレスで受信を

私はこうしてます

一度読んで返信したメールでも、未処理の場合は「未読」に戻すようにしました。太字で目立つので忘れないし、たまってくると「まずいな」と気づきやすくなりました。

まわりができること

わかりづらいことを伝えて外部に出す前に確認

「メールをわかりやすく書いて」と言うだけでは、どうすればよいかわかりません。社内のルールやマニュアルを見せて比較しながら、本人のメールのどこが、どうわかりづらいのかを具体的に伝えましょう。右記のようにステップを追ってフォローすると、よりよいでしょう。

STEP1
送信前にメールを確認する

STEP2
Ccに自分を入れてもらう。メールにおかしなところがあればすかさずフォロー

STEP3
本人に任せて、何かあれば相談しやすい環境を作る

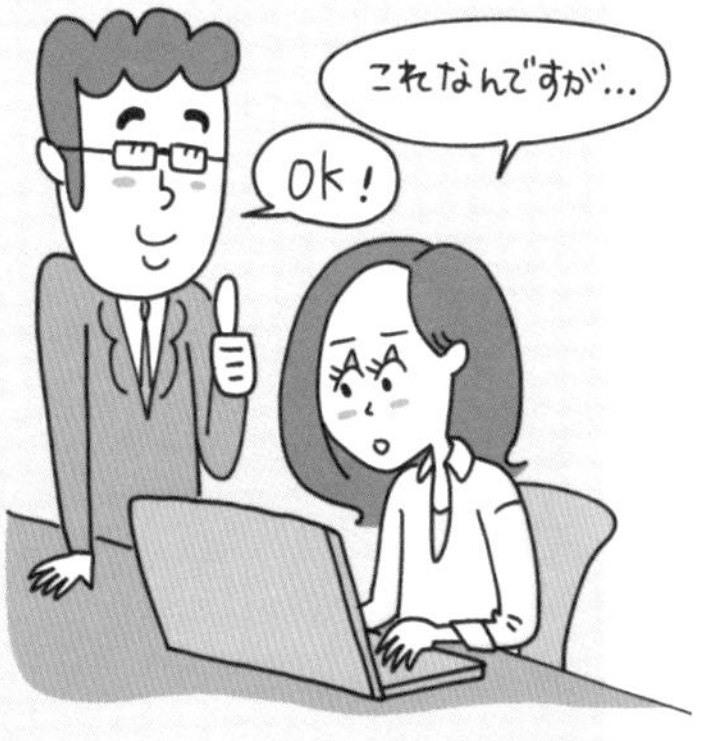

仕事の困った!

同時に複数のことができない

対策

- 作業が切り替えやすくなるツールを使う
- 依頼は紙に書いてもらう
- メモはひらがなで取る

あるある!とその原因

何かをしているときに別の作業が入るとパニックになる

→解決のヒント❶

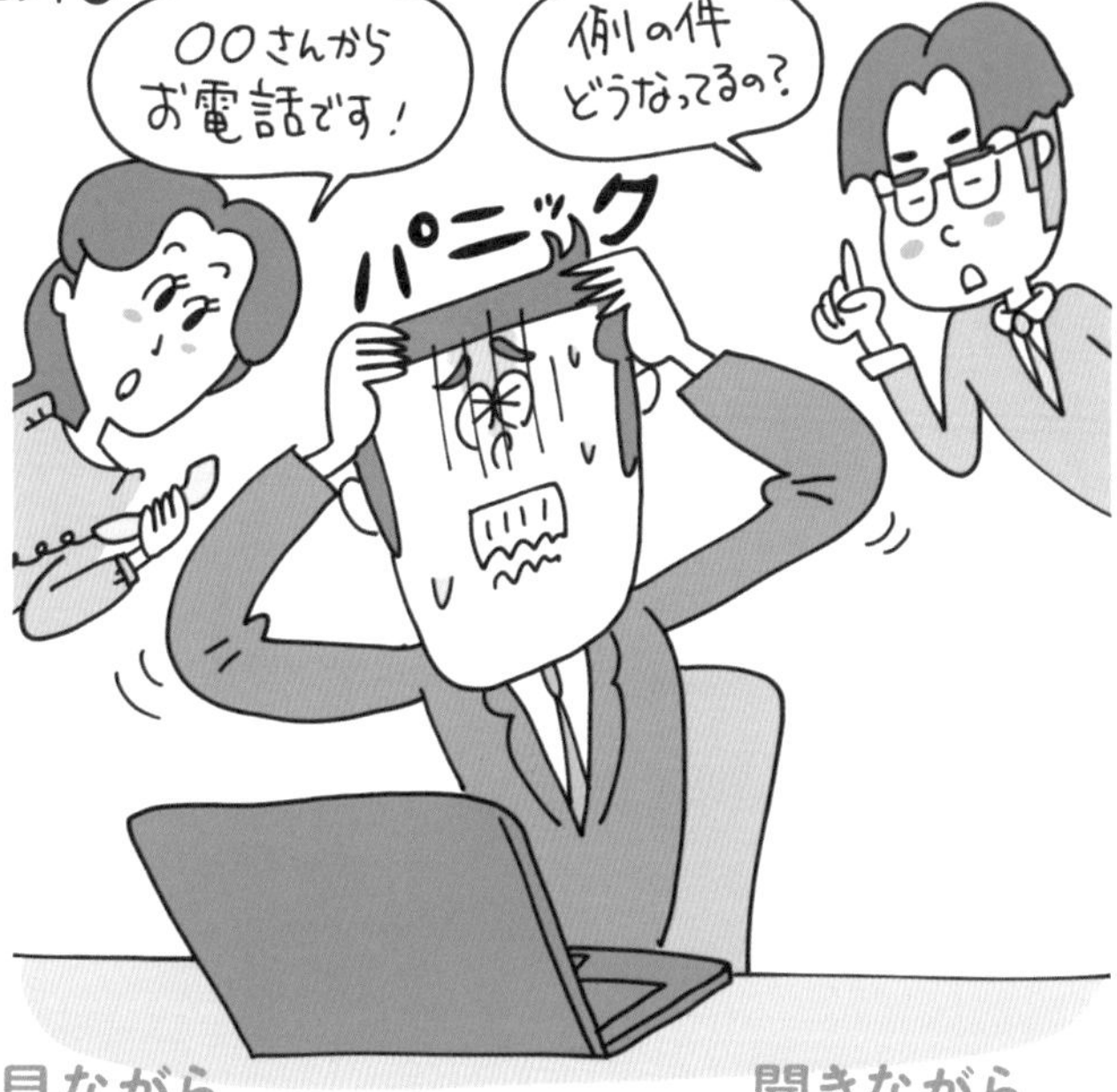
○○さんからお電話です!
例の件どうなってるの?
パニック

資料を見ながら書類を作成するのが苦手

→解決のヒント❶

聞きながらメモを取ることが苦手

→解決のヒント❷

情報の整理が苦手で注意の分配ができない

過集中や不注意の特性がある人は、注意をあちこちに分配するのがむずかしいので、マルチタスクが苦手な傾向があります。

ところが、会社で仕事をしていると、別の仕事の話をされたり、電話や来客があったりします。目の前の仕事をしながら、同時に別の仕事にも対応しなければならず、**複数の情報を整理する能力が弱い**人には、つらい環境でしょう。

かといって、どの仕事にもすぐに対応できるように、机の上にいくつもの書類を置いておいたり、パソコンで複数のウィンドウを開いたままにしたりすると、本来すべき作業に集中できなくなってしまいます。

解決のヒント1 作業が切り替えやすいツールを使う

マルチタスクができる人は、並行して複数のことを考えているのではなく、**シングルタスクを短時間で次々に処理するのが得意**なのです。ワーキングメモリが低い人は、こうしたシングルタスクの切り替えを頭の中だけで行うのは難しいので、いろいろなツールを利用しましょう。

まず**仕事別に書類を分けておく**のは大事なことです。いま必要な作業だけを机に広げ、もし別の仕事について聞かれたら、その仕事の書類が入ったファイルを出して対応し、終わったらすぐに戻しましょう。

複数のウィンドウを出すと見づらく、といってウィンドウをその都度切り替えると前のウィンドウに何が書いてあったか忘れる人には、**サブモニターの導入**がおすすめです。

書類を仕事別に分ける

仕事別に書類をファイルなどで分けておけば、「あの仕事どうなった？」と聞かれたときに、すぐにそのファイルを出して対応できる。さらにファイルスタンドで仕分けると便利

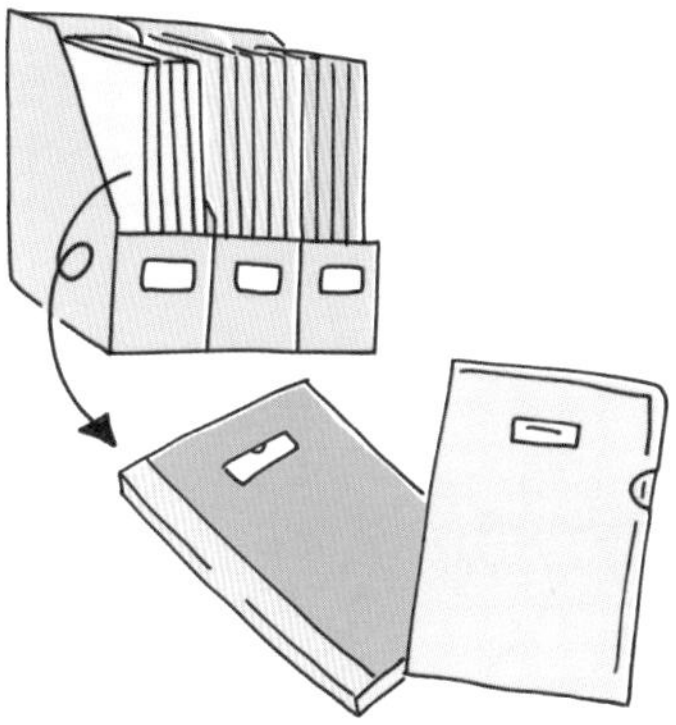

「仮想デスクトップ」を使う

一台のパソコンで、複数のデスクトップを、クリック一つで切り替えられる機能。「画面1は仕事A」「画面2は仕事B」などと振り分ければ、デスクトップを切り替えるだけで複数の仕事に対応できる

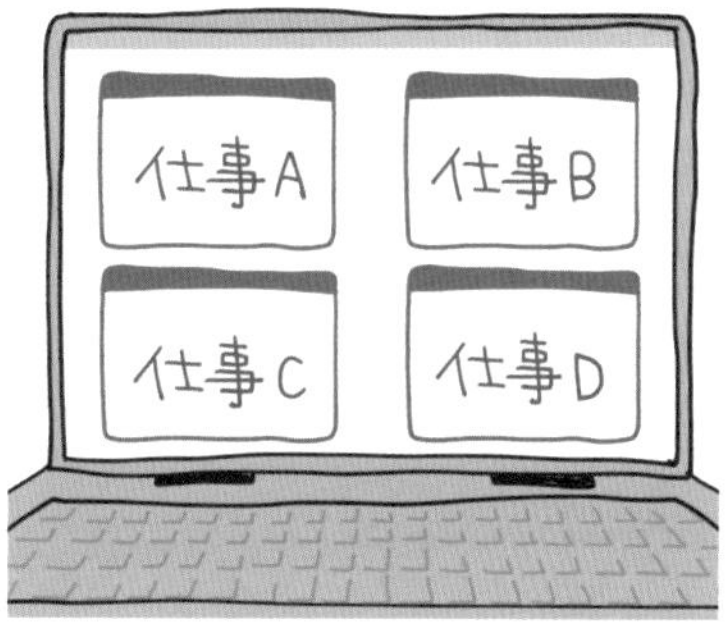

「サブモニター」を用意する

ネットで調べものをしながらワードなどで書類を書く場合は、タブレットやもう一台のパソコンをサブモニターとして使う。サブで調べものをして、メインパソコンで書類作成をすれば効率がよい

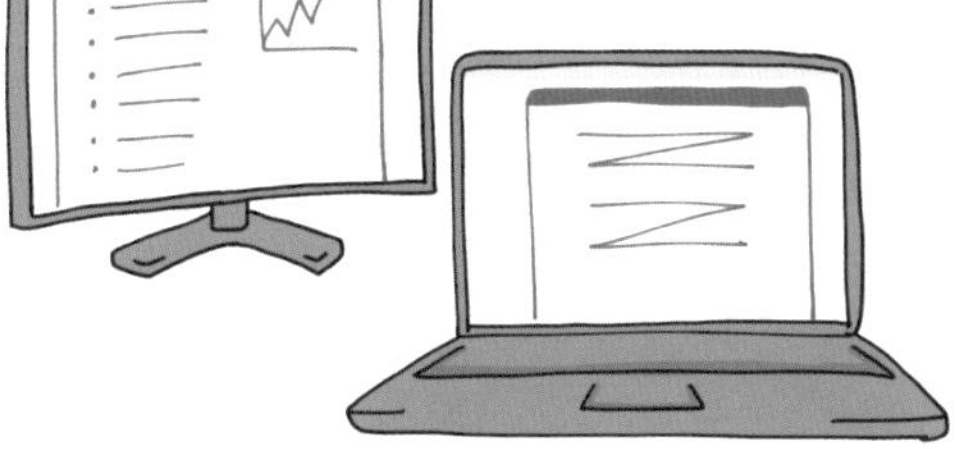

私はこうしてます

仕事中にメールが来るとそちらに対応して、そこから別の仕事を始めてしまい、元の仕事に戻れなくなります。メールの通知機能をオフにして、見る時間を3時間に1度と決め、アラームをかけるようにしました。

解決のヒント2
口頭の指示を紙でもらうか録音をする

同時に複数のことができないと、「話を聞きながらメモを取る」ことがむずかしい場合があります。メモを取りこぼさないようにするには、**依頼は口頭ではなく、紙に記入してもらったり、メールで伝えてもらったり**する方法もあります。

それでも口頭や電話で依頼や指示を受けないといけないときもあります。**相手の許可を得て録音したり、音声入力機能を使ったり**して、メモの不足を補いましょう。

「正しい漢字を使ってメモを取ろう」と思うと、ますます混乱します。急いでいるときは、「あとで意味がわかればよい」と開き直り、ひらがなやカタカナでさっと書くのでもよいでしょう。

依頼は紙やメールでしてもらう

「依頼フォーマット」を作り、依頼内容を書き込んでもらう。もしくはメールでの依頼のみとし、件名に【依頼】と明示してもらうなど、ルールを決める

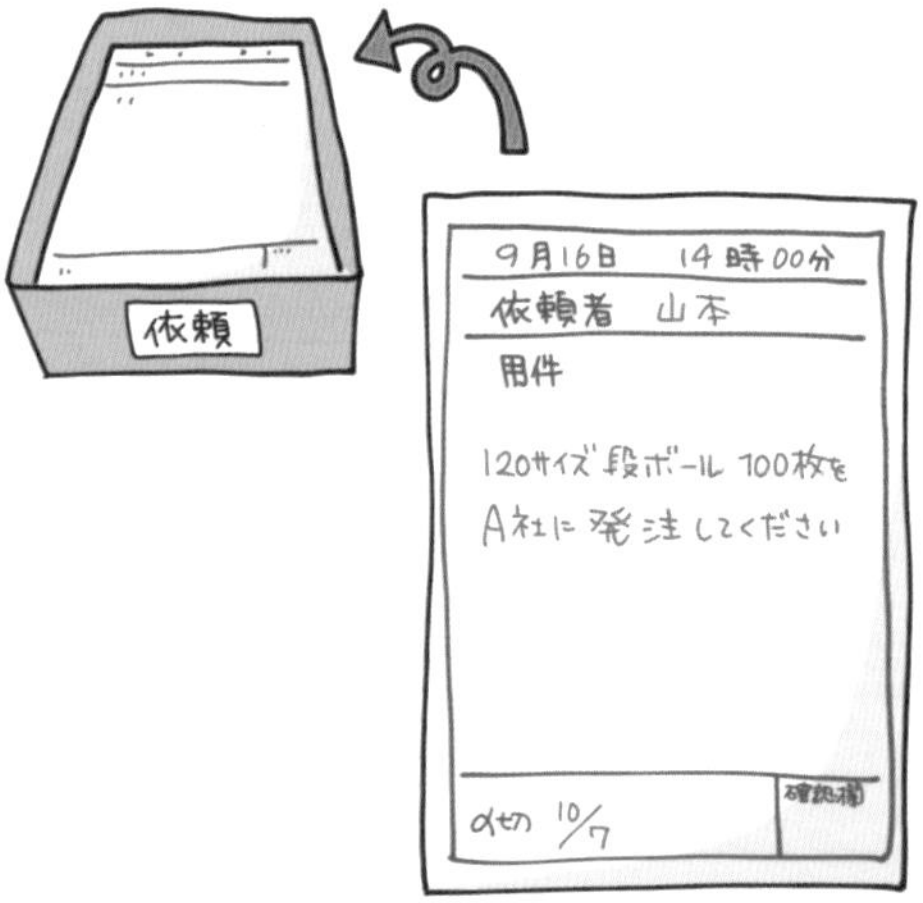

ひらがなやカタカナで書く

急いでいるときはひらがなやカタカナでメモするほうが早い。スマホなどで音声入力アプリを立ち上げ、相手の話を復唱して自分の声を記録してもよい

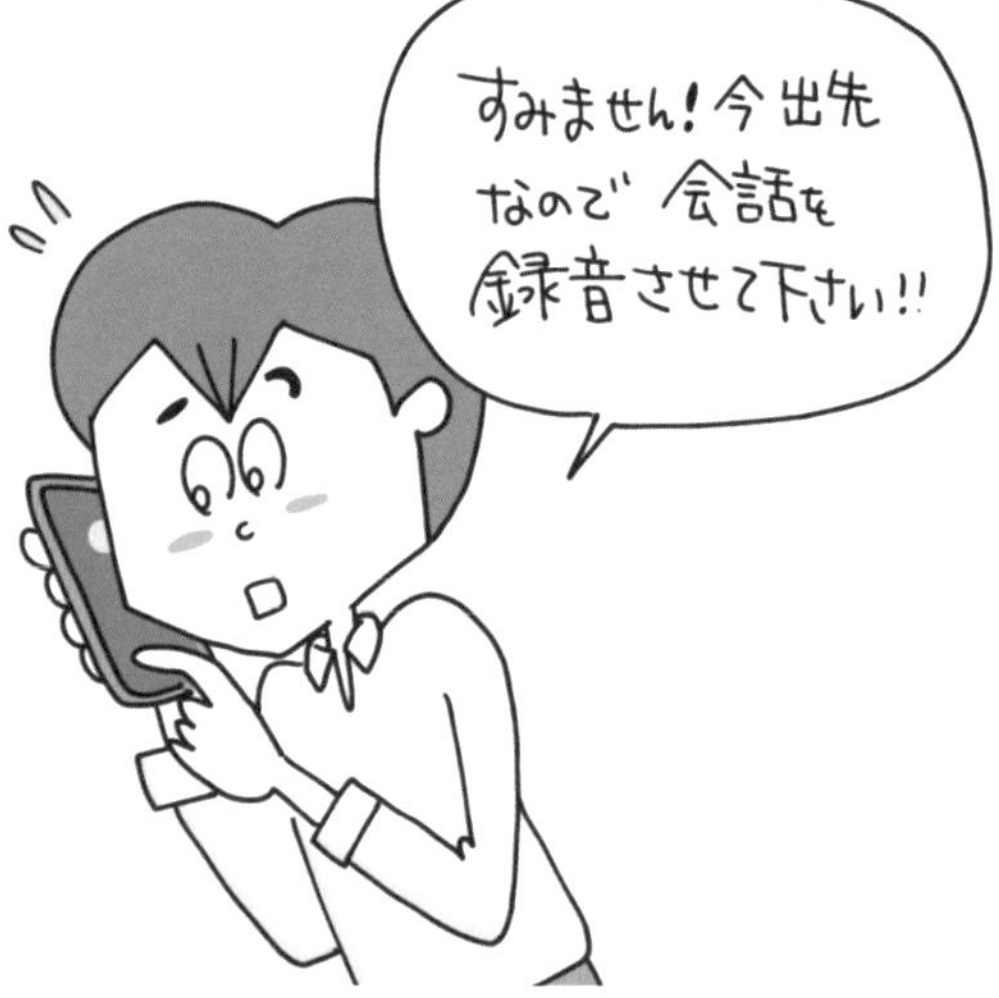
すみません! 今出先なので会話を録音させて下さい!!

「通話録音アプリ」を使う

外出中などでメモが取れないときは、通話録音アプリが便利。ただし相手の声も録音するので、事前に「録音してもいいですか?」と聞くのがマナー

ポジティブシンキング！ 一つの作業に没頭することで作業の効率が上がることもある

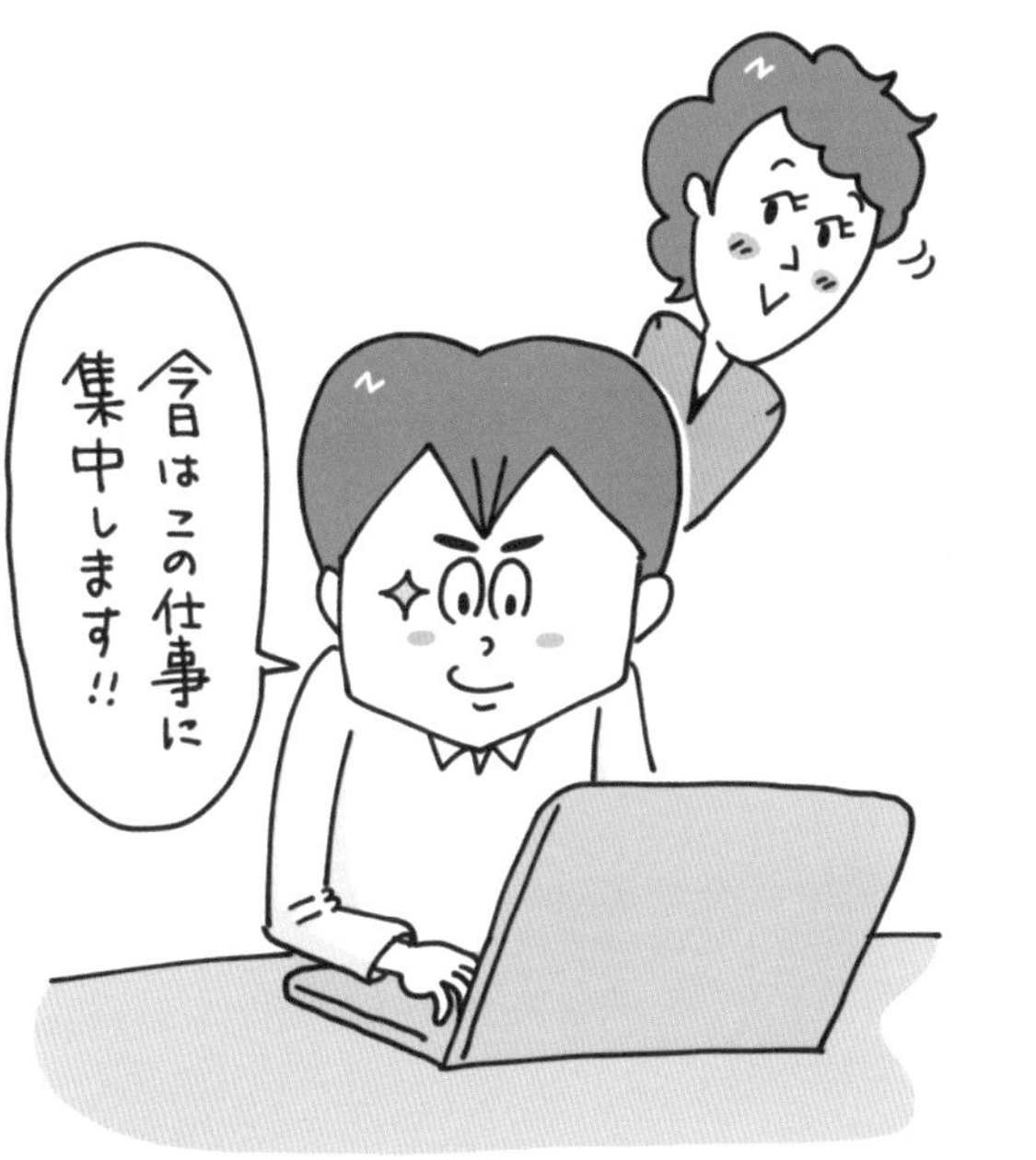
今日はこの仕事に集中します!!

複数の作業に注意を分配して同時進行できないということは、裏を返せば、一つの仕事に集中してやり遂げるのが得意とも言えます。こうした特性は、プラスに働くことも多いのです。

そのためには、あれもこれもとよくばらずに、仕事に順番をつけて、一つずつ確実に終わらせていきましょう。仕事の優先順位がわからなければ、上司に「どちらを優先すべきか」を確認して、期日をしっかりと決めればよいのです。

順番を整理できたら、「今日一日（今から一時間）はこの仕事にかかります」などとまわりに宣言して、集中して取り組む時間を確保しましょう。たとえ仕事を同時に進行できなくても、最終的にすべてが期日までに間に合えばよいのです。

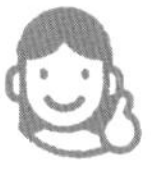

私はこうしてます

社外の人に「緊急時は携帯にお電話ください」と伝えて、さりげなく「メインのやりとりはメール希望」とアピール。電話に煩わされることが減りました。定期的にメールをチェックして、迅速な対応を心がけています。

まわりができること 口頭で指示を出さず紙に書いて明示

仕事の指示を出すときは、一度にたくさんのことを伝えず、一件ずつ順番や締め切りを決めて伝えます。口頭よりも紙に書いたほうが、伝え漏れがなくなるでしょう。もし忙しさから本人がパニックになっていたら、落ち着いてから指示を出しましょう。

聞きながらメモを取る電話が苦手な人も多いので、できる範囲で配慮をしましょう。

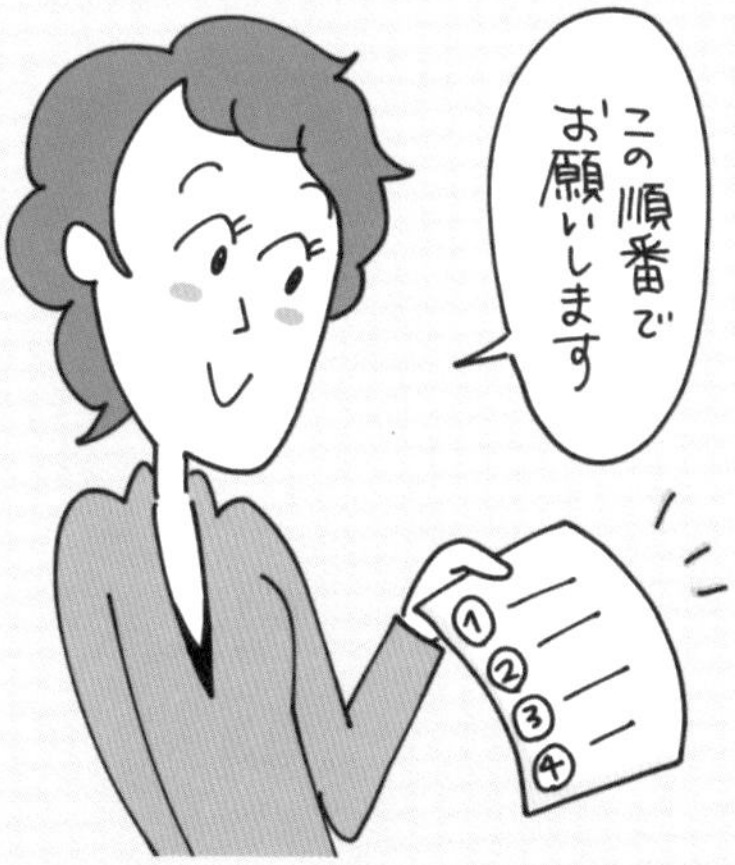
この順番でお願いします

仕事の困った!

臨機応変な対応が苦手

対策

- 変化は当然と日頃から耐性を作る
- 変更が起きたら深呼吸
- 予定を詰め込まない

あるある!とその原因

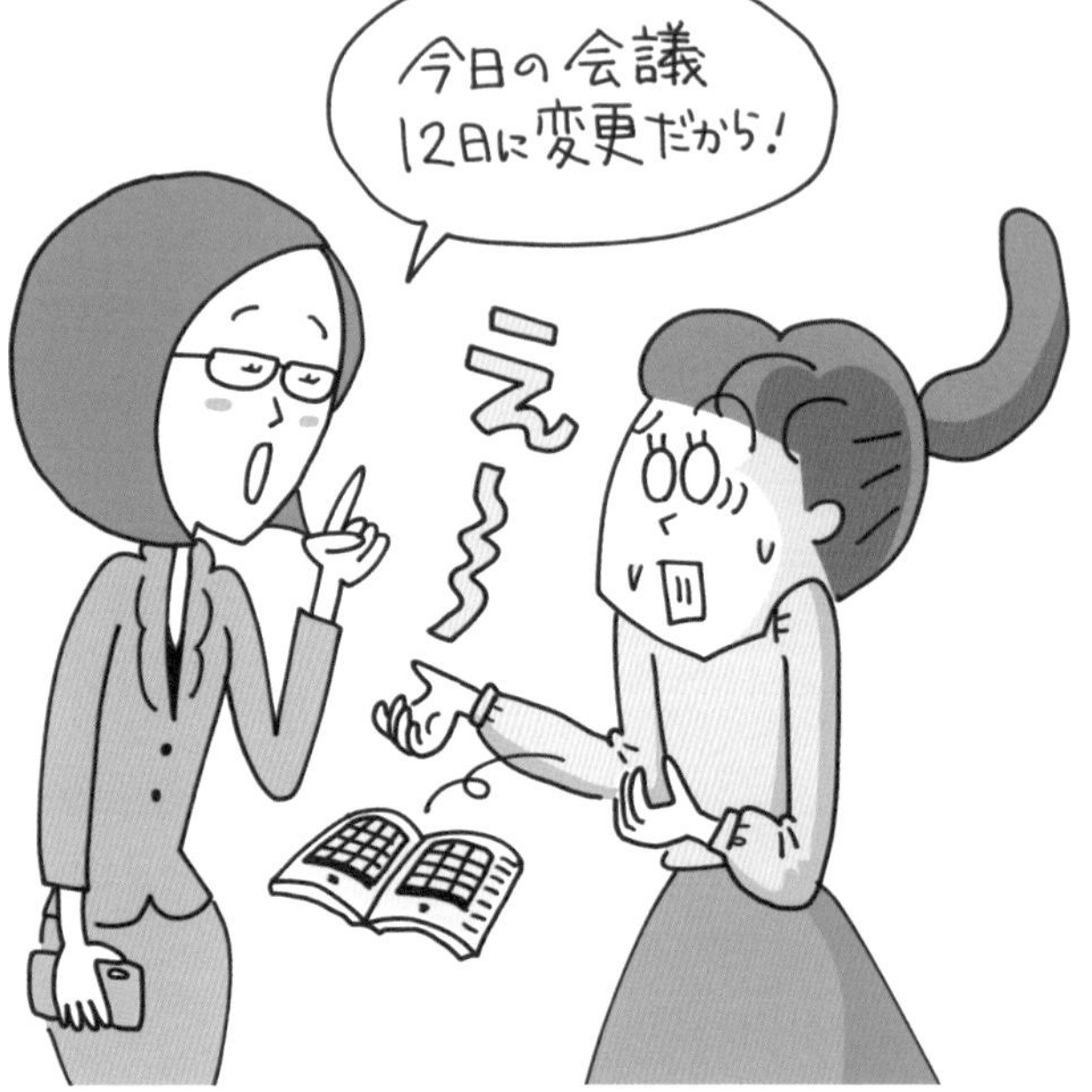

予想外の仕事が入ったり、スケジュールが変わったりするとすぐ対応できない

→解決のヒント❶、❷

スケジュールを調整するのが苦手

→解決のヒント❸

こだわりが強く変化に不安を覚える

予定の変更に対して、すぐに対応できなかったり、スケジュール調整ができなかったり──。発達障害がある人の特性として、**「変化に弱い」**ことがあげられます。混乱して返事がしどろもどろになったり、不安感から「できません」と即答して、わがままだと取られたりする場面もあるでしょう。

決められたことを順番通りに行うことが得意な人は、変更がなければうまく仕事を進められます。しかし、**予定の変更や見通しの立たない出来事があると、たちまち不安を覚えてしまいます。**物事の細部に目が行きやすいため、わずかな変化でもパニックになりやすいのです。

解決のヒント1

変化は当然と日頃から耐性を作る

誰しも仕事は思い通りに進めたいですが、実際にはそうはいかないことがほとんど。日頃から**「スムーズに進んだらラッキー」という心がまえ**でいれば、突然の変更があっても、動揺が少ないでしょう。

さらに、過去の経験をもとに可能な範囲で対策を考えておけば、焦らずに仕事を進められます。**過去にあったトラブルとその対応方法を書き留めておいたり、頻繁に起こりうることをメモしたりして対応マニュアルを作り、**ふだんから見返す習慣をつければ、トラブルへの耐性がつくでしょう。

変更といっても、すべてが変わるわけではなく、**変わらないところもあるはずです。そこを安心ポイントにして、冷静に対応**しましょう。

うまくいけばラッキーと考える

「トラブルなく仕事を進めなくてはいけない」と思いすぎると、変化に対応できなくなる。「トラブルはいつでも起こるもの」くらいに考えて

変わらない部分に注目する

急な予定変更があったとしても、日時、場所、相手のすべてが変わるということはないはず。動揺せず「時間だけが変更か」などと冷静に対応を

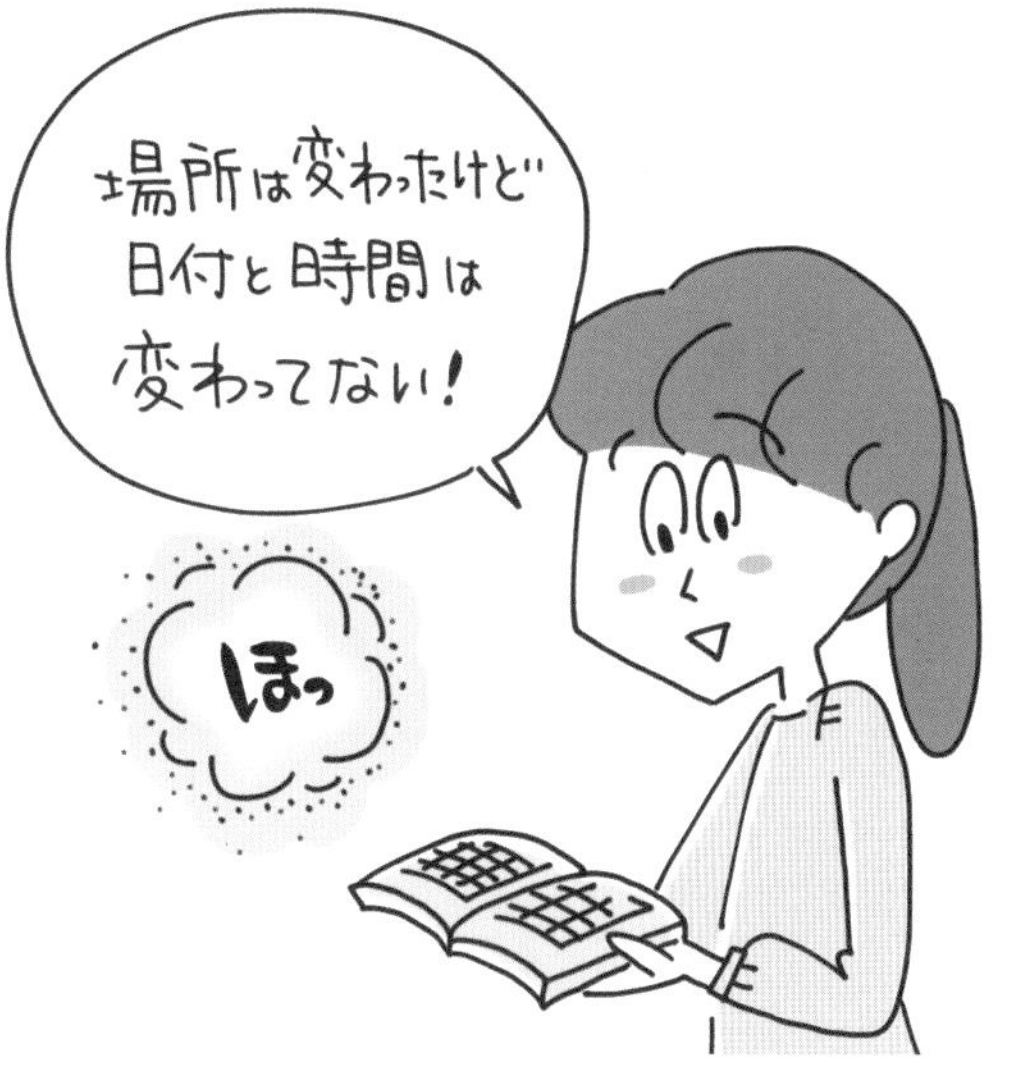
場所は変わったけど
日付と時間は
変わってない！
ほっ

過去のトラブルを記録

これまでのトラブルとその対応方法を記録して、ときどき目を通せば、「いろいろあったけれど乗り越えてきたな」と自信がつき、変化をむやみにおそれなくて済む

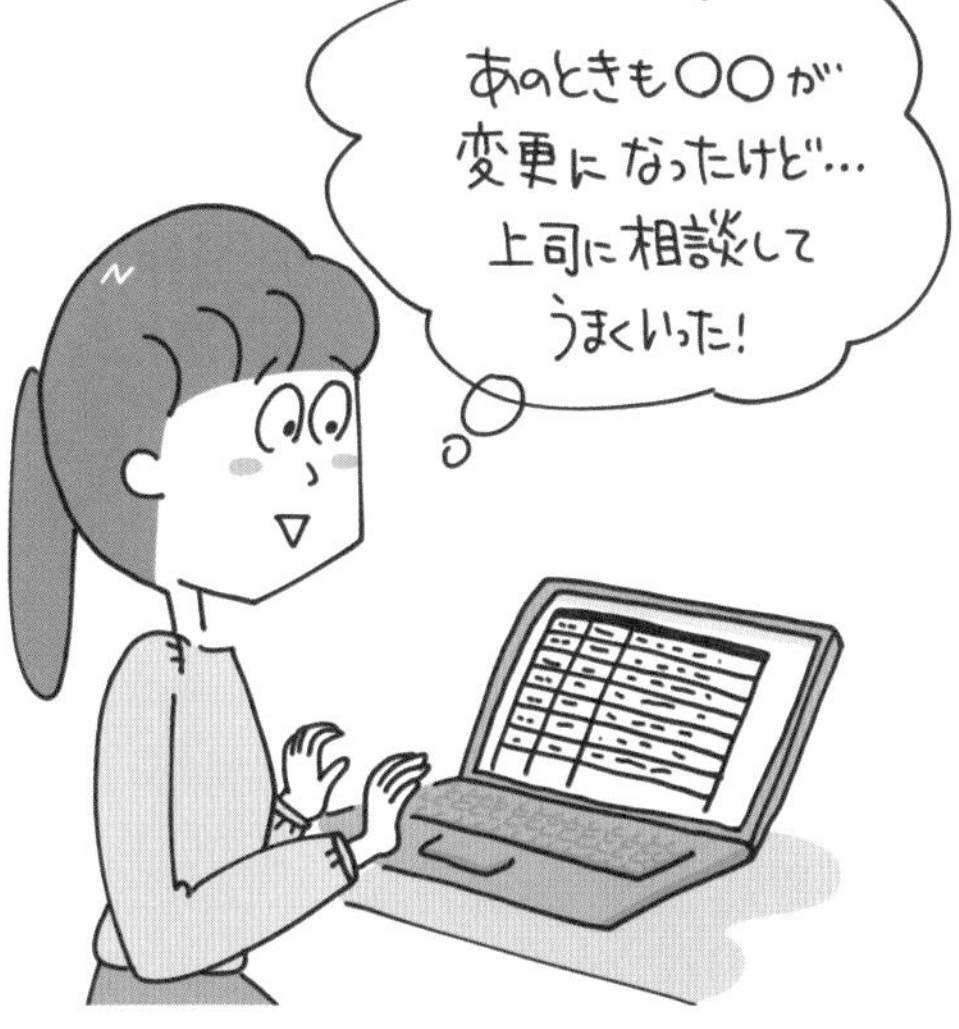
あのときも○○が
変更になったけど…
上司に相談して
うまくいった！

対応マニュアルを用意

自分なりの対策法をまとめて、毎回、仕事を始める前に目を通せば、変更があったときにスムーズに対応できるようになる

私はこうしてます

修正や変更を求められると、「ここまでがんばったのに」とモチベーションが落ちます。変更箇所を聞いたあとは、「ここは、このままですよね」と変わらない部分について念を押して、自分の気持ちを維持しています。

解決のヒント2

変更があれば深呼吸などで冷静になる

情報処理能力が弱いと、新しい情報が入ってきたときに、取捨選択がうまくできません。そのため、仕事で予定外のことがあると情報があふれて混乱してしまいます。こんなときに**まず大切なのはクールダウンすること。冷静になれば、次に取るべき行動が見えてきます。**

そのためには少し時間をもらって、ザワザワした部屋から**一旦離れましょう。**トイレや給湯室など落ち着ける場所をあらかじめ決めておきます。**むずかしい場合は席で深呼吸するだけでも少し落ち着きます。**

落ち着いたら、対策を考え、上司に相談します。落ち着いて対策を考えるためにも、変更はなるべく早く知らせてもらえると助かると、日頃から伝えておくのもよいでしょう。

「これ、急いでやって」などと頼まれたら…

まずはクールダウン

定型句を言う
「予定を確認するので少しお時間をいただけますか」などと言って、落ち着くための時間を確保する

気持ちを落ち着かせる
「ちょっと失礼します」と席を外したり、深呼吸したり、刺激が少ない静かな場所へ行く

↓

クールダウンができたら

↓

冷静に考えてスケジュールを見直す

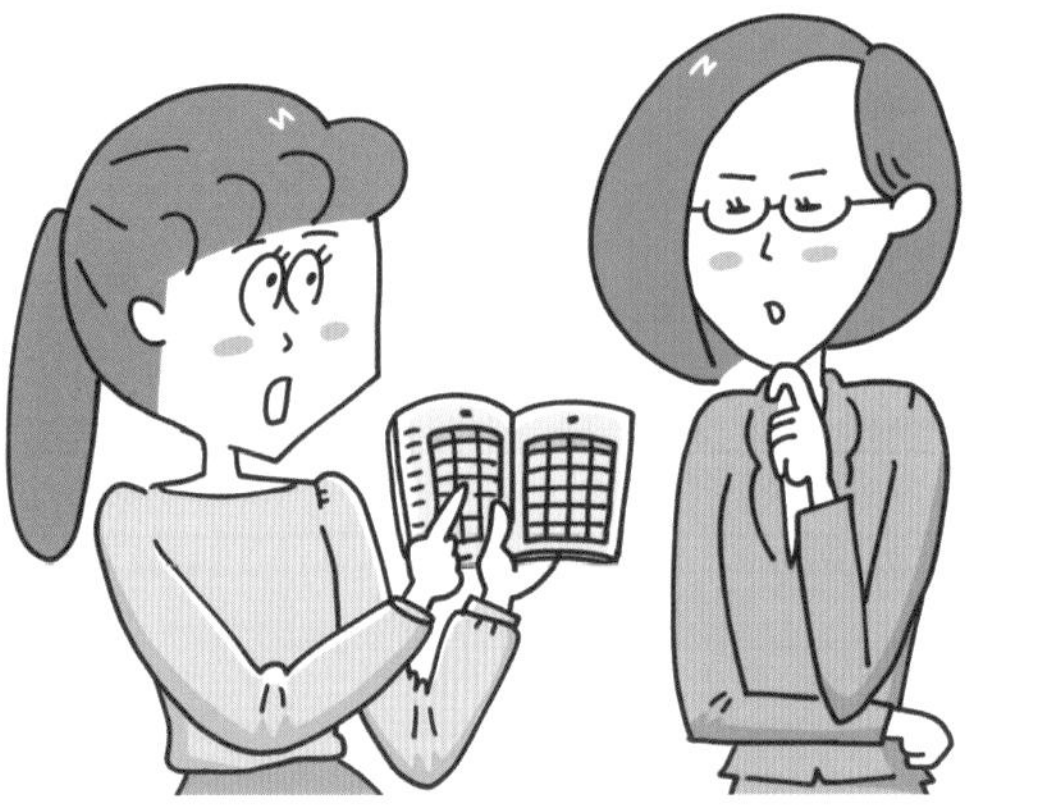

「お待たせしました。締め切りはいつまでですか」などと聞いて、仕事の期日や優先順位を確認。スケジュールを調整したり上司に相談したりする

あらかじめ伝えておくのも手

クールダウンのために席を外すことが多すぎると、いぶかしく思われることも。事前に「臨機応変に対応することが苦手なので、落ち着くために席を外すことがあります」と伝えておくのもよい

解決のヒント3
予定を詰め込みすぎない

仕事でもプライベートでも、予定がいっぱいだと臨機応変に対応しづらくなります。急な変更に焦らず対応するには、**予定を詰め込みすぎないことも重要です。**

スケジュールの調整が苦手なら、**予定の優先順位を決めておきましょう。**

1番　冠婚葬祭と家族の病気
2番　有給中の予定
3番　仕事の約束

などと決めておけば、予定が重なりそうになったときにもパニックにならず、順位ごとにスケジュールを埋めていけます。

予定を詰め込まない

予定をぎっちり入れると急な予定の変更に対応できず、気持ちにも焦りが出てしまう。仕事もプライベートもゆとりあるスケジュールを組んで

自分に合ったスケジュール帳を選ぶ

予定の振替候補日をいつにするか、すぐに判断ができるスケジュール帳を選ぶ。マンスリー型かウィークリー型か、紙の手帳かスマホアプリかなど、自分が使いやすいものを選ぶ

候補日も予定に入れておく

確定していない予定でも、候補日をスケジュール帳に書き込んでおく。ほかの予定と重なるリスクを避けられるし、候補日を忘れることも防げる

優先順位を決める

有給中に仕事が入りそうになると迷うが、休まないと、疲れて仕事に支障が出ることも。今の自分にとって必要なものを、つねに考えながら決める

私はこうしてます

金曜日はなるべく、会議や打ち合わせなどの人と関わる仕事を入れないようにしています。木曜までに終わらなかった仕事や変更になって増えた仕事があっても、金曜日に集中して対応できるので、安心感があります。

まわりができること
変更しない部分も伝えて安心させる

仕事を依頼するときに、「予定は変更になる可能性がある」と伝えておいたり、変更を想定した複数のプランを提示して「ここが変わったらこうする」などと指針を示したりしておくとよいでしょう。変更があったとしても、「でもこの部分は変わらないよ」などと安心させると、混乱や不安が軽減することがあります。

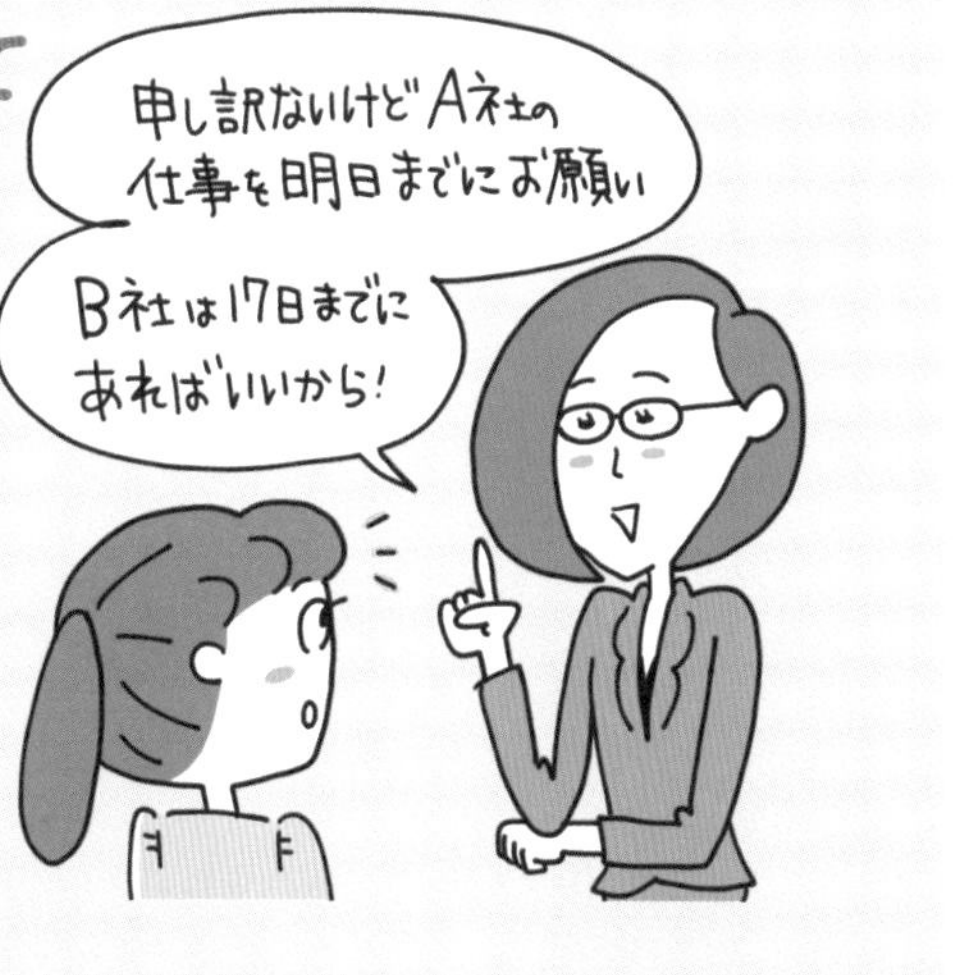
申し訳ないけどA社の仕事を明日までにお願い
B社は17日までにあればいいから！

仕事の困った!

身だしなみを注意される

対策

- 清潔感第一でオフィス向きの服装を
- 服のローテーションを決めてハンガーにかける

あるある!とその原因

清潔感がないと言われる

→解決のヒント❶、❸

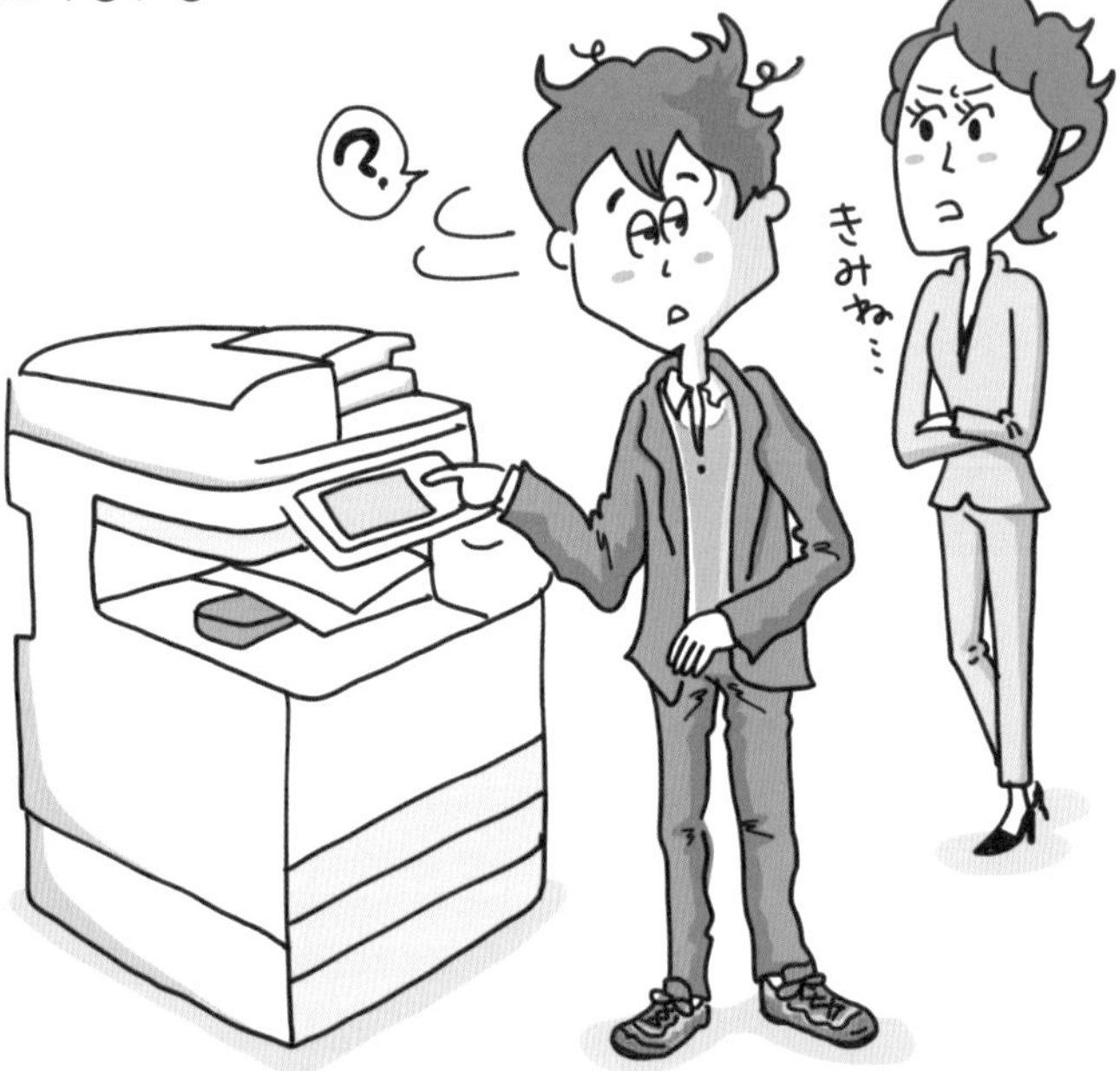

TPOに合わせた服装がわからない

→解決のヒント❶

毎朝服を選ぶのがストレス

→解決のヒント❷

周囲からの視線に無頓着

衝動的な特性が強い人は、仕事用の服を買いに行ったはずなのに私服を買ってしまったり、**自分の好きなものを優先的に着たりする**ことがよくあります。そのため、職場に着ていくための服がなくて困る、職場に似つかわしくない服を着て顰蹙《ひんしゅく》を買うなどという事態に陥りがちです。

服に無頓着で周囲からの視線を気にしない人は、毎日同じ服を着たり、髪がボサボサだったりして、清潔感がないことがあります。

また、**物の管理が苦手な特性がある**と、仕事の服のまま寝転んでしわだらけになったり、クリーニングに出すのを忘れてスーツなどが汚れたままだったりすることもあります。

解決のヒント①

清潔感第一でオフィス向きの服装を

仕事を円滑に進めるには、周囲をイヤな気持ちにさせない最低限の身だしなみも大切です。職場の文化にもよりますが、**会社と家での服装は分けて考えるのが一般的。**パーカーやジーンズ、ミニスカートや派手な服装は問題視されることもあります。

下に提示したのは無難と思われる服装の一例です。同僚がどんな服装をしているのか観察をして、少しずつまねをするのもよいでしょう。

一番大切なのは、清潔感。何日も入浴しなかったり、下着を替えなかったりすると、自分では気づかないうちにイヤなにおいを振りまくことも。下着は毎回洗濯し、入浴や洗髪で小ぎれいにしましょう。出かける前に、**服装や髪型を鏡で見る習慣をつけましょう。**

オフィス向きの服装の一例

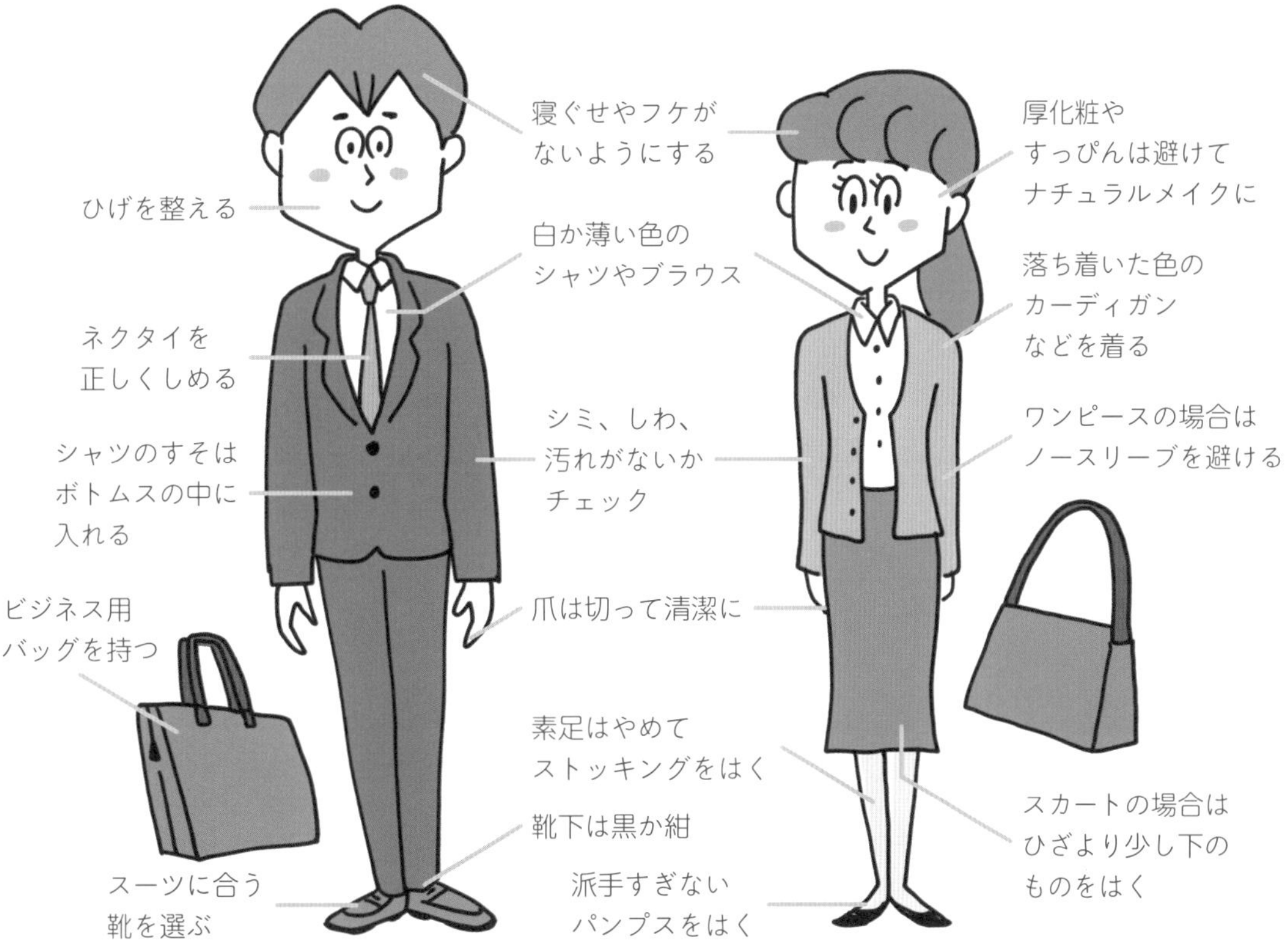

寝ぐせやフケがないようにする
ひげを整える
白か薄い色のシャツやブラウス
ネクタイを正しくしめる
シミ、しわ、汚れがないかチェック
シャツのすそはボトムスの中に入れる
爪は切って清潔に
ビジネス用バッグを持つ
素足はやめてストッキングをはく
靴下は黒か紺
スーツに合う靴を選ぶ
派手すぎないパンプスをはく
厚化粧やすっぴんは避けてナチュラルメイクに
落ち着いた色のカーディガンなどを着る
ワンピースの場合はノースリーブを避ける
スカートの場合はひざより少し下のものをはく

私はこうしてます

ひとりでは判断がつかないので、毎朝出かける前に、家族に服装や身だしなみでおかしいところがあれば、具体的に指摘してもらっています。オフィス用の服を買いに行くときも、家族についてきてもらっています。

解決のヒント2

服の上下を3セット作りローテーション

時間感覚が弱いと、毎朝「今日は何を着よう」と悩み出して、遅刻してしまうことがあります。余計な迷いをなくし、迷わず服を選べるようにするには、**服装のローテーションを決めておくのがおすすめ**です。

たとえばスーツ3着とシャツ3枚を用意すれば、組み合わせ次第で9通りの着回しができ、1週間をしのげます。女性なら、ブラウスとカーディガン、スカート（パンツ）を、それぞれ3着ずつ用意して組み合わせるとよいでしょう。さらに、**雨の日用のコーディネートを決めておけば、天気に惑わされにくくなります。**

仕事用の服を買うときは、**モノトーン系の色やシンプルなデザインのものを選ぶ**と、ほかのアイテムと合わせやすくなります。

9パターンの着回しができる

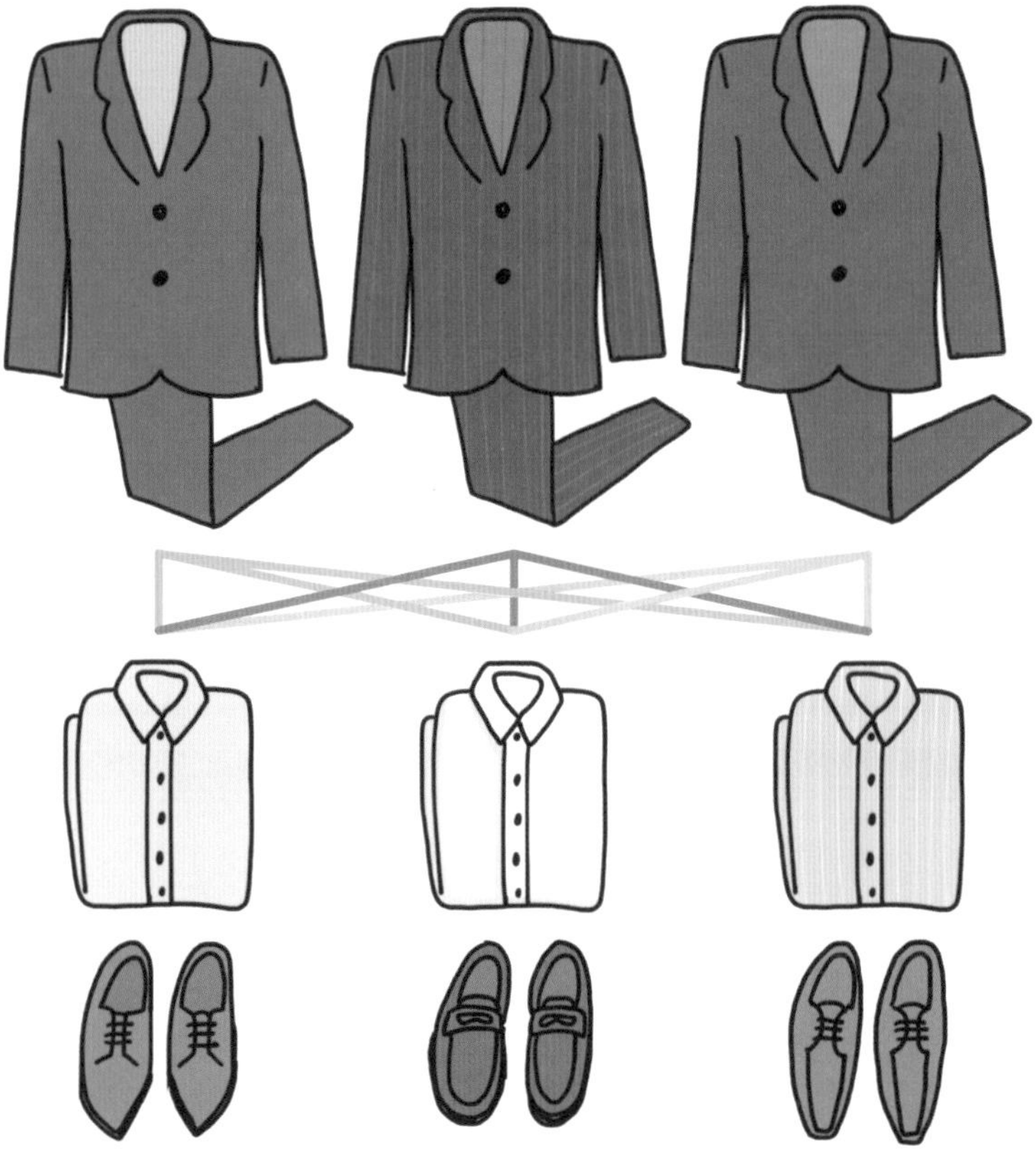

着回しは一度着てみて組み合わせを考える

組み合わせを考えるときは、必ず一度着てみて、おかしなところがないかチェックを。女性は「カーディガン+ワンピース」の組み合わせもおすすめ

靴は毎日はき替える

同じ靴を連日はくと傷みやすいので、最低2足は用意して、交互にはき替える。雨の日用の靴も用意しておくと便利

解決のヒント3

帰宅後すぐにスーツを脱いでハンガーに

疲れて帰ったからと、スーツのまま食事したり寝転がったりするのは避けましょう。汚れやしわがつくと不潔に見えます。**帰宅後はすぐハンガーにかけましょう。**

シャツは毎回洗濯を。アイロンが面倒なら、少々高くても形状記憶シャツを買うか、クリーニングに出しましょう。**スーツのクリーニングは夏なら2週間に1度、冬は1シーズンに1度が目安**です。忘れないようスケジュール帳に書きましょう。

仕事服のまま寝転がらない

スーツやシャツ、スカートは、生地にもよるが、しわがつきやすい。すぐに洗濯したりハンガーにかけたりして、汚れがないかもチェックを。メイクも早めに落とすほうが、肌への負担が減る

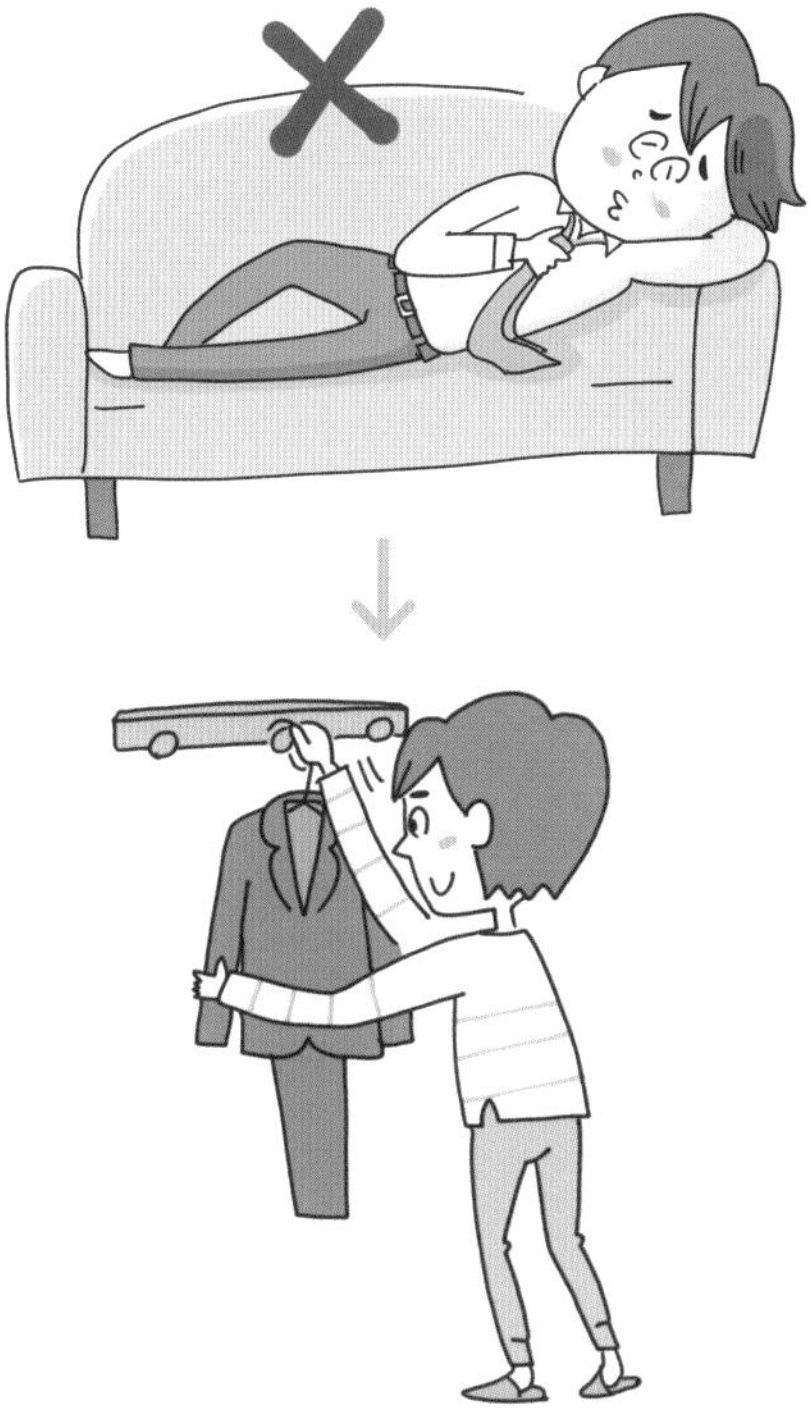

まわりができること

自覚がない場合は優しく指摘する

本人はまわりから自分の容姿がどう思われているかに興味がなかったり、そもそも服装に気をつかう余裕がなかったりするのかもしれません。そういう場合は、さりげなく指摘するとよいでしょう。

感覚鈍麻で暑さ寒さを感じづらい人もいます。「そろそろ寒いからコートを着た方がいいよ」などとアドバイスしましょう。

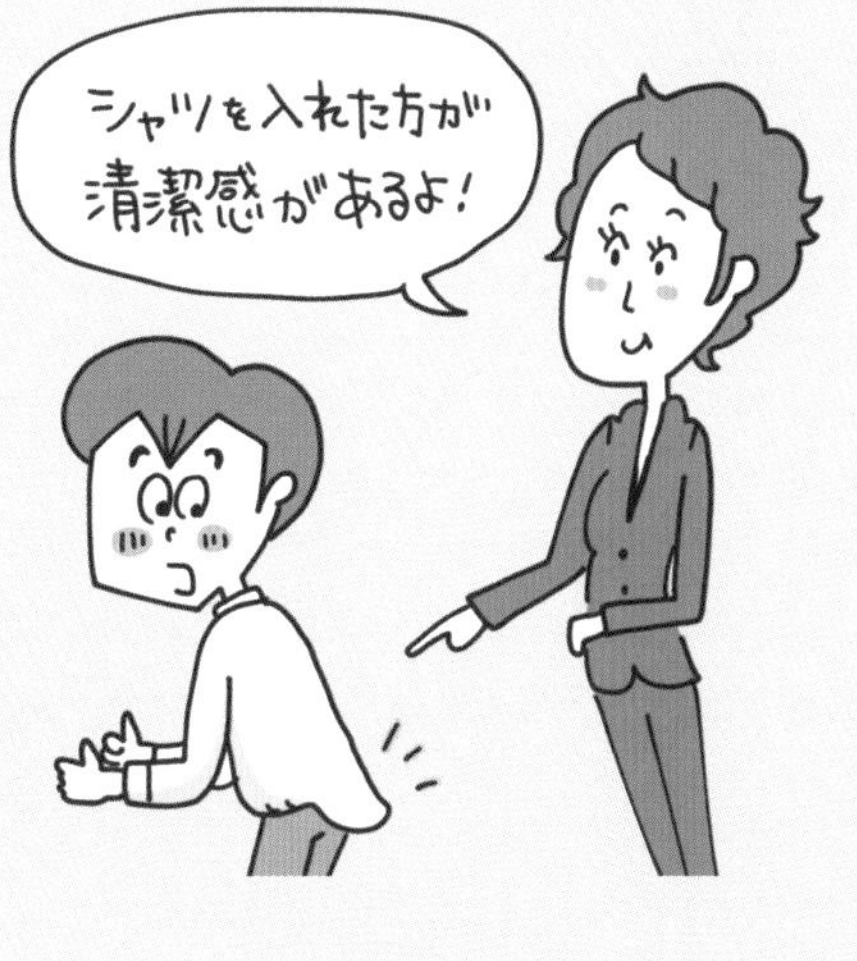

私はこうしてます

朝出かける前に、帰宅後に着るルームウェア一式とハンガーを用意して、リビングに置いておきます。帰宅後はいちいち寝室に服を取りに行かなくてもすぐ着替えられるので、スーツにしわがつかなくなりました。

column 2

リモートワークでさぼらないようにするには?

並行作業が苦手で過集中な特性がある人にとって、ひとりで集中できるリモートワークは成果が出しやすい働き方と言えます。しかし、意思決定や計画立案、時間感覚の弱さや不注意などの特性から、仕事がはかどらないという悩みも増えています。

私はこうしてます

とにかく着替える

部屋着のままだといつまでもスイッチが入りません。ベッドから起きて着替えるのは一番大変な作業ですが、とにかくそれだけを済ませれば、あとはスムーズに動けます。

仕事をする机を決める

食事をするテーブルやリビングで仕事をすると集中できません。テレビが目に入らない位置に仕事用の机を置き、そこには仕事以外の物を置かないようにしています。

バランスボールに座る

椅子にじっと座っていられないので、バランスボールを買いました。油断をすると滑り落ちるので緊張感が持続します。飽きたら運動して気分転換もできます。

定期的に上司と連絡を取る

定期的に上司から電話やWEB連絡をもらっています。進捗を話さなければいけないので、さぼりグセが減りました。

やっていることを声に出す

集中力が切れてきたときは、「いま私はプレゼン用の資料を作っている」「○時までに絶対に終わらせる」などと声に出します。意識がほかのことに移るのを防げます。

喫茶店に行く

その日にしなければならない仕事の資料だけを持って、喫茶店に行きます。ほかにすることがないので、イヤでも仕事に取りかかれます。人の目が緊張感も高めてくれます。

シェアオフィスを借りる

思い切ってシェアオフィスを借りました。賃料がもったいないので毎日通うようになり、オフィスに行くと自然に仕事のスイッチが入るので快適です。

WEB打ち合わせを入れる

なるべく1日に1度はWEB打ち合わせが入るように予定を組んでいます。人と話すと頭がはっきりして、そのあとの仕事が進みます。

3章 対人関係の困った！

仕事をするうえで、上司や同僚とのやり取りはかかせません。
コミュニケーションのスキルを身につけて、
職場での居心地の悪さを解消しましょう。

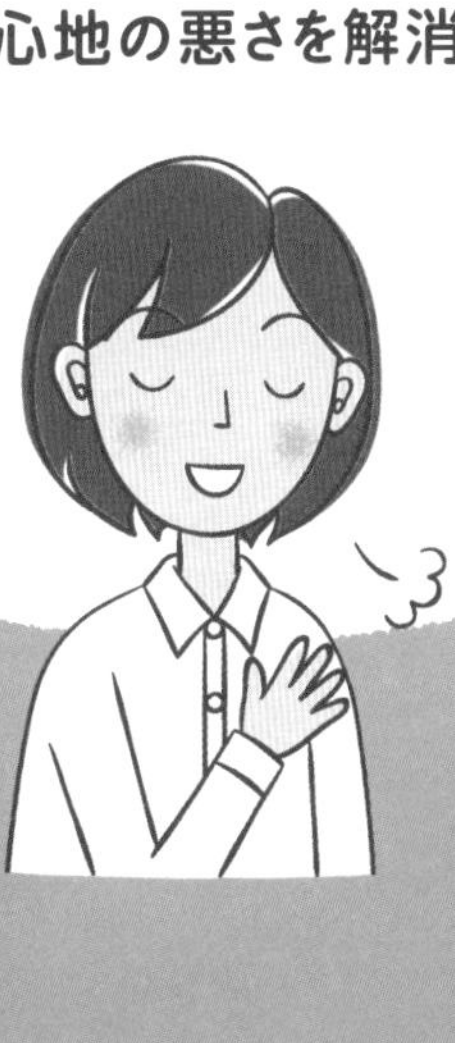

対人関係の困った!

対人関係に影響する特性を知ろう

コミュニケーションの問題

言葉以外の情報を受け取りづらい

顔の表情や声のトーンなどから相手の感情を読み取るのが苦手で、相手の発言を言葉どおりに受け止めるので、冗談などがわからず困ることがある

思ったままを口に出す

「それを言うと相手がどう思うか」まで意識が至らず、思ったことをストレートに口に出すので、怒りを買うことがある

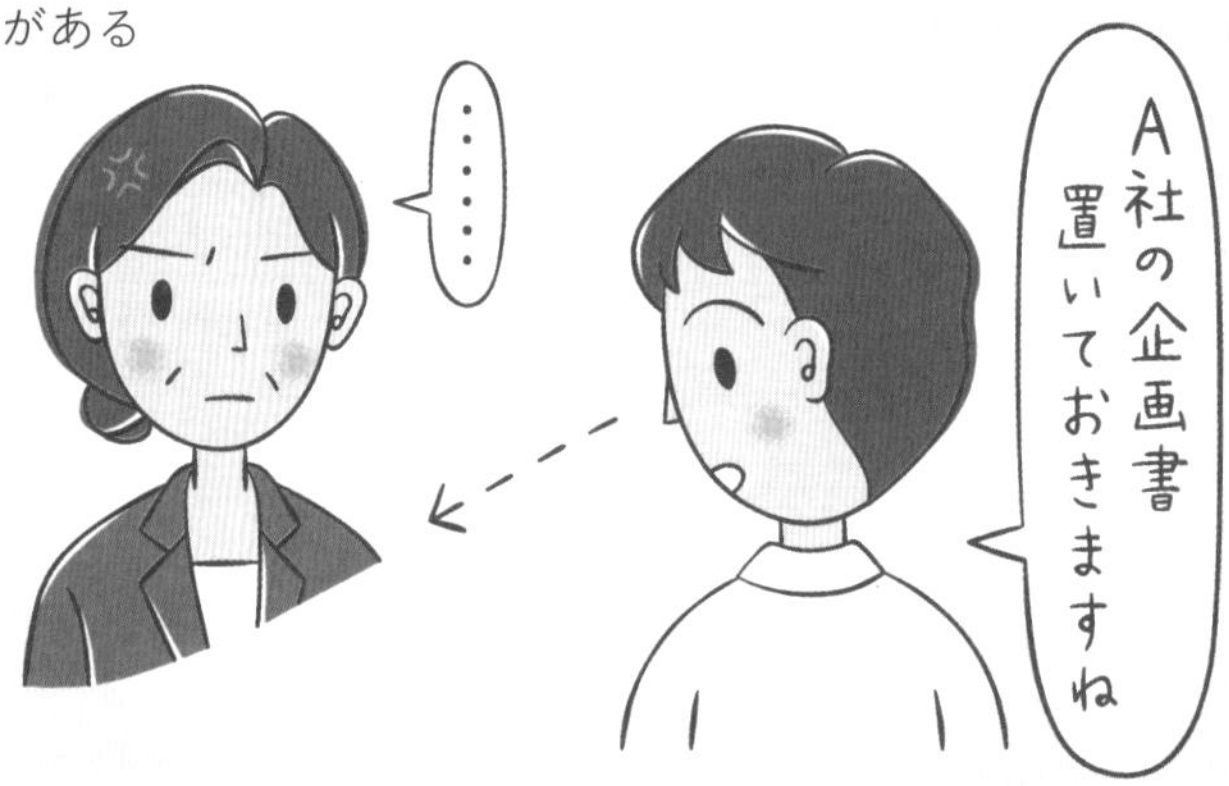

視線が合いにくい 表情が出づらい

相手の目を見なかったり、無表情で話をしたりすることが多く、失礼だと思われたり誤解されたりしがち

抽象的な言葉を理解しにくい

「できればお願い」といった抽象的な言葉を理解しづらく、「できないからしなくていい」などと受け止めることで、誤解が生じる

耳で聞いて物事を理解するのが苦手

口頭で言われただけでは理解しにくいことがあり、「何度も言っているのに」などと思われる要因になる

こだわりが強い

興味に偏りがあるので、人の話題に乗りにくい。逆に、自分が話したいことは好きなだけ話し続けたりするため、「会話」がうまくできない

テーマのない雑談が苦手

とくにASDの人は雑談が苦手。テーマのない会話に意義を見い出せない

不注意や衝動性の問題

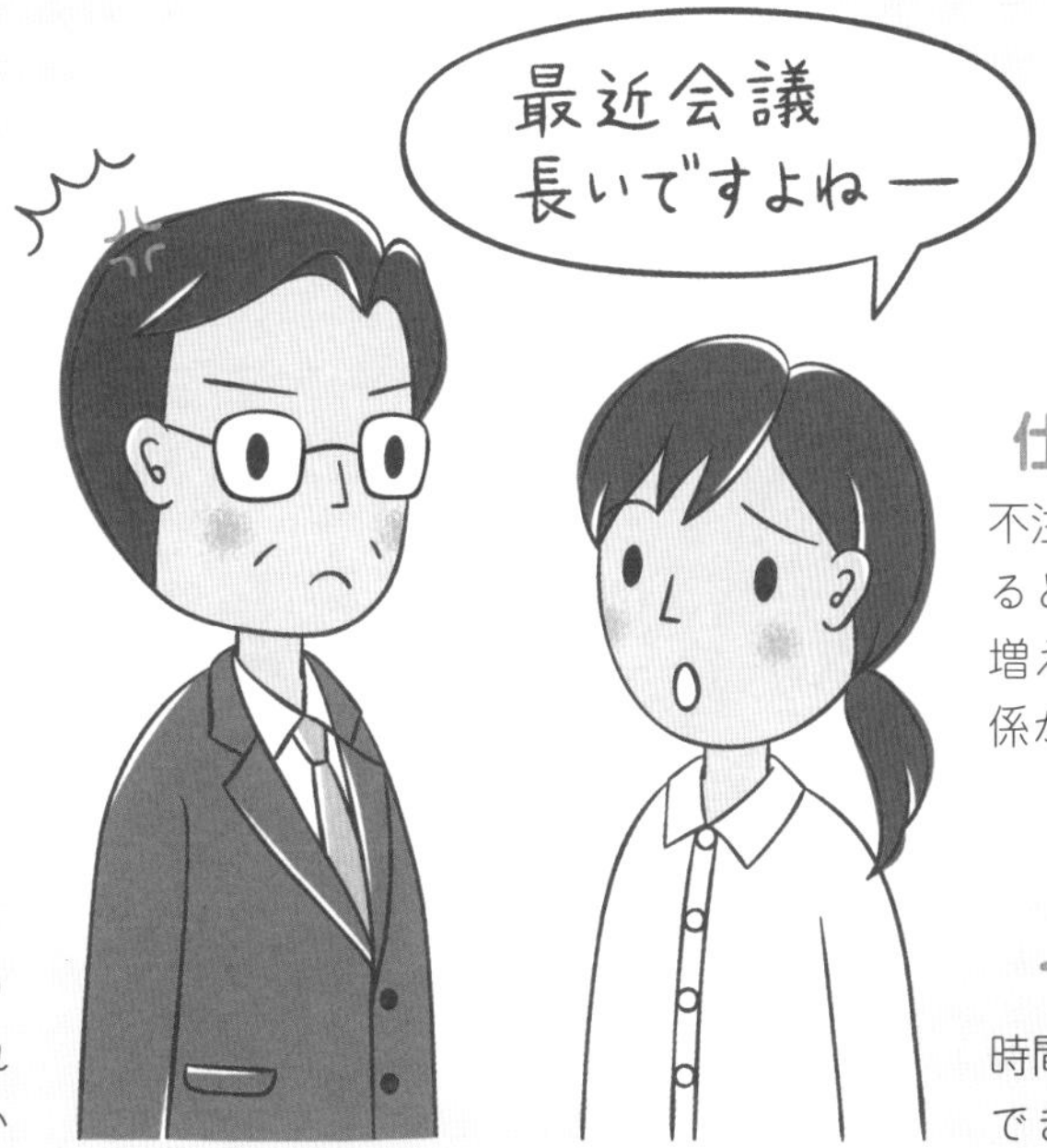

仕事で失敗する

不注意などでミスが重なると、上司からの叱責が増え、結果として対人関係が悪くなることがある

思いつきで失言する

自分の発言で相手がどう思うか、ゆっくり考えればわかるのに、不注意から後先を考えずに失言してしまい、相手を怒らせることがある

ついカッとなる

時間を置けば冷静に対処できるのに、衝動的にカッとなってしまい、相手に言い返してしまうことがある

ASDとADHDで原因となる特性は違う

発達障害がある人の多くは対人関係の悩みを抱えがちです。ASDとADHDで原因となる特性は違いますが、それぞれの特性が対人関係で問題になる点では共通しています。

ASDの人は、表情や目の動き、声やしぐさなど、**言葉以外の情報をとらえるのが苦手**です。そのため、非言語コミュニケーションのやり取りがうまくできず、**何を考えているのかわからないと思われたり、誤解されたりする**ことがあります。

ADHDの人は、コミュニケーションの障害は少ない傾向です。しかし、**不注意による仕事の失敗や衝動性による言動が、周囲の人との関係に水を差す**ことが多く、問題を抱える場合もあります。

対人関係の困った!

報告・連絡・相談が苦手

対策

- 相手や頻度を決め情報を整理する
- 声をかけるときは相手を気づかう

あるある!とその原因

何を伝えればよいかわからない
→解決のヒント❶

声をかけるタイミングがわからない
→解決のヒント❷

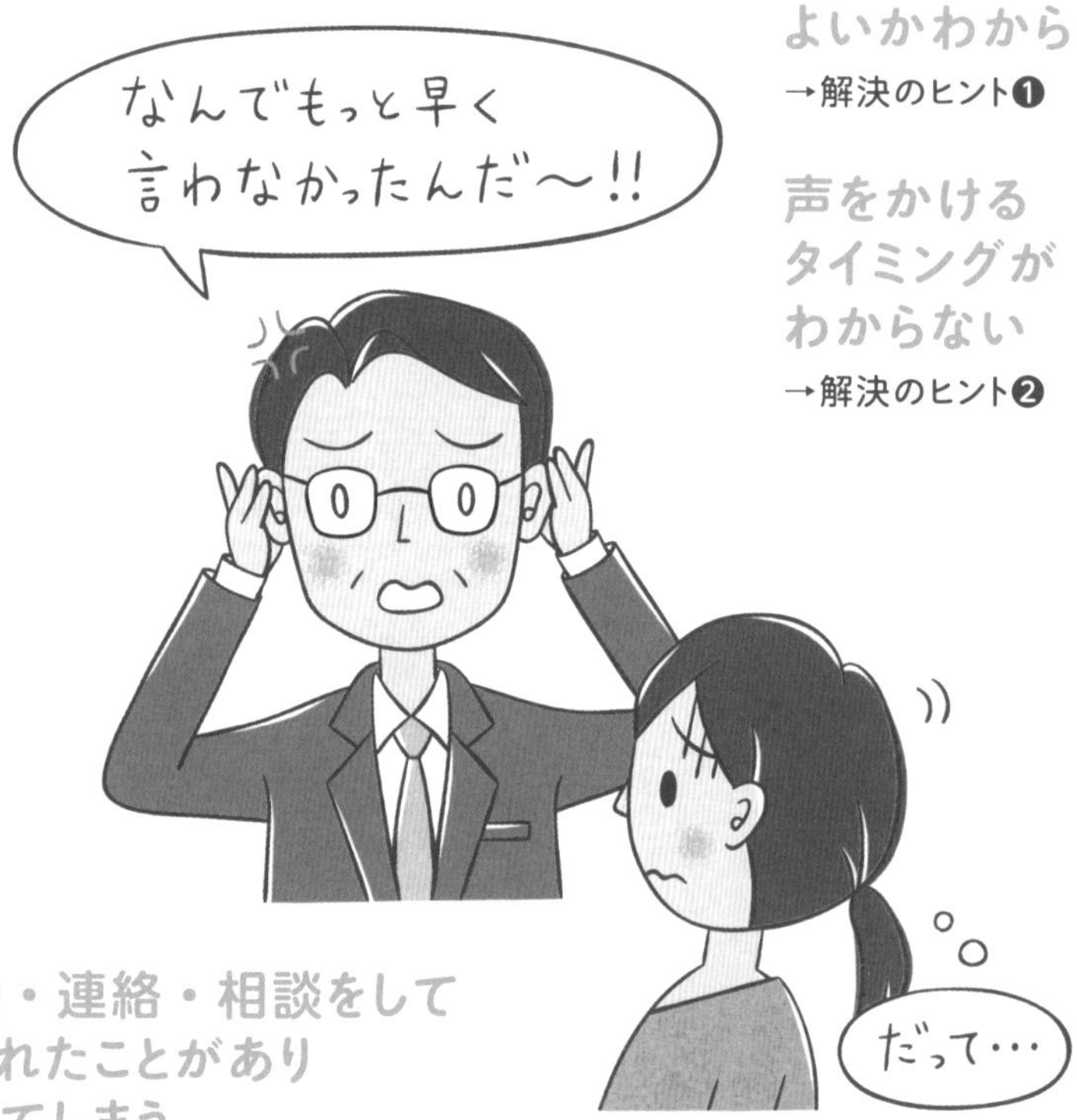
なんでもっと早く言わなかったんだ〜!!
だって…

報告・連絡・相談をして怒られたことがあり避けてしまう
→解決のヒント❷

必要性や適切なタイミングが読めない

複数の人が働く職場では、報告・連絡・相談をして情報をやり取りすることで、仕事が円滑に進みます。

しかし、**目に見える明確なルールがないと行動できない特性がある場合は、会議のようにあらかじめ時間が決まっていない限り、自ら報告をするのを忘れてしまいます。**

また、**情報を整理して伝えるのが苦手な場合は、報告すること自体が億劫になって、タイミングを外してしまう**こともあるでしょう。

トラブルやミスが発生したのに報告を忘れたり、叱責されるおそれなどから報告が遅くなったりすることで、状況がどんどん悪くなり、大騒動になることもあります。

解決のヒント1
伝え方を決め情報を文字で整理しておく

まずは、**誰に、何を、いつ報告するのかを決めましょう。**「直属の上司以外にも伝えるべき人がいないか」などは、最初に確認しておきます。

報告や連絡は、相手に要点を簡潔に伝えることが重要です。頭の中だけで情報を整理するのが苦手な人は、**「報連相ボード」を作って、用件、結論、理由、対策（または相談）を、一旦文字にして書き込んでおく**とよいでしょう。客観的な視点で整理するうちに、相談しようと思っていた問題を、自分で解決できる場合もあります。

「報告は毎週金曜の10時」などと曜日や頻度を上司と決めておけば、声をかけるタイミングに悩まずに済みます。ただし、**ミスやトラブルが生じた場合は、すぐに報告**しましょう。

伝え方

誰に	基本的には直属の上司。チームで仕事をしているときは、チームリーダーやメンバーにも伝える
何を	担当している仕事について。何がどこまで進んでいるかの報告や、共有すべき情報の連絡は必須。必要に応じて相談
いつ	報告は、上司と相談し、曜日や時間帯を決めて定期的に行う。仕事で問題が生じた場合は、すぐに報告・相談する

報告・連絡の例

用件	A社との取引
結論	「すぐ返事できない」と言われた
理由	人事異動の時期のため忙しい
対策（または相談）	5月中旬に再度連絡をする

伝える手段

対面・電話	会う機会がある、急いでいる、重要、ほかの手段より早く伝えたいとき
メール	急ぎではない、文章で確実に伝えたいとき
チャット	先方が希望するとき

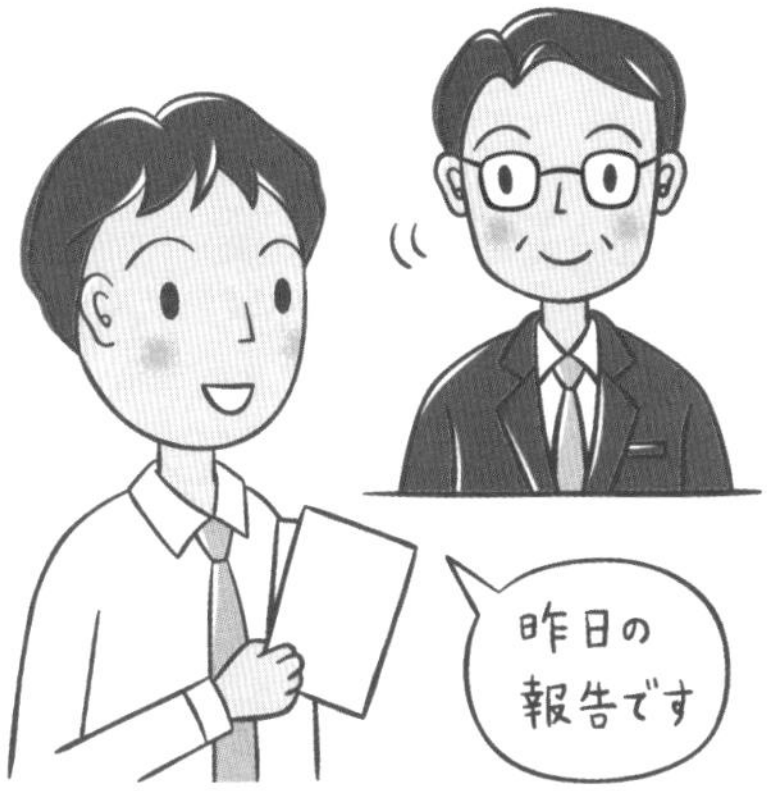

私はこうしてます

わからないことがあったときは10分考えて、結論が出なければ相談します。「どうすればいいですか」ではなく、「○○しようかどうか悩んでいます」などと、具体的な質問の仕方になるように、気をつけています。

解決のヒント❷

声をかけるときは相手を気づかう

報告しよう、相談しようとしたとき、「あとにして」などと冷淡な対応を受けてしまったという人もいるでしょう。相手が気むずかしい人だったのかもしれませんが、タイミングが適切ではなかった、という可能性もあります。**声をかける際は、相手の状況への気づかいも必要です。左記を参考に、声のかけ方を見直してみましょう。**

また、早退や休暇を申し出る際、趣味の活動や遊びが理由なら、「私用のため」とするだけでかまいません。真正直に「遊びに行く」と伝えると、「こっちは仕事なのに」などと不満に思う人もいます。**早めに早退・休暇の予定を知らせたうえで、仕事を済ませて、まわりに負担をかけないようにしましょう。**

声のかけ方

相手がひとりのときに声をかける

ひとりでデスクに向かっているときなどを選ぶ。右のように忙しそうなときは避ける

- ✕ 計算中
- ✕ ほかの人と話している
- ✕ 急ぎ足でバタバタしている

まず名前を呼びかける

「〇〇さん」と相手の名前を呼び、「ちょっと今お時間いいですか」、緊急の場合は「〇〇の件で急ぎご相談したいのですが」と言う

- ✕「あのー」
- ✕ いきなり用件を言う

「いいよ」と言われてから用件を話す

「あとにして」と言われたら、「わかりました。何時頃でしたら、よろしいでしょうか？」と尋ねる

- ✕「何分後ですか」という聞き方は、不満があると受け取られる

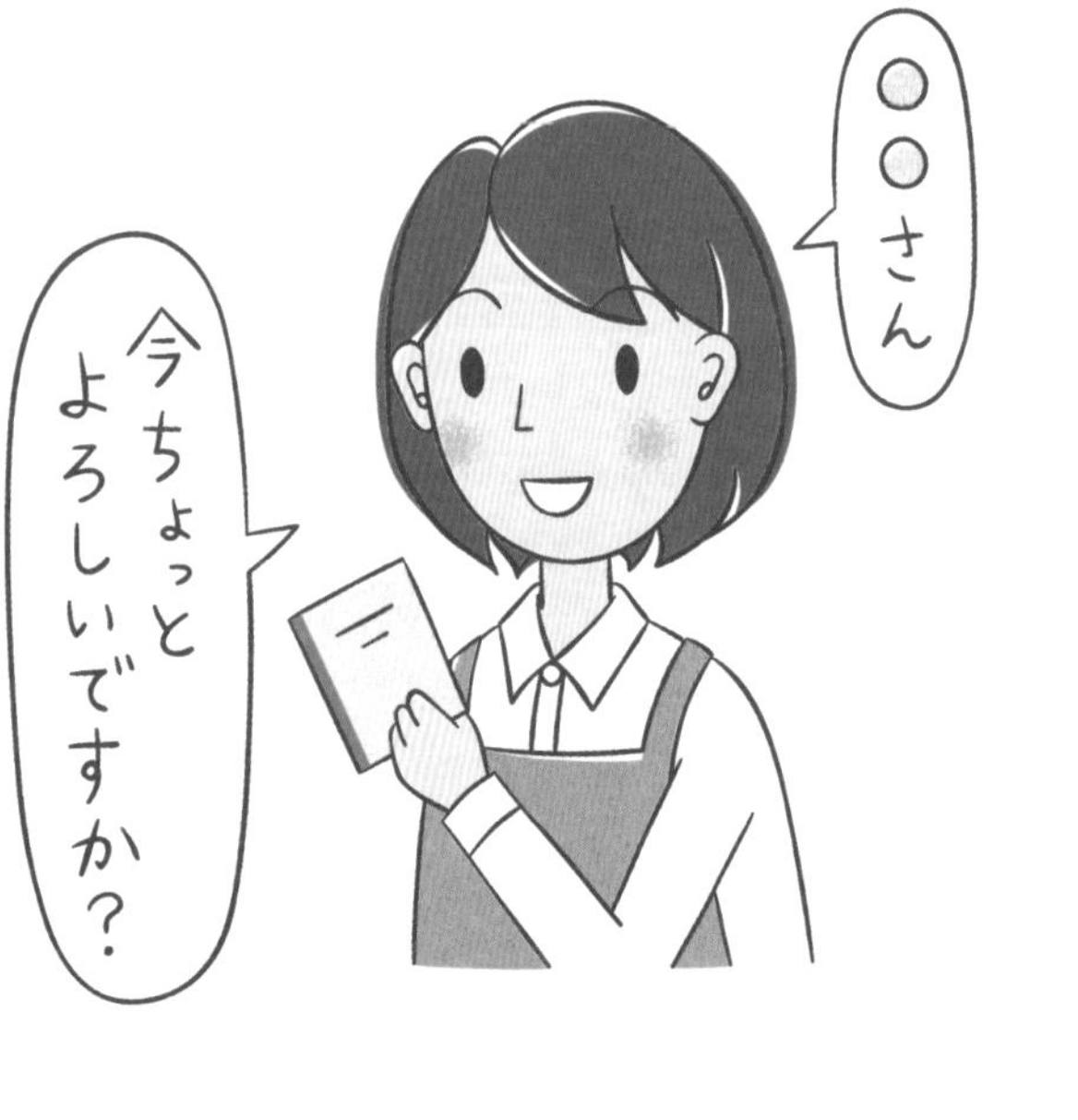

ポジティブシンキング！

報告しないでトラブルになるより早めに相談するほうがよい

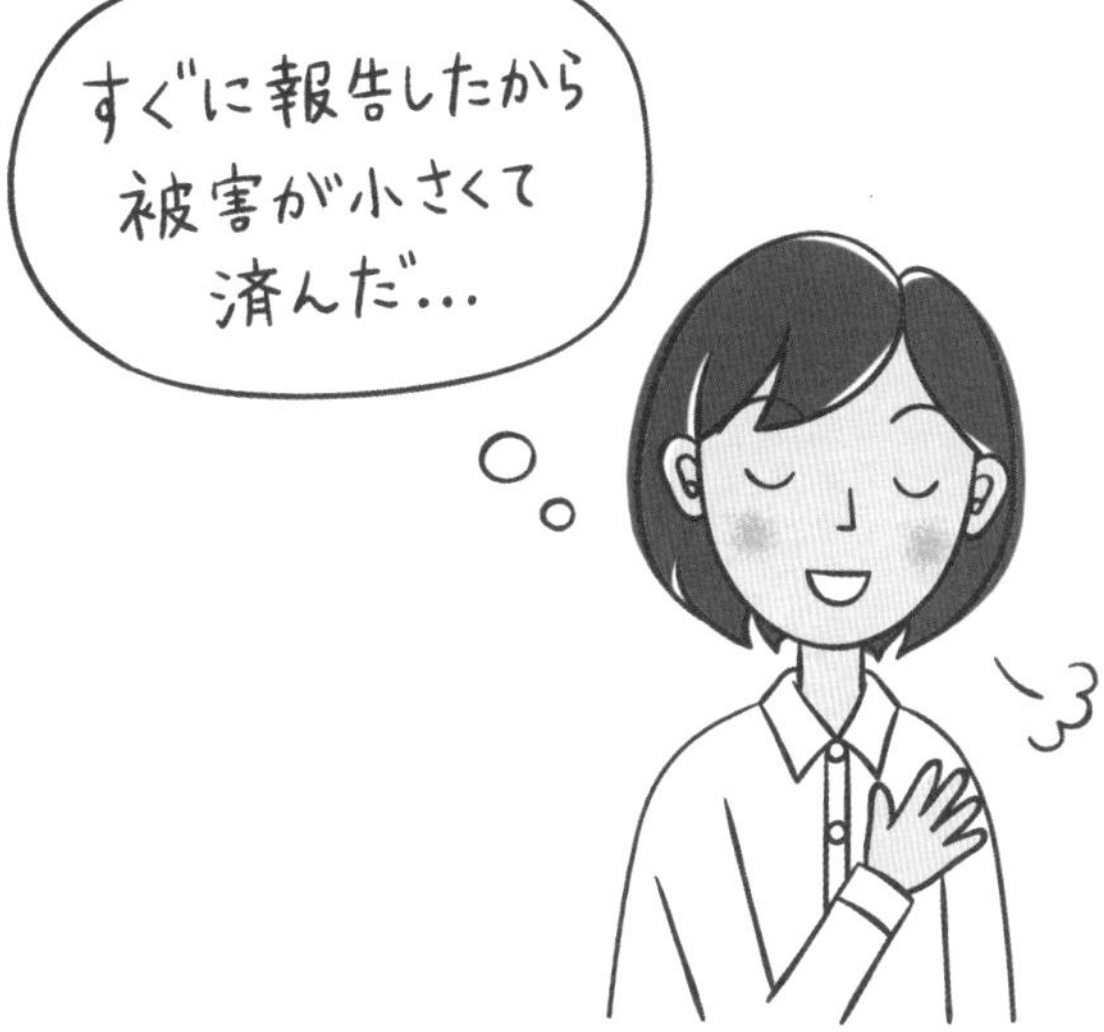
すぐに報告したから
被害が小さくて
済んだ…

報告や連絡を「面倒」「むずかしい」「怒られるからしたくない」などとネガティブにとらえていないでしょうか。

「報連相」は上司のためにする単なる形式的な作業ではありません。自分の不安を解消したり、無駄な作業を減らしたりできる大切なものです。また、上司や同僚とのコミュニケーションにもなるので、仕事が円滑に進みます。

失敗の報告は憂うつなものです。しかし報告を遅らせれば、立て直す機会もなく状況が悪化する危険性が高まります。「今、報告しておけば早くラクになる。あとで怒られるよりずっといい」とポジティブに考えましょう。

私はこうしてます

「課長、5分だけいいですか」などと切り出せば、無下に断られることがありません。不在のときは、「今日の報告です」とメールで伝えたり、メッセージを書いた付箋をつけた資料を机に置いておきます。

まわりができること

どんな報告でも叱責は避ける

問題が起きたことを報告しに来た相手をしつこく叱責すると、「報連相」への苦手意識を持たせてしまい、以後ますます問題がこじれやすくなります。具体的に指示をして立て直しを図り、「早めの報告・相談をすると問題がこじれない」という空気を作りましょう。

定期的な報告のためのミーティングは、本人の様子を見ながら時間を延ばしたり、報告の回数を加減したりしていきましょう。

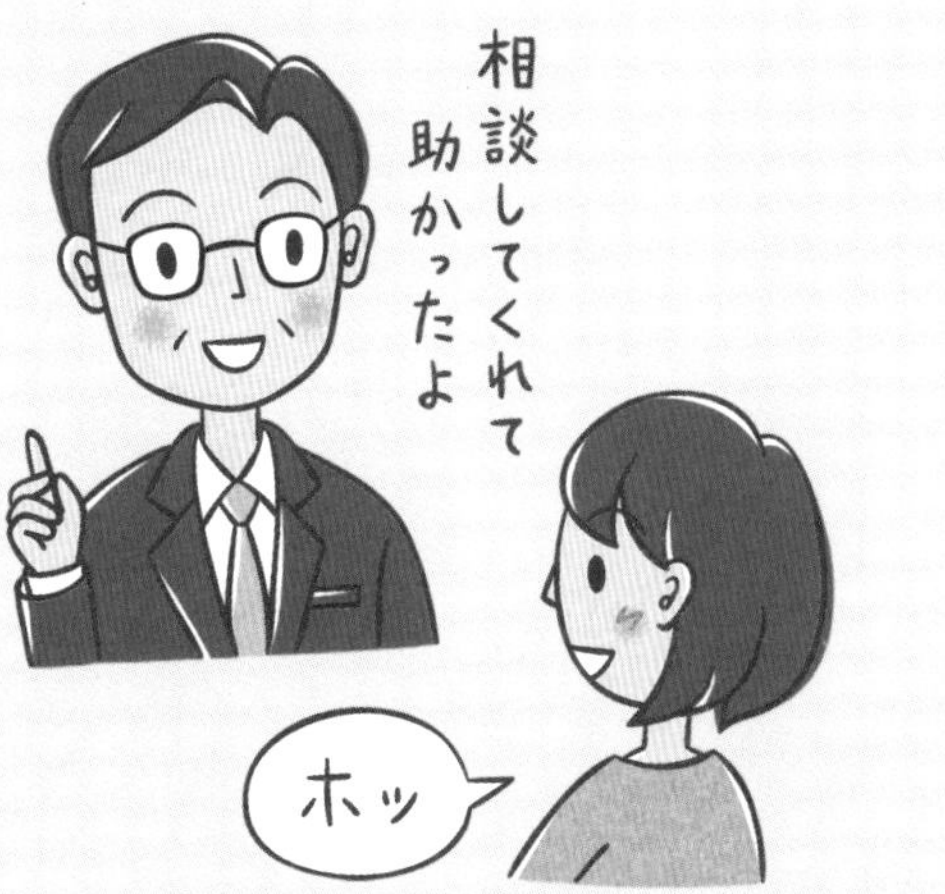
相談してくれて助かったよ
ホッ

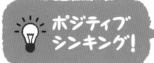

対人関係の困った!

感情がすぐに表に出てしまう

対策

- クールダウンする方法を見つける
- 相手の言葉を事実と感情に分けてとらえる

あるある!とその原因

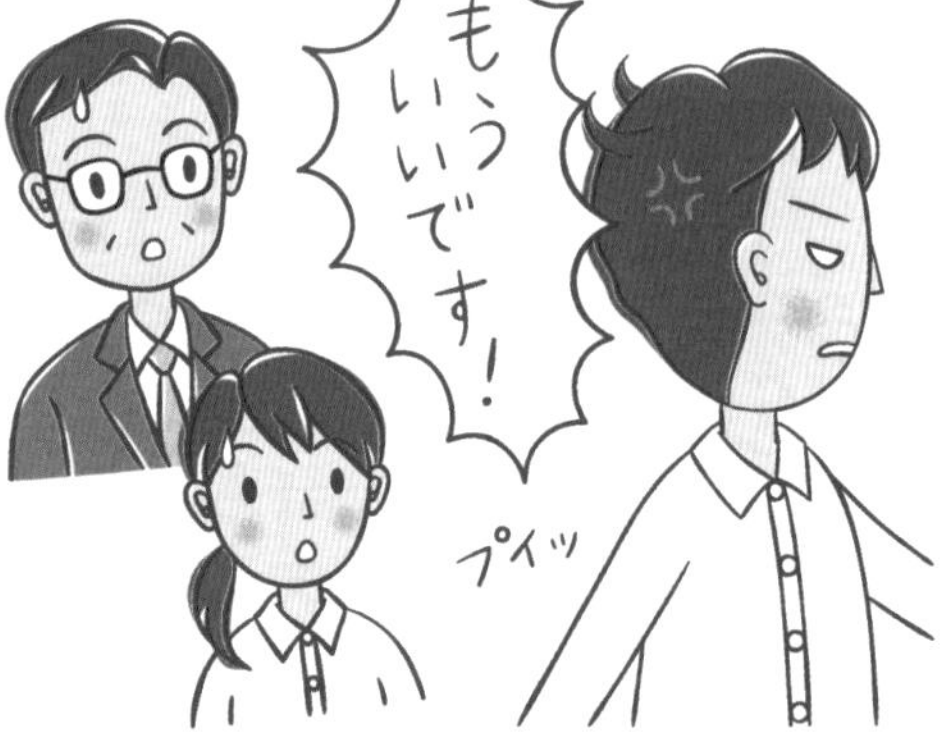

衝動的に怒ってしまう
→解決のヒント❶

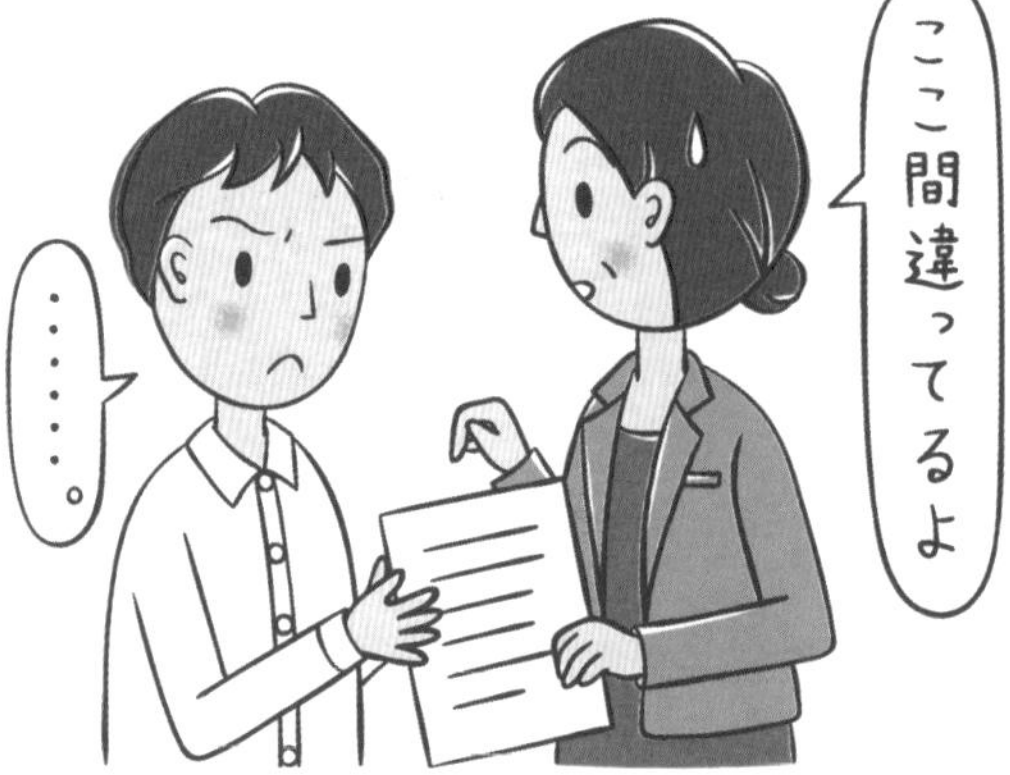

相手の指摘をネガティブにとらえる
→解決のヒント❷

感情のコントロールが苦手な面がある

仕事上の対人関係の妨げになる特性の一つに、感情の問題があります。

ADHDの人は、**その衝動性から、怒りのような強い感情を抑えにくく、**わいてきた怒りをそのまま相手にぶつけることがあります。相手との関係が悪化しやすいだけでなく、あとになって後悔や自己嫌悪にさいなまれるなど、そのときの言動は自分に返ってきます。

また、**物事をネガティブにとらえる特性があると、相手から軽く指摘されたことでも重く受け止めて、ムッとしてしまうこともあります。**気持ちを切り替えるのが苦手だと、いつまでも引きずってしまい、対人関係に影響することもあるでしょう。

解決のヒント① 爆発する前にクールダウンする

イライラや怒りなどの負の感情を、すぐに消すことはできません。怒りを無理に抑えつけようとするとストレスがたまりますし、がまんにがまんを重ねた結果、かえって大爆発をまねくおそれもあります。

しかし、わきあがってきた怒りを爆発させないよう、対応していくことはできます。**「アンガーマネジメント（怒りの感情とうまくつきあうための心理トレーニング）」を身につけて、怒りをコントロール**しましょう。気持ちの高ぶりが鎮まったら、なぜそんなに怒りがわいたのかを冷静に考え、相手にうまく伝えられるよう試みると、なおよいでしょう。

仕事量の見直しや体調管理など、ふだんからストレスをためないようにすることも大切です。

怒りをコントロールする（アンガーマネジメント）

強い感情が爆発しそうになったら、「失礼します」など、相手にひとことかけてから、その場を離れて頭を冷やす

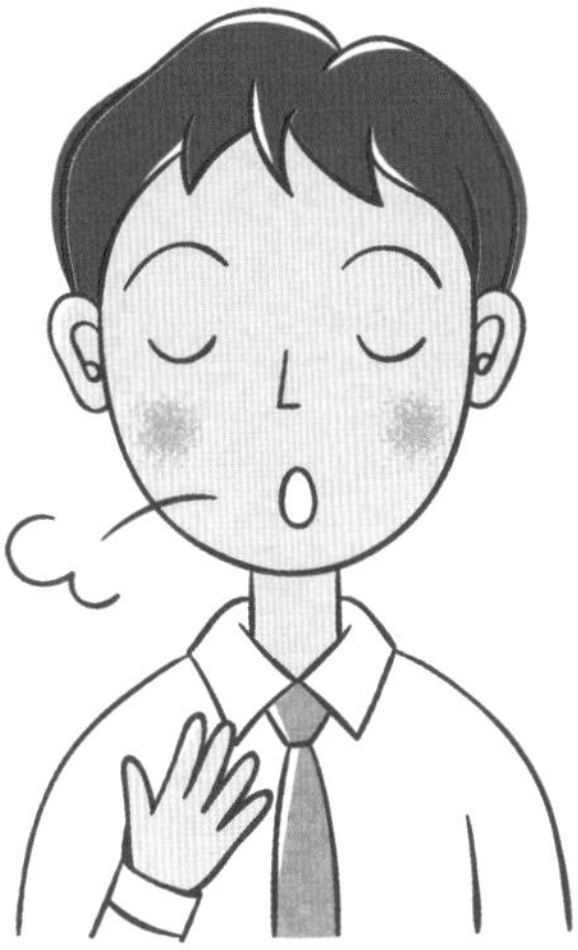

- **ゆっくり深呼吸をくり返す**
- **「私は大丈夫」など、自分を落ち着かせる言葉を声に出してくり返す**
- **水などを飲む**
- **洗面所に行き顔を洗う**
- **何かをぎゅっと握る**

相手に伝える

相手の言動に怒りを覚えたとき、そのことを上手に伝えるには「I（アイ）メッセージ」が有効。主語を「あなた」ではなく「私」にする

例：
「（あなたが）そんな言い方しなくてもいいでしょう！」
⇒「ご指摘を（私は）とても残念に受け止めました」

もし爆発してしまったら

すぐに謝る。「思わず怒りを爆発させてしまい申し訳ありません」「感情をコントロールできず申し訳ありませんでした」など、率直に思いを伝える

私はこうしてます

瞑想がすごくよいです。睡眠が深くとれるようになり、感情コントロールがうまくいくようになりました。仕事相手が感情的だと、気持ちをひきずられることが多かったのですが、冷静に対応できるようになりました。

解決のヒント2 なるべく事実だけを見る

怒りなどの感情をすぐに消し去ることはできません。しかし、相手の言動をどうとらえるかで、感情は変化します。怒りっぽさの背景には、ネガティブな物の見方があることもあります。

発達障害のある人は、その特性ゆえに「失敗した」と感じたり、叱責されたりした経験を多く重ねています。そうした経験は自己否定を強めるだけでなく、相手の言動をネガティブにとらえる傾向をも強めます。**相手のちょっとしたひとことを、自分への叱責や悪意による攻撃ととらえるので、怒りが生じやすい**のです。

こうした自動的に浮かぶ感情を一旦脇に置いて、事実だけを見るようにすると、怒りの爆発の抑制につながります。

感情を脇に置いて事実だけを見る

例：「数字のミスを注意された」

ネガティブ思考になると…

「仕事ができない奴だと思われた」「バカにされている」と勘違いしたり、「こんなこともできない自分はダメな人間だ」と落ち込んだりする

腹が立つ

くやしい

悲しい

侮辱された

こっちに注目

感情を脇に置いて事実だけ見ると…

ミスを教えてくれた

数字のミスを修正してほしいと言われているだけ

間違ったまま進めていたら大変だった。助かった

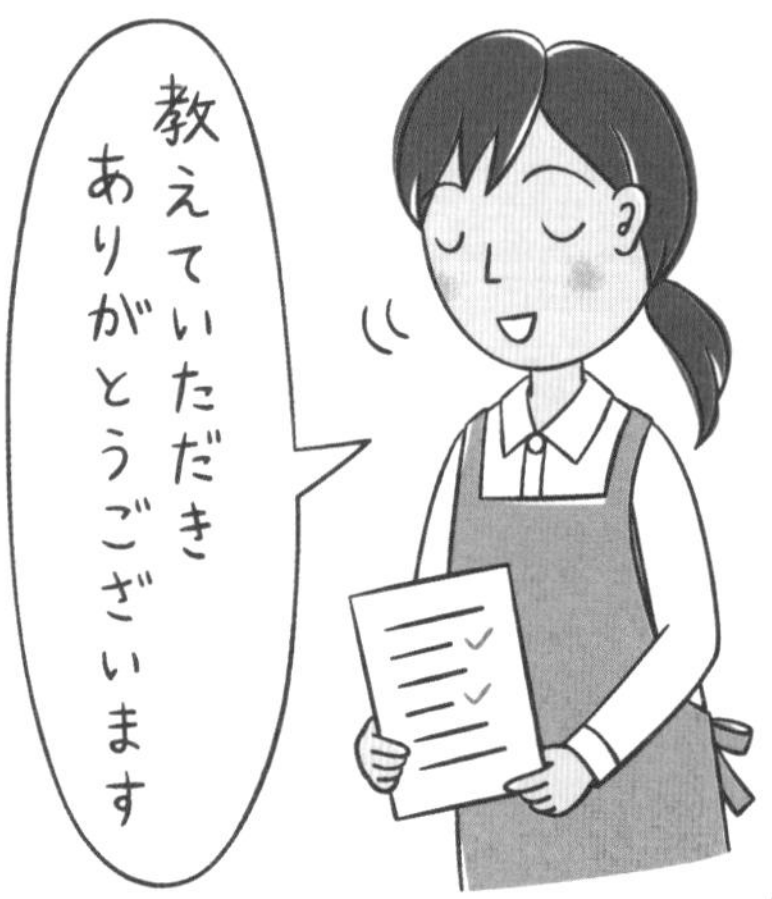

最初はむずかしいが、意識する習慣をつけると、少しずつ見方が柔軟になってくる

まわりが♥できること 落ち着いてから話を聞く

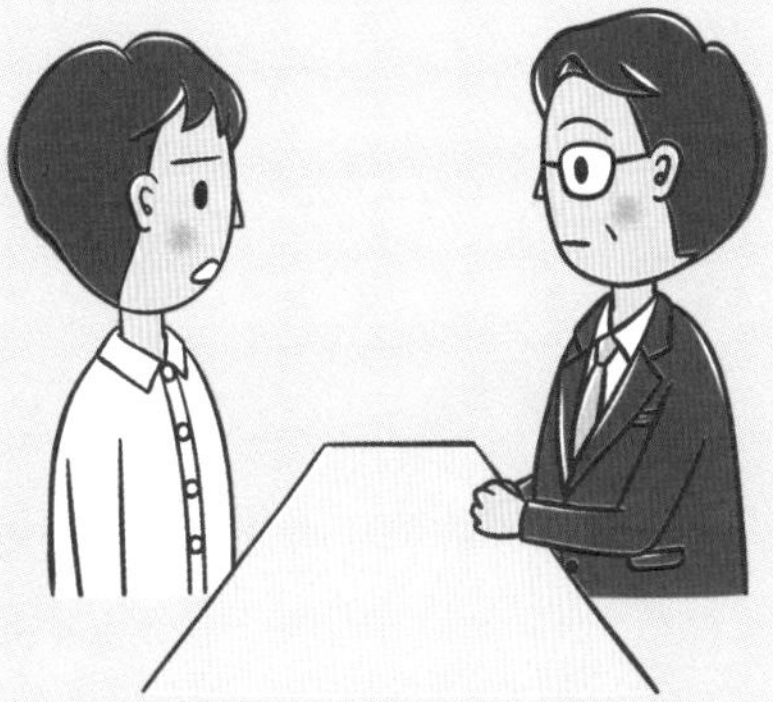

同僚などと口論になっているときは、まず止めます。クールダウンしてから、何が口論の原因になったのか冷静に話を聞いてみてください。

本人の主張が正しくても、伝え方の稚拙さがトラブルのもとになった可能性もあります。「気に障ることがあったら、まず上司に相談するように」などと伝えておきます。

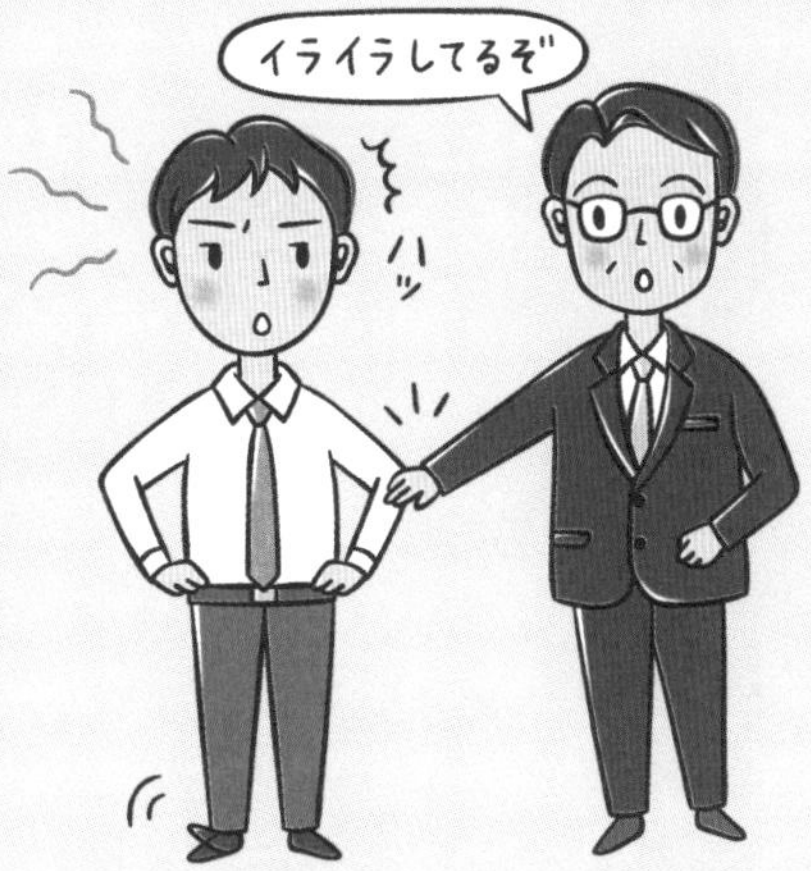

イライラしていることに気づかせる

本人が自分の感情に気づきにくい場合があります。イライラした表情や態度が見られるときには、まわりが指摘して自覚を促しましょう。早めに休息を取らせるなどの対応で、落ち着きを取り戻しやすくなります。

別室で落ち着かせる

予定外の対応を迫られると混乱し、あわてたり、イライラしたりとパニックになる人もいます。表情や態度の突然の変化に周囲は戸惑いますが、基本的には静かに見守ってください。

ただし、物に当たったり大声を出したりするのは見過ごせません。別室に移動させて落ち着かせます。

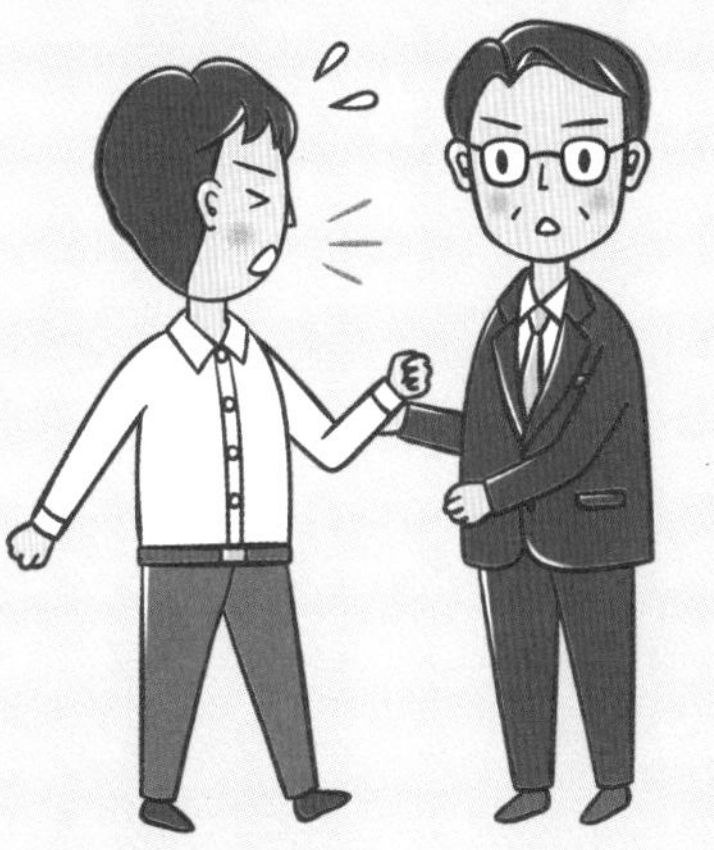

私はこうしてます

相手の遅刻に腹が立つのは、いつまで待てばよいかわからないからだと気づいてからは、あと何分で着くか聞くようにしました。10分までならスマホを見て待つ、それ以上なら本屋へ、と決めたらイライラが減りました。

対人関係の困った!

相手を怒らせてしまう

あるある!とその原因

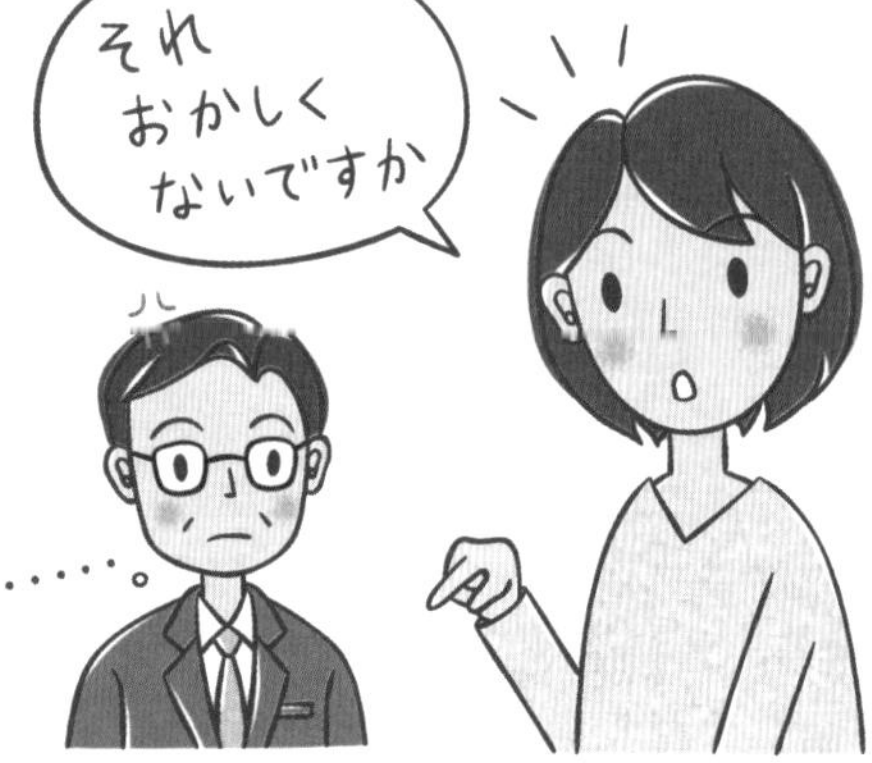
それ
おかしく
ないですか
……。

衝動的に
失言してしまう

→解決のヒント❶

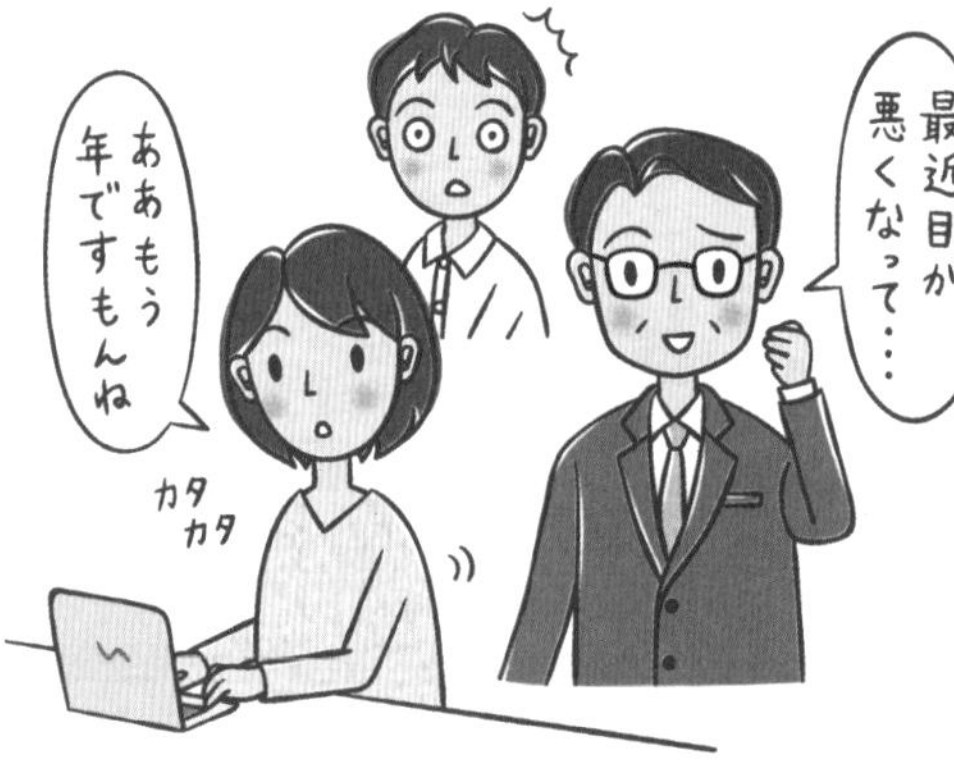
最近目が悪くなって……
ああもう年ですもんね
カタカタ

相手の感情に
気づかず
思ったままのことを
言ってしまう

→解決のヒント❷

視線を合わさない

→解決のヒント❸

対策

- 口に出す前に一旦抑える
- 周囲の助けを借りて人の感情を理解する
- 話し方や態度を改める

相手にとっては余計なひとことに

正論や、よかれと思ってした発言で、相手を怒らせてしまった経験がある人も多いでしょう。

ADHDの傾向が強い場合、**衝動性の高さから、相手の言葉をさえぎって話し始めたり、余計なひとことを発したりする**ことがあります。

ASDの傾向が強い場合に多いのは、**見たまま、感じたままを言葉にしてイヤがられる**というパターンです。「それはないと思います」「それって間違ってますよね」「こっちのほうがいいですよ」など、断定的できつい言い方になりやすく、相手は気分を害します。**目を合わせずに話す傾向が、相手の怒りを増幅させるおそれ**もあります。

解決のヒント1
口に出す前に一旦時間を置く

失言のくり返しに後悔してばかりという人は、**言葉を口に出す前に、少し時間を作る**ようにしましょう。思うがまま、感情に任せて言いたいことを言ったらどうなるか、発言の結果を考える時間が少しでもあれば、衝動性の高さからくる失言は減らせます。**「発言は、心の中で3つ数えたあと」などと決めておく**とよいでしょう。

また、相手の言葉尻に反射的に発言するのではなく、**最後まで相手の発言を聞こうという心がけ**も大切です。肯定的な相づちを打ちながら相手の意図を考えたり、何と答えればよいか、自分の言葉を選んだりしたうえで発言できるようになれば、相手の怒りを買うような失言はしにくくなります。

まず肯定から入る

「確かに」「そうですよね」などといった相づちで、相手の話を理解したことを示す。そのうえで意見が異なる場合は、「それはどうでしょうか……」「ちょっと考えさせてください」などと間を置き、すぐに結論を出さないようにする

× 「それはおかしいと思います！」

↓

◎ 「そういう案もありますね。でも〜の点でむずかしいと思います」

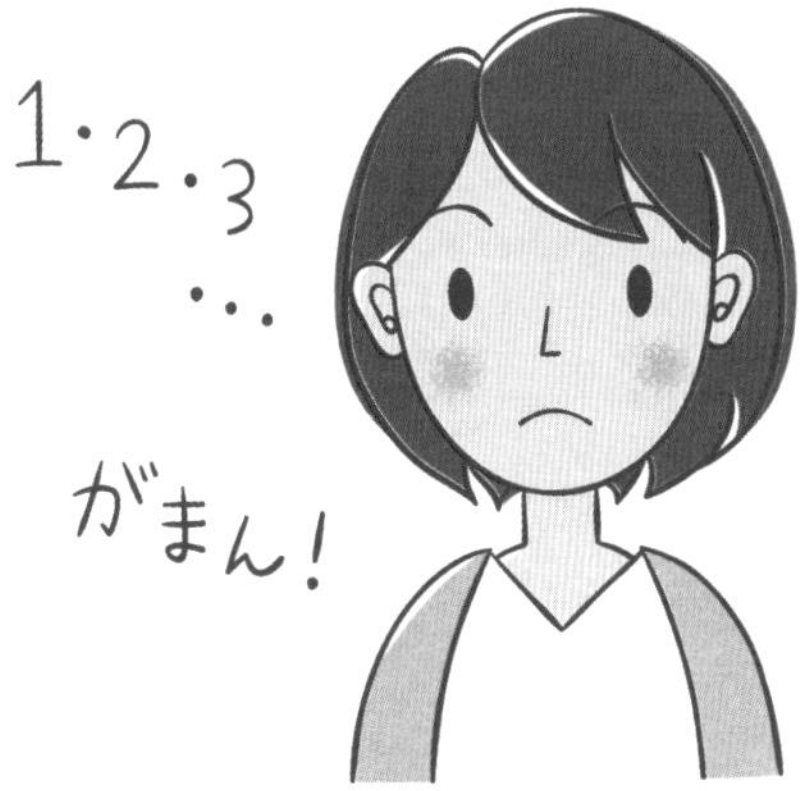
1・2・3…
がまん！

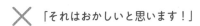

数秒数えて待つ

勢いに任せて発言する前に、頭の中で数を数えたり、深呼吸をしたりする

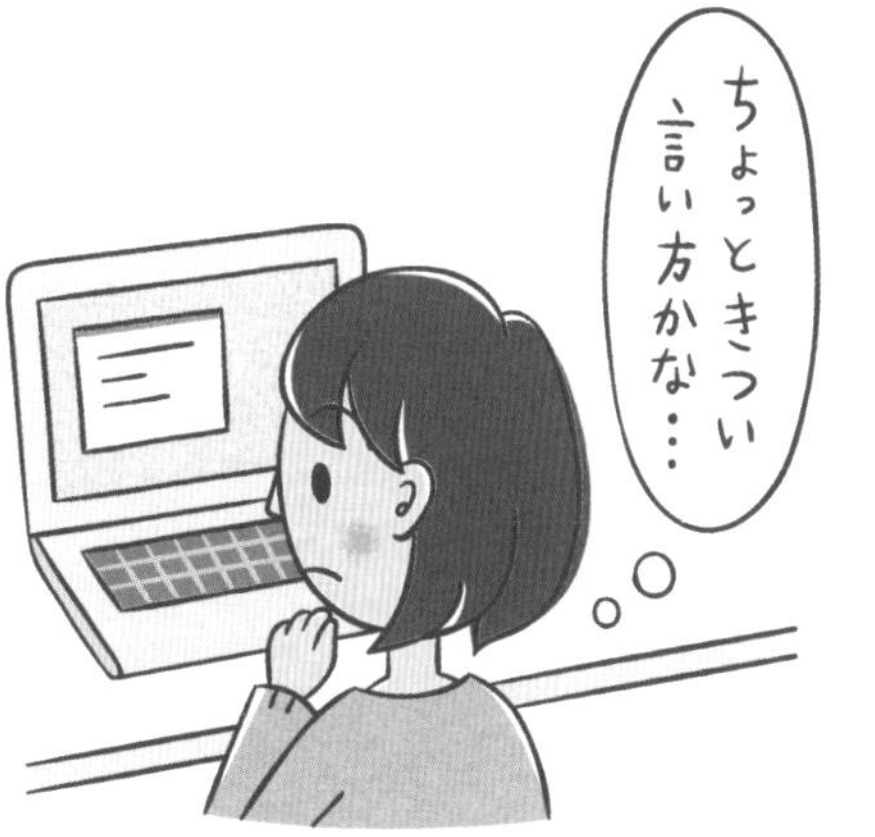
ちょっときつい言い方かな…

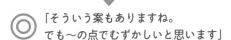

文字に書き出して冷静になる

発言の結果を考える時間を作るために、頭に浮かんだことを文字に書き出すのもおすすめ。それを読み返すことで客観的になれて、相手の怒りを買わない言い回しを冷静に考えることができる

私はこうしてます

反論の仕方に迷ったときは、信頼できる同僚や家族に話を聞いてもらい、「こういう言い方はどうかな？」とたずねて、チェックしてもらっています。客観的に指摘してもらえるので、すごく助かります。

解決のヒント2 周囲の助けを借りて理解する

表情や声のトーンから相手の気持ちを察するのが苦手な人は、「空気を読まない」発言をしてしまうことがあります。

たとえば上司が「最近目が見えづらくなって……」と言ったときに、「ああ、それは老眼ですね」と返すと、相手は気を悪くするでしょう。なぜなら上司は、「自分を気づかってほしい」と思っていたからです。**論理的には正しい受け答えでも、それだけに終始していると、自分の感情を無視されたと感じ、立腹してしまう人もいる**のです。

相手の感情を読むのが苦手なら、**第三者に相談をしたり、ほかの人がどういう受け答えをしているのかを観察したり**して、少しずつ相手の感情に配慮できるようにしましょう。

第三者に相談してみる

相手の感情に配慮するといっても、「どんなときに怒り出すのかわからない」「相手の感情がわからない」場合には、相手をよく知る第三者に相談してみると、的確で具体的なアドバイスをもらえることも

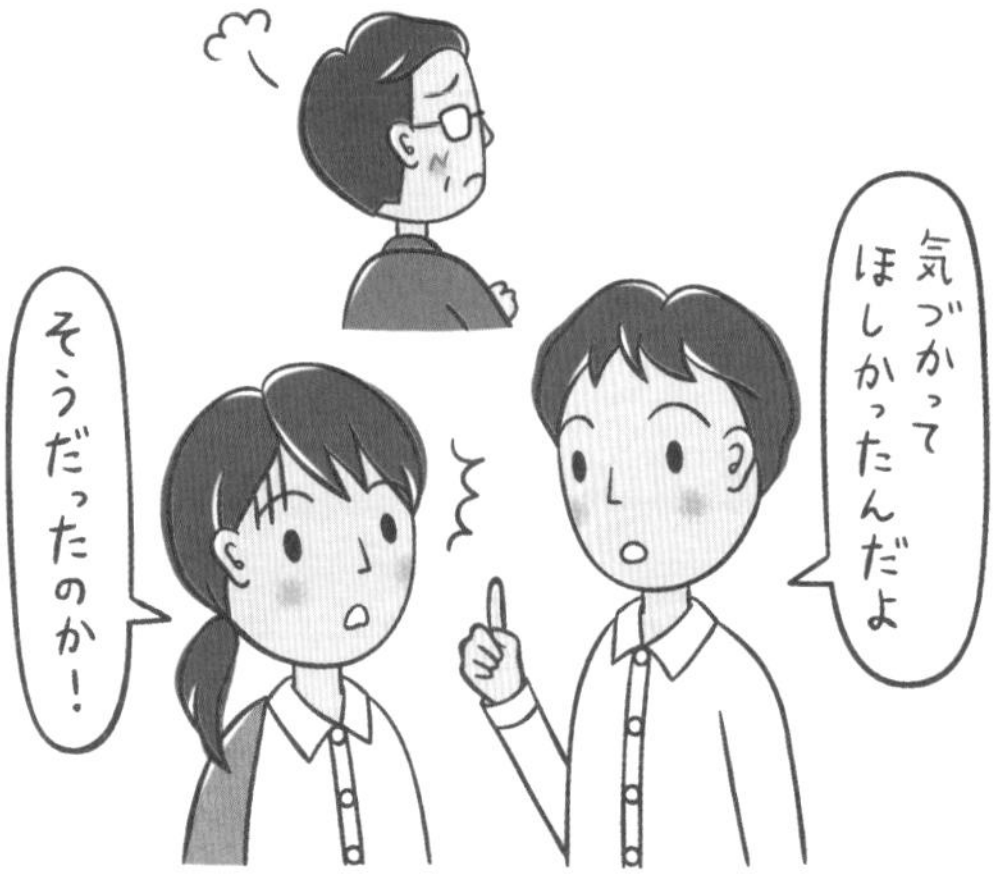
気づかってほしかったんだよ
そうだったのか！

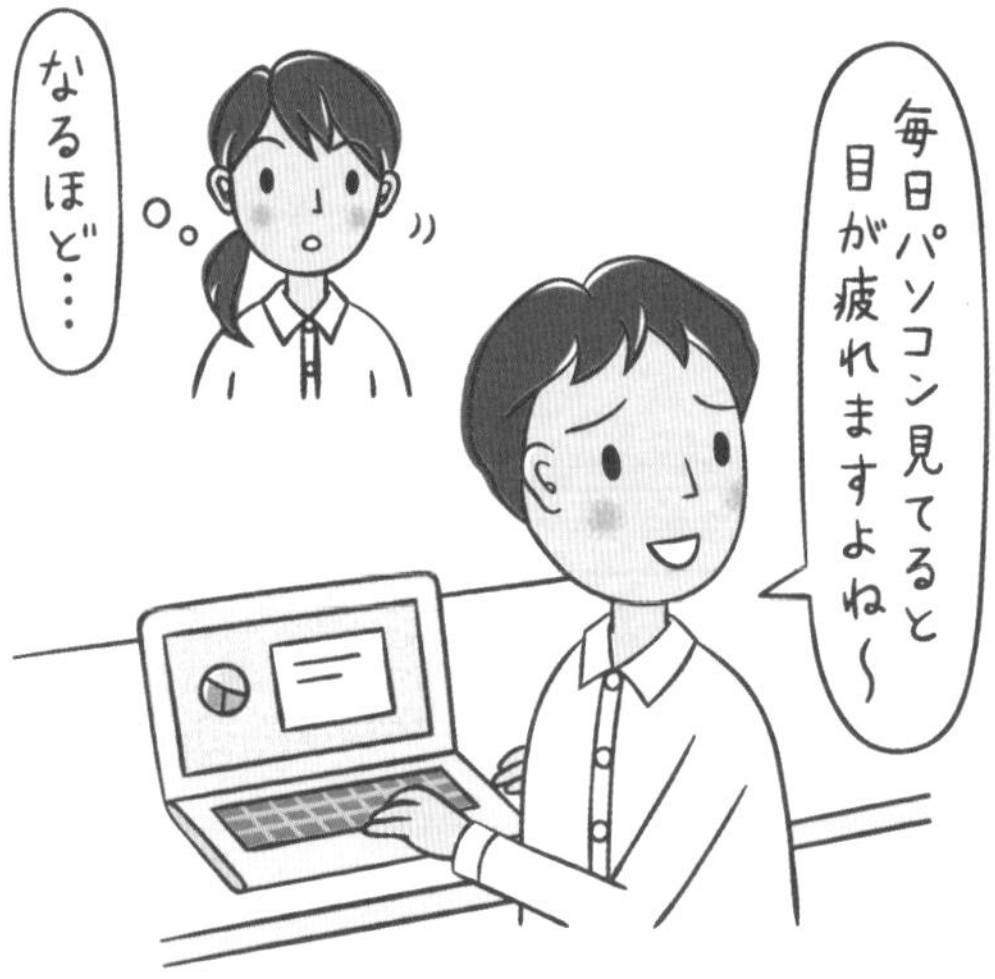
毎日パソコン見てると目が疲れますよね〜
なるほど…

他者のやり取りを観察する

人づきあいのうまい人の会話の様子を見てまねをしたり、自分が苦手な人が、ほかの人とどのようなやり取りをしているのか観察したりする

解決のヒント 3

話し方や態度を改める

発言の内容だけではなく、**発言するときの話し方や、表情や態度などに、相手はいらだっているのかもしれません。**言語以外のコミュニケーションの取り方も、改善しましょう。（→P108）

相手の話を聞くときは、何かしながらではなく、**手を止めて顔を上げましょう。**それだけでも「話を聞いてくれている」と好印象を与えます。**相手の目の下あたりを見るだけでも効果がある**ので、少しずつ練習をしていきましょう。

視線を合わせる（アイコンタクト）

目を離さなかったり、じっと一点だけを凝視したりするのは、相手に圧迫感や不快感を与える。ときどき視線を外すとよい

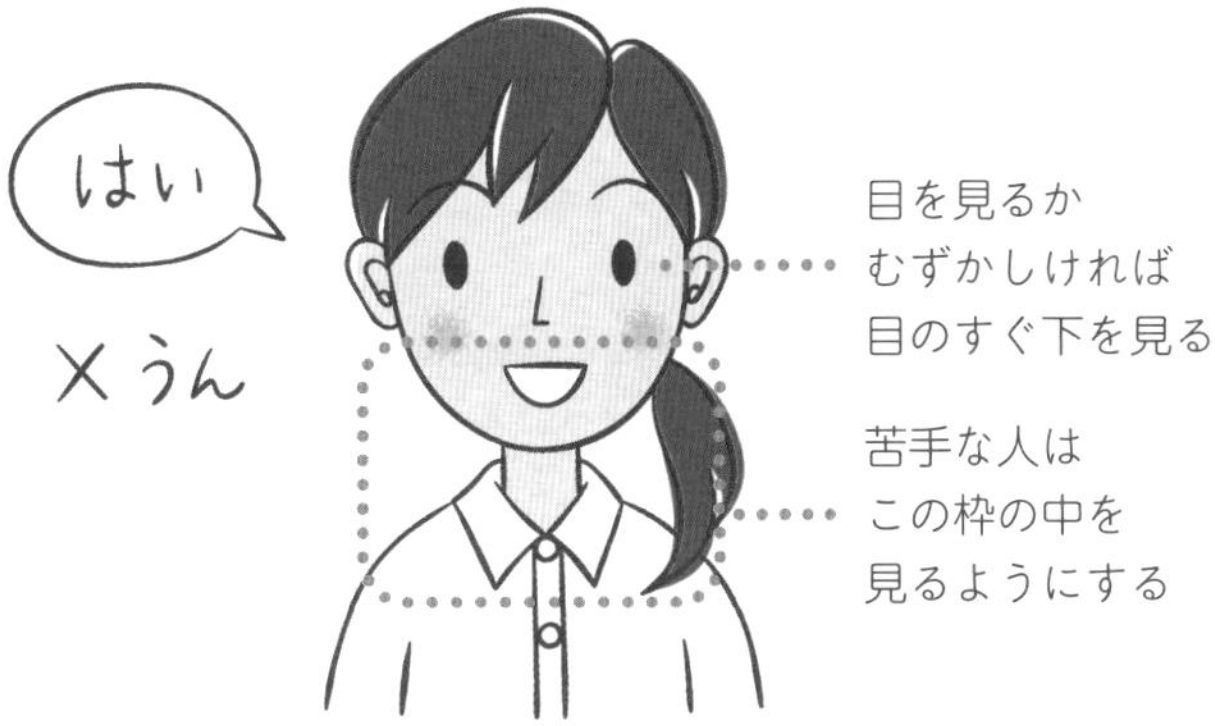
はい
×うん
目を見るか
むずかしければ
目のすぐ下を見る
苦手な人は
この枠の中を
見るようにする

相づちを打つ

笑顔は敵意がなく、友好的な気分であることを示す基本的なサイン。しかし、笑顔がふさわしくない場面との使い分けがむずかしかったり、不自然な笑顔になるという場合には、相手の話を聞いている間、うなずいたり、相づちを打ったりして「聞いています」という態度を示す

私はこうしてます

相手を怒らせたときの状況をメモしていたら、怒らせるパターンがわかってきました。今は「本音を言わないほうがいいこともある」「必ず丁寧語、敬語を使う」「相手の意見に否定的な対応をしない」を心がけています。

まわりができること 「空気を読む」ことを求めない

「ここでそれを言う？」「そこは気にしないのか……」など、発達障害のある人の発言に驚かされることも多々あるでしょう。しかし、本人に悪気はなく、相手を侮辱するつもりはまったくありません。

「その言い方は相手が不快な気持ちになるから、こう言ってみたら」とアドバイスしたり、「否定するときは、まず相手を肯定してから」と、発言の仕方を教えたりして、その都度、具体的な指示を出しましょう。

対人関係の困った！

自分ばかり話してしまう

対策

- 相手の話を聞いて相づちを打つ
- 相手の表情から感情を読み取る

あるある！とその原因

次々に話を思いつき、忘れないうちに話そうとする
→解決のヒント❶

相手の話が終わるまで待てない
→解決のヒント❶

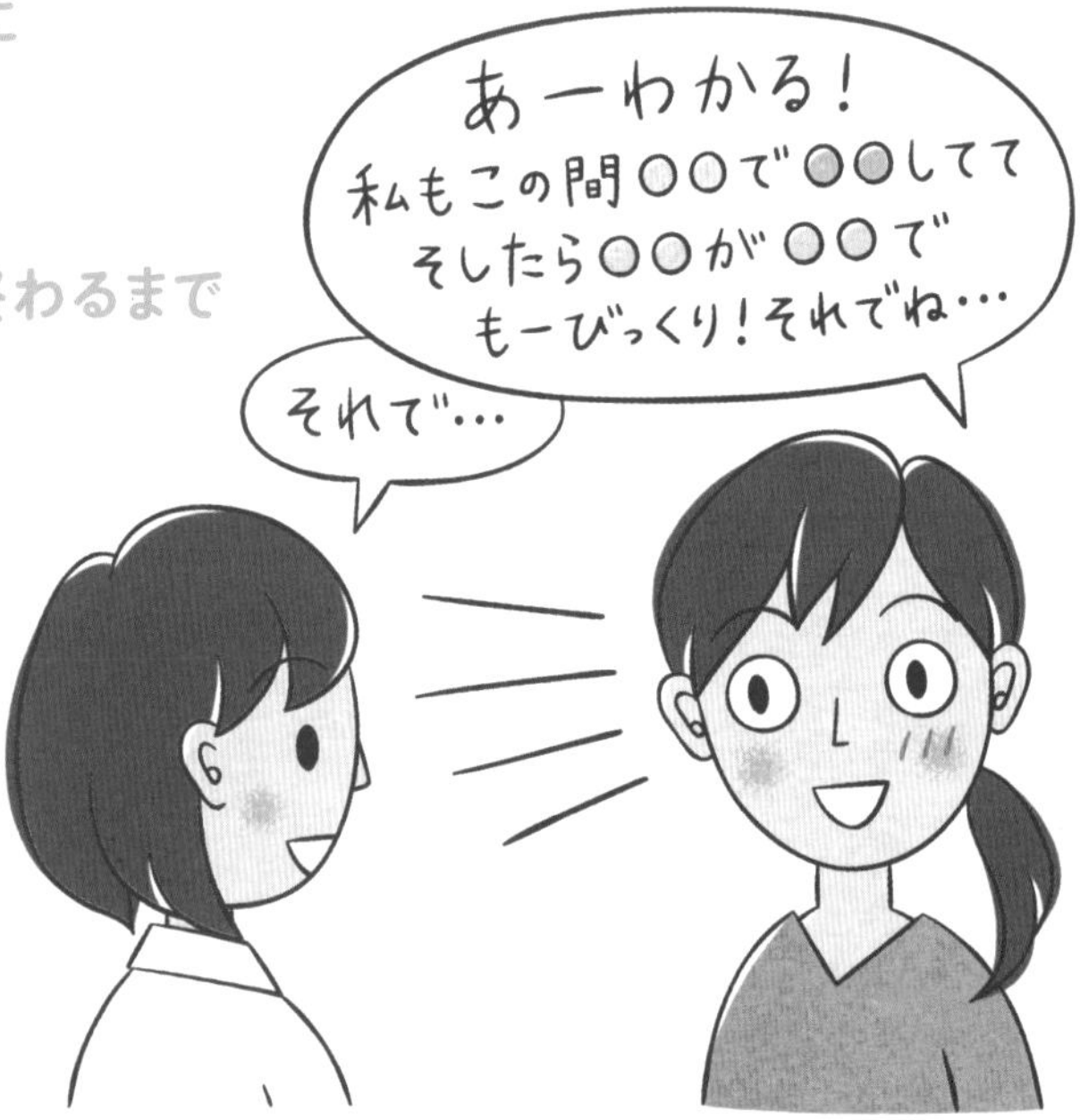

あーわかる！
私もこの間〇〇で〇〇してて
そしたら〇〇が〇〇で
もーびっくり！それでね…
それで…

早口で相手を疲れさせる
→解決のヒント❷

相手の気持ちを考えず自分のこだわりを一方的に話す
→解決のヒント❷

相手の気持ちよりも自分を優先してしまう

相手の話を聞いているうちに結論がわかってしまうと、話を聞くのが面倒になることがあります。**衝動性の特性があると、「それって〇〇ですよね」と結論を言ってしまったり、「私の場合は……」と自分の話を始めたりする**ことがあるでしょう。

ワーキングメモリが不足している場合は、**頭に浮かんだことを相手の話が終わるまで覚えておく自信がなく、すぐに伝えよう**とします。

また、人の表情を読むのが苦手で、関心の対象が限定的という特性が強い人は、**相手が自分の話に退屈していてもまったく気づかず、**一方的に自分の話を続けて、愛想をつかされてしまうこともあります。

解決のヒント1 相手の話を聞いて相づちを打つ

相手の話の先を読んだり、それに対して新たな話題を思いついたりするのは、**頭の回転が早いとも言えます**。しかし、話の要点をとらえずに、相手のひとことに強く反応してしまうと、誤解が生じたり、話題にズレが生じたりすることもあります。

また相手からすれば、もう少し違うニュアンスを伝えたかったり、最後まで話を聞いてほしかったりするかもしれず、話をさえぎられたことに不満を覚えるでしょう。

どんなに先がわかっても、とりあえずは相手の話がひと段落するまでは、黙って相づちを打ちましょう。「○○に行ったんだね」などと、**相手の言ったことを復唱しながら相づちを打つと、話に集中しやすくなる**でしょう。

結論を先に言わない

相手の言いたいことがわかると先に結論を言いたくなるが、話をさえぎられると相手はイヤな気持ちに。続きを促す相づちを打ちながら最後まで聞こう

相手の話を聞く

「自分の話をしたい」という気持ちをおさめて、相手の話が終わってから、もしくは「あなたはどう思う？」と聞かれてから自分の話をする

話に集中しづらいときは

「相手に何か質問をしよう」と思いながら聞くと、話に集中できる。ムッとした顔で聞くのは失礼なので、なるべく笑顔でうなずきながら聞こう

しゃべりすぎたときは

自分ばかりしゃべりすぎたことに気づいたら、さりげなく相手に質問するなどして、話を振ろう。「私ばかりしゃべってごめんね」とひとこと入れるのもよい

私はこうしてます

「今日はしゃべりすぎた。相手の話を聞けばよかった」と反省することが多々あります。そんな日は「今日は私ばかり話してすみません。気になることがあればいつでもご連絡ください」とフォローのメールをしています。

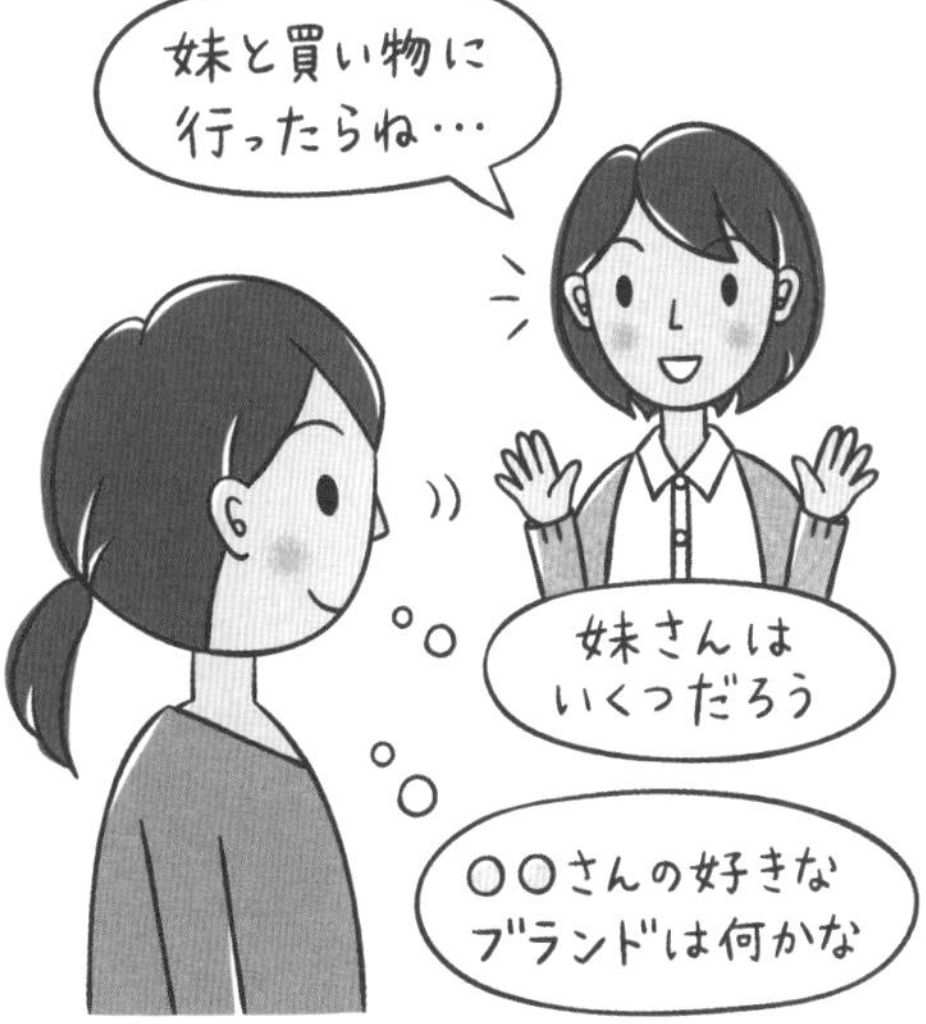
妹と買い物に
行ったらね…
妹さんは
いくつだろう
○○さんの好きな
ブランドは何かな

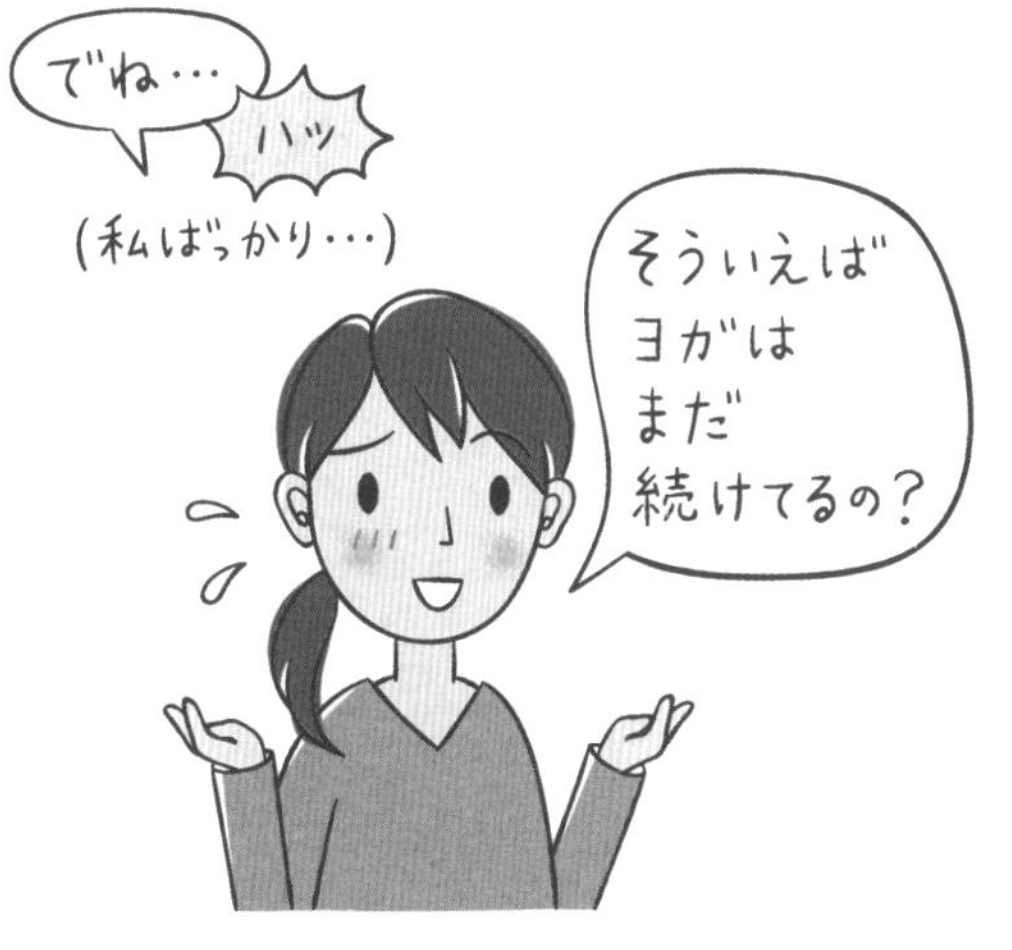
でね…
ハッ
（私ばっかり…）
そういえば
ヨガは
まだ
続けてるの？

解決のヒント 2

表情から感情を読み取る

人は言葉のやり取りだけでなく、表情や声、しぐさや目の動きなどで、気持ちを伝え合うことがあります。こうした**「非言語コミュニケーション」**の存在は知っていても、なかなか気づきにくい特性の人もいます。

「言いたいことがあれば言葉で」と思うかもしれませんが、**感情は言葉よりも先に、表情や態度に表れやすいもの。**相手の感情を表情やしぐさから読み取れるようになれば、大きなトラブルを避けることができます。

逆に自分の感情も表情や態度に表れやすいので、相手の話を聞くときには、気をつけましょう。

自分の話をすると**大声や早口になる人は、家族や友人に注意をしてもらい、適切な声量やスピードを少しずつ覚えましょう。**

眉間にしわを寄せたり無口になったりする

→怒っているのかも

理由が思い当たらない場合は、「何か失礼がありましたでしょうか」と聞いてみる

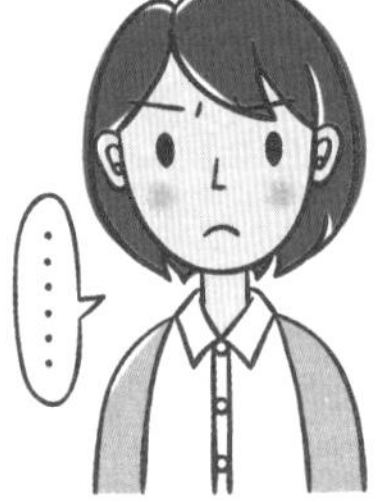

体を動かしたりそっぽを向いたりする

→退屈しているのかも

話の内容に関心がないか、飽きているのかもしれない。相手に話を振るなどして、話題を変える

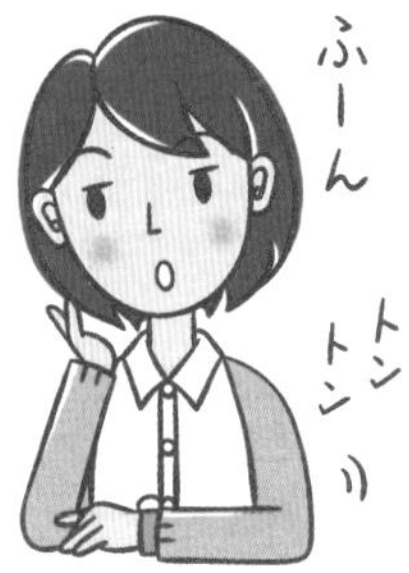

時計を見たり荷物を片づけたりする

→話を切り上げたいのかも

時間がないことを伝えたいのかもしれない。「まだお時間はありますか」と聞いてみる

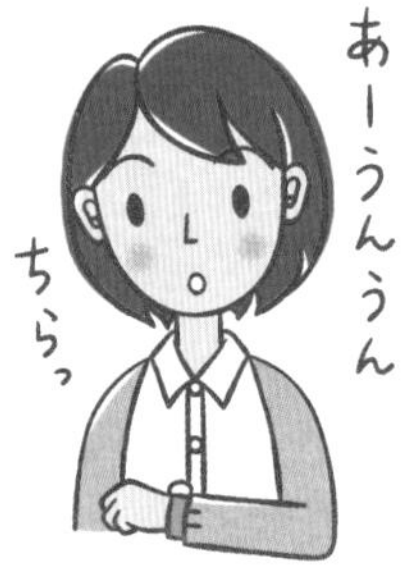

体を後ろに引いている

→声が大きすぎるのかも

少し声を落としたり、「私の声、大きすぎますでしょうか？」と確認したりする

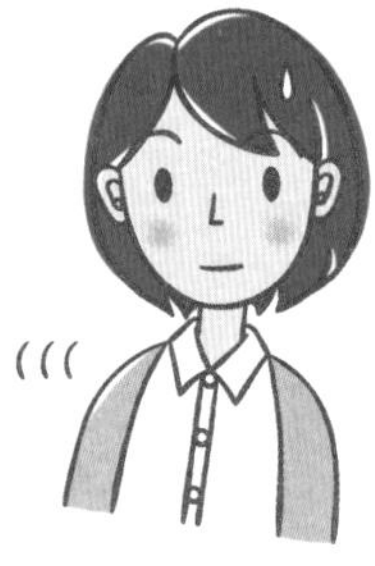

ポジティブシンキング！ 相手が理解ある間柄なら遠慮なく話すのもOK

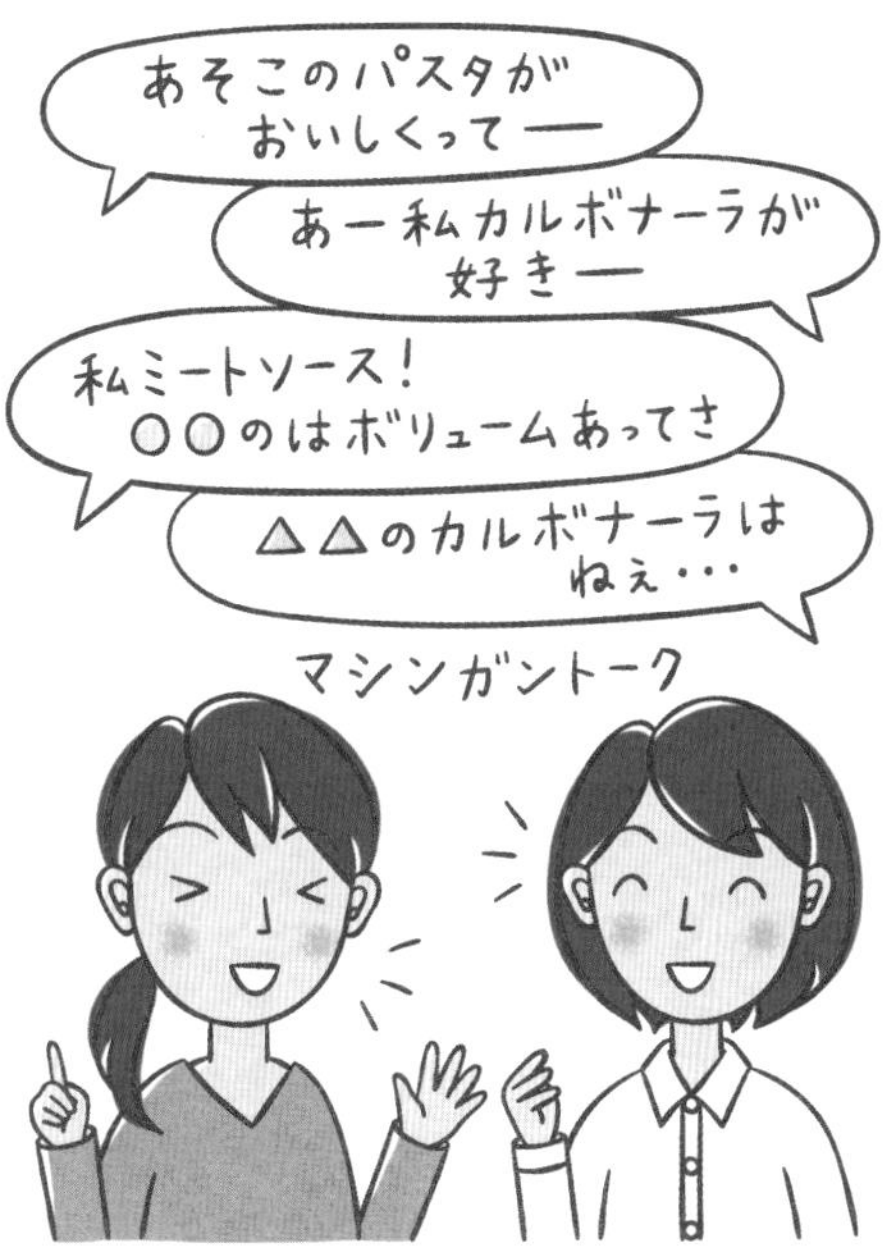
あそこのパスタがおいしくって――
あー私カルボナーラが好き――
私ミートソース！〇〇のはボリュームあってさ
△△のカルボナーラはねぇ…
マシンガントーク

つねに相手の表情を見ながら感情を推しはかったり、話を聞いたりしていると、疲れてしまうことがあります。友人との会話では、そうした緊張感をといて、存分に楽しめるとよいでしょう。

同じ趣味をもつ友人同士などで、お互いの言いたいことをマシンガントークのように言い合う情景もよく見られます。周囲には会話が成り立っていないように見えるかもしれませんが、プライベートの会話は自分たちが楽しく満足できれば、それでよいのです。

話し役と聞き役にキャラが分かれて、ふと「私ばかりしゃべりすぎたかな？」と気になったときは、「迷惑じゃない？」とひとこと聞いてみるとよいでしょう。

私はこうしてます

家族から「もう疲れたから明日にして」などと正直に言ってもらうことで、「しゃべりすぎている」と自覚できるようになりました。事前に「ちょっと関係のない話をしてもいいですか？」と聞くように練習もしています。

まわりができること ときには言葉ではっきりと伝える

ASDがある場合は、言葉以外の情報をとらえるのが苦手だったり、遠回しな言い方がわからなかったりすることがあります。相手を傷つけない範囲で、はっきりと具体的に意思を伝えましょう。困った顔をしたり手を使ったりと、言葉と態度をセットにすると、「こういう顔のときは困っているんだな」と、次回から伝わりやすくなるでしょう。

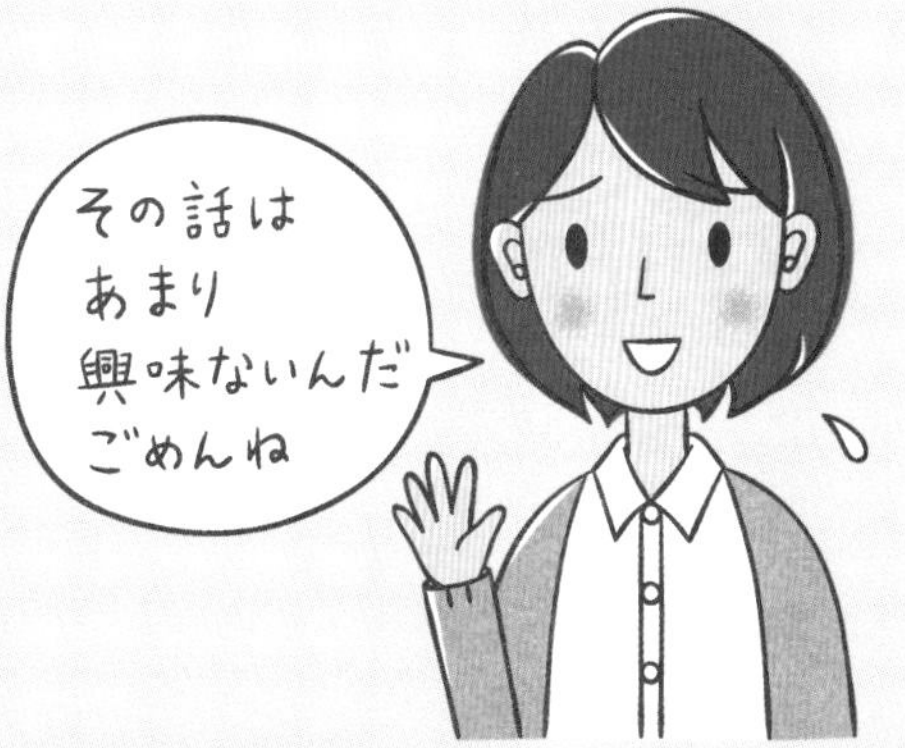
その話はあまり興味ないんだごめんね

対人関係の困った!

人づきあいが苦手

対策

- 挨拶の型を知る
- ほめるスキルを覚える
- 電話応対はマニュアルを手元に置く

あるある!とその原因

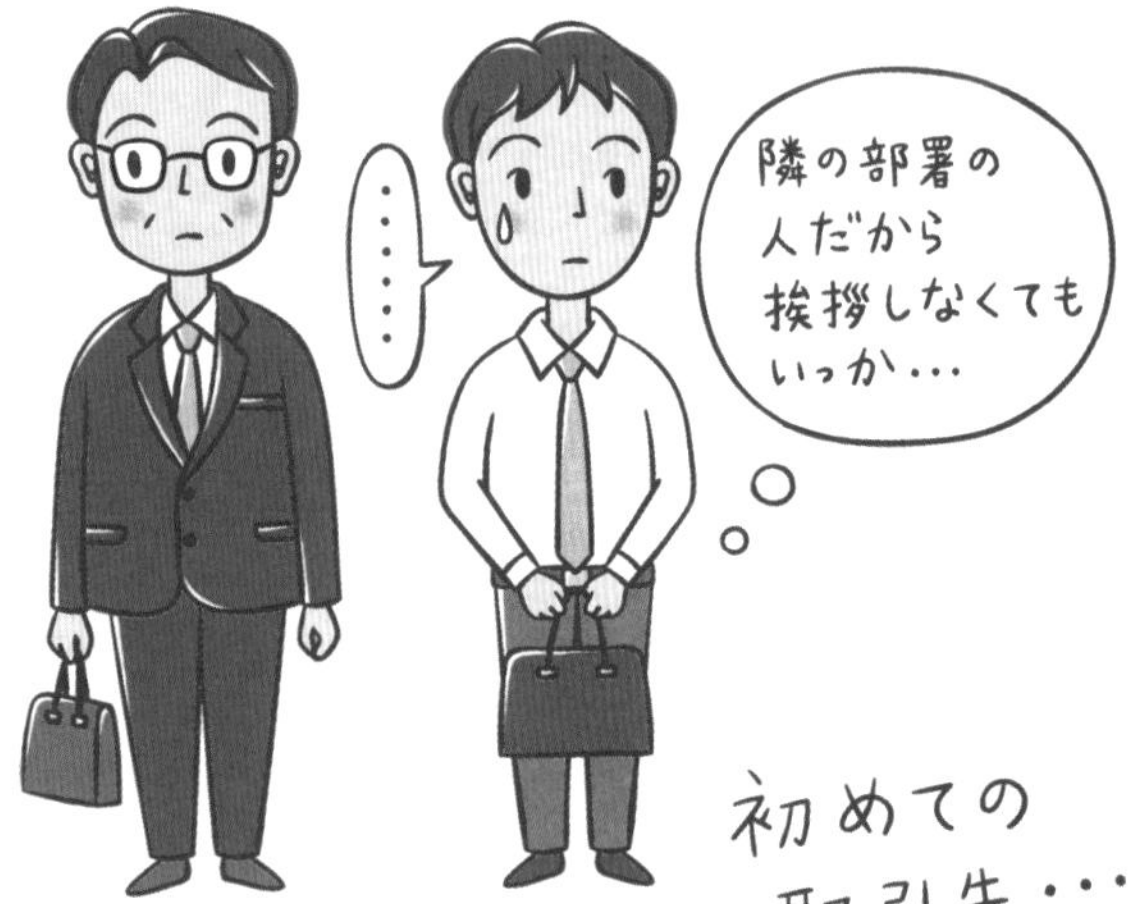

……
隣の部署の人だから挨拶しなくてもいっか…

挨拶が苦手
→解決のヒント❶

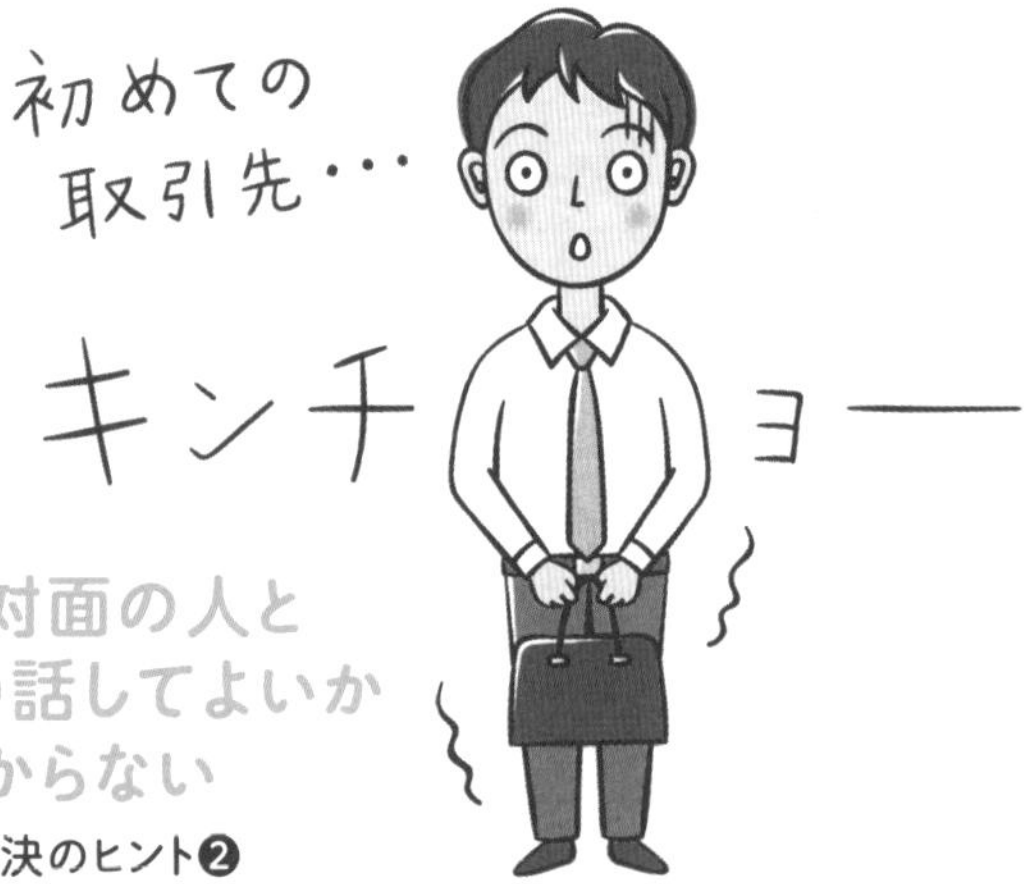

初めての取引先…
キンチョー

初対面の人とどう話してよいかわからない
→解決のヒント❷

電話の応対が苦手
→解決のヒント❸

挨拶が苦手だったり必要を感じない場合も

発達障害がある人の中には、人とのやり取りに興味が持てない人もいます。そうすると、相手と目を合わせなかったり、挨拶が苦手だったり、そもそも挨拶の必要性を感じていなかったりする場合もあります。

しかし、朝の挨拶もせずにいきなり「昨日の書類の件ですが」などと本題を話すと、「私とは最低限の話しかしたくないんだな」と思われたり、「失礼な人だ」と誤解されたりして、よそよそしい態度を取られようになるおそれがあります。

また**初対面の人や電話の相手に挨拶をしないと、第一印象が悪くなり、やり取りがうまくいかなくなることがあります。**

解決のヒント1

挨拶は人づきあいを円滑にする

「会社では最低限のやり取りができればよい」と思うかもしれませんが、職場で良好な対人関係を築くために、挨拶は必須です。朝一番に会ったときや、初対面のときに、しっかりと挨拶をすると、**あなたへの好感度が上がり、仕事の要件もスムーズに聞いてもらえることがあります。**朝出社したら自分の席に着く前に、上司や両隣の人に「おはようございます」と声をかけます。相手を見て明るく挨拶すると、相手も気分がよくなるでしょう。

日頃はあまりかかわらない人とも、ふだんから挨拶を交わしていれば、有事に声をかけやすくなるメリットがあります。知っている人に会ったら無視をせず、無言でもよいのでせめて会釈をしましょう。

好感度が上がる挨拶の例

☑休憩室や廊下で会ったとき

「お疲れさまです」

何を言ってよいか困るときにとりあえず便利な言葉。会社なら、時間帯にかかわらず使える

☑外出する人や帰ってきた人に

「いってらっしゃい」「お帰りなさい」

営業などで外出する人に言葉をかけると、ねぎらってもらったように感じて喜ばれる

☑昨日お世話になった人に

「昨日はありがとうございました」

食事をおごってもらったり、仕事を手伝ってもらったりしたら、翌日にもお礼を言うと、より丁寧

☑先に退社するときに

「お先に失礼します」

「何かお手伝いすることがありますか」と聞いて、帰ってよいか確認をしてから、この言葉をかける

☑同僚には

**挨拶とともに
片手を上げたり
軽い会釈をしたりする**

☑相手に聞こえる声を出す

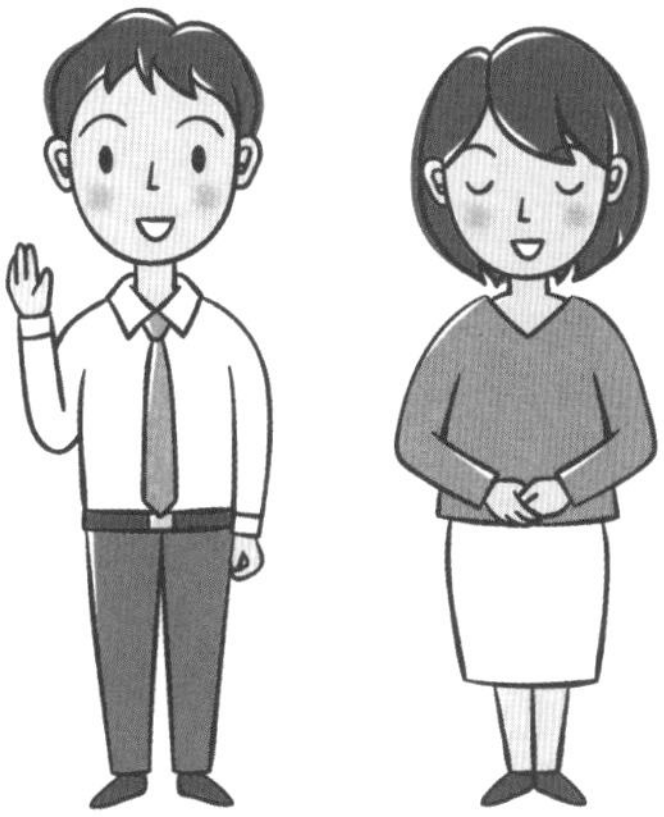

☑目上の人には

**挨拶とともに
きちんとおじぎをする**

☑相手の目を見る

(→P105)

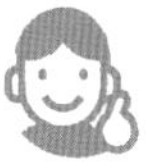

私はこうしてます

挨拶のタイミングに悩んでいましたが、「迷惑だと思われても挨拶しないよりはいい」「忙しくて返してもらえなくても気にしない」と自分に暗示をかけるようにしていたら、気にならなくなりました。

解決のヒント2
相手の長所を見つけて伝える

人づきあいは緊張するという人が多いですが、まずは相手をよく見て情報を集めることで、緊張がやわらぎます。悪い面ではなく、よい点やがんばっている点に目を向けましょう。そして**よい点に気づいたら、それを相手に伝えると、よりコミュニケーションがしやすくなります。**

よく知っている職場の人なら、内面や能力をほめたり、日頃の感謝を伝えたりすると、より心に響きます。**相手の長所を見つけることで、「私もがんばろう」と思えるなど、自分にもよい影響があるでしょう。**

あまりよく知らない初対面の人でも、「そのバッグすてきですね」などと積極的に話しかけてみると、そこから雑談が始まり、一気に緊張がやわらぐでしょう。

よい伝え方の例

外見よりも、内面や能力、技術などを具体的にほめるほうが相手はうれしい

感想を言う

「あのわかりやすい説明を自分もまねしたいです」
「参加者の方々が聞き入っていました」
「熱意が伝わってきました」
「自分にはない視点で驚きました」
「先方もお喜びだと思います」

ねぎらう

「準備大変でしたよね。本当にお疲れさまでした」

感謝をする

「プロジェクトを達成できたのは○○さんのおかげです。本当にありがとうございました」

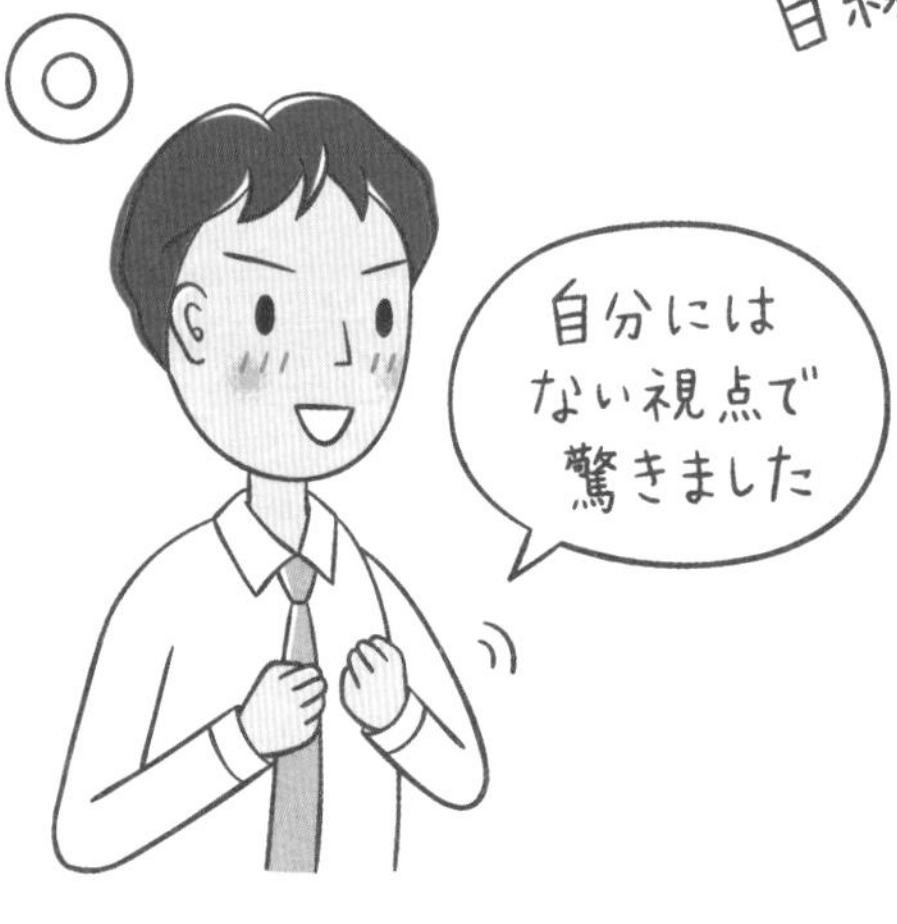
自分にはない視点で驚きました

悪い伝え方の例

上から目線で評価したり、相手に媚びたりした言い方にならないように気をつける

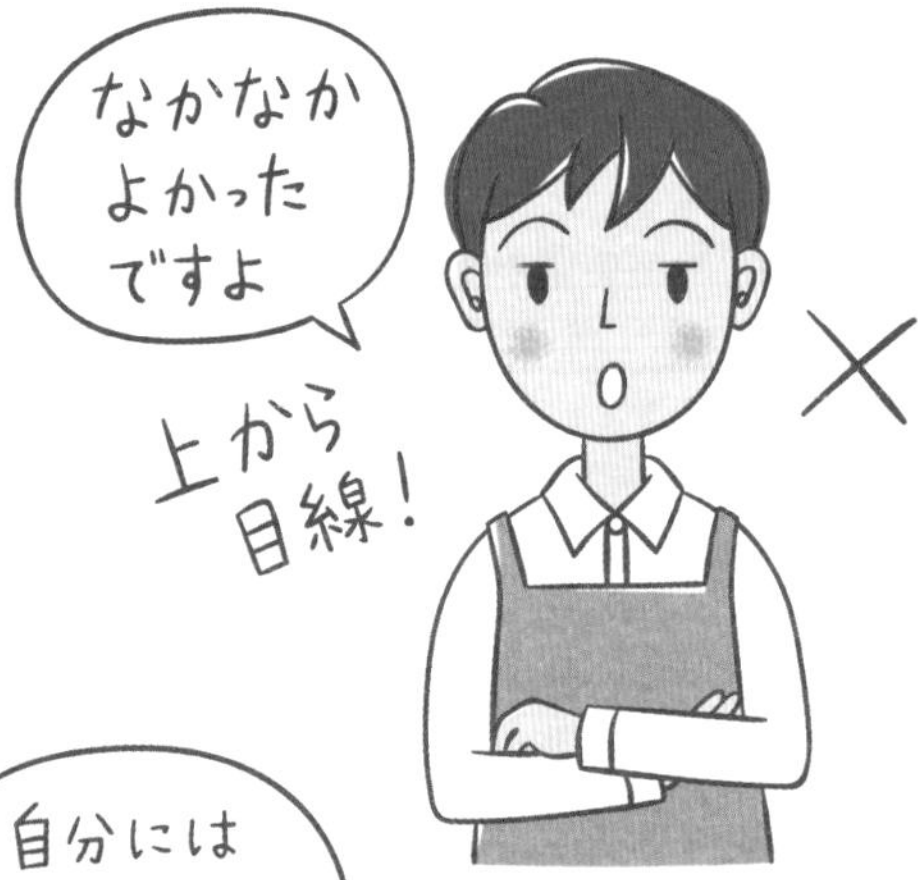
なかなかよかったですよ
上から目線！

解決のヒント3

電話応対はマニュアルを手元に置く

相手の顔や名前を覚えられず、道で会っても挨拶せずにいると、「失礼だ」と思われます。初対面のときに、「顔や名前を覚えるのが苦手で、失礼なことをしたらすみません」と伝えておきましょう。**名刺に日付と相手の特徴、話した内容を書き込む**努力も忘れずに。

電話でのやり取りは顔が見えずさらに緊張しますが、**マニュアルを見ながら対応**して乗り切りましょう。

電話対応マニュアルを作る

ある程度やり取りの型が決まっているので、「こう言われたらこう返す」というマニュアルを作り机に置いておくと、いざというときにあわてない

「はい、〇〇社でございます」
←相手の会社名と名前を聞く
←**「いつもお世話になっております」**
←用件を聞く
←**「〇〇ですね、少々お待ちください」**
←(聞き取れなかった場合は)**「申し訳ございません。もう一度、御社名(お名前)をおうかがいできますでしょうか」**

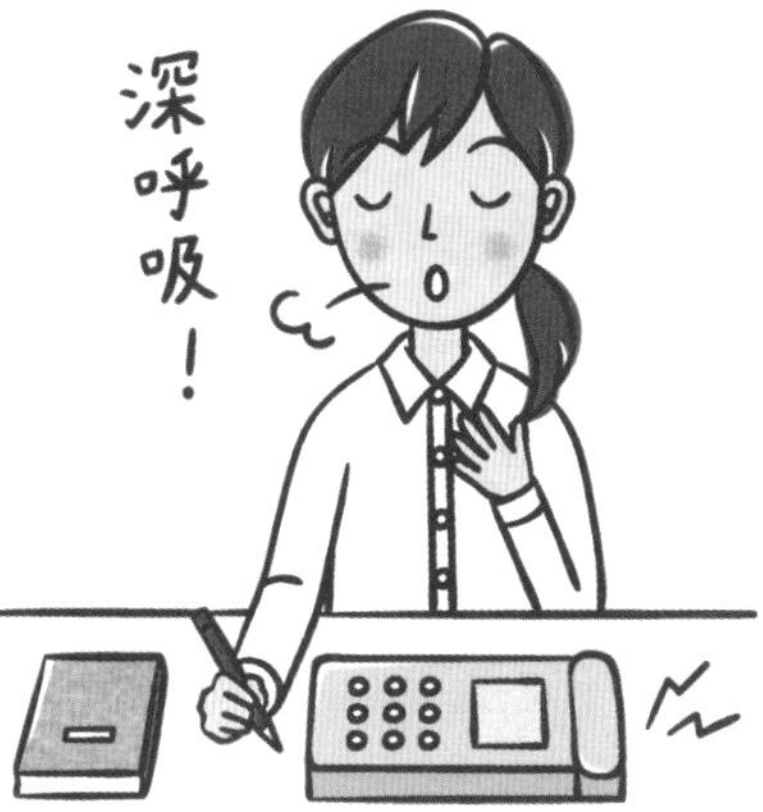

私はこうしてます

相手のよいところを見ようと意識し出したら、次第に相手の考えや意図がわかるようになってきて、誤解も減り、やり取りがスムーズになりました。自分自身も謙虚になれて、相手への言い方も角が取れた気がします。

まわりが♥できること

こちらから積極的に挨拶をする

挨拶をしない人の中には、わざわざ挨拶で注意を向けるのは申し訳ない、タイミングがわからない、という人もいます。できれば上司のほうから積極的に挨拶をして、職場全体が挨拶をしやすくなる雰囲気を作っていきましょう。

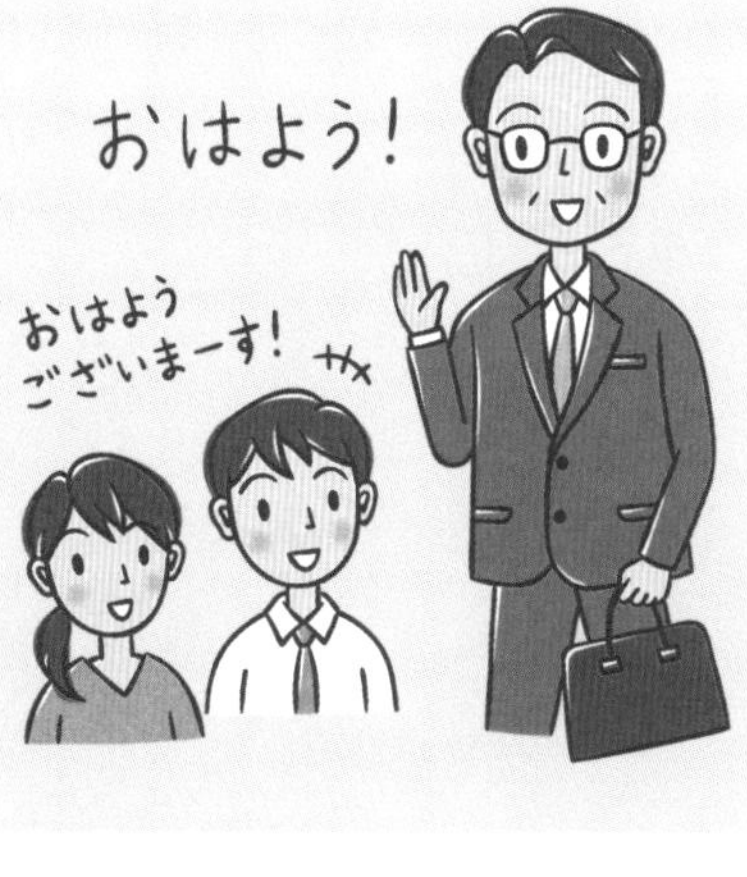

対人関係の困った!

相手との距離感がわからない

対策

- 相手との関係性を考える
- 言葉をすべて真に受けないようにする
- 相手に近づきすぎない

あるある!とその原因

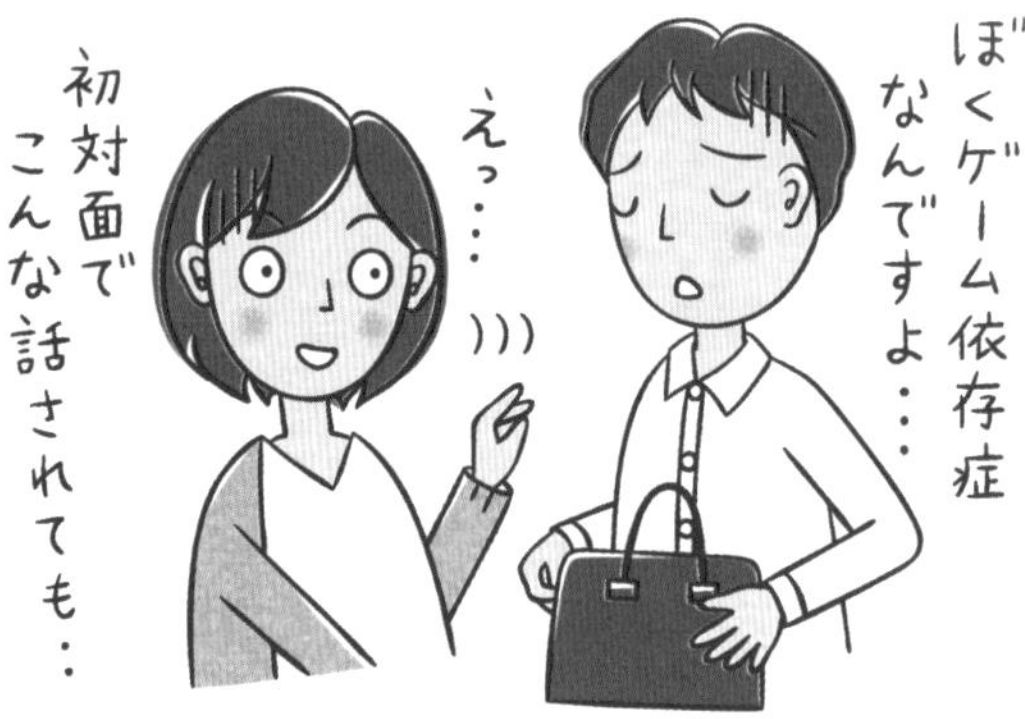
ぼくゲーム依存症なんですよ・・・
えっ・・・
初対面でこんな話されても・・・

個人的な話をして引かれたことがある
→解決のヒント❶

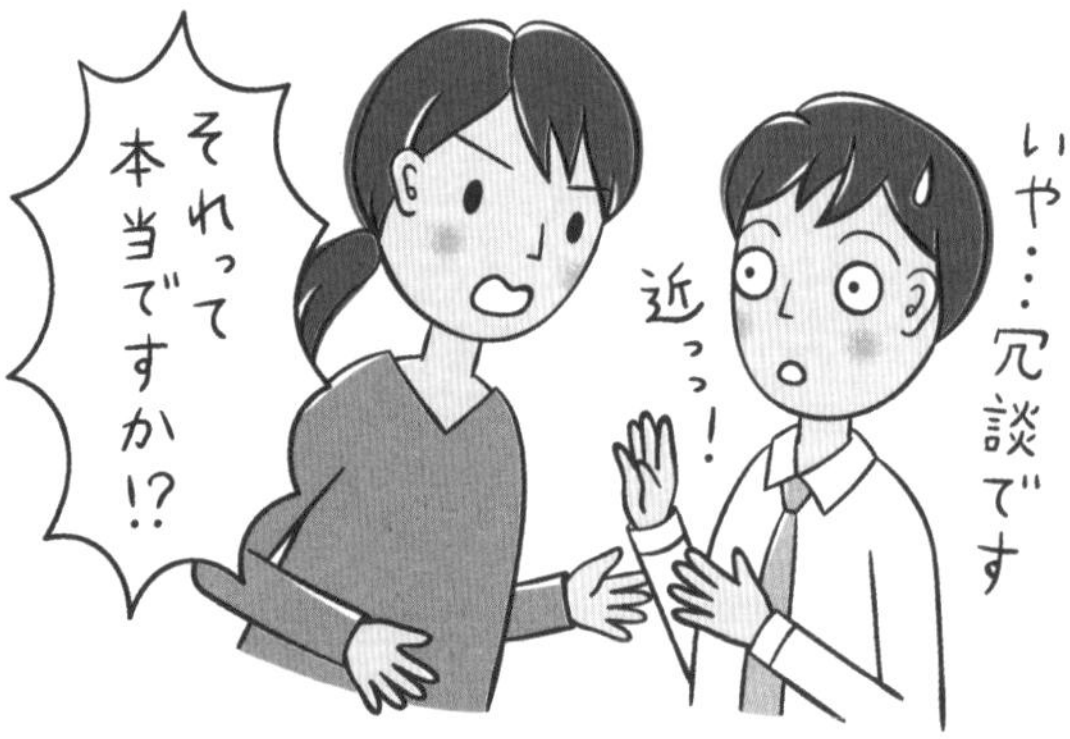
いや・・・冗談です
近っっ!
それって本当ですか!?

冗談が通じないと言われる
→解決のヒント❷

話すときの距離が近すぎる
→解決のヒント❸

適切な距離がわからず警戒されることがある

互いの関係性により、安心や快適さを保てる距離感は変わります。発達障害がある人にとって、「適切な距離感」を自然にはかるのは簡単ではありません。初対面の人に個人的な相談をして警戒心を持たれたり、「好意を持っている」と誤解されてプライベートに踏み込まれたりする危険があります。

また、**相手の言うことをすべて文字通りに受け取る特性**から、「満腹で死にそう」と言われて、「病院に行ったほうがいいよ」と返し顰蹙《ひんしゅく》を買うなど、会話がうまく行かなくなることがあります。「冗談が通じにくい場合は、「頭がかたい」といった印象を持たれることもあります。

解決のヒント1

関係性の深さを考えて自己開示する

人との距離を縮めるには、自分のことを話す「自己開示」をするのが効果的です。適度な自己開示をすることで、相手も胸襟《きょうきん》を開きやすくなり、コミュニケーションがスムーズになります。

ただし**自己開示は、相手との関係性によって、内容の深さを変える必要があります。**親しくない相手にいきなり個人的な深い話をするのは、相手の気持ちが重くなるので不適切です。まずは相手の話を聞いてみたり、初対面なら、自分の趣味・嗜好《しこう》など、赤の他人に知られても差しさわりのないことを話題にしたりしましょう。相手が同じ年齢や出身地だったり、趣味に興味を持ってくれたりと共通点が見つかれば、一気に親密になれるでしょう。

自己開示の例

初対面の人や親密ではない人には

「私は映画を観るのが好きなんです」

趣味や食べ物の好みなど、あたりさわりのない話に。目安は、電車などで赤の他人に聞かれてもよい話題

親しい同僚や知人には

「おいっこが野球をしていて…」

お互いの家族構成などを知っているくらい親しい相手には、少しプライベートな話をしてもかまわない

親友や信頼している人には

「私は発達障害と診断されて…」

ふだんから相談事をしているような信頼できる相手なら、個人的な話や告白も受け入れてもらえる

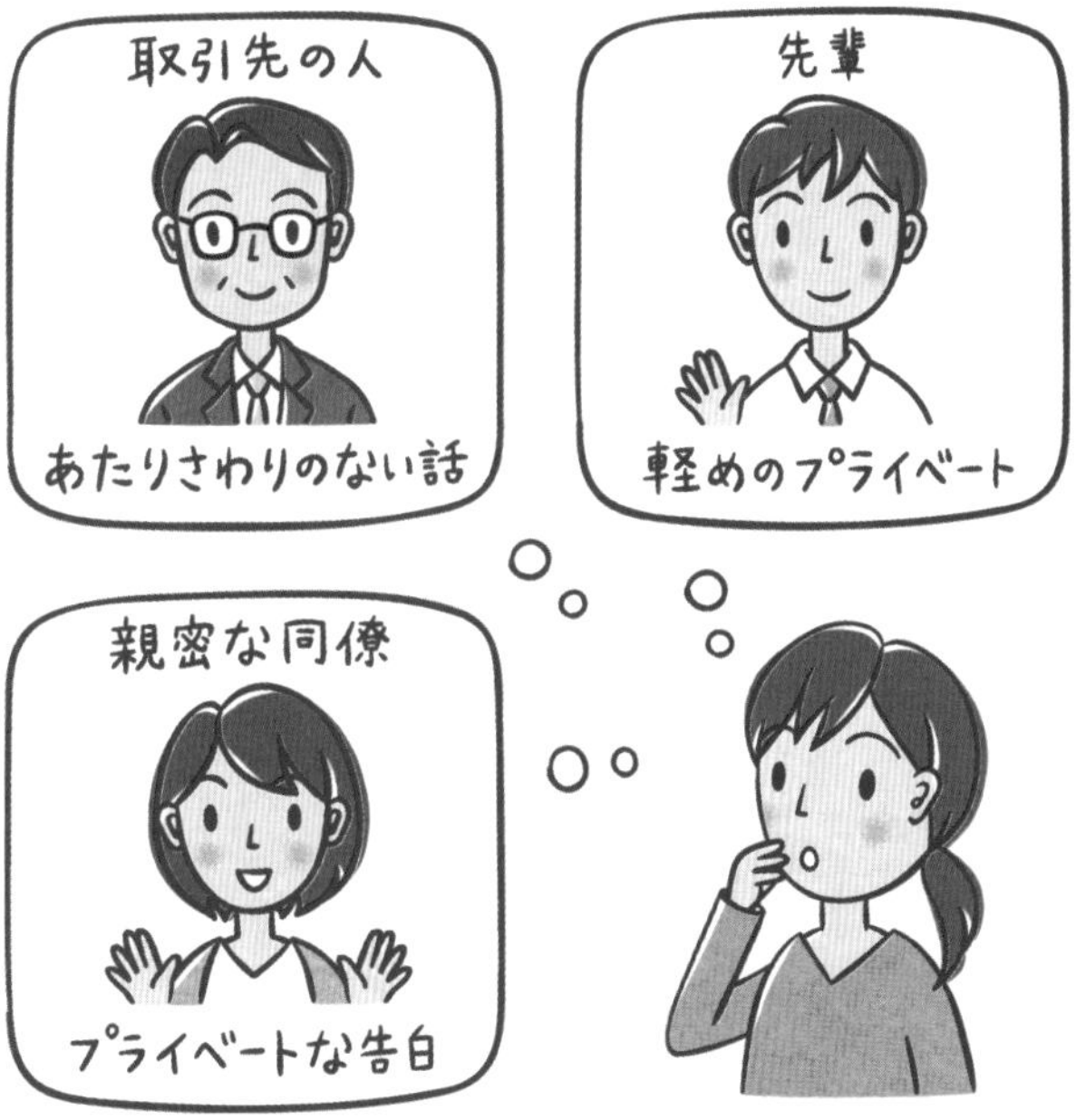
取引先の人
あたりさわりのない話
先輩
軽めのプライベート
親密な同僚
プライベートな告白

私はこうしてます

まずは相手の話を聞くようにして、「このくらいまでは話していいんだ」とレベルを推しはかってから、自分の話をしています。でも自己開示することで仲よくなれることもあるので、深く考えすぎないようにもしています。

解決のヒント2

言葉をすべて真に受けないようにする

たとえ話や冗談はコミュニケーションを円滑にしますが、何を言われても真に受けてしまう特性の人からすると、「これは本気？ 冗談？」といちいち精査しなければならず、とても厄介です。冗談を連発されて疲れるときは、さりげなくその人から距離を置きましょう。「冗談がわからず雰囲気を乱した」と、自己嫌悪になることもあるかもしれませんが、冗談か本気かを見抜くマニュアルはないので、**「冗談が通じないのは素直で人を疑わない自分の長所」と前向きにとらえるのもひとつの手**です。

ただし、冗談だけでなく相手の悪意や下心にも気づきづらいので、だまされやすい面もあります。**すべてを真に受けず、相手の言葉を疑って即答を避けることも必要**です。

冗談かわからないときは笑顔でかわす

相手の顔を見て、笑っていれば冗談、真剣な顔なら本気のことが多いので目安に。過剰に反応せず、ニコニコ笑顔でかわすと、波が立ちにくい

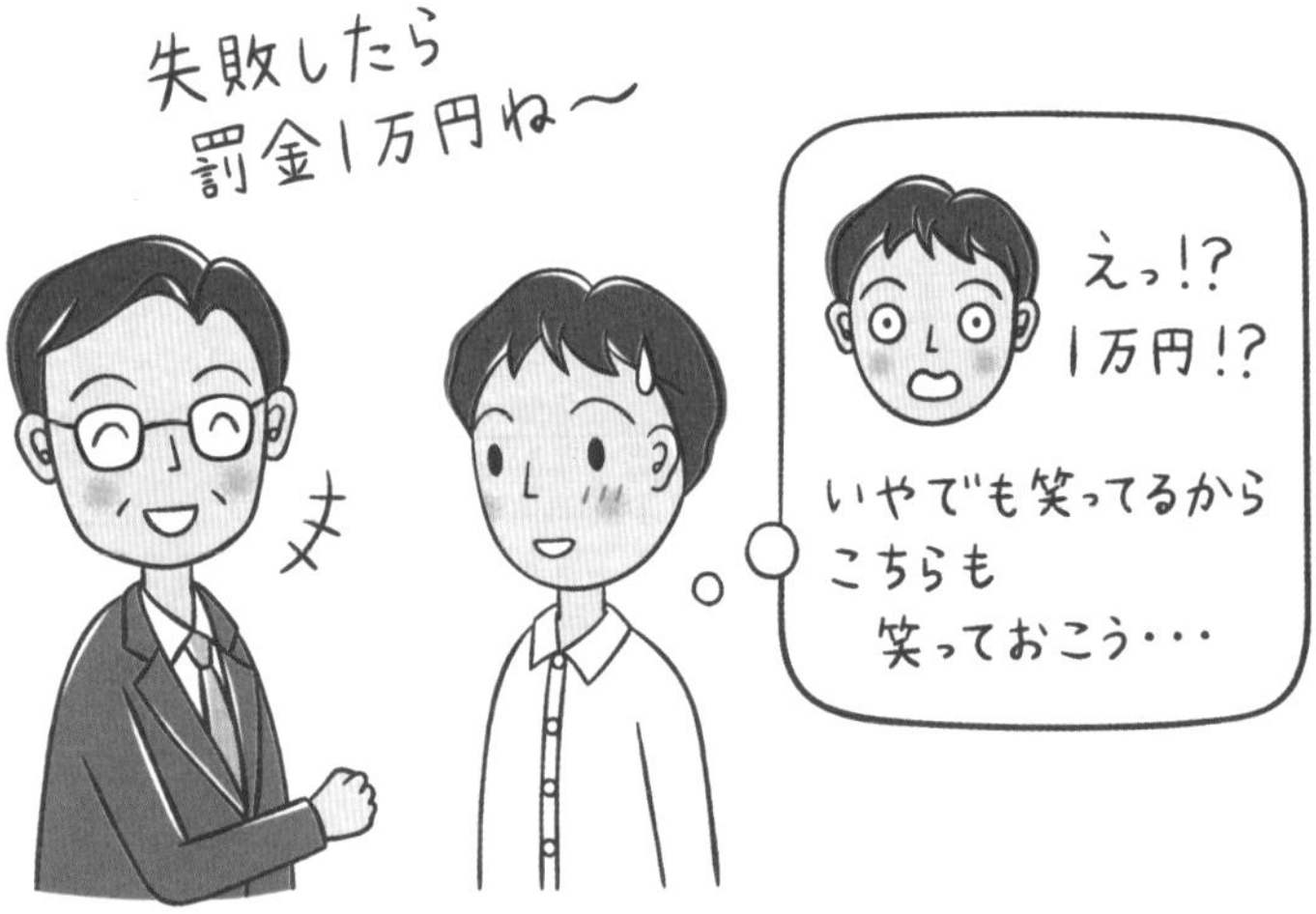

失敗したら
罰金1万円ね～
えっ!?
1万円!?
いやでも笑ってるから
こちらも
笑っておこう・・・

冗談が通じないことを伝える

「すみません、私は何でも真に受けてしまう性格なんですよ～」などと、笑顔でやんわりと、冗談が通じないことを伝えておく

物理的に距離を置く

話すのが疲れる人とは、なるべくかかわらないようにする。挨拶や仕事の話をするときに笑顔で対応すれば、関係性はこじれないはず

解決のヒント③

相手に近づきすぎない

家族や恋人なら相手にによりそうように近づいて話しても問題ありませんが、職場でそのような態度を取ると、相手に不快感を与えたり、「自分に好意がある」と誤解されたりします。不用意に体にさわるのも避けましょう。

とくに用がないときは2mくらいの間をあけて、相手に向かって話すときは、1mは離れるようにします。

話すときは1m離れる

相手に近づくと「用がある」と取られるので、知らない人とすれ違うときなどは距離をあける。上司や同僚と話すときは、1mは離れるようにする。

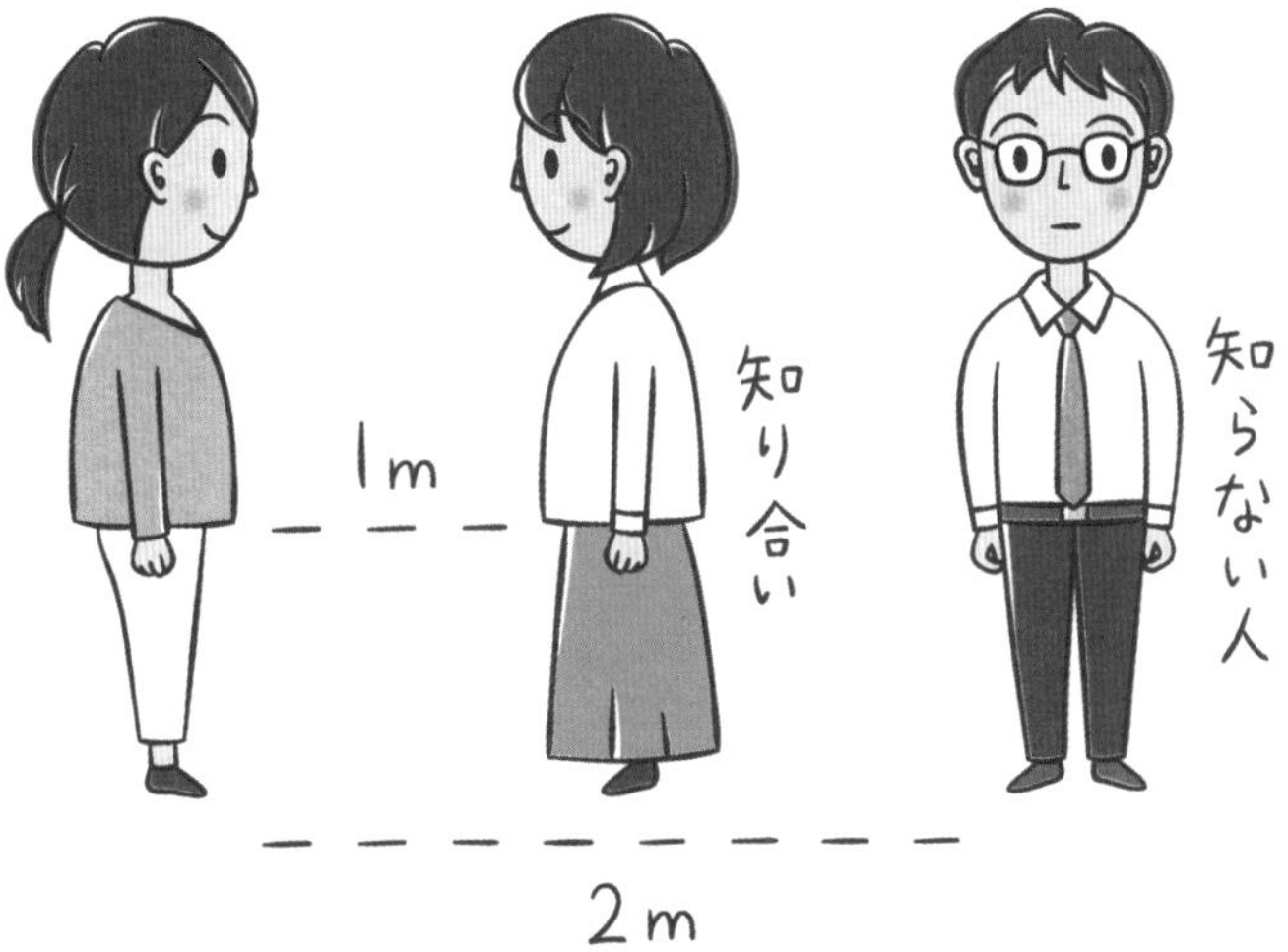

知り合い
知らない人
1m
2m

まわりができること

困るときははっきり伝える。冗談はなるべく控える

自己開示をされて困るときは、「私にはちょっと重い話だけれど、○○さんに相談してみる？」など、さりげなくアドバイスを。

近づきすぎる相手には、「もう少し離れて」とはっきり言ったほうがよいでしょう。

冗談が通じないときは、「冗談だよ〜」と明るく受け流して、次回からは控えるようにしましょう。

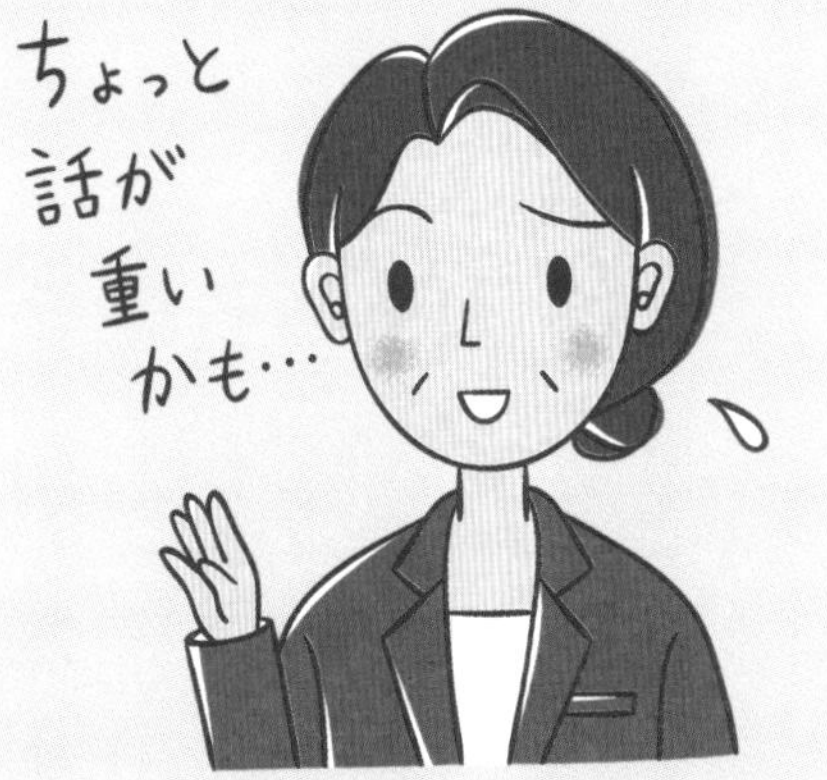

ちょっと話が重いかも…

私はこうしてます

いちいち「冗談かどうか？」を考えると疲れるので、何でも「冗談だ」と考えるようにして、とりあえずニコニコとやり過ごしています。気になるときは帰宅後家族に伝えて、冗談かどうか判断してもらっています。

対人関係の困った!

雑談ができない

対策

- 無理に返事をせず聞くだけでもよい
- 身近な話題を出したり相手をほめる

あるある!とその原因

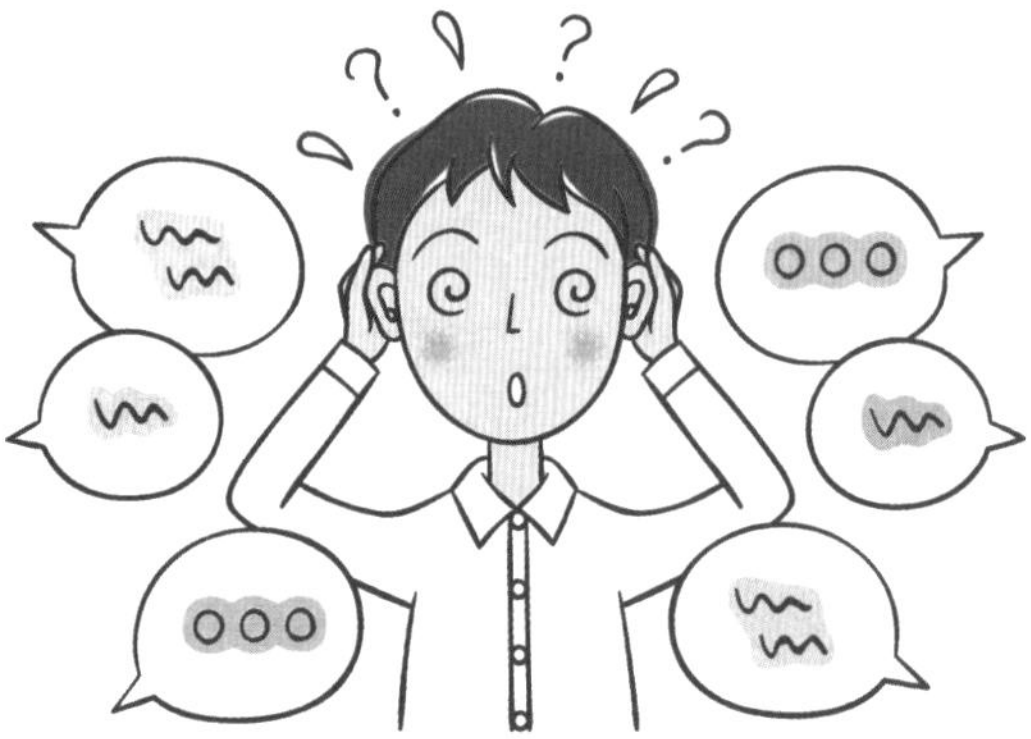

話しかけられてもうまく返せない

→解決のヒント❶

複数の人が話すと内容を理解できず疲れる

→解決のヒント❶

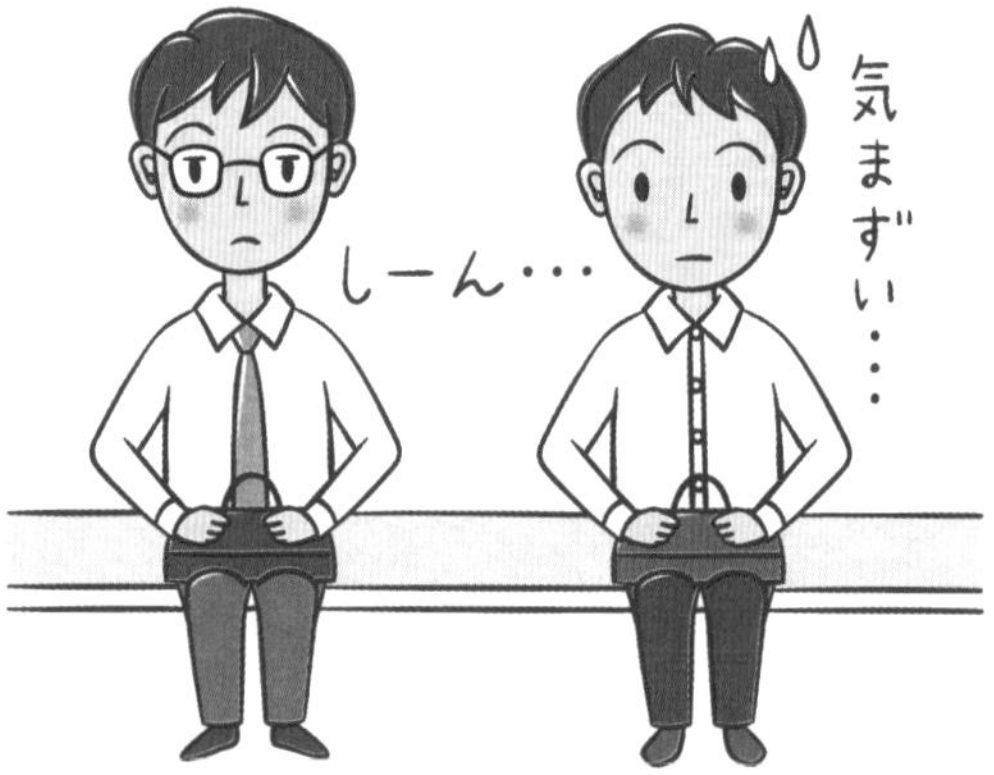

とりとめのない話に興味がもてない

→解決のヒント❶

何を話してよいかわからない

→解決のヒント❷

すぐに言葉を発したり話題を出すのが苦手

雑談は人とのコミュニケーションに欠かせませんが、苦手だという発達障害の人はたくさんいます。とくに大勢の人が雑談する場所に行くと、頭が痛くなったり、疲れやすくなったりする人もいます。

理由の一つは、**ワーキングメモリが少ないため、大勢の人が一斉に話すと聞き取れなくなったり覚えきれなくなったりする**からでしょう。

また、自分が興味のある話ならいくらでも雑談できるけれど、興味のない話になるととたんに黙ってしまう人もいます。**相手が何を言いたいのか、どういう考えかを察することが苦手な場合は、適切な言葉をすぐに返すのがむずかしい**のです。

解決のヒント❶ 無理に返事をせず聞くだけでもよい

職場では「仕事以外の話はムダ」と思うかもしれませんが、雑談によって相手の考えが見えたり、親近感がわいて気持ちが伝わりやすくなったりすることもあります。無理のない範囲で雑談に参加するスキルを身につけられるとよいでしょう。

雑談は簡単なように見えますが、

- 相手の話を聞く
- 頭の中で理解をする
- 自分の意見を考える
- 発言する

という一連の動作を瞬時にしなければならず、高いスキルが必要です。**複数のことを同時にできない特性の人は、すべてをこなそうとせず、「相手の話を聞く」ことに徹しましょう。**

複数人での雑談を避け、**1対1の会話を重視する**のも一つの手です。

聞き上手になる

笑顔でうなずいたり、目を見ながら相づちを打ったりする。「〇〇なんだね」とおうむ返しをしたり、「それってどういうこと？」と質問したりするのもよい

できる範囲でコミュニケーション

大勢での会話すべてに集中すると疲れるので、隣の人との会話のみに集中するなど、自分が聞き取れる範囲で会話をする

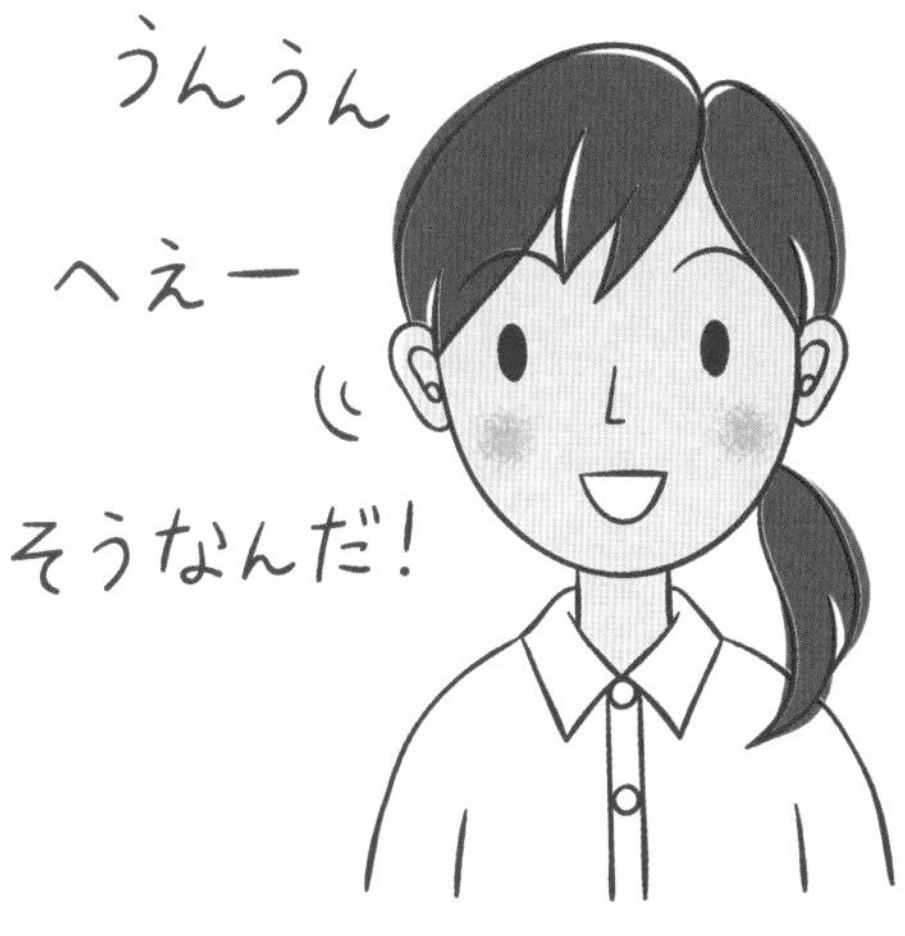

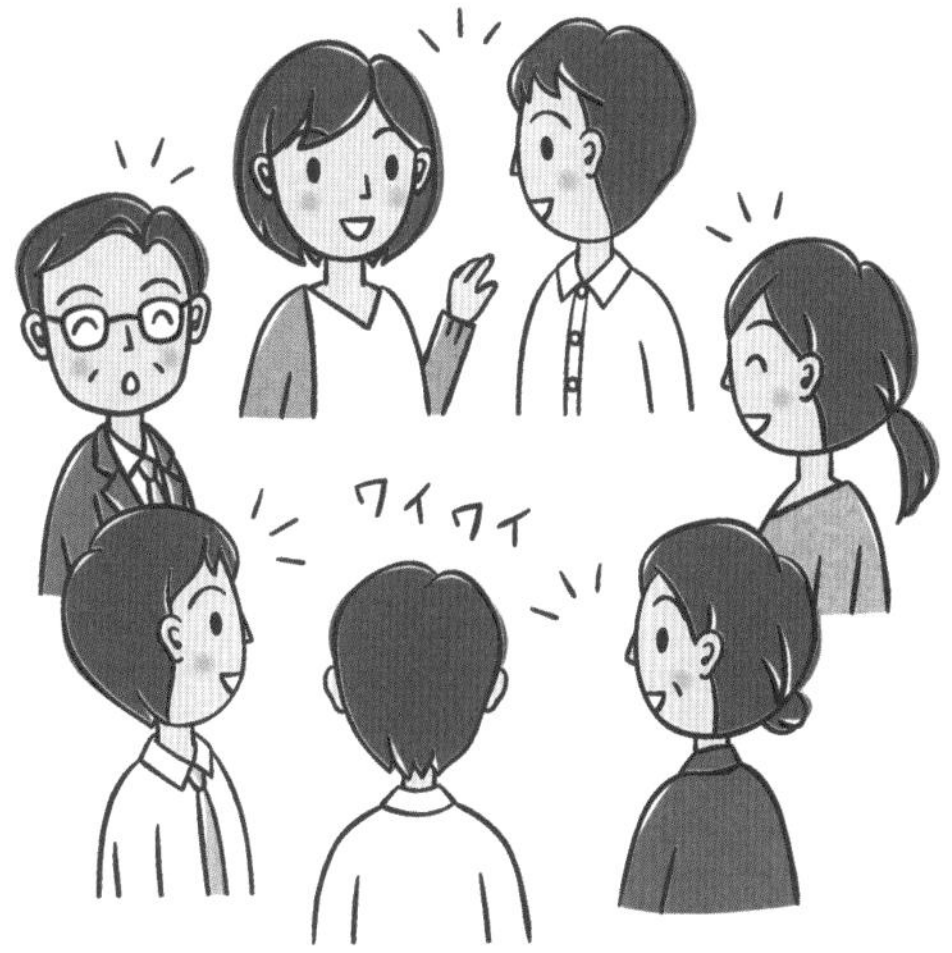

苦手なことを伝える

「大勢で話す場所では混乱してしまって…」などと周囲に伝えておく。大切な話は人のいないところで、1対1でしてもらうようお願いする

愚痴や悪口をうまくかわす

「そうなんだ。私は〇〇さんをよく知らないけど、それは大変だったね。私も何かあったら注意するね」などと、相手をねぎらいつつ、うまくかわす

私はこうしてます

立食パーティなどは大勢の人がガヤガヤと雑談するので、頭が混乱します。必要ない限りは辞退をして、どうしても行かなければならないときは、ときどきトイレで休憩をしてしのいでいます。

解決のヒント❷

身近な話題を出したり相手をほめる

初対面の人にいきなり用件を切り出すよりも、軽い雑談をしてから本題に入るほうが、スムーズに話を聞いてもらえるでしょう。

しかし、何を話せばよいか困ってしまうことも多々あります。毎朝ニュースなどを見て、**いくつかの時事ネタを用意しておく**と、いざというときに助かります。宗教や政治の話は、お互いの主張をぶつけ合う論戦に発展してしまう危険性があるので避けましょう。

ほかに、相手の持ち物や服をほめるのも効果的です。ほめられると相手は気分がよくなり、「どこで買ったのですか」などと質問すれば会話も続きます。ただし容姿をほめるのは避けましょう。セクハラととられることもあります。

天気の話は無難

「今日は暑いですね」「午後から雨が降るそうですよ」「北海道はもう雪が降っているそうですね」など、天気の話から、会話の糸口をつかむ

相手をほめる

「すてきなバッグですね」などとほめると会話が弾みやすい。ほめるだけでなく「どこのブランドですか？」などと質問を続けるのが、会話が続くコツ

感想を伝えるだけだと、「はい／いいえ」で会話が終わってしまうので、質問をするときは「5W1H」を心がける
Who（だれが）、When（いつ）、Where（どこで）、What（なにを）、Why（なぜ）、How（どのように）

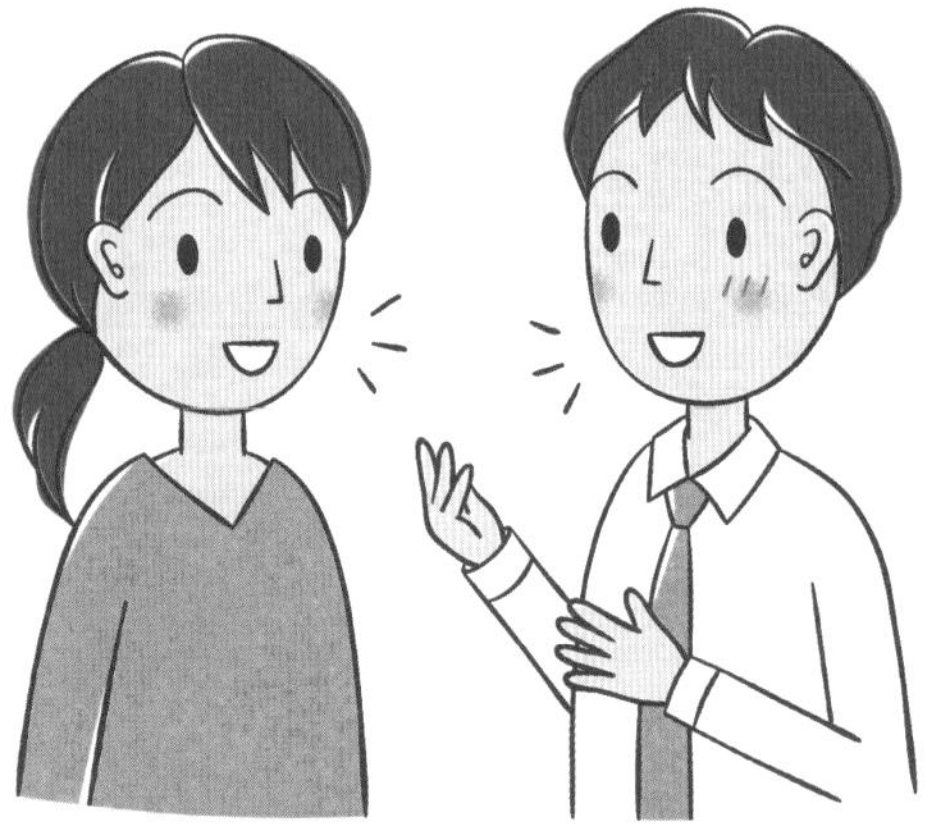

さしさわりのないニュース

「〇〇の絵が10億円で落札されたらしいですね」などの無難な時事ネタのほか、「近くにフレンチの店ができたそうですよ」といったご近所ネタなどもよい

避けたほうがよいテーマ

× **相手の容姿**について言及するのは、たとえほめ言葉でもセクハラになるおそれがある
× **収入や学歴**など個人的なことを聞くのは失礼
× **宗教や政治**の話は対立することがある
× **下ネタ**は印象が悪くなり雰囲気も壊す

ポジティブシンキング！

雑談ができなくても仕事で挽回すればよい

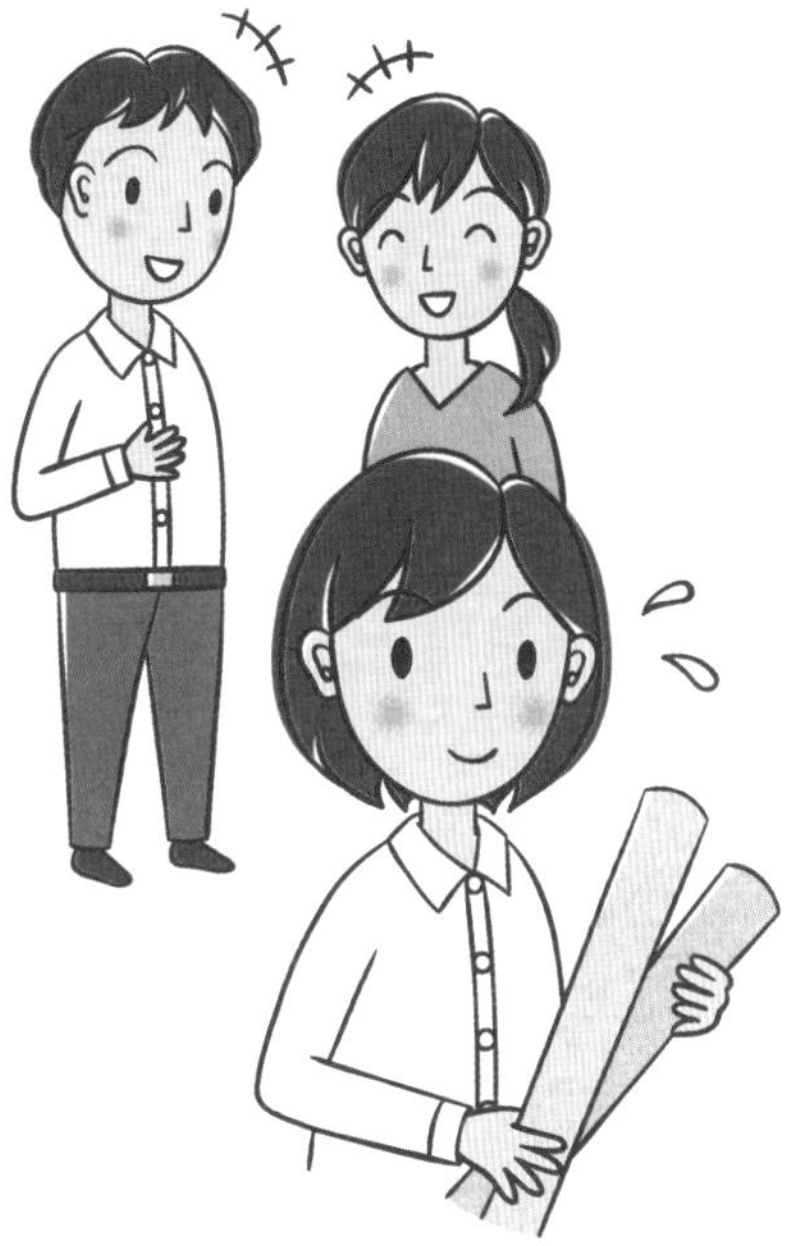

雑談に加わらなかったり、仕事の話しかしなかったりすると、「協調性がない」「かたい人」などと悪い印象を持たれることがあります。

しかし、どうしても雑談が苦痛なら、無理をすることはありません。社内に仲のよい人がいなくても、雑談に加わらなくても、「仕事をしに来ているんだ」という姿勢を貫いて、成果を出しましょう。「おかたいけれど、すばらしい仕事をする人だ」と、別の評価が得られることもあるでしょう。

営業の仕事や大勢で動くプロジェクトの仕事は雑談スキルが必要です。ひとりでできる内勤の仕事に変えてもらうなど、雑談の必要のない環境で働けるよう、交渉してみてもよいでしょう。

まわりができること

本人が困っていたらさりげなく助け舟を

自分の意見を言わないからといって、人嫌いとは限りません。笑顔で話を聞いているなら、無理に意見を引き出さずに、こちらも笑顔で返しましょう。

もしも同僚との雑談から抜けられず困っているようなら、その場の雰囲気を壊さないように、自然に雑談から外れられるよう、助け舟を出しましょう。

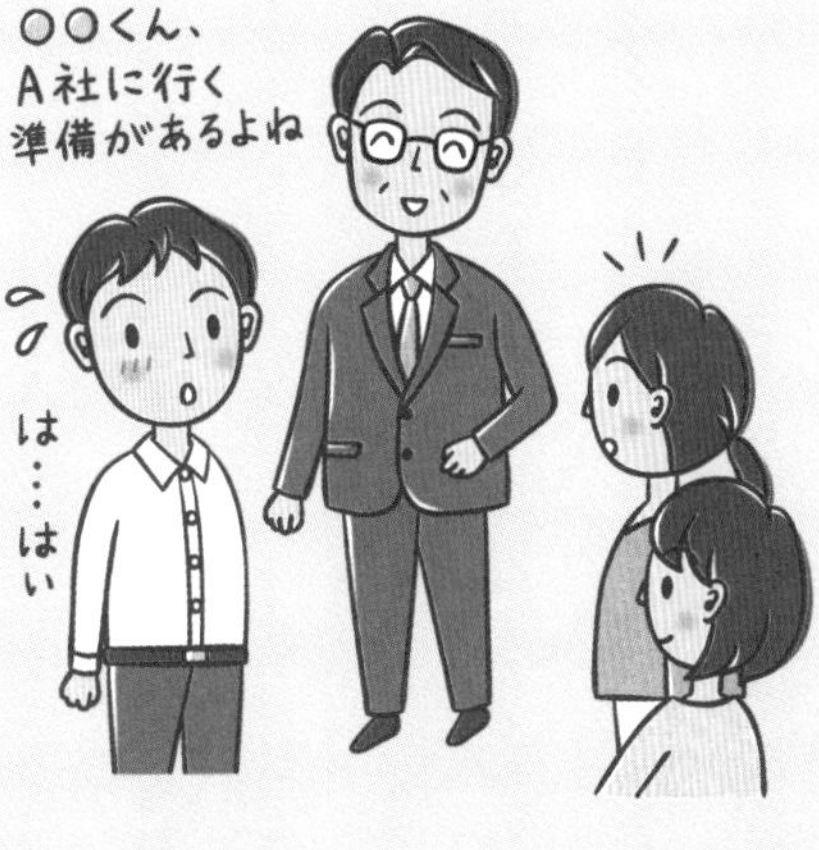

私はこうしてます

5人以上の飲み会になると、話があちこちに飛んだり、全員の話を聞けなかったりして、頭が混乱することに気づきました。「飲み会は4人以下」とマイルールを作り、それ以上の人数の飲み会は断るようにしています。

対人関係の困った!

相手の言葉を理解しづらい

対策

- 聞いたらすぐにメモ
- わからないことは具体的に聞き返す
- 聞き取れないときは再度言ってもらう

あるある!とその原因

口で言われただけでは理解が追いつかない
→解決のヒント❶

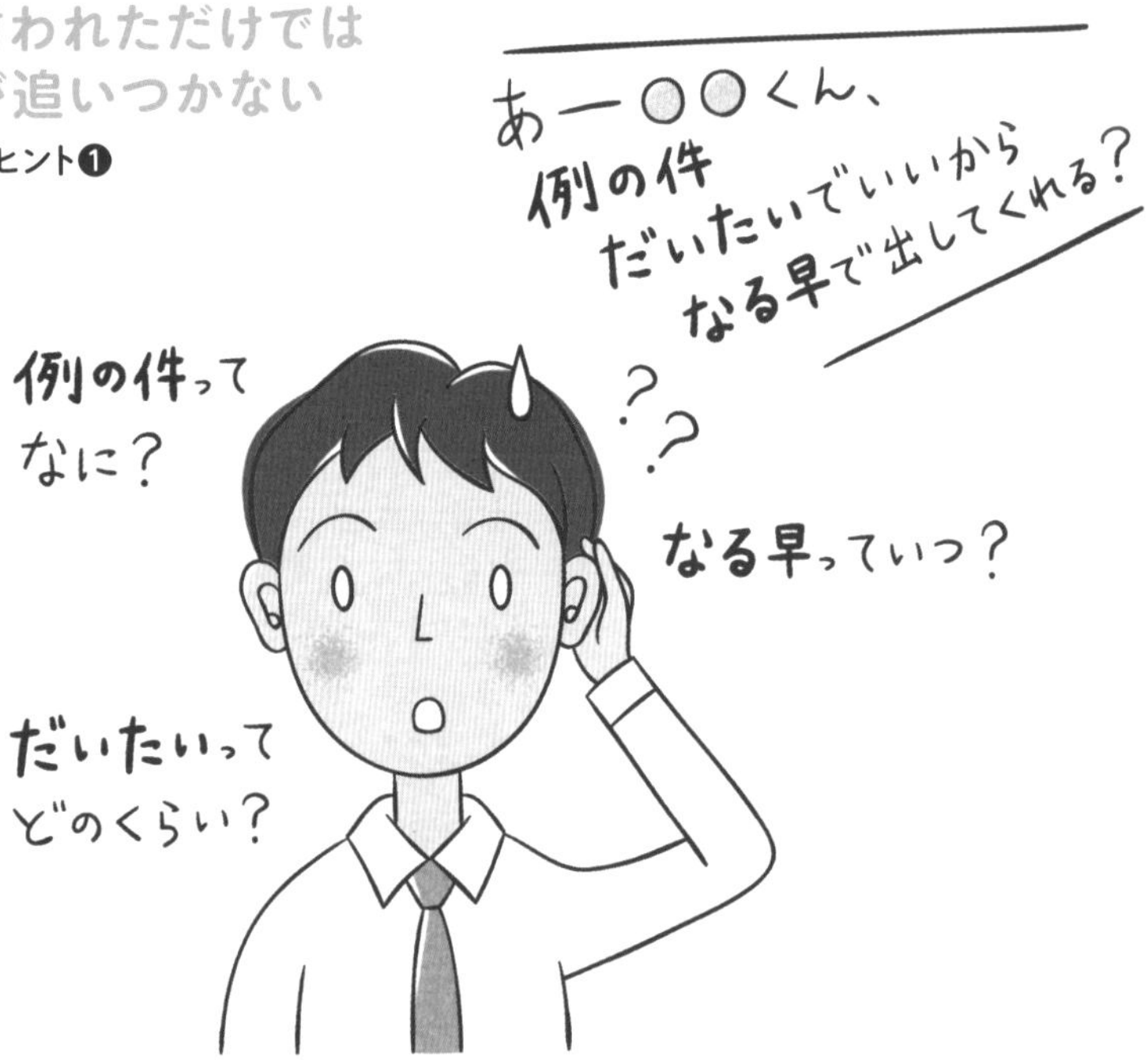

あー◯◯くん、
例の件
だいたいでいいから
なる早で出してくれる?
例の件って
なに?
なる早っていつ?
だいたいって
どのくらい?

あいまいな指示がわからない
→解決のヒント❷

急に話しかけられると聞き取れない
→解決のヒント❸

耳で情報をとらえるのが苦手なのかも

発達障害の特性から、聞いたことをすぐ理解できなかったり、覚えられなかったりすることがあります。

そこで「何でしたっけ」と質問して、「聞いていなかったのか」と怒られると、次回からは質問できなくなる人もいるでしょう。しかし、わからないまま**自己判断で作業をすると、間違いを叱責されて悪循環に陥る**……という結果になります。

また、遠回しな表現や言外の意味を理解しづらい場合は、「あれ取って」「だいたいでいいよ」といった**抽象的な指示がわかりません。**

何かに集中しているときに話しかけられると、気づかなかったり、内容が理解できなかったりもします。

解決のヒント1 聞いたらすぐ文字化して確認をする

聞いたことをすぐに忘れてしまうのは、聴覚よりも視覚のほうが優位だからかもしれません。「聞いて覚えよう」と思わずに、メモを取って「見て覚える」ようにしましょう。

その場で目についた紙に走り書きをすると、そのメモをどこかに置き忘れてしまうおそれがあります。**メモ帳は1冊に決めて、ペンとともにポケットに入れて持ち歩きましょう。**

聞きながら書くのが苦手な場合は、**相手の許可を取って会話を録音したり、音声入力機能を使ってすぐに文字化**したりすると便利です。

ただし、いずれも記録したことに満足して、確認するのを忘れることがあります。**内容が頭に残っているうちにチェックし、聞きもらしがないか、相手に確認**をしましょう。

いつでもメモ帳を持っておく

呼ばれてからメモ帳を取りに席に戻るということがないように、メモ帳とペンはつねにポケットに入れておく。メモ帳は1冊に絞ること

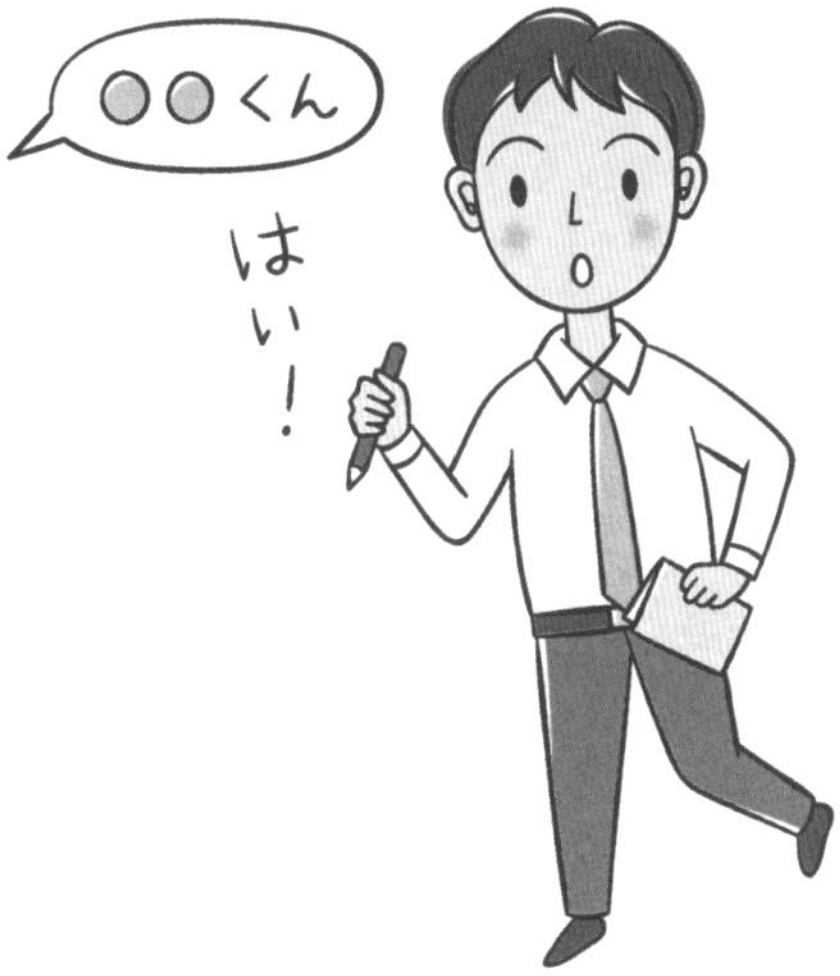

録音や音声入力を使う

話を聞きながら同時にメモをするのが苦手なら、先方に断って録音機器や音声入力レコーダーを使う。メモを取って「聞く姿勢」も見せるとなおよい

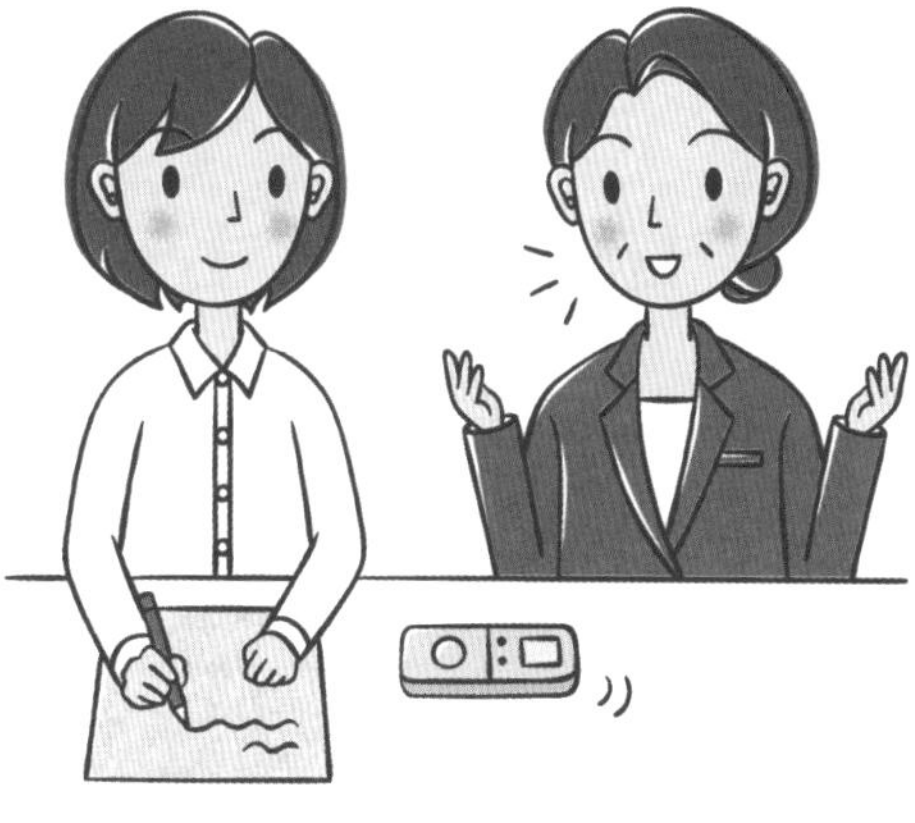

メールなどですぐに確認

聞きもらしや勘違いがあるかもしれないので、自席や社に戻ったら聞いたことをすぐに文字化して、相手にメールなどで内容を再確認する

わかる範囲で早めに作業

聞いたことを覚えているうちに、早めに作業に取り掛かり、わかる範囲までやったところで、相手に「これでよいか」の確認を取る

私はこうしてます

オンライン会議は相手の了承を得て録音し、Googleの音声入力機能をオンにして、リアルタイムで文字化しています。完璧ではなくても、あとで見返して確認できる程度に文字化できるので、非常に助かっています。

解決のヒント②

あいまいな指示は具体的に聞く

「書類にミスがないか確認して」と言われて「ミスが3か所ありました」と報告すると怒られた……などという話は、発達障害がある人の経験談によく出てきます。相手の指示が「ミスの内容を検討して対策案を出して」、もしくは「直しておいて」という意図を含んでいても、**言外の意味をとらえるのが苦手な特性があると、そこまでの推測ができません。**指示された仕事はきちんとやっているのですが、職場の人からは「気がきかない」と思われてしまいます。

こういう場合は、「ミスがあったらどうすればいいですか」と重ねて質問をすれば、すれ違いが防げます。**「なるべく」「だいたい」などのあいまいな指示を受けたときも、具体的な質問を返しましょう。**

誤解が生じやすい言葉とその対応

相手の指示がはっきりしないときは、「こういうことかな?」と思う具体的な内容を示して、聞き返しましょう。

あれ取って

と言われたら…

たいていの人は、その前にしていた会話の流れや相手の視線から、「あれ」が何なのか推測できるが、推測が苦手な人にはわからない

✕ **「あれって何ですか?」**

○ **「テーブルの上の箱ですか?」**

時間のあるときにやって

と言われたら…

「時間がなければやらなくてもよい」と受け取ってほうっておくと、怒られることがある。具体的な期日を確認しておく

✕ **「時間がなければやらなくていいですか」**

○ **「今月はイベント前で忙しいのですが、その仕事は期限がありますか?」**

なるべく早くお願い

と言われたら…

作業中の仕事をいったん止めてまで急いだほうがいいのか、終わってから取り掛かっても間に合うのか、具体的な納期がわからない

✕ **「なるべくっていつですか」**

○ **「明日締め切りのA社の仕事をしているのですが、それよりも急ぎの仕事でしょうか?」**

だいたいでいいよ

と言われたら…

相手の言う「だいたい」と、自分の思う「だいたい」は違う。そもそも「だいたい」が客観的にどの程度を指すのかわかりづらい

✕ **「だいたいと言われてもわかりません」**

○ **「問題点を箇条書きにして、A4用紙1枚にまとめればよいでしょうか?」**

解決のヒント 3

聞き取れないときは再度言ってもらう

注意の対象を切り替えるスピード（スイッチング）が早い人は、仕事に集中しているときに話しかけられても、すぐに対応できます。しかし切り替えが苦手だと、ぐっすり寝ている人を突然起こしたようなもので、瞬時に対応できません。

とくに過集中の人にはその傾向があるので、自分の特性を伝えたり、失礼のない範囲で聞き返したりしましょう。

とりあえずわかるところを復唱

相手の言葉で聞き取れたところだけでも、「A社の件ですよね」「企画書の件ですか？」などと復唱すれば、「聞いていない」と思われることだけは避けられる

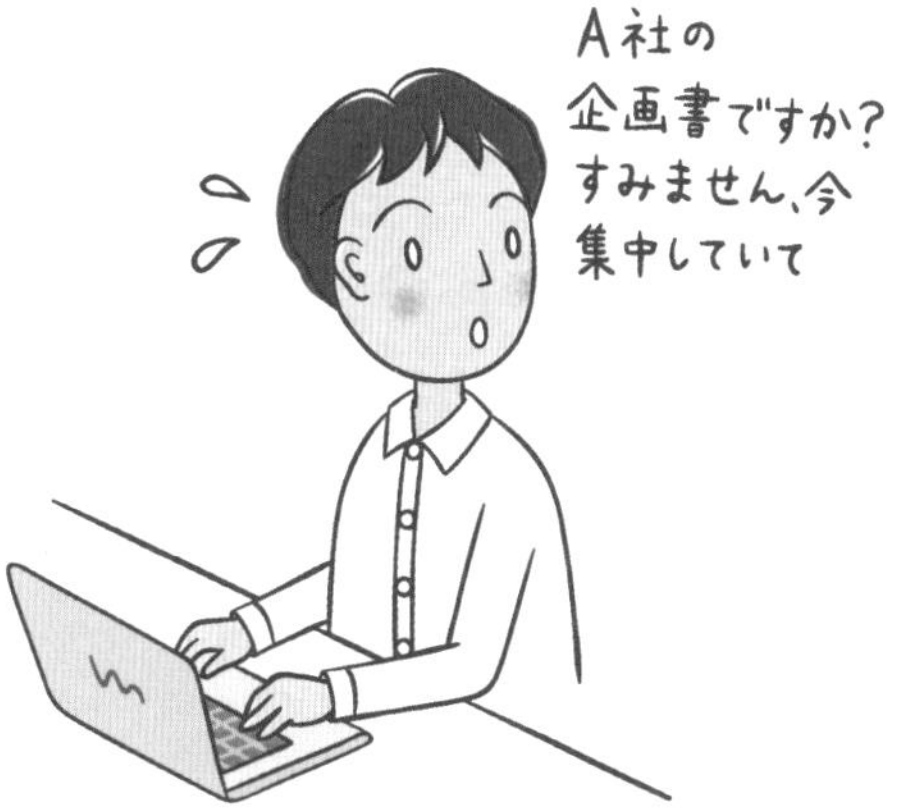
A社の
企画書ですか？
すみません、今
集中していて

もう一度言ってもらう

「すみません、集中していて聞き取れなくて……もう一度言っていただいてもいいですか？」と丁寧に伝えれば、相手もイヤな気分にならないはず

私はこうしてます

名前も呼ばれずに突然話しかけられるときは、あえて聞こえないふりをすることもあります。「集中してまるで聞こえません」というオーラを出すうちに、まずは「○○さん」と名前を呼んでくれるようになりました。

まわりができること

指示の仕方を見直す

口だけで次々に指示を与えるのではなく、紙に書いて渡すと確実でしょう。

「なるべく早く」「できるときにやって」などの言葉は、あいまいすぎてわかりません。「15時までに」「A社の仕事が終わったら」などと具体的に指示しましょう。

騒がしい場所や、相手が聞く準備をしていないときに指示をすると、内容を記憶しづらくなります。なるべく周囲が静かなところで、1対1で話すようにしたり、「○○さん」と名前を読んで注意をこちらに向けてから話し始めたりしましょう。

対人関係の困った!

チームプレーが苦手

対策

- 暗黙のルールを明文化する
- 気づかいのステップを覚える

あるある!とその原因

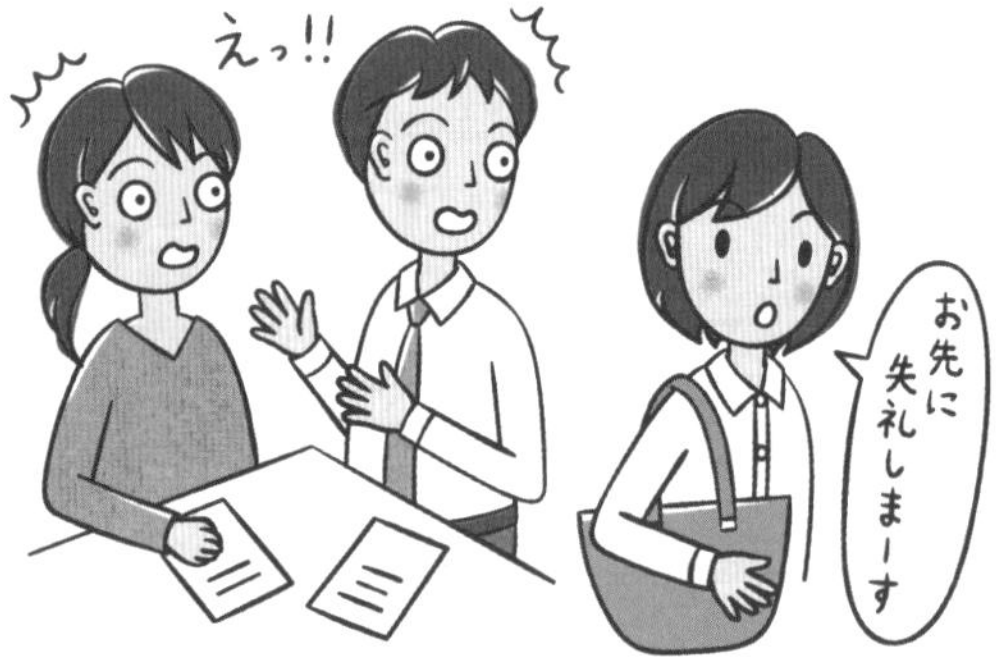
えっ!!
お先に失礼しまーす

どこまでが自分の仕事かわからない
→解決のヒント❶

相手の意向を聞きながら仕事を進めるのが苦手
→解決のヒント❶

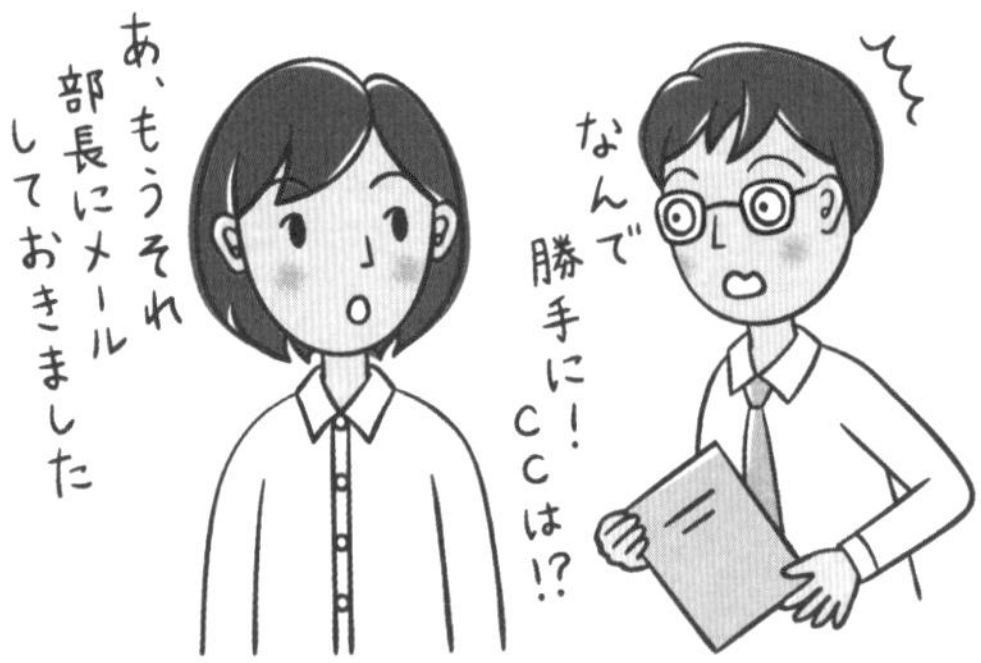
あ、もうそれ部長にメールしておきました
なんで勝手に! ccは!?

協調性がないと言われる
→解決のヒント❷

周囲とうまくいかない
→解決のヒント❷

周囲の様子が見えず個人プレーになる

仕事が終わっていなくても定時だからと帰ったり、まわりの意見を聞かずに仕事を進めたりするのは、個人で仕事をするなら問題ない場合が多いでしょう。しかし、大きなプロジェクトを複数人で進めるなど、チームプレーが求められるときには、「協調性がない」ととられがちです。

また、来客の対応やコピー用紙の補給、電話の応対などの雑用に気づかないと「いつも私たちばかり雑用をして、あの人は何もしてくれない」と反感を買いやすいものです。

周囲の様子に目が向きにくく、不注意や衝動性の特性があると、上司や同僚の気持ちが見えず行動することもあるでしょう。

解決のヒント❶

暗黙のルールを明文化する

チームプレーになるとうまくいかない原因の一つは、**空気を読むのが苦手で、「暗黙のルール」がわからないから**かもしれません。

会社では、割り振られた仕事以外にもいくつかの作業があり、たいていの人は空気を読みながら臨機応変に雑用をこなしています。そうした暗黙のルールがわからない場合は、仕事仲間に**「決められた仕事以外の雑用には何があるのか」「どういうときにその雑用をすればいいのか」などを確認して、メモ**をしましょう。

迷ったり、役割を変更したくなったりした場合は**勝手に進めずリーダーに相談**をしましょう。自分の思いだけでは仕事が進まないので、**こだわりに固執しない**（→P46）ことも大切です。

仕事の範囲を明文化する

自分と相手の仕事を明文化しておけば、取りこぼしやトラブルが減る。新しく仕事が発生する度に話し合って、どちらがするかを決める。ふたりで共有する仕事は、「〇〇の発注はしておきました」など、必ず相手に報告を

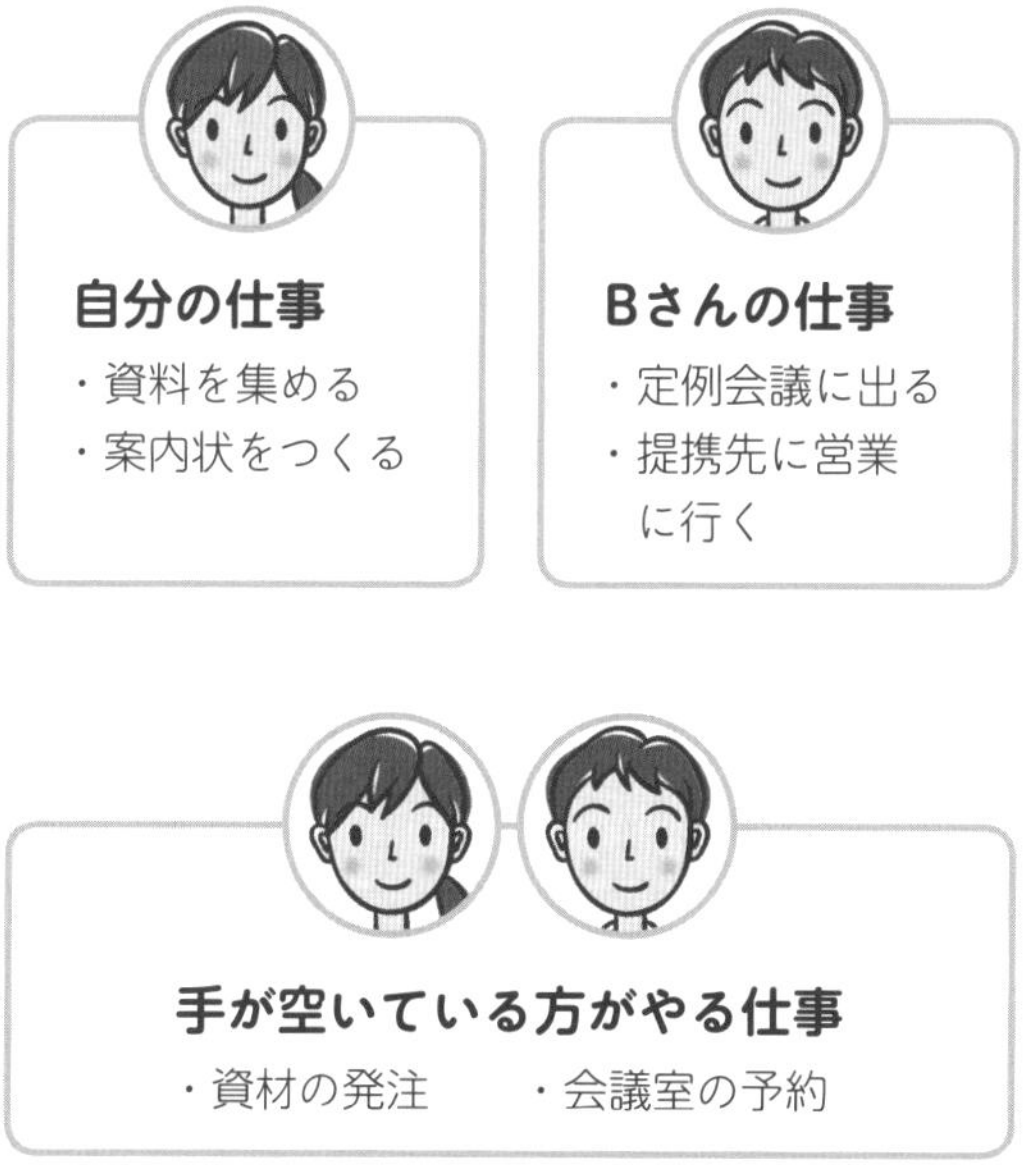
自分の仕事
・資料を集める
・案内状をつくる
Bさんの仕事
・定例会議に出る
・提携先に営業に行く
手が空いている方がやる仕事
・資材の発注　・会議室の予約

細かい雑用も仕事だと知る

「飲料水がなくなったらタンクを交換する」「コピー用紙がなくなったら補給する」「配送業者が来たら受け取る」「日報を書く」など、言われなくてもやっておくべきことを、上司に確認する

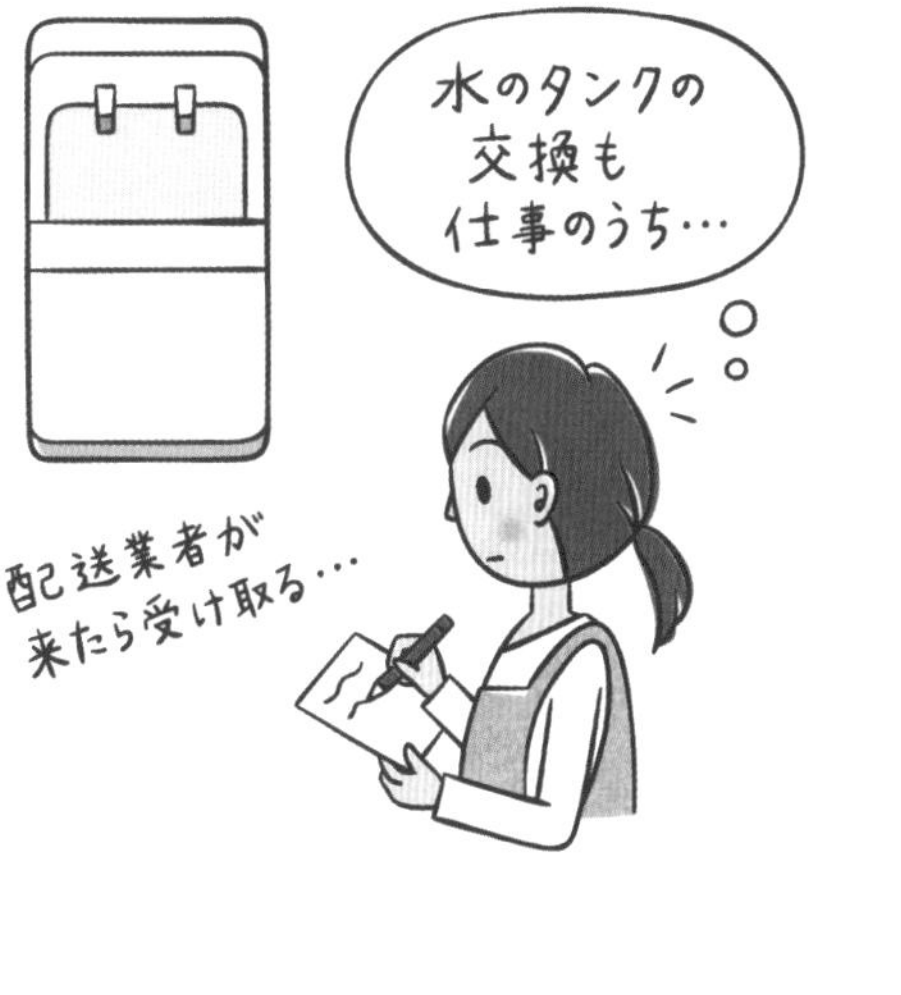
水のタンクの交換も仕事のうち…
配送業者が来たら受け取る…

迷ったときはリーダーに相談

人と共有している仕事を、勝手に進めたり変更したりすると、トラブルの元になる。必ず相手の同意を得たり、迷ったときはリーダーに相談をしたりする

私はこうしてます

上司に自分の特性を伝え、なるべくひとりで任せてもらえる仕事を割り振ってもらっています。配慮をしてもらっている分、絶対に失敗しないよう、しっかり成果を出して信用してもらうことを心がけています。

解決のヒント ②
気づかいのステップを覚える

チームプレーは、お互いに気をつかってコミュニケーションを取ることで、仕事が回りやすくなります。しかし、状況の理解に時間がかかる場合、気づかうタイミングを失ってしまうこともあるでしょう。

ふだんから、**周囲の人がしていることを観察**しましょう。そうするうちに状況理解が少しずつ早くなっていきます。すぐに適切な言葉が出ないときは、**まずは「重そうですね」などと、見たままを伝えましょう。それだけでも相手は「自分のことを気にかけてくれた」と感じます。**

さらに**相手の立場を自分に置き換え**、「こんなとき、誰かが持ってくれると助かるな」と思ったら、「持ちましょうか」と相手に伝えましょう。それが自然な気づかいになります。

気づかいのステップ

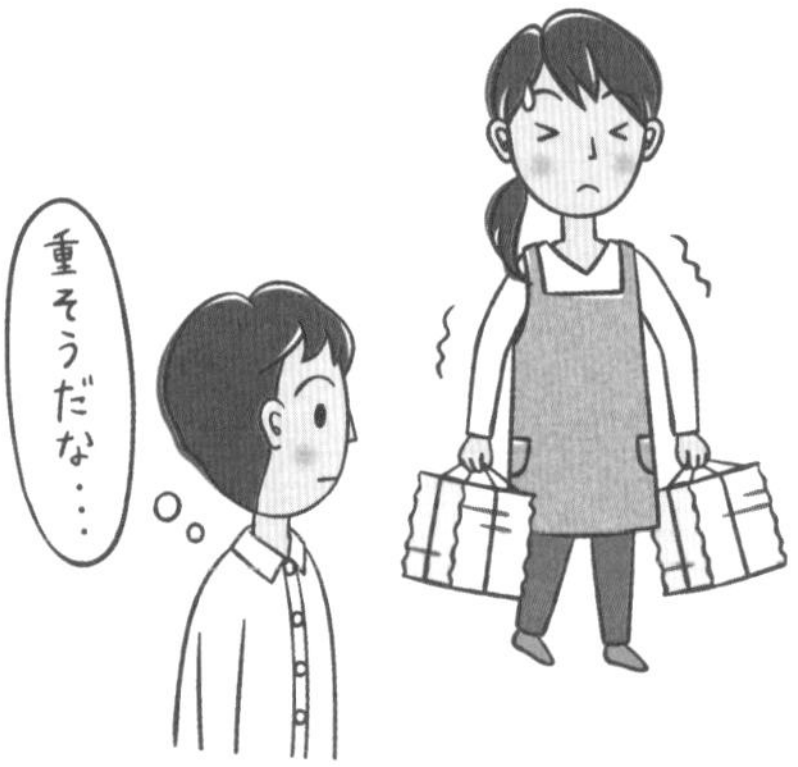
重そうだな・・・

① まずは相手の行動を観察

重そうな荷物を持っている、残業をしているなど、周囲の人が何をしているかを普段から観察して、状況を理解する訓練をする

② 事実をそのまま伝える

すぐに適切な気づかいの言葉が出ないときは、「重そうですね」「残業なんですね」などと、まずは見たままの事実を言葉にする

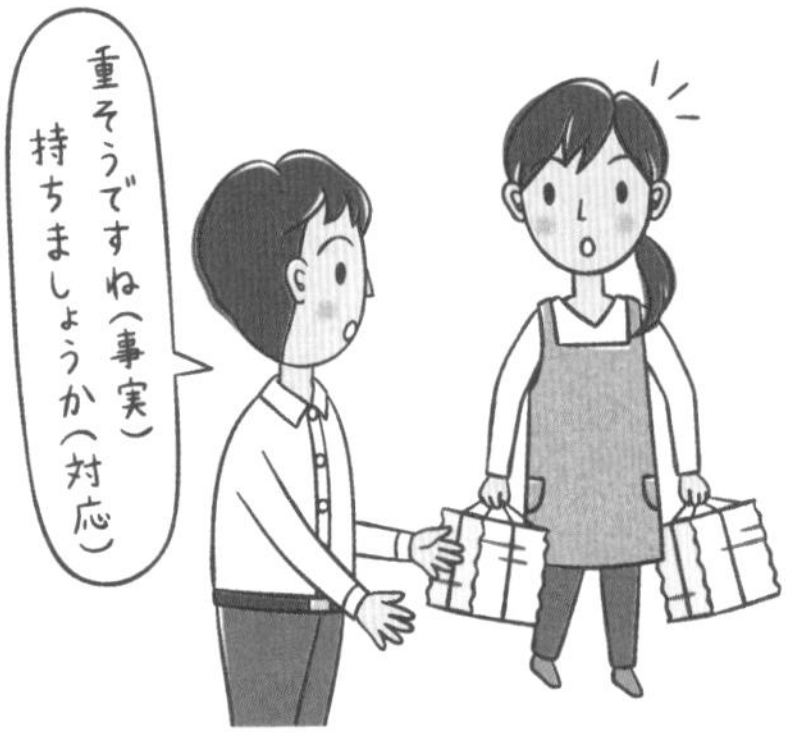
重そうですね(事実)
持ちましょうか(対応)

③ 自分に置き換えて対応する

自分が相手の立場だったら、どんな対応をしてほしいか考える。「持ちましょうか」「手伝うことはありますか」など、自分が過去に言われてうれしかった言葉を伝えてもよい

ポジティブシンキング! 思い切りのよさを上手に生かす

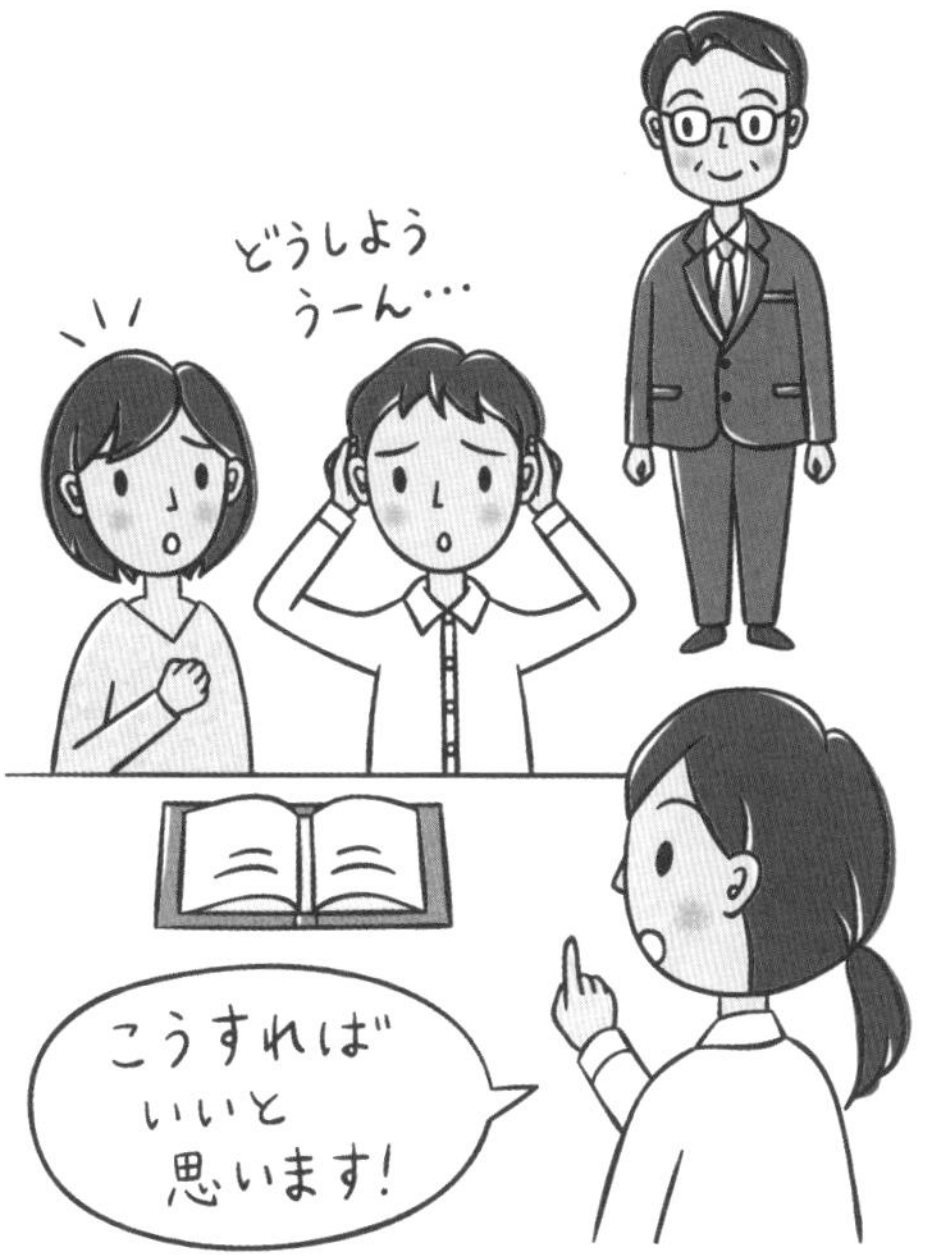
どうしよう
うーん…
こうすれば
いいと
思います!

「協調性がない」ことは、裏を返せば「人に流されない」ということで、決して悪いことではありません。

たとえば、その場にいる全員が「おかしい」と思っているのに遠慮して言えない……などという場面でも、「それはおかしいと思います」とはっきり言うことができるでしょう。反感も買うかもしれませんが、「言いづらいことを言ってくれた」と感謝する人もいるはずです。チーム内で「ご意見番」のようなポジションを得られれば、貴重な人材として働けるでしょう。

ひとりならテキパキと即断即決して仕事を進められるのなら、いっそ独立したり、フリーランスの道を選んだりするほうが、特性を生かせるかもしれません。

私はこうしてます

「職場に土産を買う」という行為はムダだと思っていましたが、「土産を買うときに自分を思い出してくれたと思うとうれしい」と言われてからは、「気づかいを態度に表すのは大切」だと思うようになりました。

まわりができること チーム内での役割を具体的に伝える

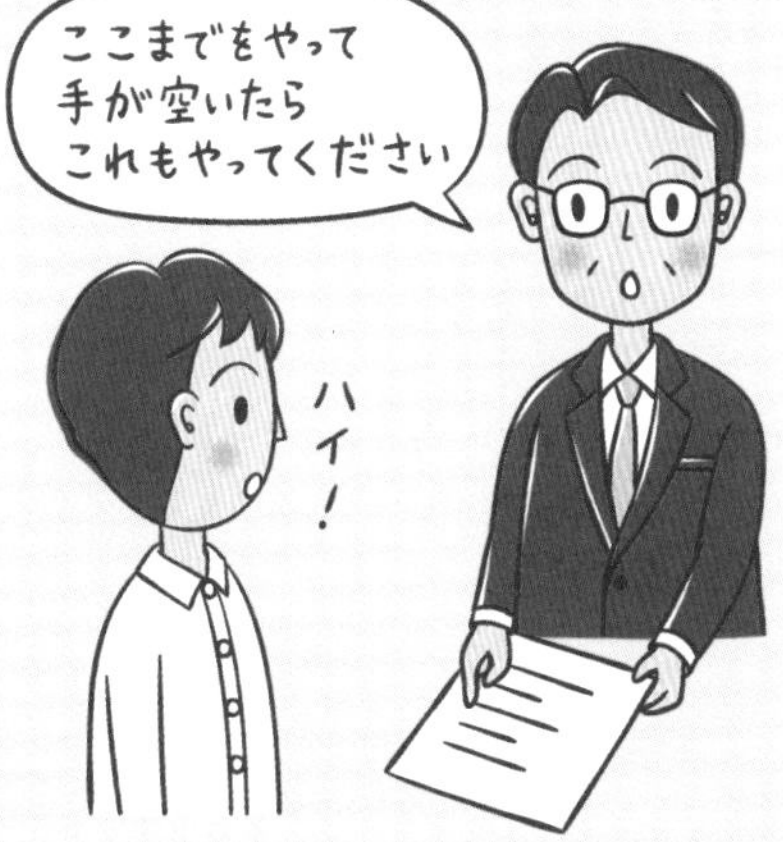
ここまでをやって
手が空いたら
これもやってください
ハイ!

気がきかない、人任せにしていると思っているのは単なる誤解で、本人が状況を理解できていないだけかもしれません。

言外に求められていることを察するのが苦手なので、はっきりと「これをやって」と指示したり、「あなたの仕事はこれとこれ」などと役割を明確に伝えたりしたほうがよいでしょう。

対人関係の困った!

仕事や誘いを断れない

対策

- 仕事量を見直して的確に判断する
- 疲れているときは無理せず断る
- セールスははっきり断る

あるある!とその原因

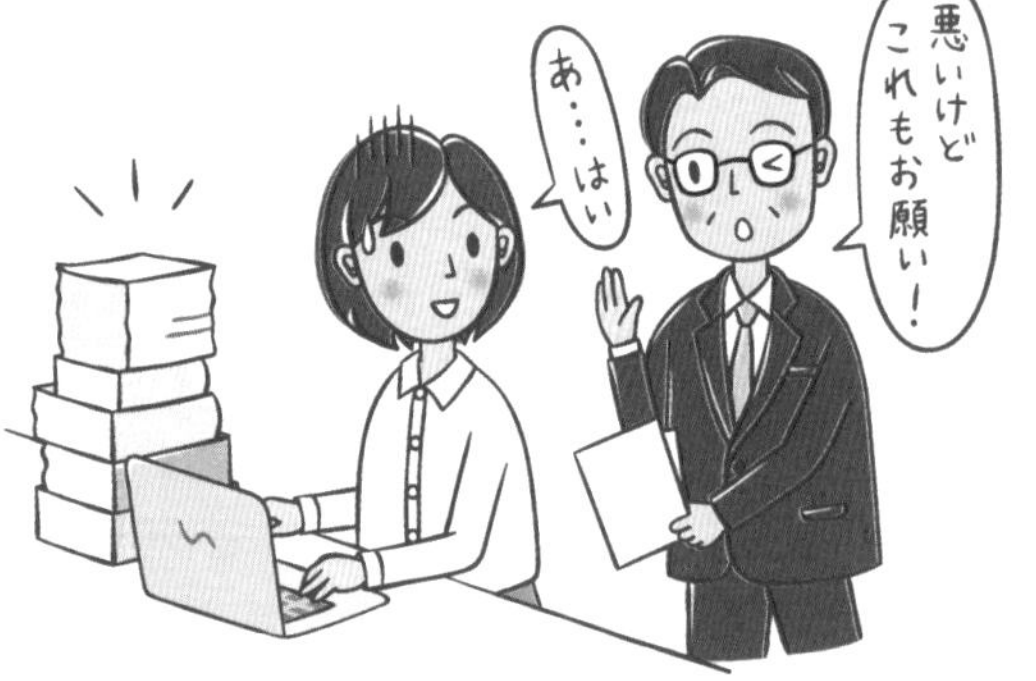

自分の仕事量を把握できずに新しい仕事を受けてしまう
→解決のヒント❶

頼まれたら断れない
→解決のヒント❶

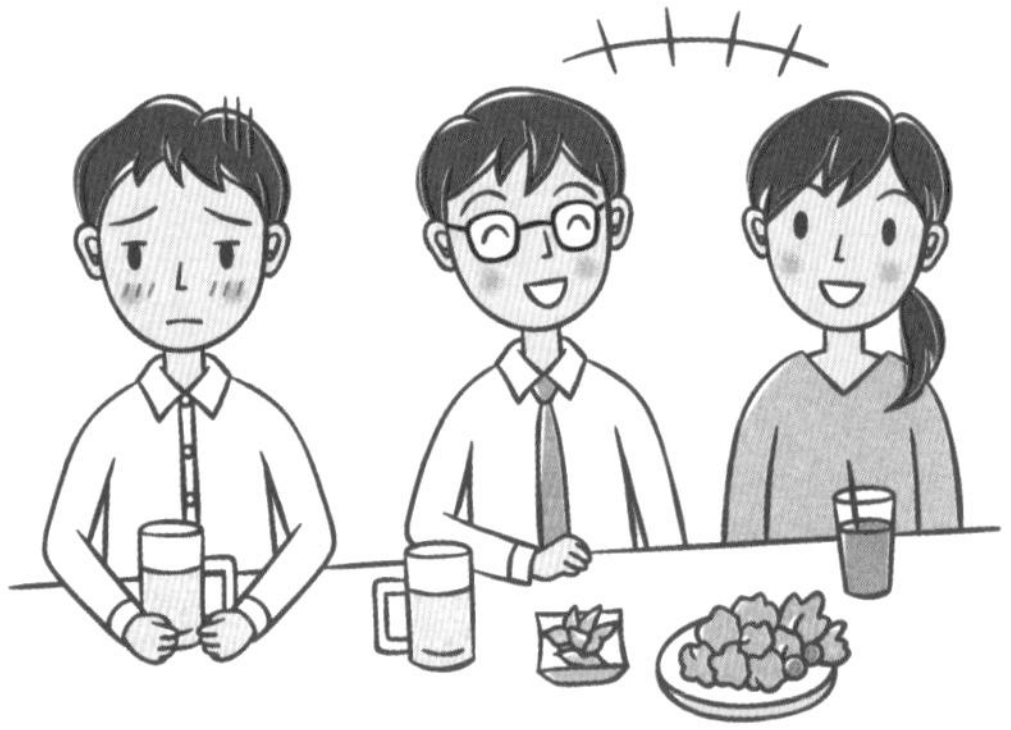

飲み会の誘いを断れずつらい
→解決のヒント❷

セールスなどを断れず困る
→解決のヒント❸

断るのが苦手でしんどい思いをする

仕事を引き受けすぎて、プライベートな時間を削ったり、無理をして体調を壊したり。大勢が集う飲み会が苦手なのに断りきれず、つらい時間を過ごしたり。どれも発達障害がある人にありがちなことです。

目に見えないものを認識しづらい特性があると、**相手の要求が自分にとって不利益になるか見通しがつかず、すぐに判断できない**ことがあります。そこに**衝動性が加わると、つい「大丈夫です」と返事してしまう**こともあるでしょう。

叱られたり冷たい態度を取られたりすることに過敏な場合は、**相手にイヤな顔をされるのが怖くて断れない**、ということもあります。

解決のヒント❷
仕事量を見直して的確に判断

見えないものを認識しづらいために自分の仕事量や処理速度を把握できなかったり、時間感覚をつかむのが苦手で優先順位を決められなかったりすると、「何とかなるかな」と次々に仕事を受けてしまいます。

　ふだんから自分の仕事量や優先順位を把握していれば、すぐにできる／できないの判断がつくでしょう。それがむずかしいときは、**まずは保留の返事**をしましょう。

　その日のうちに、自分の状況や優先順位を把握し、できる／できないの判断をします。単に「忙しいからできません」と伝えるのではなく、「検討しましたが、納期に間に合いそうになく、ご迷惑をおかけすると思いますので」などと、**丁寧に相手に説明**をして断りましょう。

① まずは保留にする

「すみません、できるかどうか考えさせてください。夕方までにお返事します」「社に戻って上長に確認してから、本日中にご連絡いたします」などと丁寧に伝えて、返事を待ってもらう

② 自分の仕事量を見直す

いまある自分の仕事量を具体的に把握する。時間感覚が弱い場合は、一つの作業にどれくらいかかるか時間をはかり、総量をつかむ (→P39)

③ 相手に説明をして断る

「今の仕事が終わるのが来週末なので、急ぎの仕事を受けられません」など、具体的な状況を伝えて断れば、相手も納得する。「それなら再来週からでいいよ」など、新たな対策も立てやすい

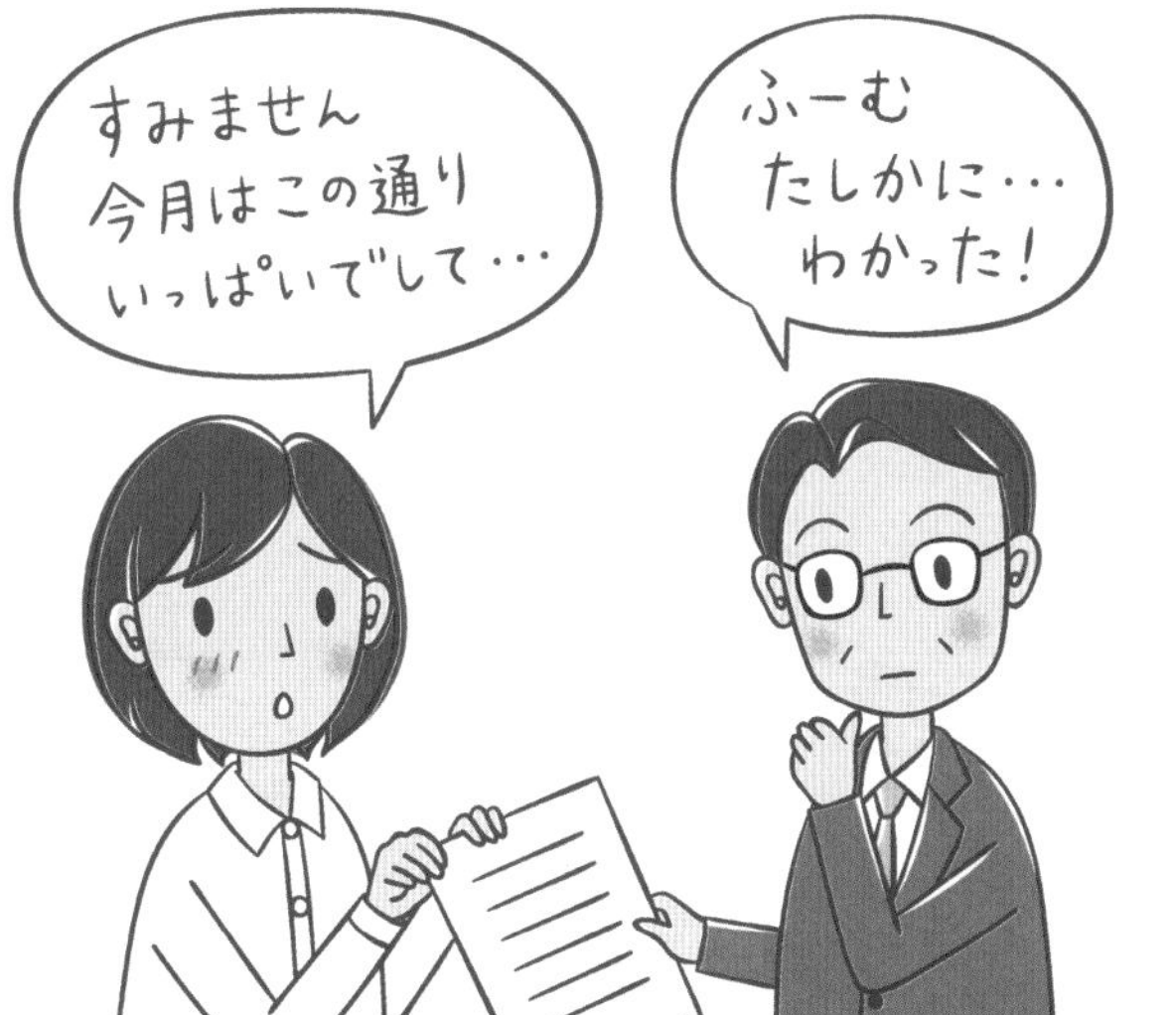
すみません
今月はこの通り
いっぱいでして…
ふーむ
たしかに…
わかった！

私はこうしてます

エクセルで年間カレンダーを作り、自分の仕事の納期をすべて打ち込んで「見える化」しました。毎年作るうちに「この時期は忙しい」「この時期は暇」という波がわかり、仕事の依頼を受けやすくなりました。

解決のヒント❷

疲れているときは無理せず断る

仕事や飲み会の誘いを断れないのは、相手に嫌われたくないからかもしれません。しかし自分ばかりつらい思いをして心身を壊すのは考えものの。とくに**疲れているときには、飲み会などの誘いは断るのが得策**です。**断るときのコツは、お礼と申し訳なさを伝えること。**そのうえで、別の日を提案したり、少ない人数での飲み会を提案したりと、**自分が対応できる範囲で代替案を出しましょう。**

対人関係が苦手なら、あまり無理をせず、仕事でのコミュニケーションをしっかり取って成果を上げることでカバーしましょう。

また社内での雑談がしんどいときは、「トイレに行ってきます」「ちょっと急ぎの仕事があるので」などとその場を上手に離れましょう。

上手な断り方

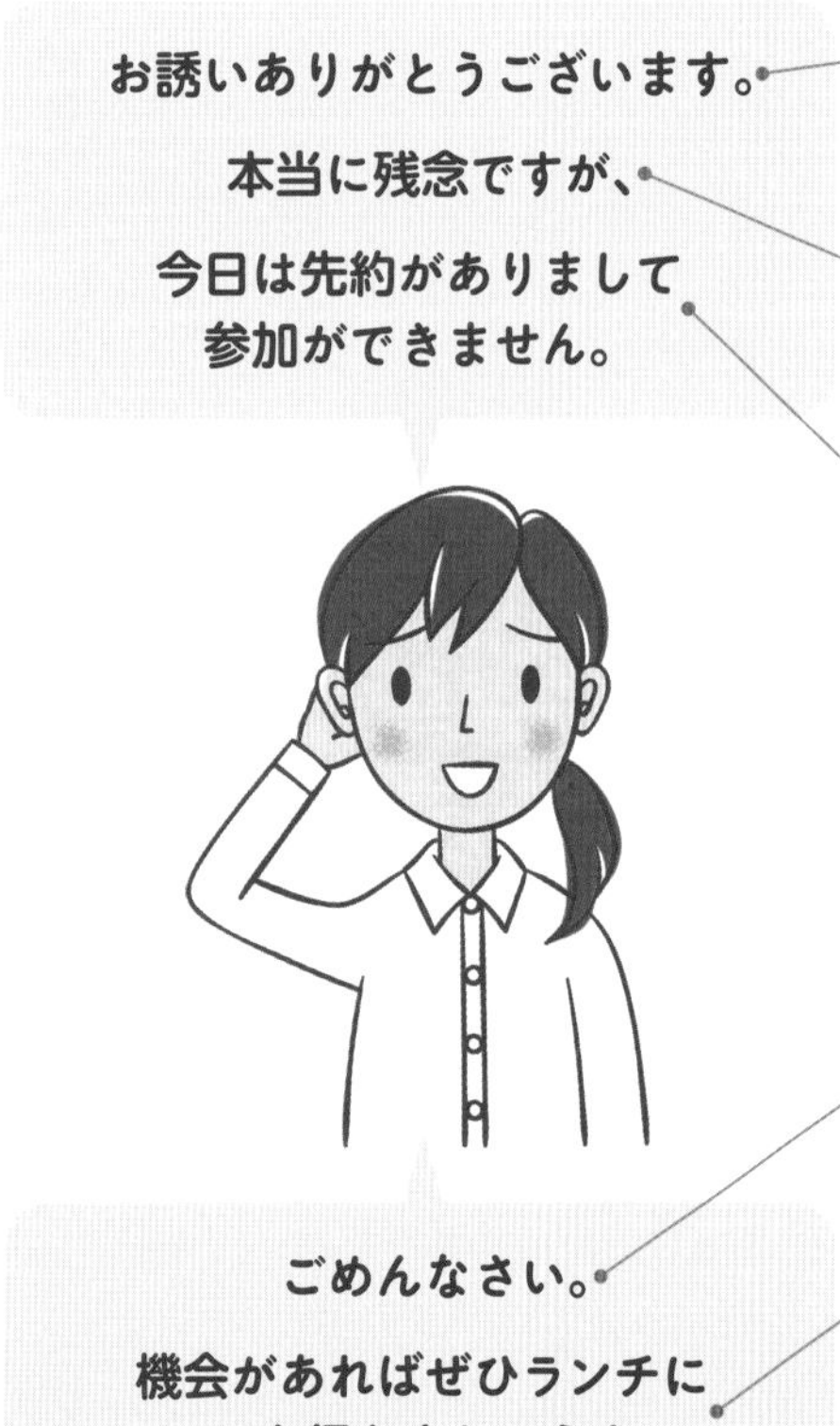

お誘いありがとうございます。
本当に残念ですが、
今日は先約がありまして参加ができません。
ごめんなさい。
機会があればぜひランチにでも行きましょう！

① お礼

誘ってくれたことに対するお礼を最初に言うと印象がよい

② クッション言葉

「残念ですが」「せっかくですが」を頭に付けると、気持ちが伝わりやすい

③ 断る言葉と理由

「本屋に行きたいので」などと細かいことまで正直に言うと、「私と飲むより本屋がいいのか」などと心証を悪くすることも。「家の用事で」「私用がありまして」など簡単でよい

④ おわび

ひとことあると印象がやわらぐ

⑤ 代替案

何度も断るのがイヤなら正直に「すみません、お酒の席が苦手で」「大勢の場が苦手で」などと伝える。そのうえで、「今度ランチをご一緒しませんか？」「チームだけで飲みませんか？」などと代替案を

解決のヒント3

セールスを断るときははっきりと

営業の電話や訪問を断るのが苦手な人もいるでしょう。相手の言葉を真に受ける特性があると、「5分だけ」などという言葉を信じて、いつのまにか相手のペースにはまってしまうこともあります。相手は仕事なので、断れば次々に別の会社に電話をするだけです。**「断ると申し訳ない」などと過度に心配する必要はありません。**とくに理由は言わず、**「いらない」という意思をはっきり伝えましょう。**

あいまいな断り方は避ける

「忙しい」「決められない」といったあいまいな言葉では、別のアプローチをされてしまう。誰が聞いてもはっきりわかる断り方をするべき

× **「今は忙しいので」**
→「何時ならいいですか？」と切り返される

× **「私は決められないので」**
→「では上司の方とご相談ください、また来ます」などと切り返される

× **「いいです」「けっこうです」「大丈夫です」**
→肯定的な意思表示ととられる

◎ **「すみませんが興味がないのでいらないです」**
「必要ないのでいりません」

決められないときは資料だけもらう

断ってよいかどうか、自分では判断がつかない場合は、「今はお話する時間がないのですが、考えてみますので資料だけいただけますか」などと伝える

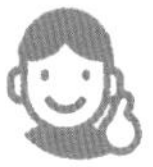

私はこうしてます

営業の電話がかかってくると、うまく対応できず仕事に支障が出ていました。紙に「すみませんが弊社には必要がありませんので、失礼をいたします」と書いて机上に置き、それを読むことで、邪念なく対応できました。

まわりができること

無理強いをせず態度や行動から察する

ASDの特性がある場合、感情が表情に出にくいことがあります。内面ではつらいのに淡々として見えるため、周囲は「仕事を入れても平気だろう」と間違った判断をするかもしれません。頭痛を訴えたり作業スピードが落ちていたりするときは、「つらいことはない？」と本人に聞いてみましょう。飲み会は無理強いせず、フォローを。

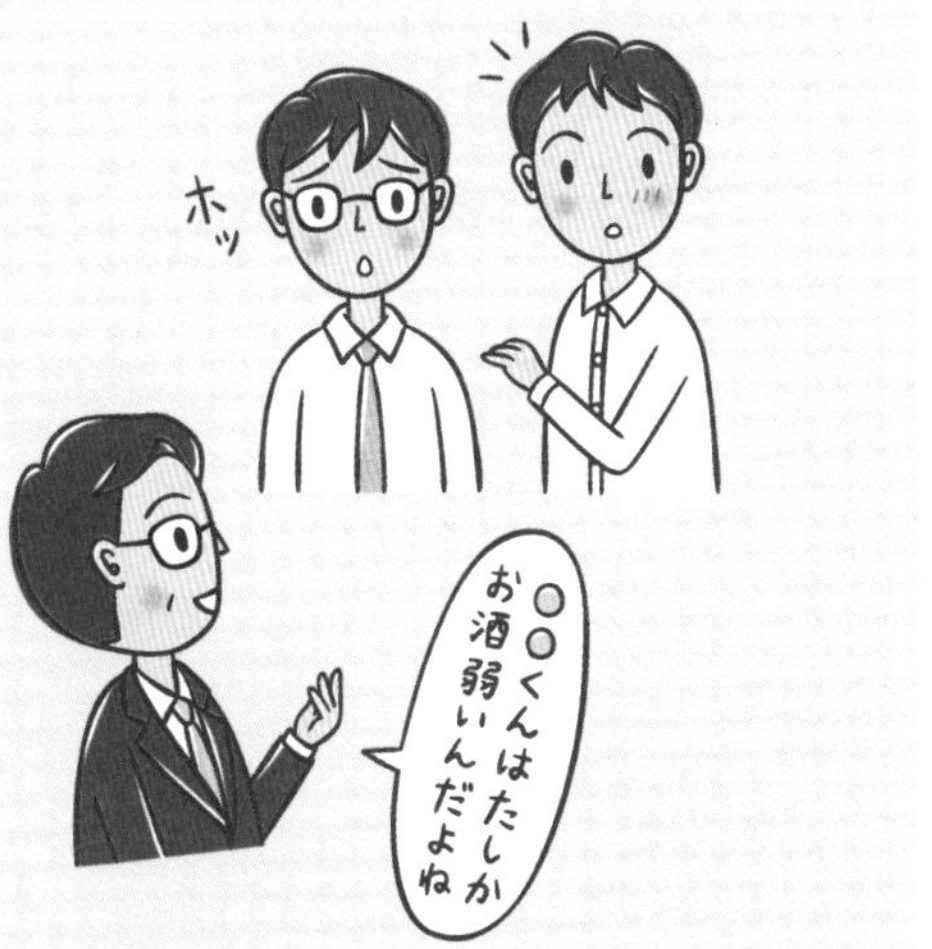

対人関係の困った!

意見をうまく伝えられない

対策

- 自分の思いを紙に書いて整理する
- 人前で話す練習をする

あるある!とその原因

考えを整理するのに時間がかかる

→解決のヒント❶

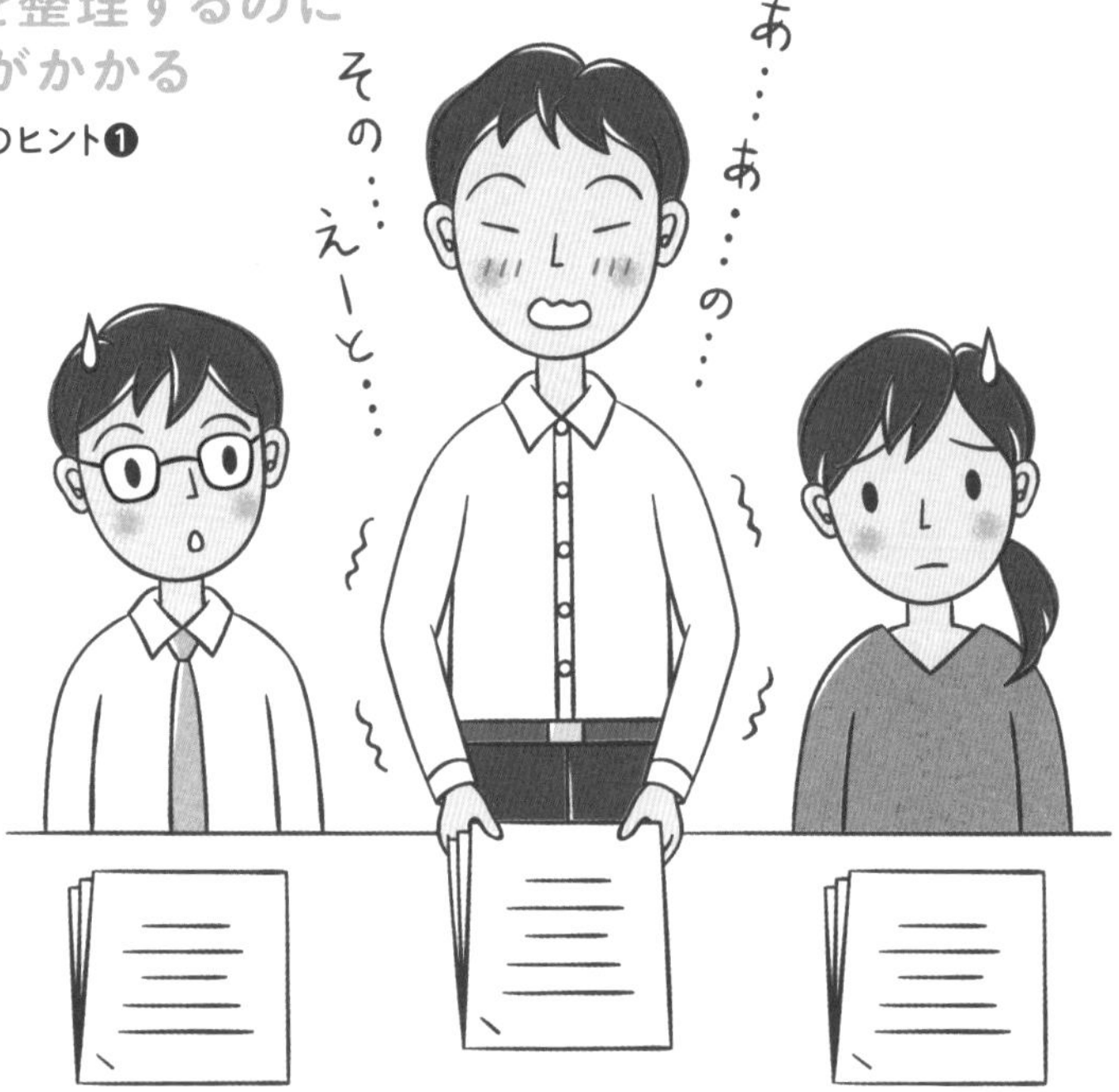

言葉で伝えるのが苦手

→解決のヒント❶

自分に注目が集まるのが恥ずかしい

→解決のヒント❷

考えがまとまらない、緊張して話せない

人の話を聞いて自分の意見を言うことは、聞く→理解する→意見を考える→アウトプットする、という複雑な過程を経ています。しかし**ワーキングメモリが少ないなどの特性によって、こうした並行作業が瞬時にできない人は、すぐに意見を求められる場で困る**ことがあるでしょう。

また、大勢が集まる打ち合わせや会議の場になると、**緊張してうまく話せない**ということもあります。

意見をまとめるのに時間がかかったり、緊張したりしているときに、「意見はないの?」「何が言いたいの?」などと質問攻めにあうと、ますます混乱したり緊張したりという悪循環に陥ってしまいます。

解決のヒント1
自分の思いを紙に書いて整理する

人の話を頭の中だけで理解するのが苦手な場合は、まず「聞く」ことに徹して、**人の意見をどんどんメモしましょう。**一旦、**紙に書いて外部に記録する**ことで、次の作業に頭を使うことができます。また書き出したものを読むことで、頭の中だけで考えるよりも理解が進みます。

次に、それを読んだうえでの**自分の考えも、頭の中だけで整理しようとせず、紙に箇条書きに**します。自分の考えを客観的に見ることで、整理しやすくなるでしょう。

その紙を見ながら意見を口で伝えたり、文章やイラストを使って伝えたりと、思いを伝えやすい方法でやり取りしましょう。会議ではメモを取りやすい紙やノートを必ず用意してください。

意見の伝え方

待ってもらう
その場ですぐに意見を言えないときは、時間をもらえるよう相手にお願いをする
例：
「よく考えてみたいので、少しお時間をください」
「いますぐに適切な意見が出てこないので、今日中にメールでお返事をしてもよいですか？」

紙に書いて整理する
自分の考えを紙に書き、頭を整理する。長い文章にすると理解しづらくなるので、短くわかりやすい文章をいくつか箇条書きにする

自分に合う方法で伝える
紙を見ながら、または相手に見せながら説明をする。メールなどで文章化したり、図表やイラストを使ったりしてもよい。ひとこと、「先ほどの件、お時間をいただいてすみません」と伝える

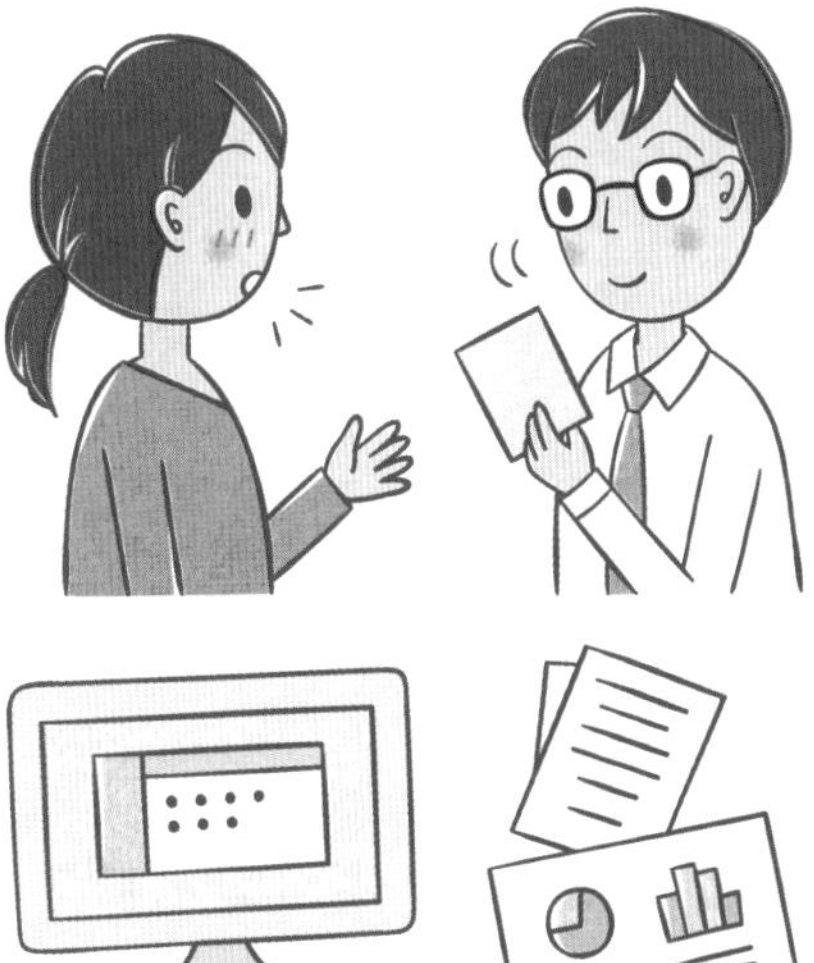

私はこうしてます

打ち合わせ前には、あらゆる場面を想定して、最初からいろいろな意見を紙に書いて用意していきます。ムダになることも多いですが、そうすることによって、自分の精神が安定し、緊張がやわらぐ気がします。

解決のヒント❷

人前で話す練習をする

人前に出ると上がってしまったり、考えていたことを全部忘れて頭がパニックになってしまったりする人もいるでしょう。深呼吸などで緊張をやわらげるのも一つの案ですが、そもそも**「完璧に話さなければ」と思い詰めるのをやめましょう。**

意見を言うときに大切なのは、**理路整然と話すことではなく、要点や思いが伝わること**です。多少の言い間違いは気にせず開き直りましょう。

本題に入る前の前置きが長いと、相手は聞く気にならないので、**最初に「私は〜と思います」と結論を言ってしまうとよいでしょう。**あとはその根拠や補足を話せばよいだけです。場数を踏むためにも、緊張しない家族や友人の前で、プレゼンの練習をするのがおすすめです。

結論を先に言う

先に結論を言えば、相手は耳を傾けてくれるし、そのあとの説明が多少不安定でも、言いたいことは伝わる。結論のあとで、「なぜなら」と根拠を続ける

失敗を恐れない

大切なのは流ちょうに話すことではなく、思いが伝わること。言い間違いがあったり、雑談をうまく挟めなかったりしても気にしないこと

家族の前で練習

人から注目されることに慣れるために、家族の前で意見を言う練習を。自分の意見に質問をしてもらって、それに答えを返すとよい

鏡の前で練習

自信のなさは声の大きさや姿勢にも表れる。鏡の前で姿勢を正し、はっきりした声で発声練習やプレゼンの練習をして、行動から改善しよう

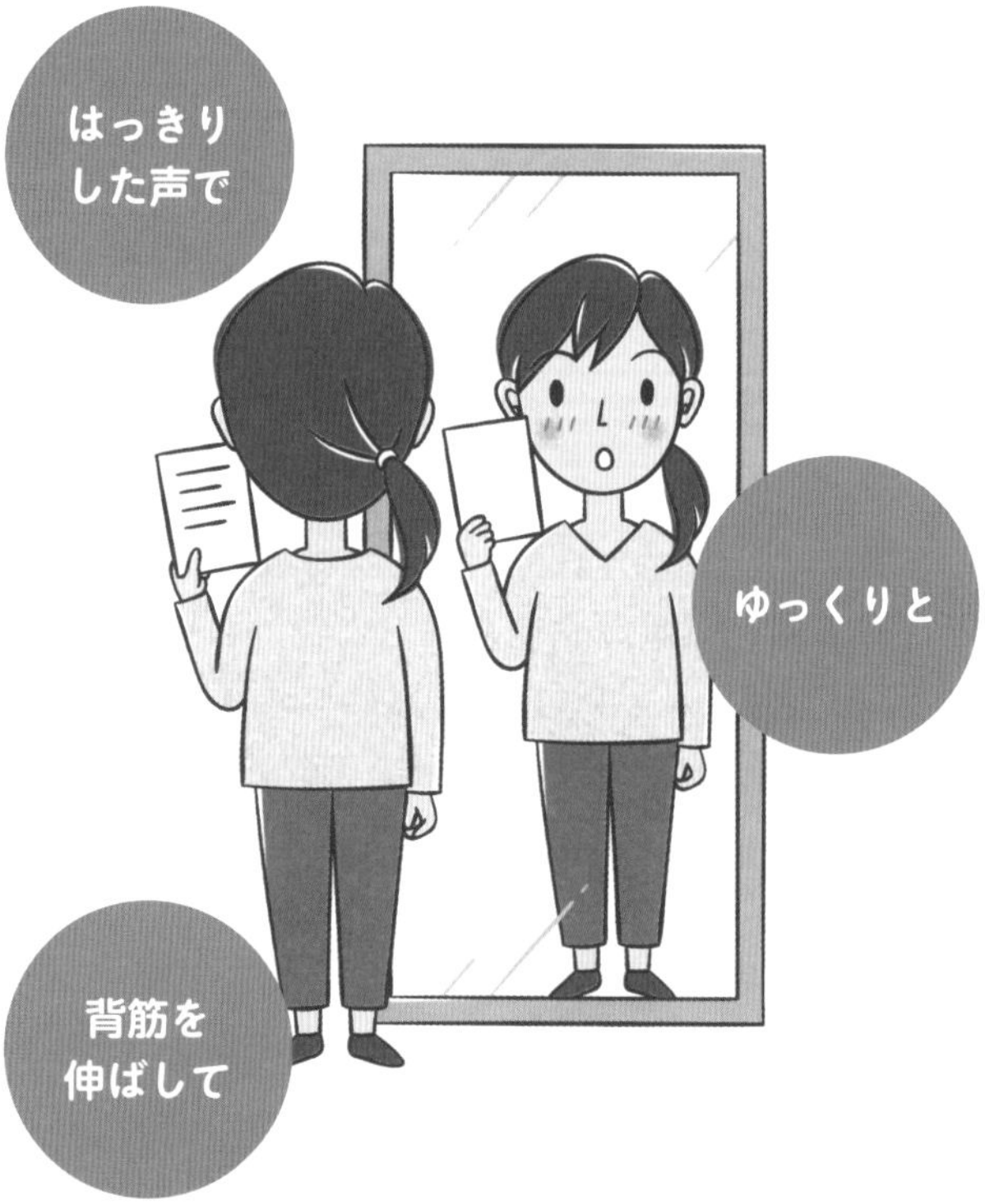

はっきりした声で
ゆっくりと
背筋を伸ばして

社交不安障害があることも

特性によるこれまでの経験から不安が強くなっている場合は、社交不安障害があるかもしれない。治療には認知行動療法や薬物療法などがある(→P181)

ポジティブシンキング！

ほんの少しでも伝えられたら自分をほめよう

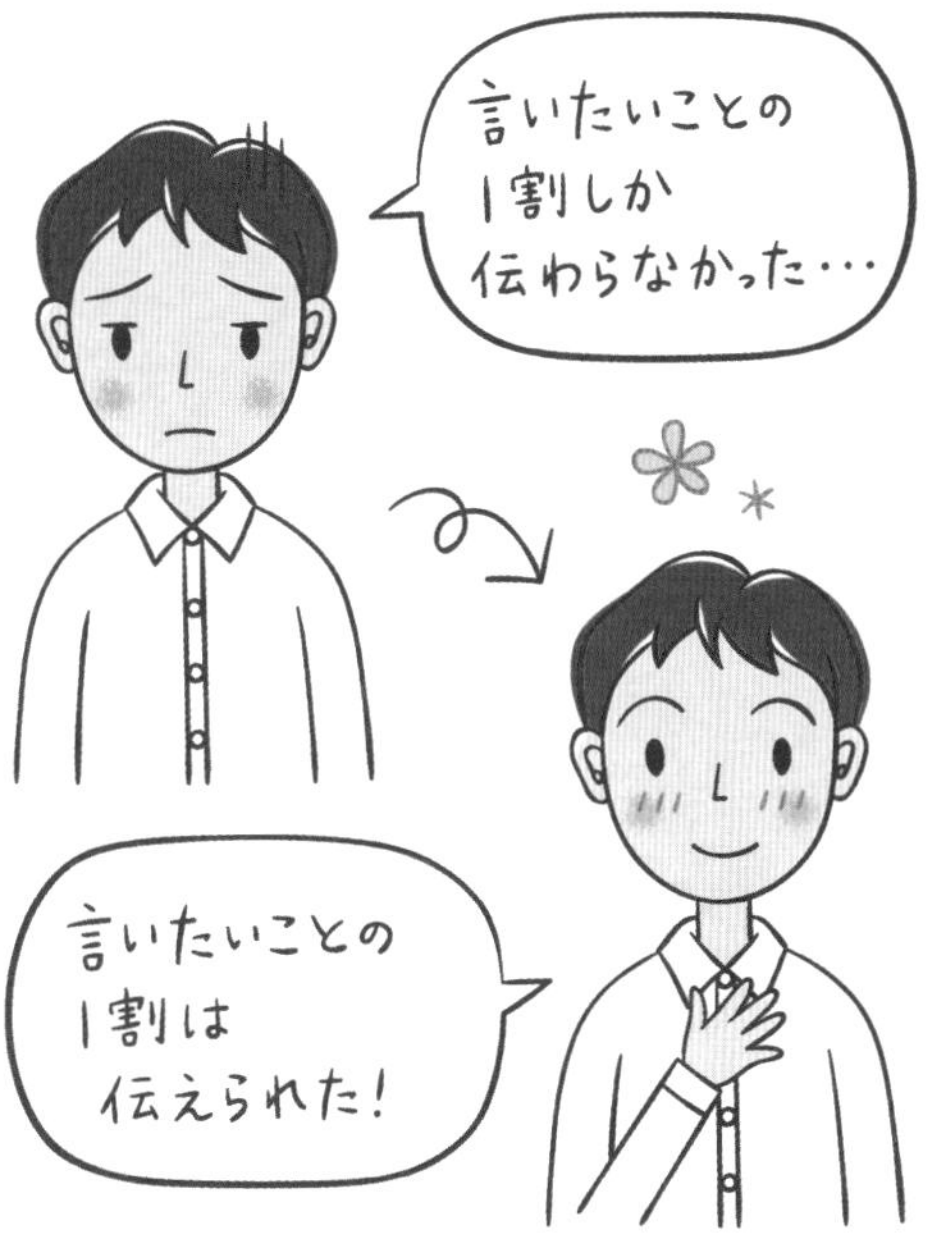
言いたいことの
1割しか
伝わらなかった…
言いたいことの
1割は
伝えられた！

とくにASDの傾向がある人は、完璧主義の場合が多く、「一言一句間違わず、正しい意見を言わなければいけない」と思いがちです。しかし求められているのは、「正しい意見」ではなく「あなたの意見」です。

まわりを見渡せば、ほかの人も、早口だったり、身振り手振りが激しかったり、同じ話を何度もしてしまったりと、流ちょうに話せていないのではないでしょうか。また、どんなにスムーズに話せていても、中身がない意見もあります。

「今日も言いたいことの1割しか言えなかった」と考えるよりも、「今日は言いたいことの1割は伝えられた」とポジティブに考えましょう。少しずつ、自信がついていきます。

私はこうしてます

過去に自分の意見を言うたびに上司に叱責されたため、自信をなくしていました。デイケアで、時間のかかる私の話をまわりがゆっくり聞いてくれたことで安心し、少しずつ自分の意見を言えるようになりました。

まわりができること

質問攻めにせず少し待つ

「なぜ答えない」「意見がないのか」などと質問攻めにしないようにしましょう。必死に考えている最中に、矢継ぎ早に新たな質問をされると、ますます考えはまとまらず、逆効果になります。

「どう思う？」よりも「○○を導入したら仕事量は減るかな？」といった具体的な質問のほうが意見を言いやすいでしょう。

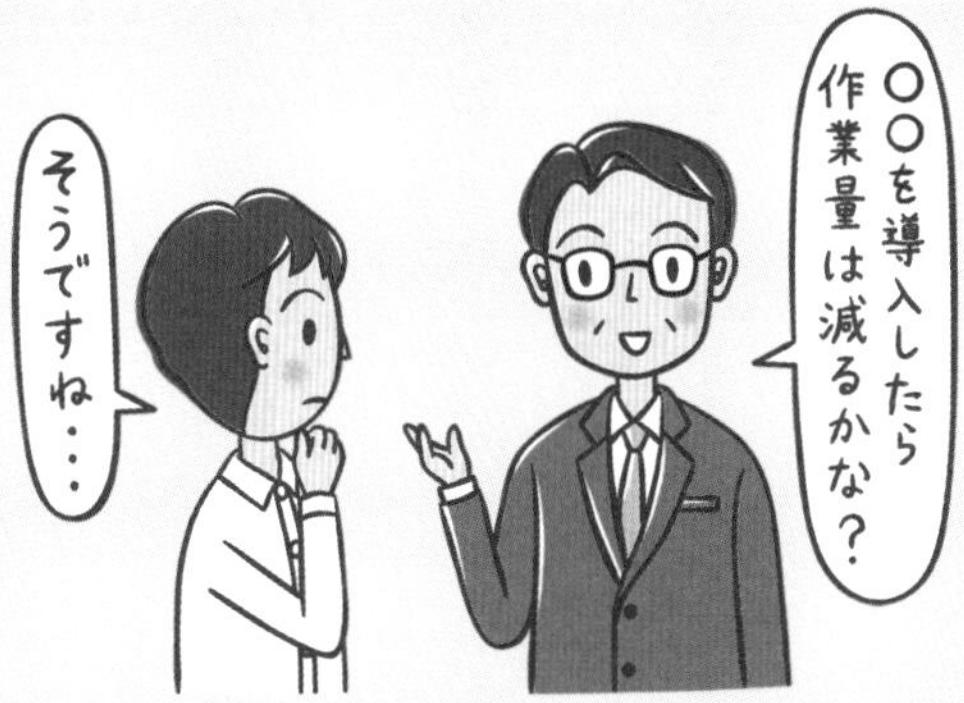
○○を導入したら作業量は減るかな？
そうですね…

column 3

WEB会議をスムーズに行うには？

場所を問わずにできるWEB会議は、とても便利です。相手の目を見るのが苦手な人にも助かるでしょう。その一方、直接話すのにくらべて双方向で話しづらいため、会話がぎこちなくなり、コミュニケーションを取るのがむずかしくなります。

私はこうしてます

マイク付きイヤホンを使う

パソコン内蔵のマイクやスピーカーは聞こえづらいので、マイク付きイヤホンを買いました。雑音を拾わないので声が聞き取りやすく、自分の声も伝わりやすいです。

しっかりとうなずく

いちいち「はい」と相づちを打つと、相手の話をさえぎってしまいます。「聞いているよ」と示すときはしっかりうなずき、賛同の意を表すときは、大きく何度もうなずくオーバーリアクションをしています。

背景をシンプルにする

こちらの表情が先方に見えやすくなるよう、うしろの壁に白い布を貼ったり、画面上で背景をぼかす機能を使ったりします。はっきりした色の服を着るのもポイントです。

事前に資料を送っておく

画面共有をすると、人によっては画面が小さくて文字が読めないことがあるので、会議の前に必ずメールで資料を送っています。

決定事項をあとからメールする

会議のあとはなるべく早く、決定事項や、わからなかったところを文字にしてメールで送り、齟齬がないようにしています。

録音や録画をする

WEB会議は会話の間が取りづらく、メモに集中できません。先方に了解を得てから録音や録画をして、あとでもう一度見て大切なところをメモしています。

自動文字起こしツールを使う

WEB会議の音声を自動的に文字起こしできるように設定しました。録画をもう一度見る手間も省けて、とても便利です。

4章
日常生活の困った!

自己管理が苦手だったり、
感覚過敏で体調をくずしやすかったりします。
心身のバランスをくずす前にできる工夫をして、
生活や体調をコントロールしましょう。

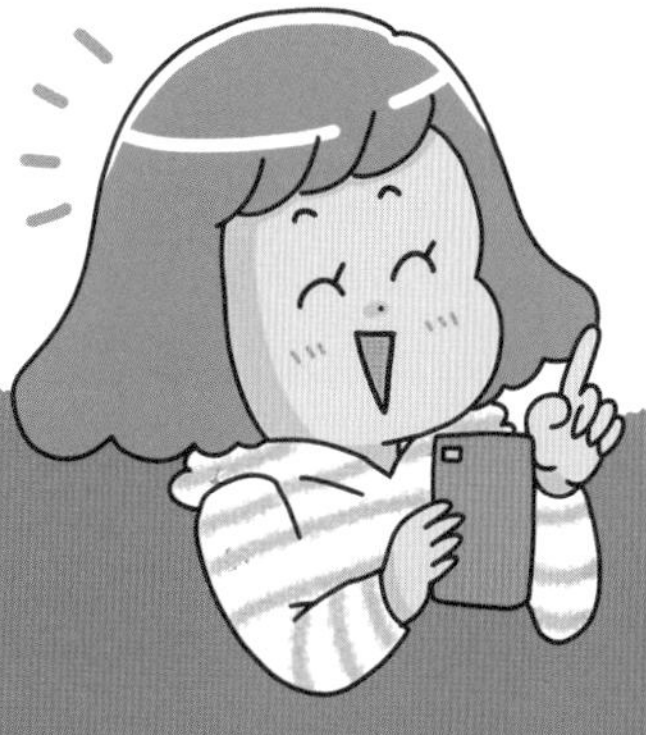

日常生活の困った!

日常生活に影響する特性を知ろう

発達障害の特性があると生活に困難が生じやすい

朝は同じ時間に起き、さっと身支度を整え、手紙を出したり公共料金を払ったりといった雑事を済ませて、夜はしっかりと睡眠をとる――。一見単純な日常生活も、発達障害の特性がある人にとっては、むずかしいことが多々あります。

時間感覚が弱いために食事や睡眠を規則正しくとれなかったり、不注意のために雑事を忘れたり、感覚過敏のために疲れやすかったりして、日々の生活が困難になるのです。

こうしたことが重なると、自己否定感も生まれやすくなります。そんな事態を避けるために、自分の特性を踏まえた生活の整え方を知り、実践していきましょう。

衝動性の問題

衝動買いをしてしまいお金に困ることがある

ほしいと思ったら後先を考えずカードで購入してしまい、お金がなくなる……といったトラブルが起きやすい

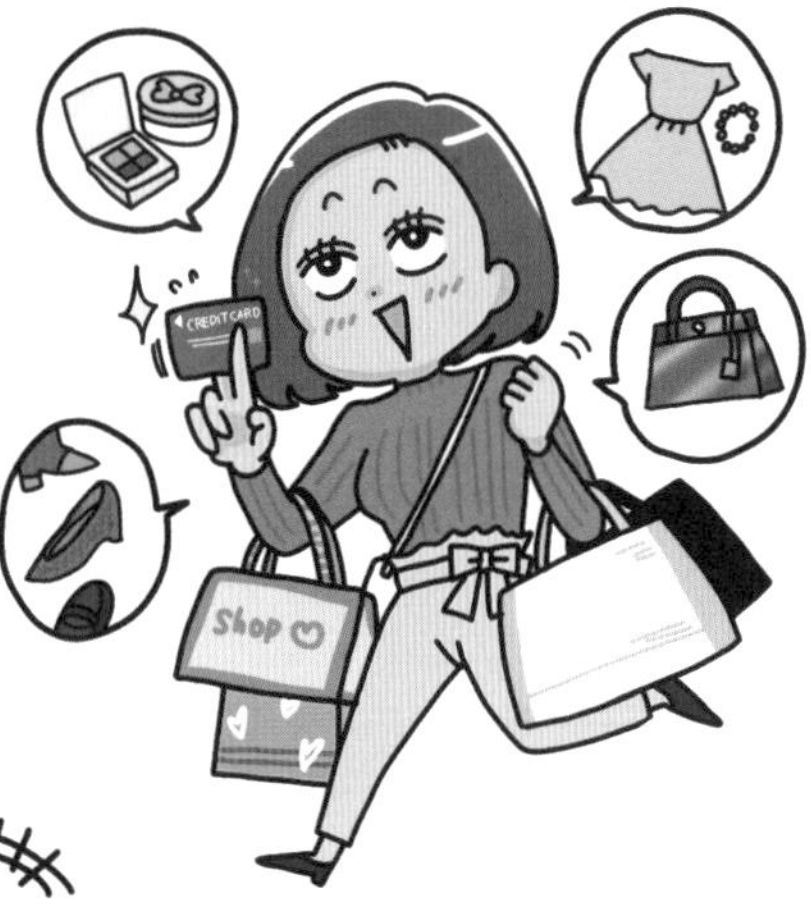

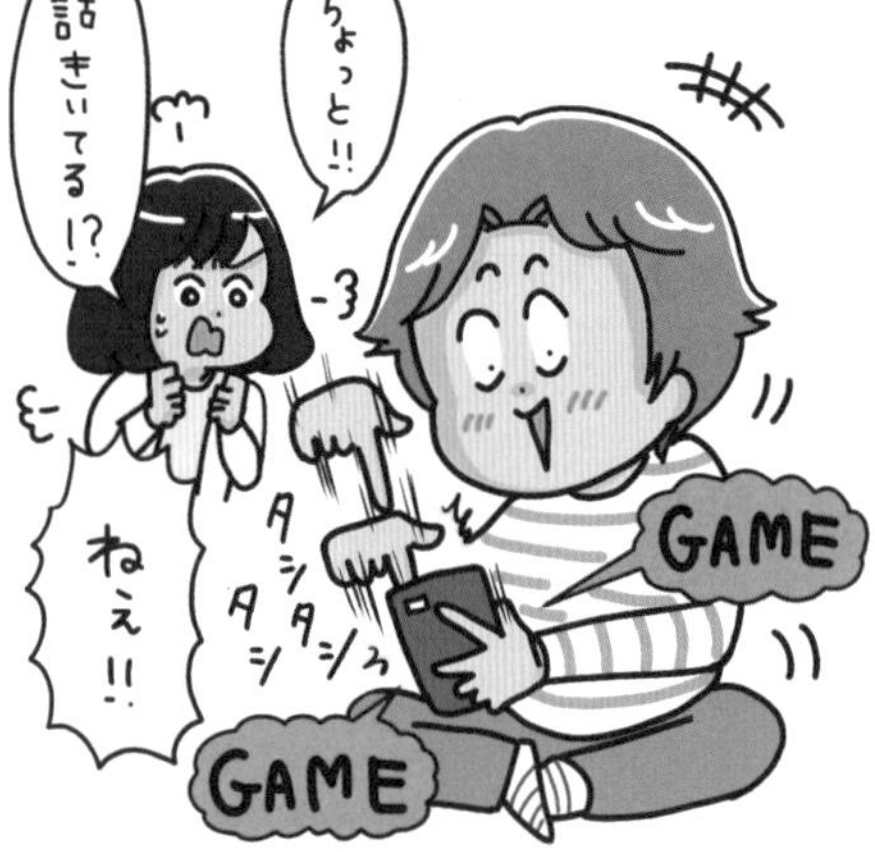

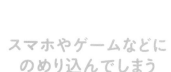

スマホやゲームなどにのめり込んでしまう

目の前にスマホやパソコンがあるとSNSやゲームをしたい衝動性を抑えられず、家族との会話や日常生活がおろそかになることもある

時間感覚の問題

**朝起きられなかったり
身支度が遅かったりする**

時間を考えずに夜更かしをするせいで朝起きられなくなったり、出かけるまでの時間の見積もりが甘く、身支度が遅くなったりする

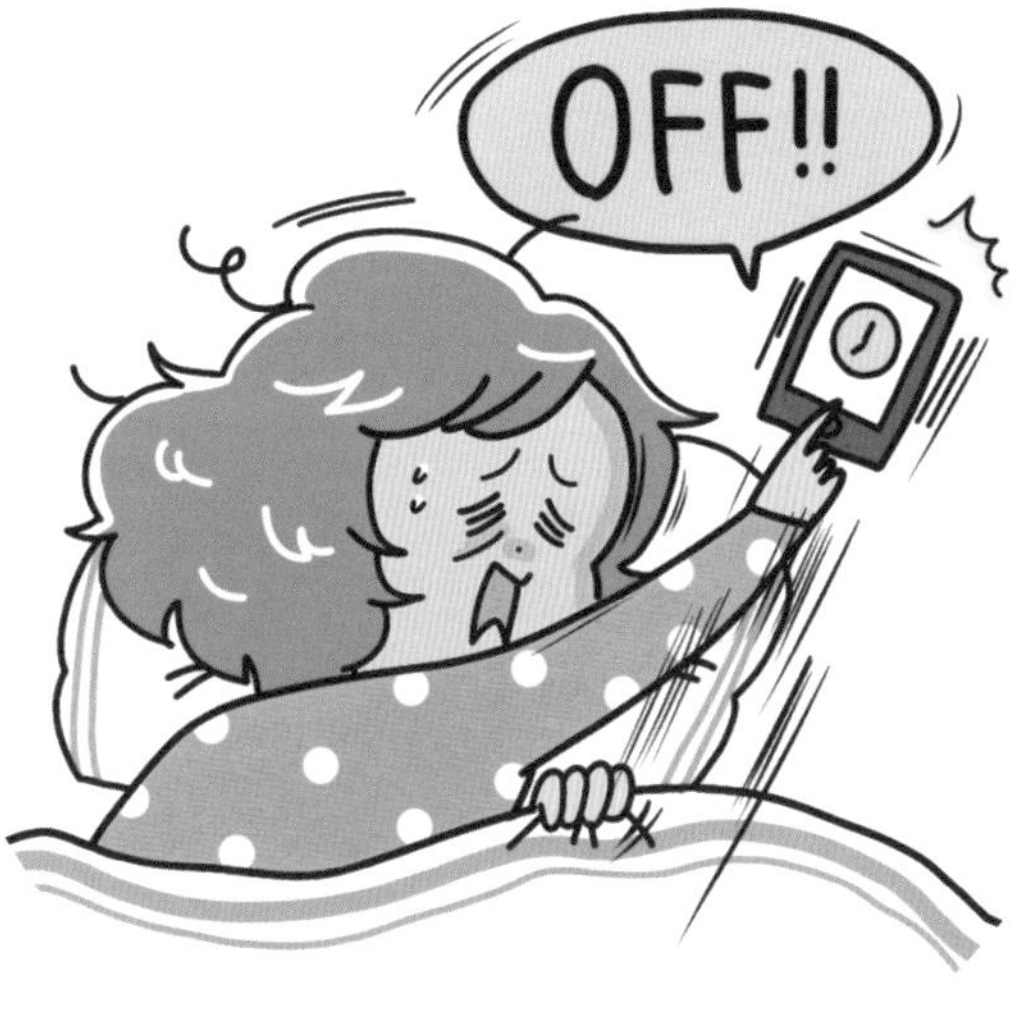

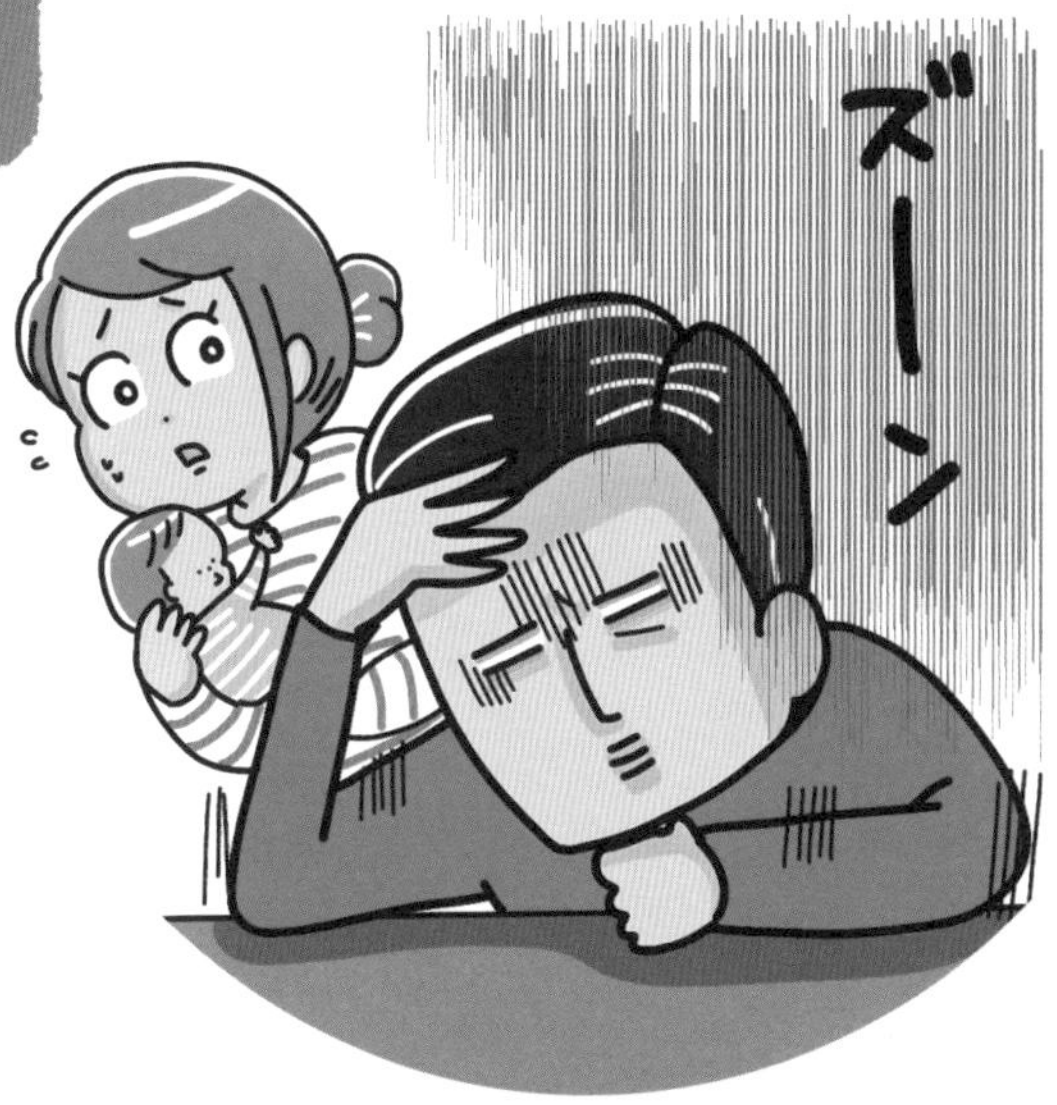

感覚過敏

**音や光に過敏になり
疲れやすい**

クーラーの音や子どもの泣き声などに過敏だったり、蛍光灯の光が刺激になったりして、知らないうちにストレスをためてしまう

不注意の問題

- 物を忘れたりなくしたりする
- 手続きや出欠の返事が遅れる

協調運動機能の障害

- 手先が不器用
- 運動神経が鈍くケガが多い

視覚・空間認知の障害

**物の位置関係が把握できず
物にぶつかったりする**

日常生活の困った!

なかなか起きられない

対策

- 夜更かしせず起きる時間を一定にする
- 翌朝すぐに動けるような細工をする

あるある!とその原因

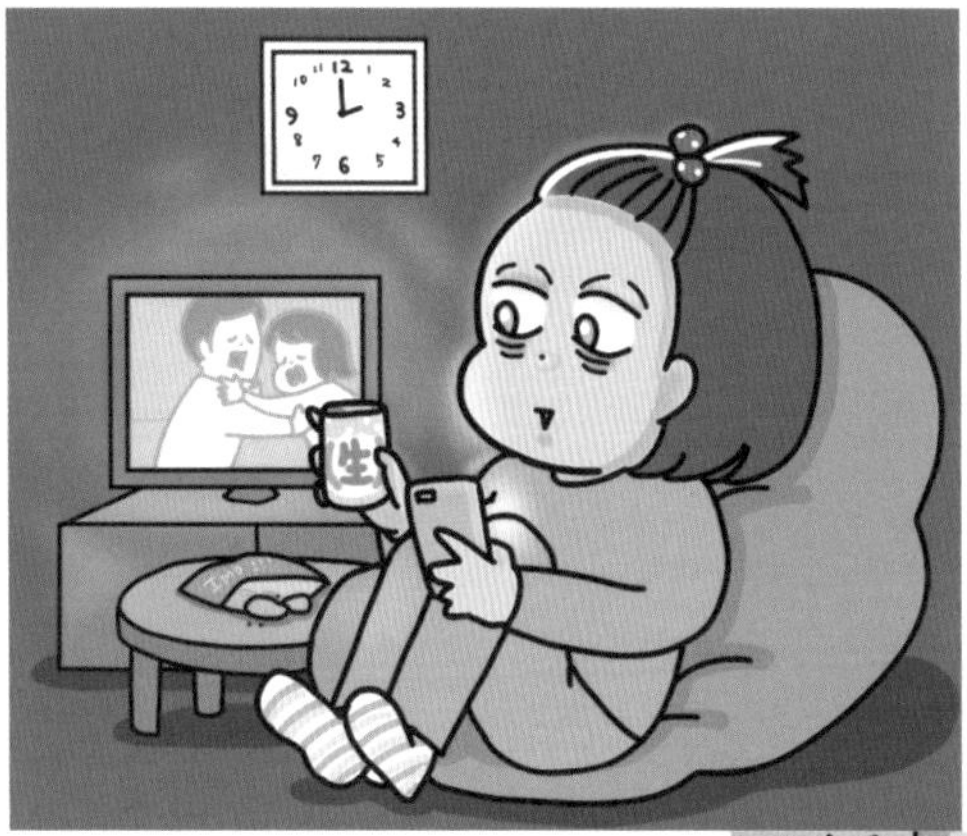

何かに没頭して夜更かししてしまう
→解決のヒント❶

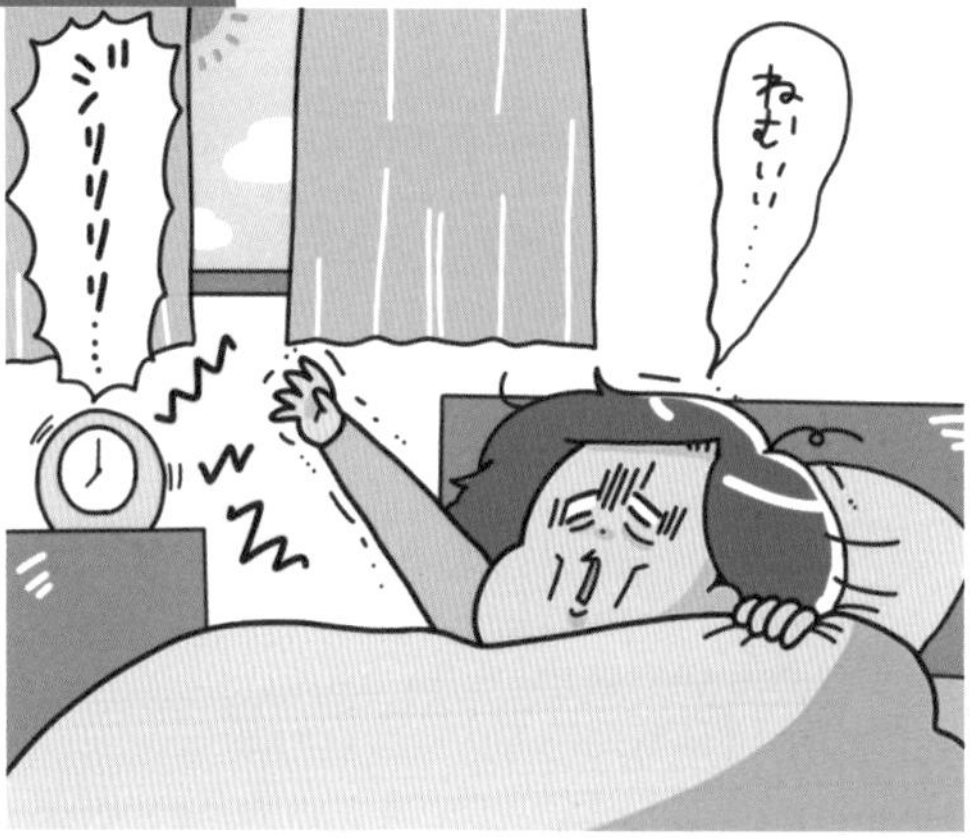

朝起きられない
→解決のヒント❷

目が覚めても動き出せない
→解決のヒント❷

衝動性や過集中は夜更かしにつながる

朝、起きられなかったり、起き上がっても用意が進まなかったりして、職場などに遅刻してばかり――。「だらしない」「自己管理ができない」などと非難されがちですが、発達障害は**体内時計の働きにくさを伴いやすいうえ、衝動性や過集中などの特性が、夜更かしにつながる**こともあります。また**ADHDの特性があると、朝の動き出しが悪くなります。**

朝の調子が非常に悪く、動き出せないのは、うつ病でも見られる症状ですが、夜更かしが過ぎれば、すっきり目覚められないのは当然です。

自分の生活のどこにどのような問題があるのか、改めて見直し、効果的な対策を探していきましょう。

解決のヒント1
夜更かしせず起きる時間を一定にする

睡眠不足は目覚めの悪さのもと。**十分な睡眠時間を確保できるように、まずは夜更かしをやめましょう。**

衝動性が高い人は、何か思いつくと時間にかまわず取り組み始め、気がつけば深夜、ということがよく起こります。**寝る時間に気づけるよう、アラームをかけておきましょう。**

ルーティンを守らないと気が済まず、「遅く帰っても手料理を」などとこだわると、就寝が遅くなります。週末に作り置きするなどして、平日は早めに寝ましょう。

休前日は夜更かしをしやすいですが、そのせいで翌朝遅くまで寝てしまうと、睡眠リズムが乱れます。**平日も休日も、起きる時間はできるだけ一定に保ちましょう。**

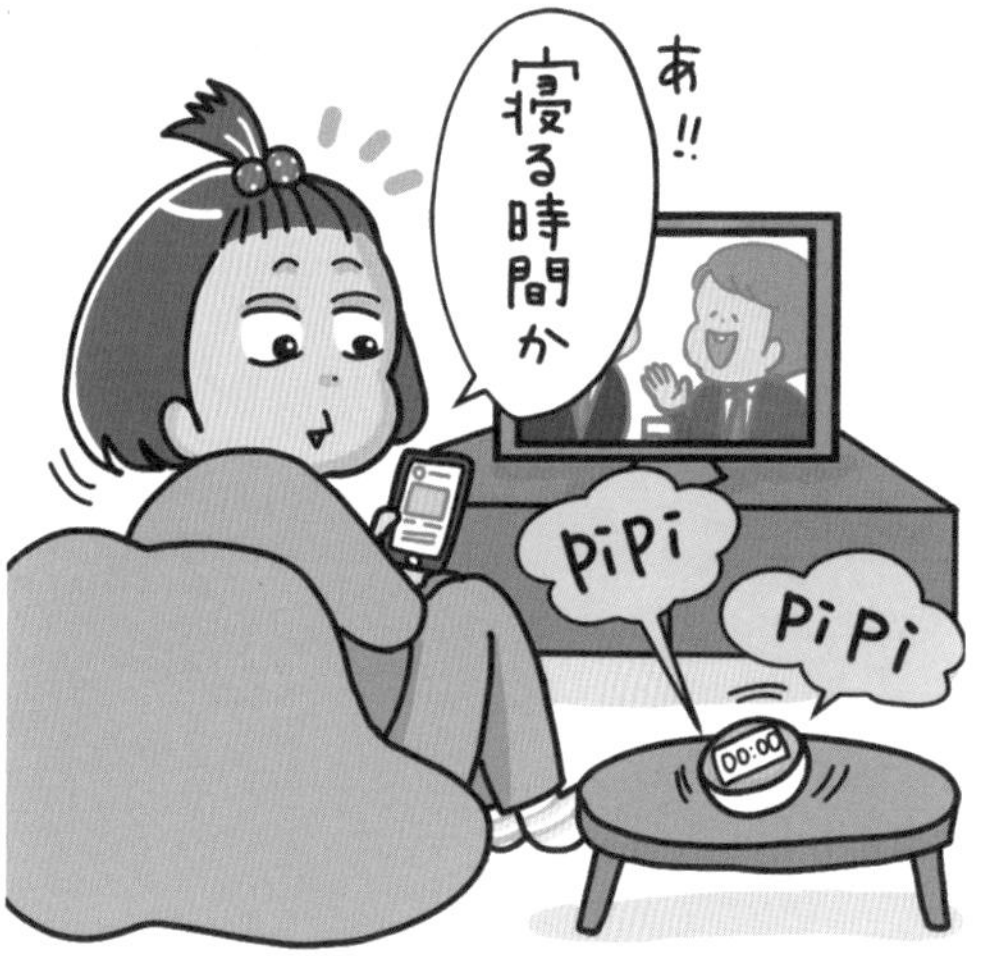

就寝時間にアラームが鳴るようにする

夜更かしをしないよう、就寝時間が近づくとアラームが鳴るように設定しておく。家族に声をかけてもらうよう頼んでおくのもよい。スマホの見すぎ、使いすぎにも注意（→P166）

自分に合う「目覚まし」を試す

振動式や、光る目覚まし時計、腕につけるタイプの目覚まし時計などがある。計算しないとアラームが解除できないアプリなどもおすすめ

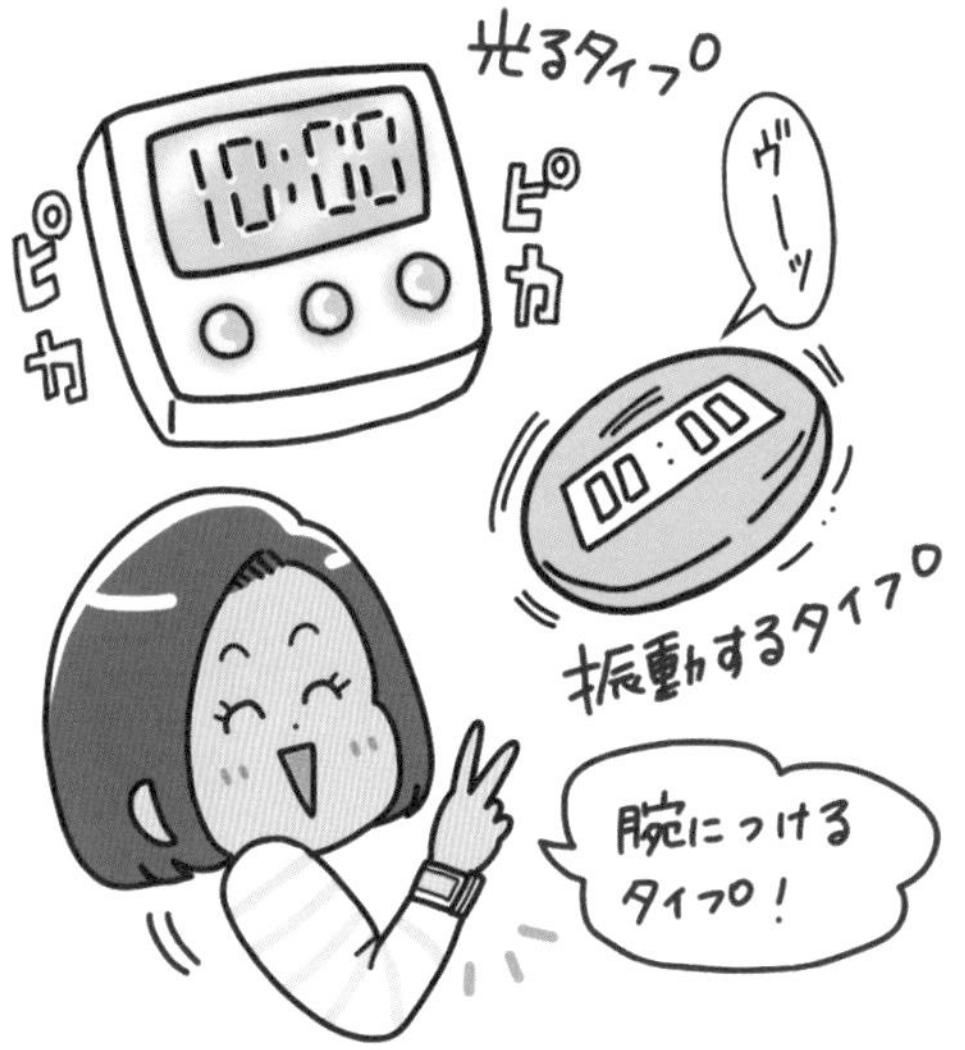

夜更かしをしても、朝は同じ時間に起きる

起床の時間と食事の時間は必ず守るのが生活リズムを整えるコツ。どんなに遅く寝ても、朝は同じ時間に起きて朝の光を浴びれば、体内時計がリセットされる。寝足りないときは短い昼寝などでカバーを

私はこうしてます

寝る前に、「明日は○時に起きる！」と自己暗示をかけるようにしています。私にはこれが意外に効果的で、以前より不思議とすっきり起きられるようになりました。

解決のヒント2
翌朝すぐに動けるような工夫をする

朝、目が覚めていても、布団の上でゴロゴロ横になったままなかなか起き上がれず、いつの間にか時間がなくなるというパターンもあります。この場合、起きられないのは、夜更かし・睡眠不足というより**モチベーションの問題**といえます。**時間の感覚が弱いことも、ダラダラを助長させる要因**になります。

人間は誰しも、楽しみがないとやる気は高まりません。逆に「おもしろい！」「楽しい！」と感じたら、自然にやる気がわき出て、動き出したくなるものです。ADHDの場合、その差が非常に大きく表れやすいので、この点を利用しましょう。**すぐに活動を始めたくなるようなしかけを作っておけば、早く起き出せる**ようになります。

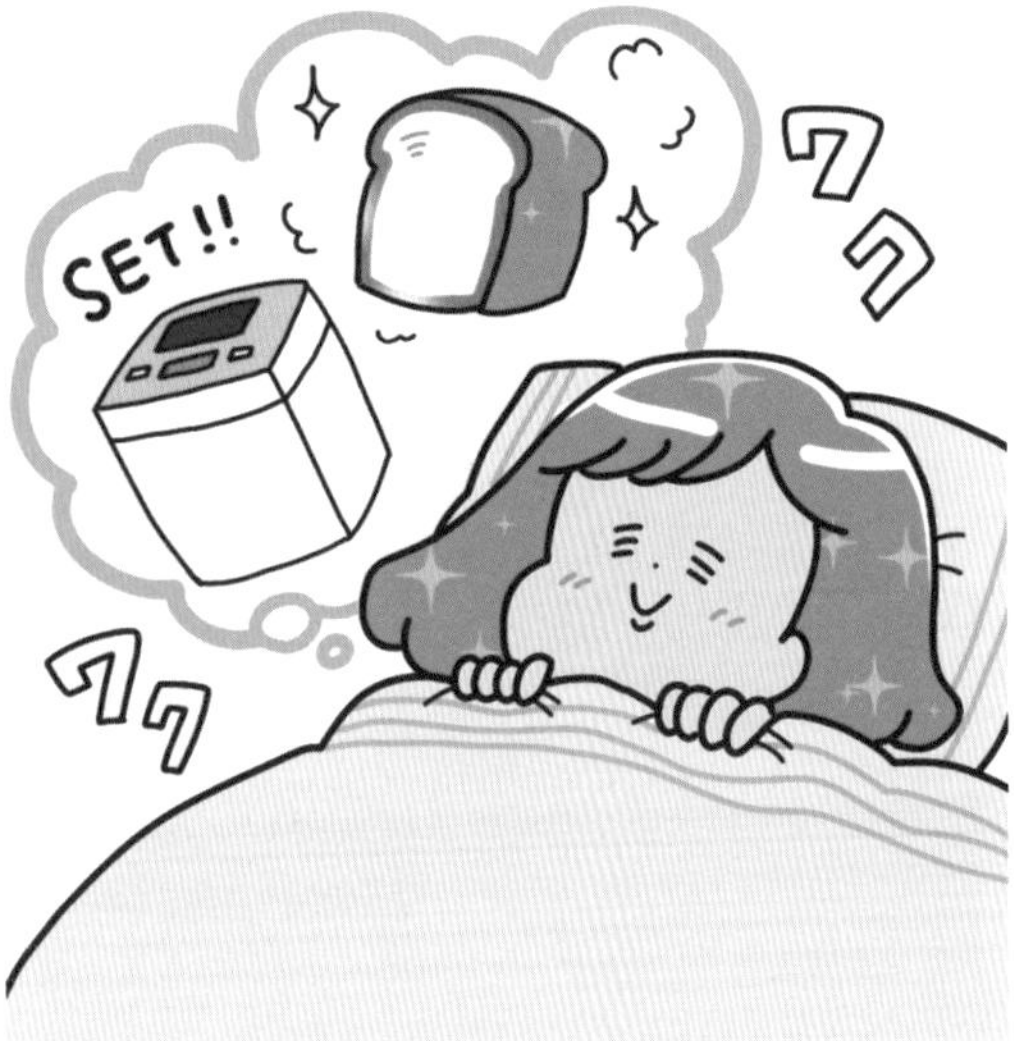
SET!!

朝の楽しみを作る
朝食用においしいパンを用意しておく、目覚めたあと、ちょっと口にできるようなお気に入りのお菓子を用意しておくなど、自分に「早起きのごほうび」を作っておくのはよい方法

薬を服用する
コンサータ®（→P179）は服用するとすぐに効果が表れ、動き出しやすくなる人も。ベッドの横に置いておき、平日、なかなか動き出せないときだけ使うという方法もある

人にお願いする
自分ひとりでなんとかしようとせず、人の力を借りる。同居する人がいれば声かけをお願いする。ひとり暮らしなら、親しい人にモーニングコールを頼む

翌日の予定を目覚ましに貼っておく
朝一番にする予定や、その日の重要な予定などを書いた付箋を目覚まし時計や携帯電話に貼っておくと、朝起きてそれらを見たとたん、頭がはっきりして行動に移りやすくなる

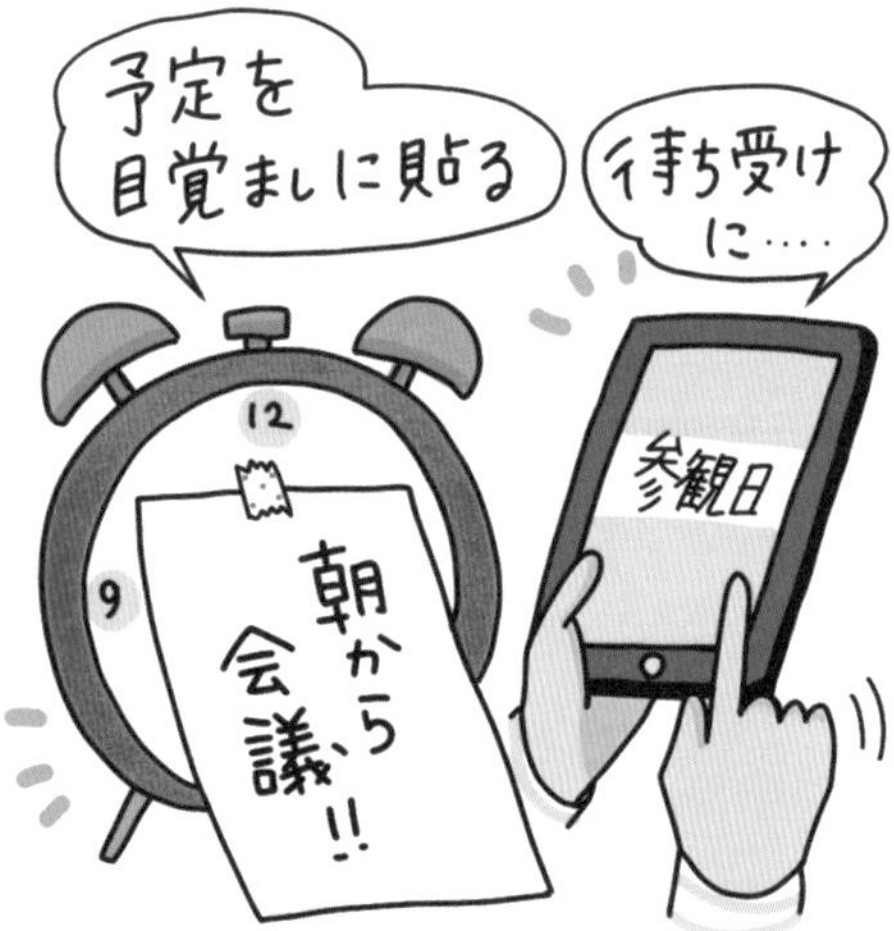
予定を目覚ましに貼る
待ち受けに….
12
9
朝から会議!!
参観日

ポジティブシンキング!

朝寝坊をしても予定に間に合えばOK

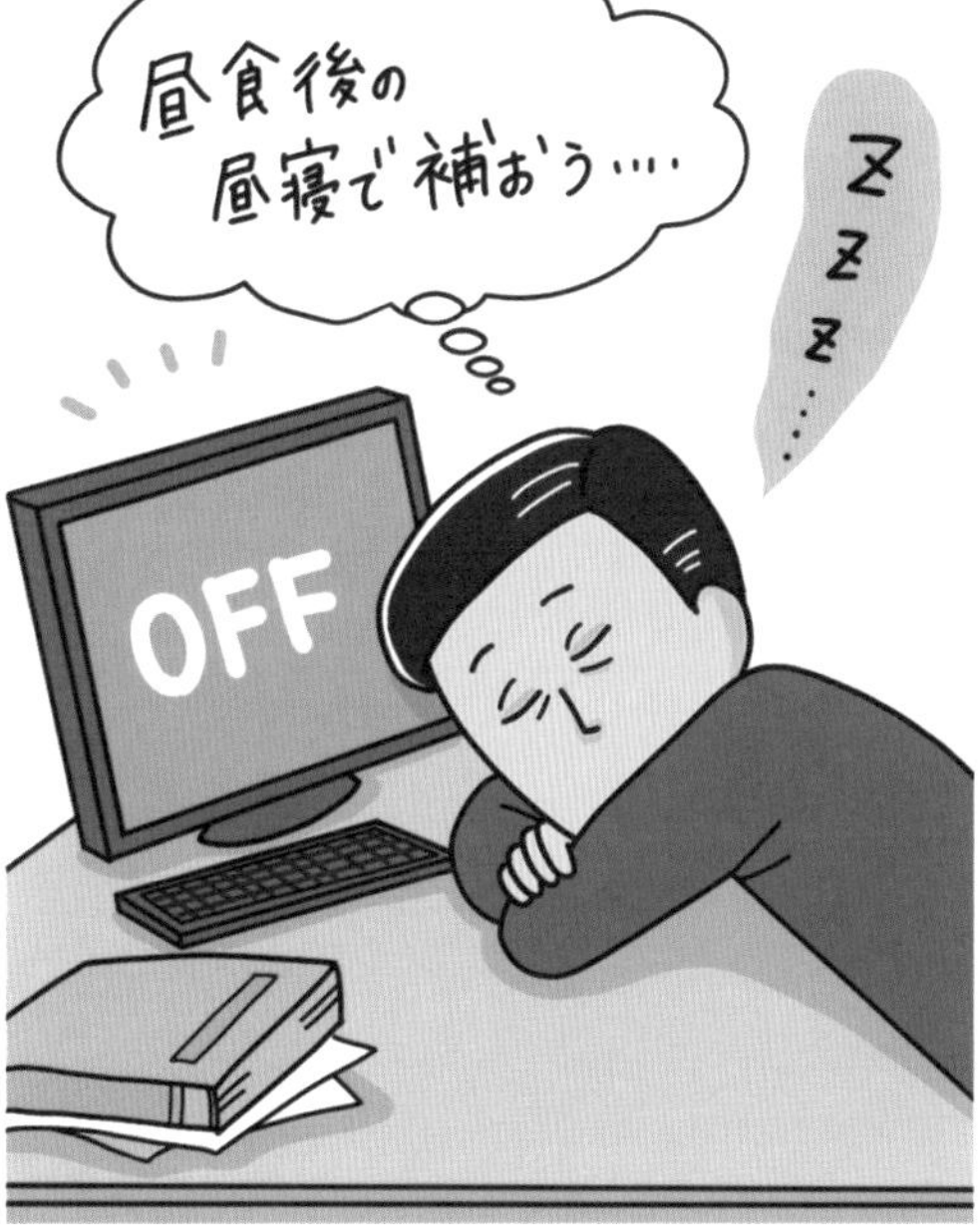
昼食後の昼寝で補おう・・・・
Z Z Z ・・・・
OFF

「朝はたっぷり寝たい」という欲望自体は悪いことではないので、「朝早く起きられない自分はダメな人間だ」と卑下することはありません。極論を言えば、寝坊をしても予定に間に合えばよいのです。「自分は朝が弱い」「起きられないのはしかたがない」と割り切りましょう。そのうえで、朝ギリギリまで寝ていても遅刻しない工夫を考えればよいのです。

スケジュールの決定権があるなら、予定を昼からにしておけば、「間に合わない！」とバタバタせずに済みます。そうもいかないなら、朝起きてすぐ出かけられるように、前夜に準備しておけばよいでしょう。足りない睡眠を昼寝で補う手もあります。

私はこうしてます

学生の頃、翌日の服を着て就寝し、そのまま登校したことがありました。最近ジョギングを始めようと思い、起きてからの準備が面倒なのでジャージを着て寝たら、翌日すぐ外へ出られてラクだし、目覚めが早かったです。

まわりができること

非難するよりも起きられるようにサポートを

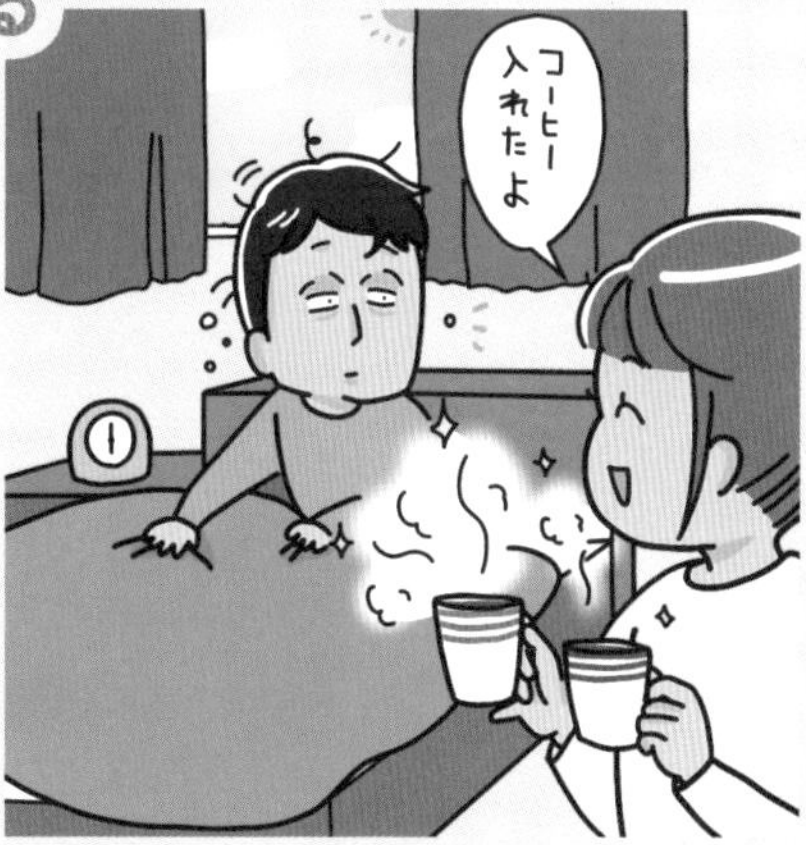
コーヒー入れたよ

起きられないことを非難したところで改善は望めません。翌日の予定を聞いておき、絶対に遅れることができない用事がある日は声をかけてください。

おいしそうな匂いが漂ってきたり、生活音が聞こえてきたりすると起き出してくることもあります。本人が起きやすくなるように、サポートしていきましょう。

日常生活の困った!

身支度に時間がかかる

対策

- 朝の支度をルーティン化する
- 余計なことに惑わされない工夫をする

あるある！とその原因

いつもモタモタしてしまう

→解決のヒント❶

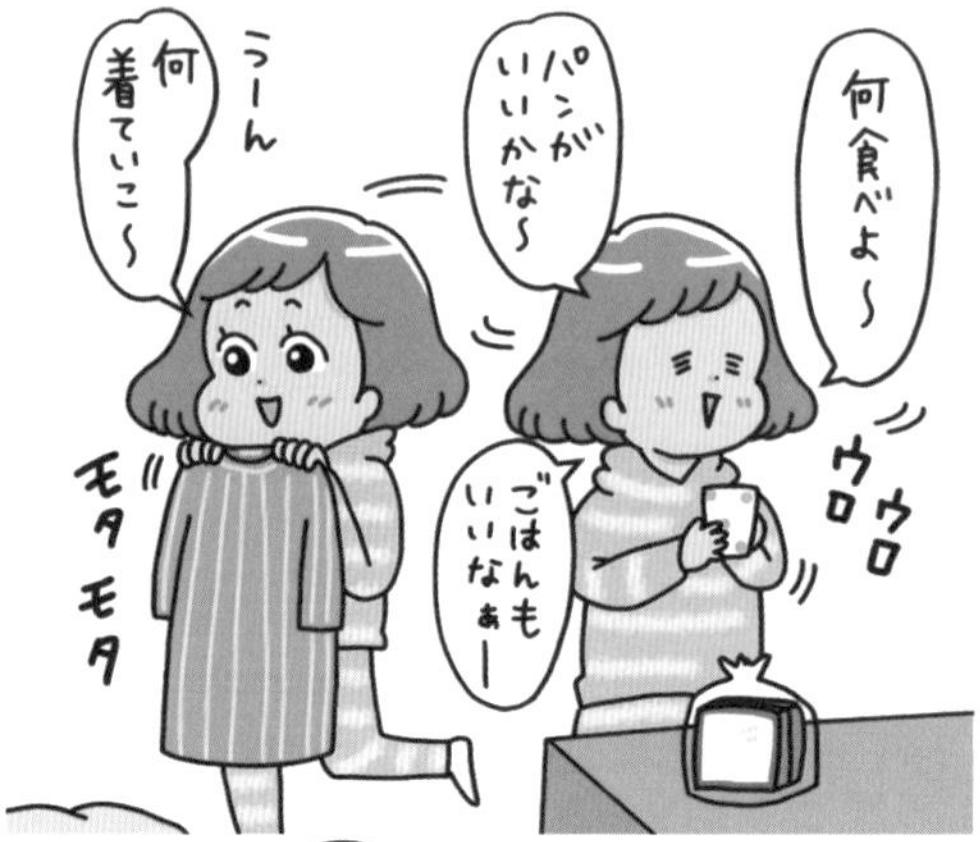
何食べよ～
パンがいいかな～
う～ん
何着ていこ～
ウロウロ
ごはんもいいなぁ—
モタモタ

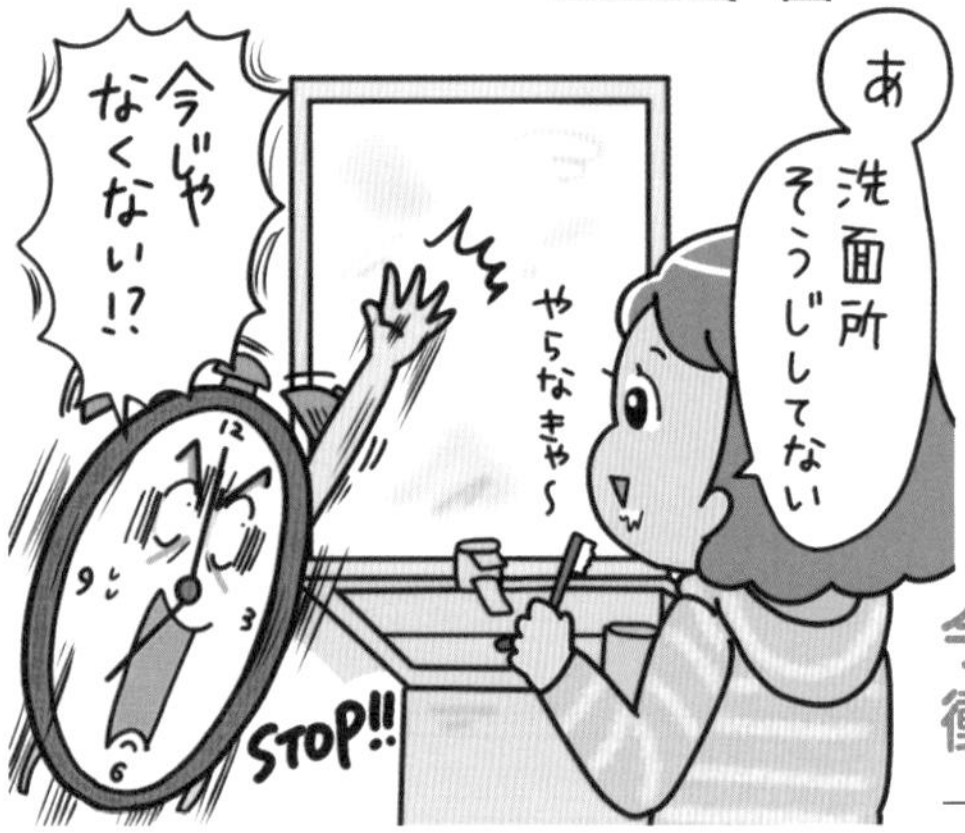
あ 洗面所そうじしてない
やらなきゃ～
今じゃなくない!?
STOP!!

今しなくてよいことを衝動的にしてしまう

→解決のヒント❷

朝ちゃんと起きても遅刻してしまう

朝、家を出るまでにたっぷり時間があったはずなのに、なぜか出発の予定時間を過ぎてしまうというのも、発達障害のある人にはよく起こることです。

起きてから出かけるまでにするべきことや、その順番が決まっていないと、とたんに効率が悪くなります。何を着ていくか、朝食に何を食べるか迷ったり、何かしている途中で別のことをし始めたりと、滞りが生じやすいのです。

ここに**時間感覚の弱さ**も加わります。「まだまだ余裕」とのんびりしているうちに、あっという間に時間が迫っているなどということも起こりがちです。

解決のヒント1 朝の支度をルーティン化する

せっかく早く起きたのに遅刻……とならないように、起きてから出かけるまで、**身支度の流れを書いた「やることリスト」を作り、目につくところに貼ります。**さらにスマホの**タイマー機能や時間管理アプリ**を使い、一つのことに時間をかけすぎないようにするとよいでしょう。

出かけるまでの身支度の流れがルーティン化すれば、途中で、別のことをし始めたり、考え込んだりするおそれがなくなります。時間がかかりやすい服選びは、ボトムスを2〜3種類に絞る、靴下は何にでも合う黒だけにするなど、ある程度決めてしまえば迷いを減らせます(→P88)。朝食のメニューをパターン化させておくのも、おすすめです。

朝のやることリストを作る

①やることをリストにする

↓

②それぞれ何分かかるか時間をはかる

↓

③見えるところに貼り、タイマーをセットする

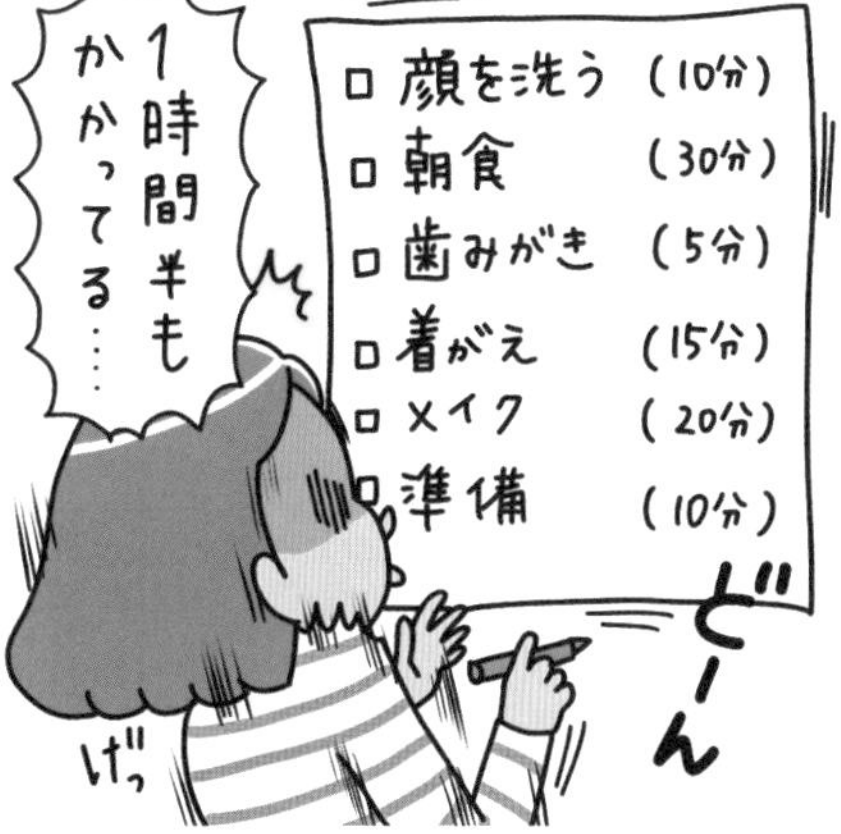
1時間半もかかってる……
□ 顔を洗う (10分)
□ 朝食 (30分)
□ 歯みがき (5分)
□ 着がえ (15分)
□ メイク (20分)
□ 準備 (10分)
げっ
どーん

朝食の献立や着ていく服を決めておく

「パン+サラダ+ウインナー」「ごはん+味噌汁+目玉焼き」など、朝食のパターンを決めて用意しておく。服は、週末に1週間分のコーディネイトを考えておいたり、雨の日に着る服を決めておいたりする

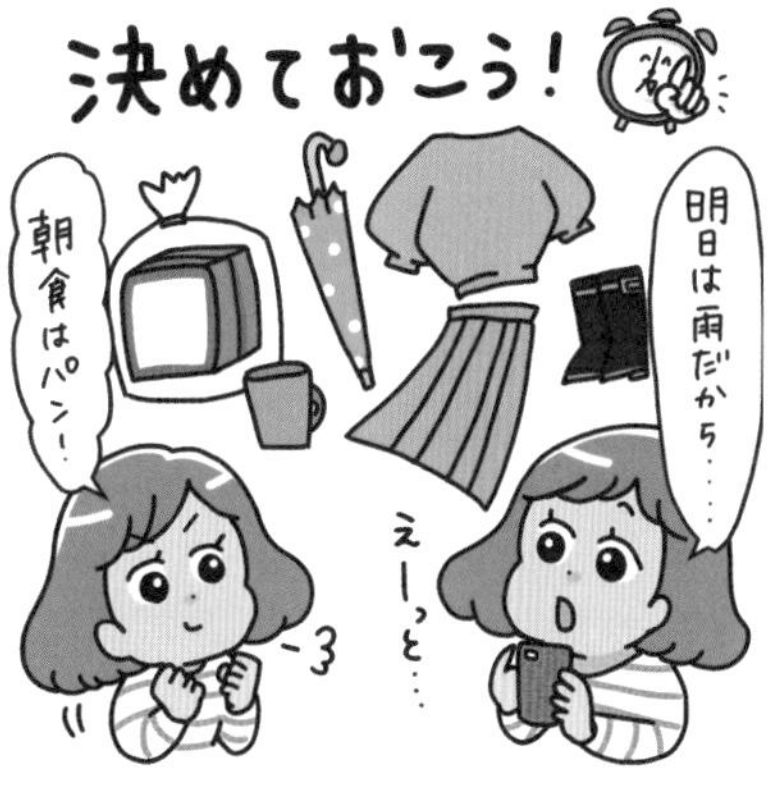
決めておこう!
朝食はパン!
明日は雨だから……
えーっと……

時間のかかる作業から始める

時間がかかるメイクなどは、朝起きて一番に済ませてしまえば、あとの流れに余裕が生まれやすい。時間をかけすぎないよう、作業の前にタイマーをかけよう

私はこうしてます

私は時間管理のために「ルーチンタイマー」というアプリを使っています。また、LINEbotの「リマインくん」に「10分後にアラーム」などとメッセージを送ると、指定した時間に知らせてくれるので便利です。

解決のヒント2

余計なことに惑わされない工夫をする

「やることリスト」を作っても予定通りに進められないこともあります。不注意や衝動性といった特性が強く、身支度の途中で関係ないことをして、予定がどんどんずれているのかもしれません。**余計なことを思いついたら、とりあえずメモをしてみると、衝動性が抑えられることがあります。**

また、一旦何かを始めると過集中になりやすく、時間を忘れて作業に没頭することも。そういうときは、**時計をあちこちに置いたり、周囲に声をかけてもらったりしましょう。してもしなくてもよいことを「やることリスト」に入れておき、時間に余裕を作っておくのも手**です。

それ以外にも、出かける前にモタモタしてしまう原因を探り、個別の対処法を考えましょう。

アナログ時計をあちこちに置く

アナログ時計は針の動きで時間の経過が視覚的にわかりやすい。壁にかけるだけでなく、洗面所、テーブルの上など、目につくところに置いておく

急に気になったことは一旦メモする

気になったら今やってしまいたい、あと回しにしたら忘れてしまうからと、予定外のことをやり始めるのは遅刻のもと。メモをしてあとで見返そう

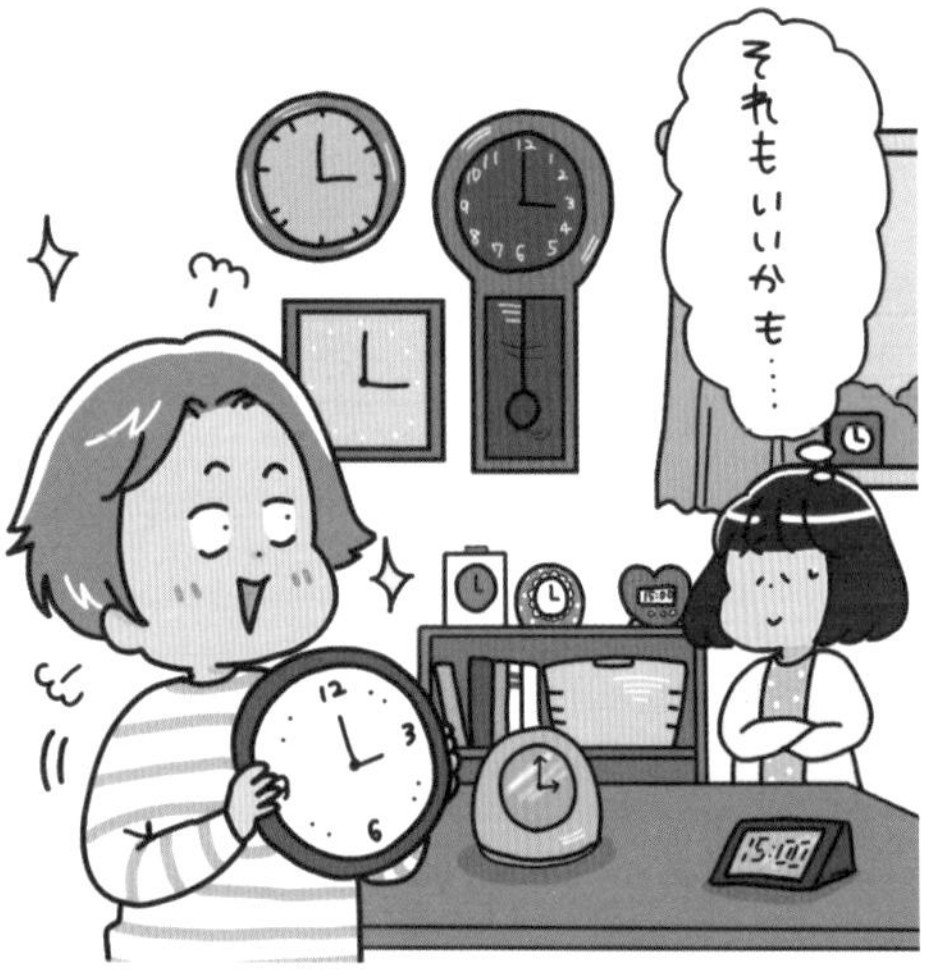

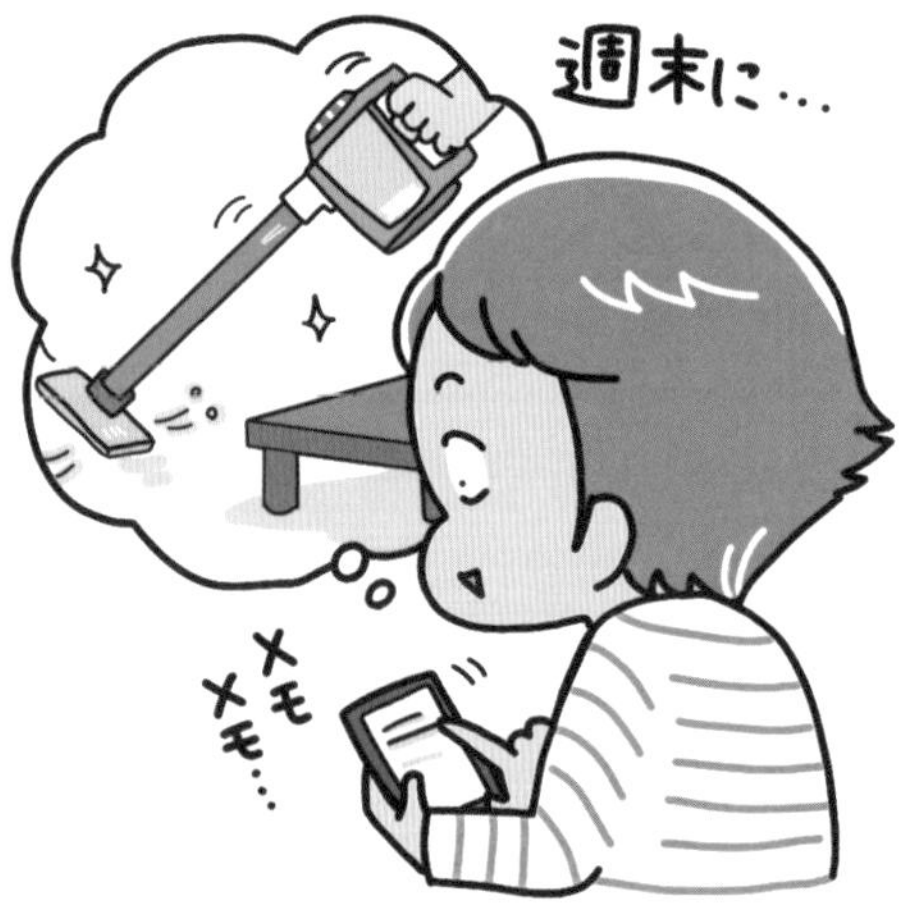

周囲に声をかけてもらう

起きる時間、出発する時間などの予定を、家族共有のホワイトボードなどに書いておき、家族に促してもらう。声をかけてもらったら、きちんと感謝を

ゆとりの時間を予定に組み込む

「お茶をいれて飲む」といった、してもしなくてもよい作業を予定に組み込んでおくと、準備に予想外の時間がかかったときに、調整しやすくなる

よくあるモタモタの原因の対処法

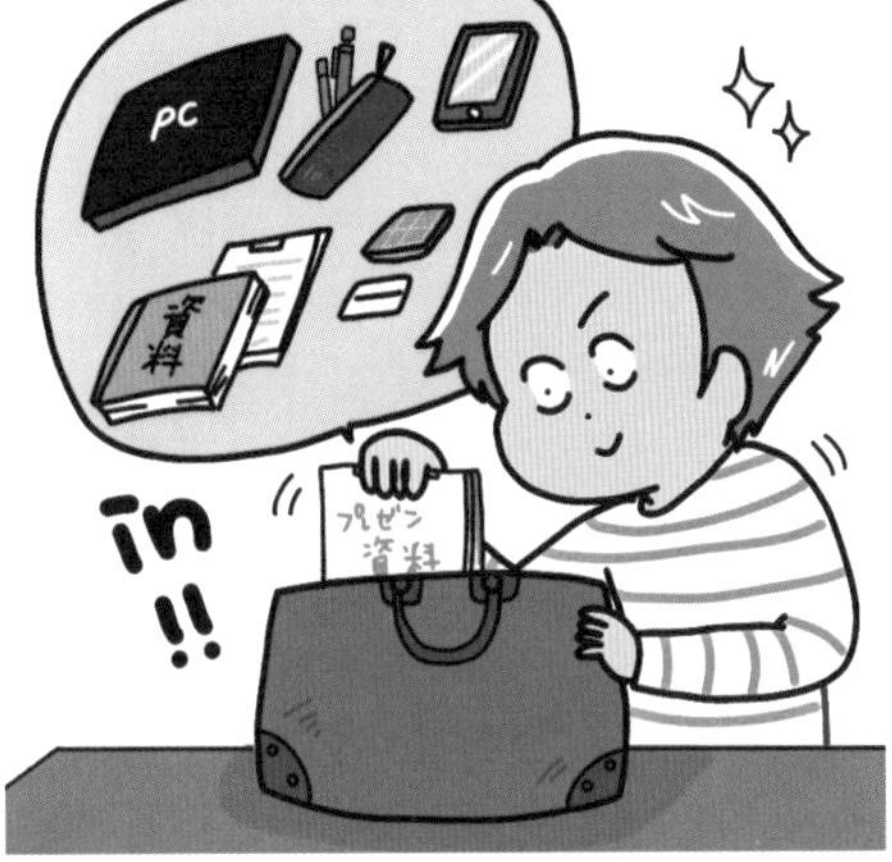

物を探して遅くなる場合

持ち物は、前日の夜にすべてバッグに入れておくか、1か所にまとめておき、「あとはバッグに入れるだけ」の状態にしておく（→P151）。「明日でも大丈夫」は危険

スマホチェックをしてしまう場合

少しでも時間があるとスマホでSNSチェックなどを始めてしまう人は、早めにバッグにしまうか、時間制限アプリなどを使って、「やめる時間」を明確にしておく（→P167）

気分がすぐれない場合

夜更かし、睡眠不足などで目覚めが悪いと気分がすぐれず、身支度ももたつき気味になりやすい。すっきり目覚められるような工夫も必要（→P144）

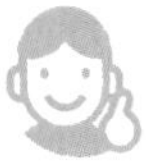

私はこうしてます

当日するべき仕事を、朝8時にアラームで知らせるよう設定しています。朝モタモタしていても、アラームを止めるときに「今日やるべき仕事」が目に見えるので、「急がなければ」と気が引き締まります。

まわりができること　時間内に自分でできるようフォローを

　時間の管理が苦手なのは、本人の特性の一つです。「いつまでやってるの」という非難めいた言葉を浴びせても、時間の感覚が身につくようにはなりません。

　前日に予定を聞いておき、「やることリスト」の内容と時間を一緒に見直すようにする、身支度に時間がかかっているときは、「もう〇分前だよ」などと声をかけるなどといった形でフォローしていくのがよいでしょう。

　気が散りやすいので、出かける前にはテレビをつけないようにするのが無難です。

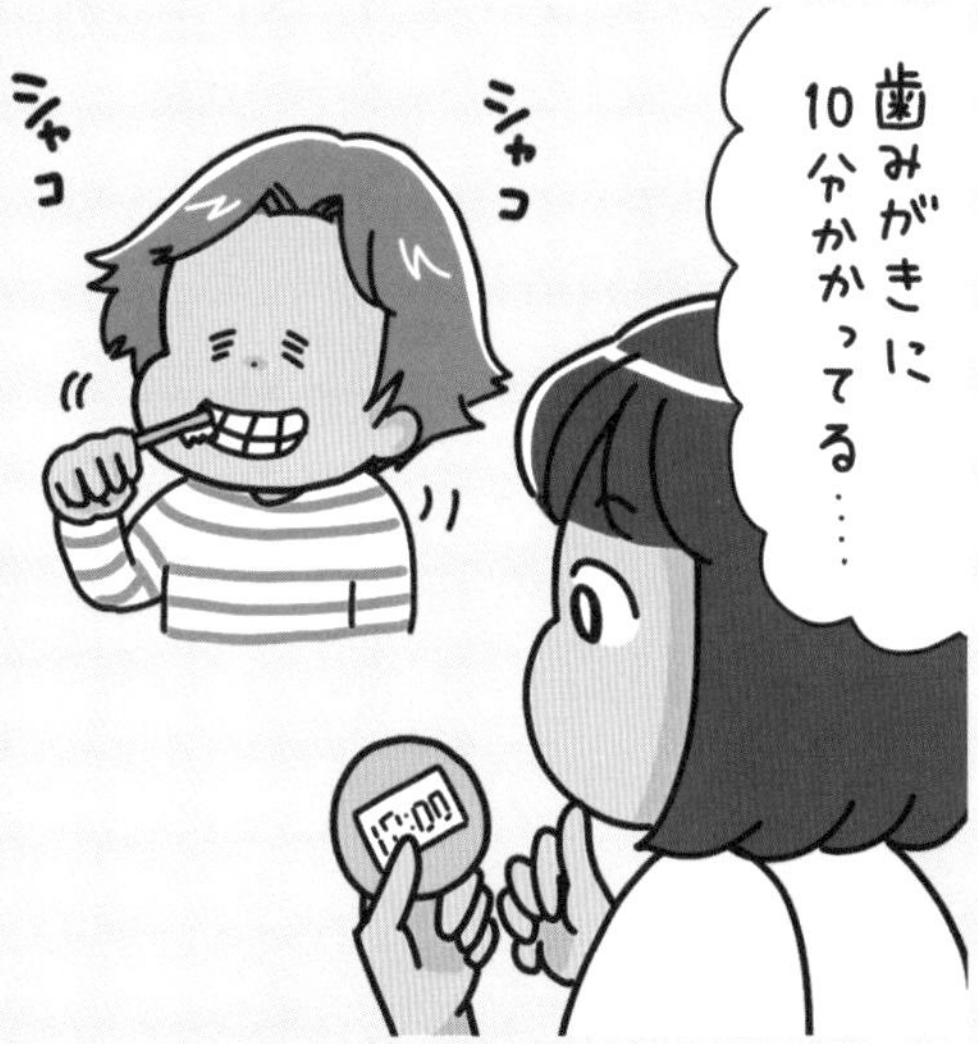

日常生活の困った!

物を忘れる・なくす

対策

● 「置く」時点での工夫をする
● 外出時には物を体から離さない

あるある!とその原因

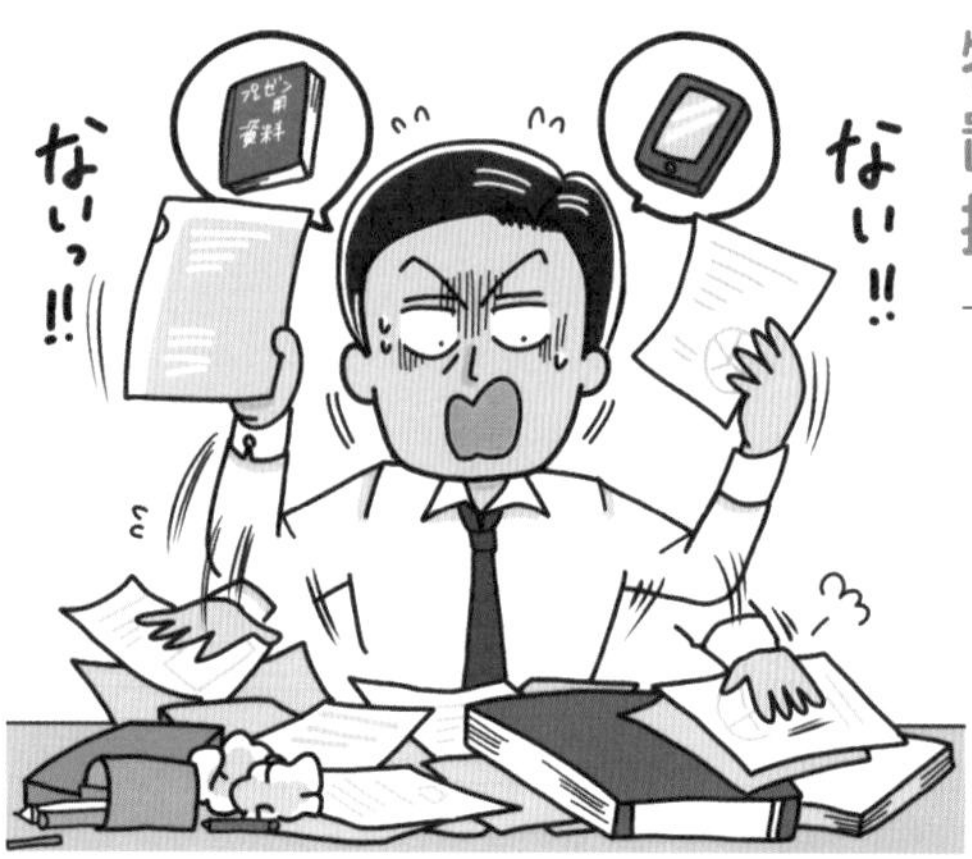

物が多すぎたり、置きっぱなしにしたりして探し物が見つからない

→解決のヒント❶

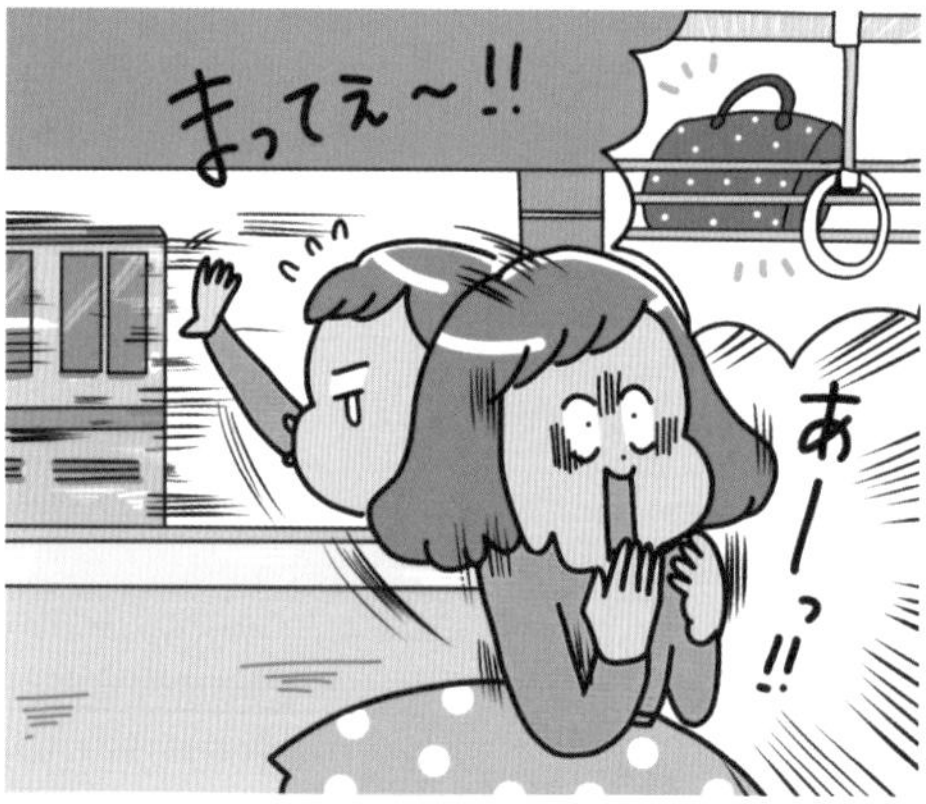

不注意などで置き忘れたり持って行くのを忘れたりする

→解決のヒント❷

ADHDの傾向が強い人によく見られる

年がら年中探し物をしていたり、大事な物をなくしてしまったりと、物の管理に苦労している人も多いでしょう。必要な物を持参するのを忘れたり、置き忘れたりするのも、とくにADHDの傾向が強い人にはよく見られます。

何か置いたときにはもう別のことに関心が向いているので、置きっぱなしにしやすく、あとになって、あふれかえる物の中から探し出そうと苦労することに。何かしている最中に「あれを持って行こう」と思っても、また**別のことに関心が移って忘れてしまったり**、持って出たものの、外出先でなくしてしまったりすることもよくあります。

解決のヒント1
「置く」時点での工夫をする

よく物をなくす人に多いのは、無意識にものを置き、どこに置いたか忘れてしまうというパターンです。何かしようとしていたり、考えたりしていると、**「置く」という行動にまで目が向きません。物の定位置を決めていても、そこに戻す前に別のことにすべての注意が向き、置きっぱなしにしやすいのです。**

家のどこか、職場のどこかには必ずあるはずなのに見つからず、「なくした」とあきらめていたら、後日、思わぬところから出てきた——そんな経験をくり返しているなら、**「置く」時点での工夫が必要です。**ラクに置けるところに**一時的な置き場を作り、あとで定位置に戻す習慣をつける**など、自分に合った方法を見つけていきましょう。

必要な物は1つにまとめておく

玄関前に箱を作っておき、鍵やハンカチ、パスケース、携帯などとセットにして置いておく

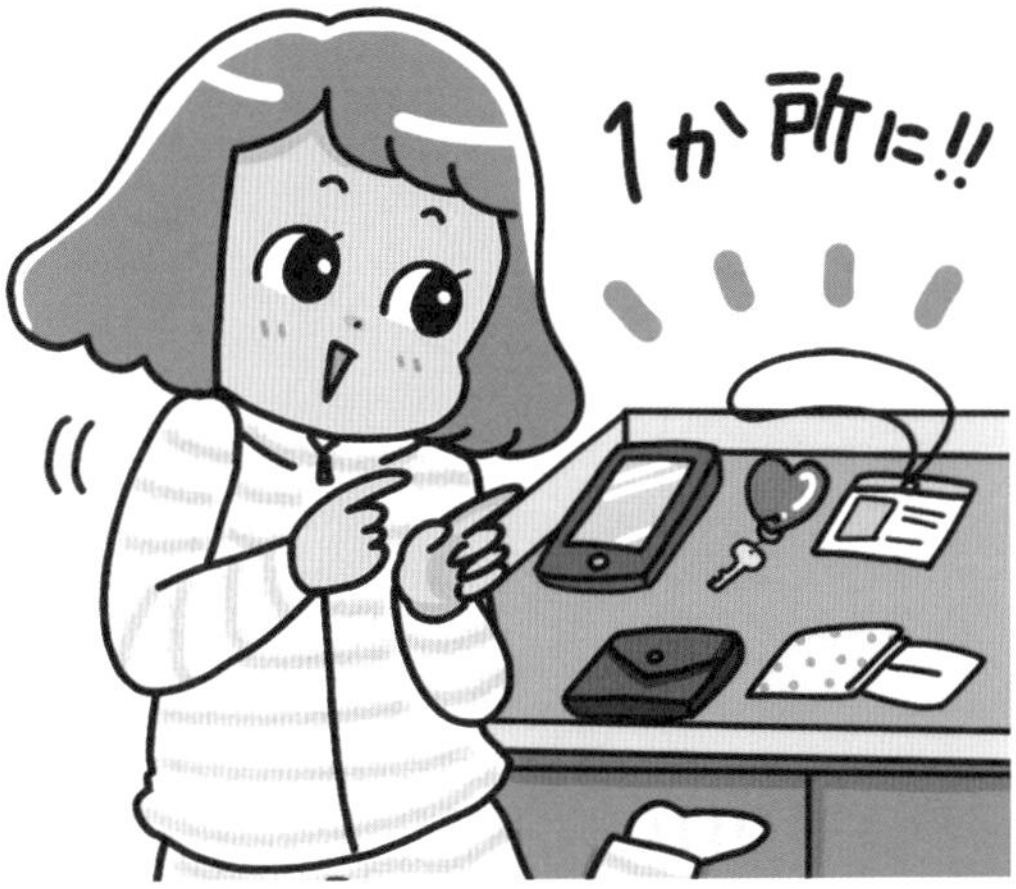

バッグをコロコロ変えない

使うバッグは一つに決め、財布や化粧道具、名刺入れなどは入れたままにする。バッグを替えるときは、これらをポーチに入れて、ポーチごと移動させる

一時置き場を決めておく

郵便物や買ってきた物を一時的に置く場所を決めておく。その日のうちに定位置に移動させたり、不要なものは処分したりして、ためないように

なくしそうな物にGPS付きのタグをつける

鍵やスマホなど、どこに置いたか忘れがちな物には、GPSやBluetooth機能を使って位置を特定できる「忘れもの防止タグ」をつけておくのもよい方法

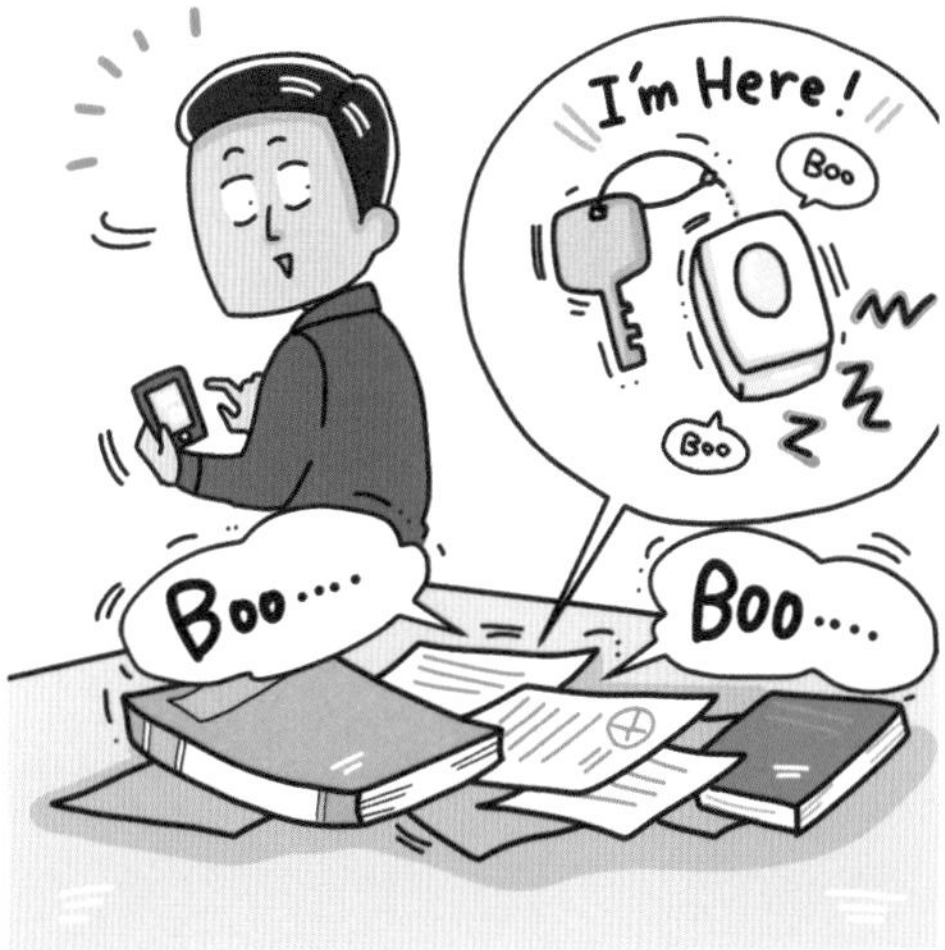

私はこうしてます

歩くときにスマホでインターネットラジオを聞く習慣をつけました。家を出るときにラジオが聞こえないと、「あれ、スマホを忘れてるぞ！」と気づけるので、スマホを家に忘れなくなりました。

解決のヒント 2

外出時には物を体から離さない

急いで電車を降りたり、場所を移動したりと、焦りが生じるときほど忘れ物は多くなります。

電車では、停車のたびに駅を確認し、目的駅の一つ手前で携帯電話や本をしまって荷物をまとめ、定期券などを手に持ちましょう。**夢中になるサイトや本を見たり読んだりするのは、避けたほうがよい**でしょう。

バッグを網棚に置いたり、携帯電話をテーブルに置いたりするのも危険です。持ち物を体から離した途端、関心は別のことに移りやすくなるからです。**持ち物はバッグにしまい、体から離さない**ようにしましょう。

定期券やICカードを忘れることが多いなら、**スマホで電車に乗れたり自動的にチャージできたりするサービスの利用**も検討しましょう。

持ち物は体から離さない

電車の中では、手荷物は膝の上に置くか、足の間に挟んでおくなどして、体から離さないようにする。店では携帯電話やハンカチをテーブルに出しっぱなしにせず、つねにポケットやバッグに戻す

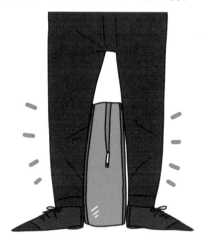

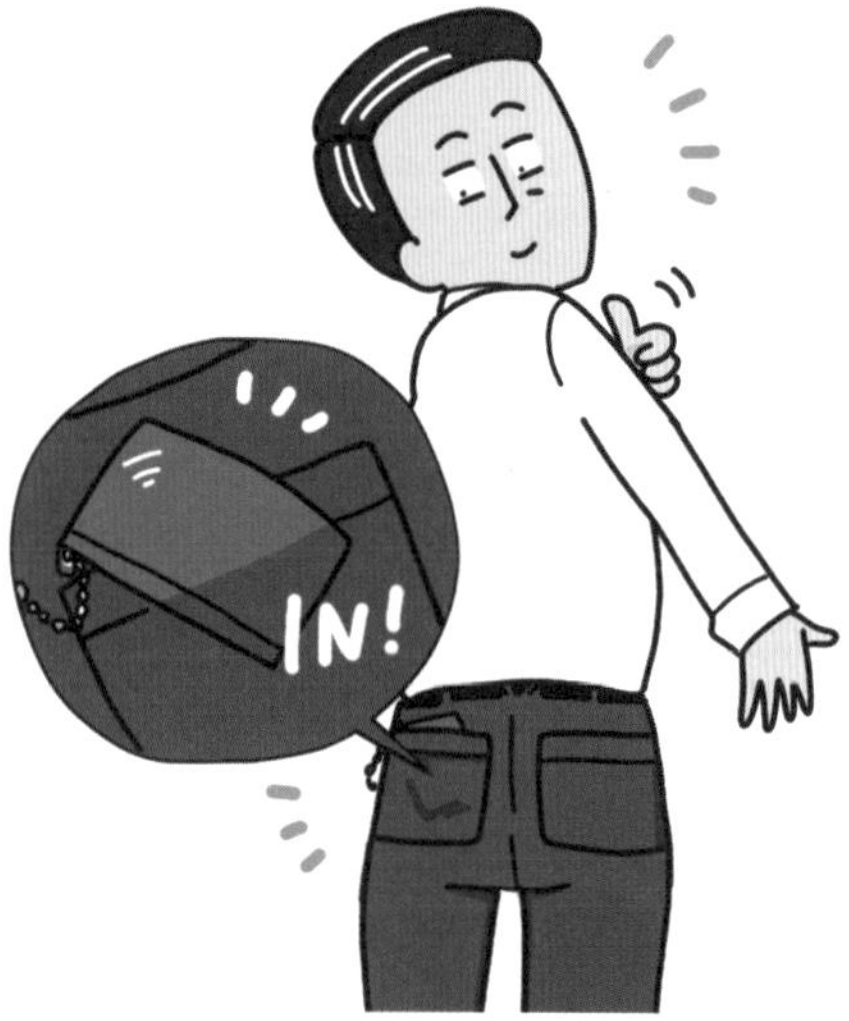

チェーンなどを活用

財布など大事なものはチェーンをつけて、ベルト通しなどにつなげておく。ICカードやカードキーなどは、カードホルダーに入れて首から下げる

ICカードをやめてスマホアプリにする

電子マネーで精算する交通系ICカードの機能をスマホに入れれば、ICカードをなくす不安から解放される。財布を忘れたときにも、コンビニなどの支払いに使えるので便利

ポジティブシンキング！

物をなくす苦い経験が次の行動改善につながる

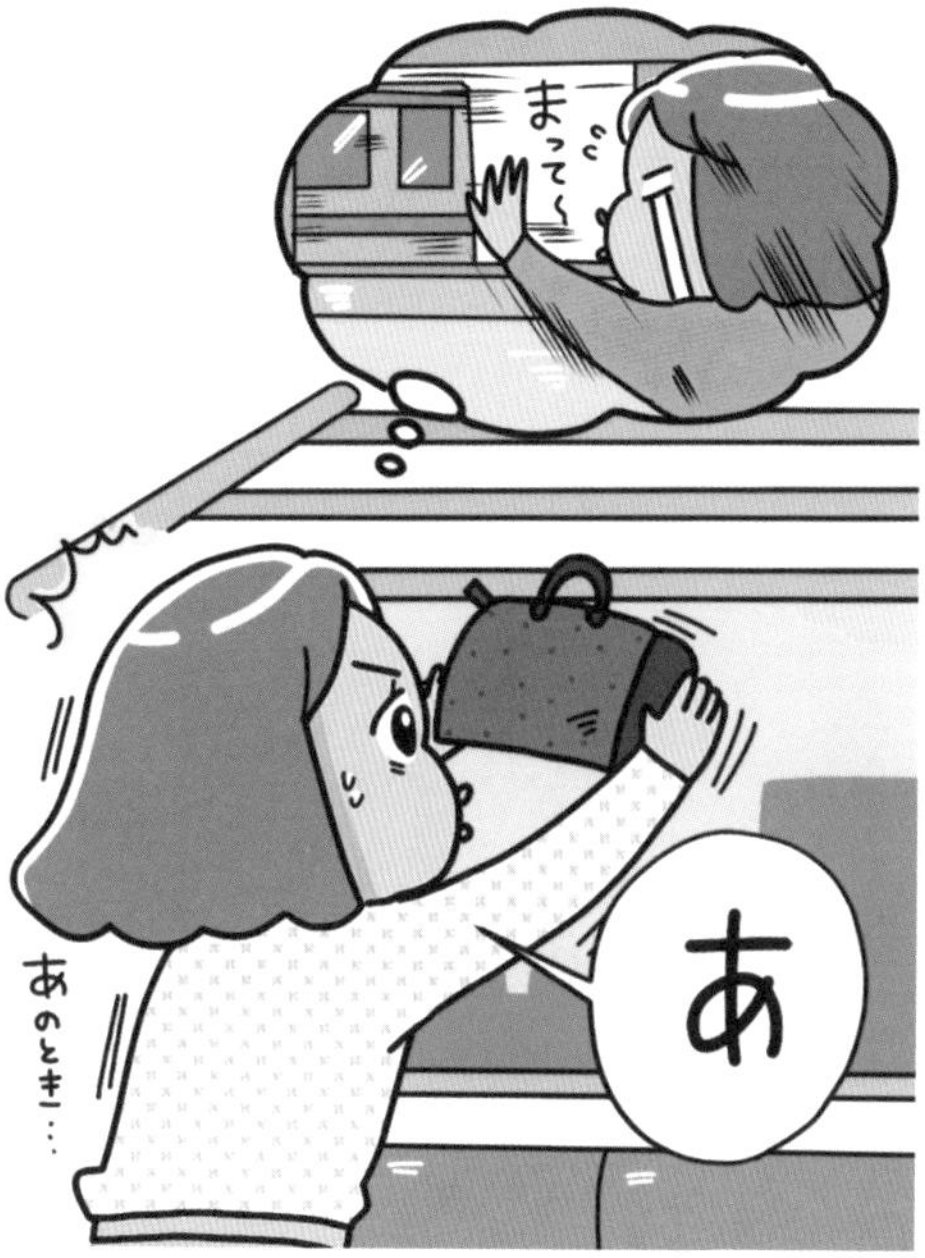

「なくしたら取り返しがつかない」「何でもなくしてしまう自分はダメな人間だ」などと思い詰めるのは考えものです。「なくしても、なんとかなる」と考え、「次はなくさないよう工夫する」ことに注力しましょう。

大切な物をなくすのはとてもショックですが、そうした過去の苦い記憶が重なるからこそ、「もう二度となくさないぞ」という思いが強まり、自分の行動を変えるモチベーションも高まります。本当に大事な物を選別し、物を減らすきっかけにもなるでしょう。

体調が悪いときは「つい、うっかり」が多くなります。睡眠をしっかりとるなどといったことも、じつは大切な忘れ物対策の一つです。

私はこうしてます

靴下やピアスを片方だけなくすことが多く、残ったもう片方を捨てられないままたまっていました。最近はシンプルなデザインの物をまとめ買いして、片方をなくしても、別の物と合わせて使えるようにしています。

まわりができること

なくさない工夫を一緒に考える

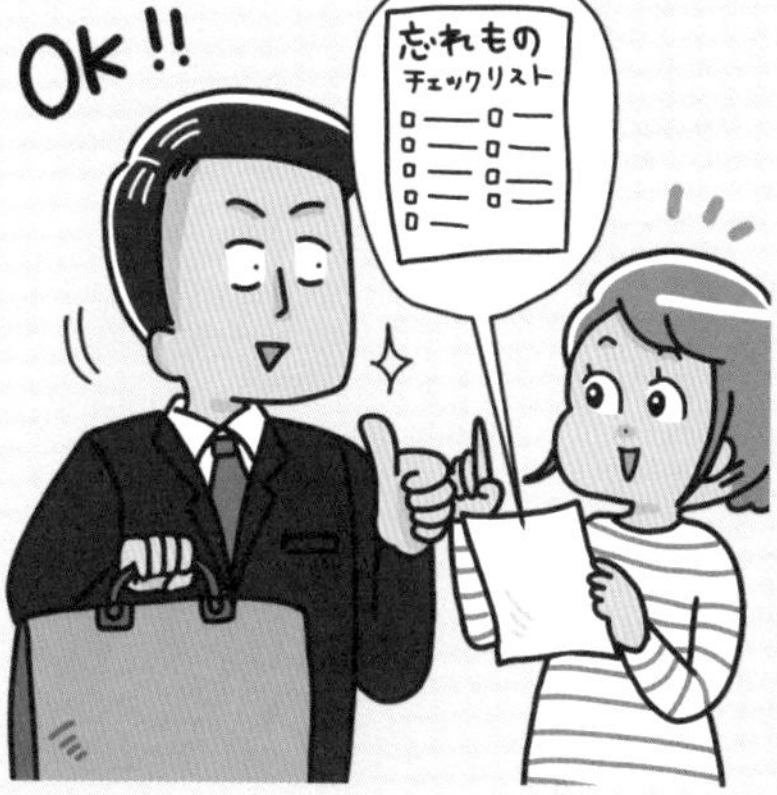

忘れ物、なくし物の多さにあきれ、冷たい言葉を投げかけたところで、期待通りの変化は望めません。本人の行動パターンを振り返りながら、一緒に対策を考えていきましょう。

「忘れ物リスト」を作り、一緒に確認したり、本人に確認するように促したりするのもよいでしょう。

日常生活の困った!

衝動買いなどお金の管理が苦手

対策

- 買う前のブレーキの数を増やす
- 使えるお金を制限する
- クレジットカードは持ち歩かない

あるある!とその原因

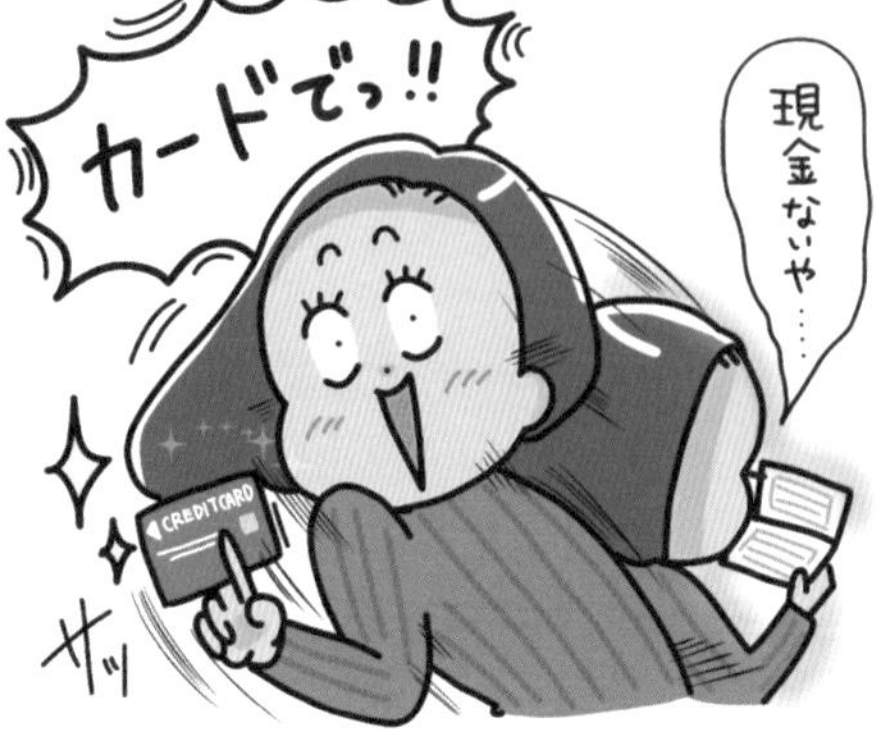
カードでっ!!
現金ないや……
CREDIT CARD
ザッ

目についた物が衝動的にほしくなる
→解決のヒント❶

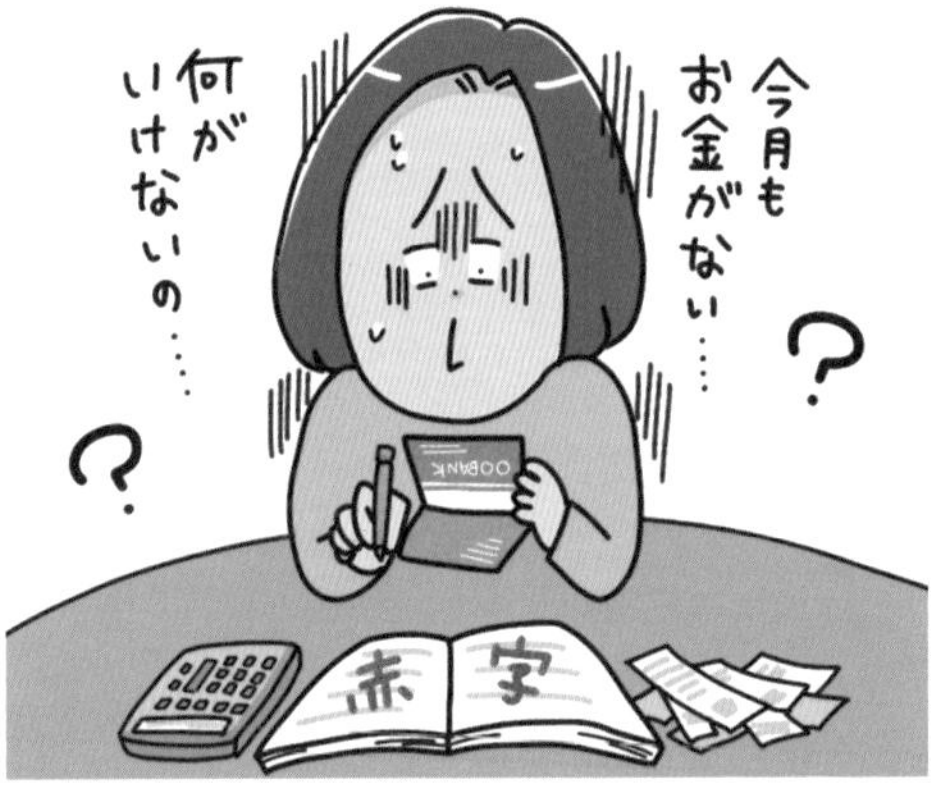
今月もお金がない……
何がいけないの……
赤字

お金を管理できない
→解決のヒント❷

カードの限度額が把握できない
→解決のヒント❸

衝動性が高い人は金欠になりやすい

気がつくと財布はすっからかん。引き落とし、振り込みの期日が迫っているのにお金が足りずに困り果てる——。衝動性の高い人は、そうした悩みを抱えがちです。**ほしいと思ったら、あと先考えずに買ってしまう**ため、金欠になりやすいのです。

数字が苦手で、「家計簿が続かない」「残高を見ても、あとどれくらいお金があるのか感覚的にわからない」といったことも、お金の管理をむずかしくする要因になります。

また、同じことのくり返しには興味を持てず、どうなるか先がわからない**リスキーな状況を好む特性がある場合、ギャンブルにはまってしまう**危険性もあります。

解決のヒント1 買うことにブレーキをかける工夫を

一般的には、「これ、ほしいな」と思っても、すぐに「買う」という行動に結びつくとは限りません。「似たような物を持っている」「今月はお金を使いすぎた」など、さまざまなブレーキがかかり、「買わない」こともあります。

ところが衝動性が高い場合、**「ほしい」と感じてから「買う」に至るまでの勢いが強く、ブレーキがききにくくなります。**待つのが苦手なので、あれこれ吟味をせず、目の前のすぐ手に入るものを買いがちです。

衝動性は特性でもあり、それ自体を抑えようとしてもむずかしいものです。一方で、**ブレーキの数を増やしたり、ブレーキのききを強めたりすることは可能です。**こうした試みが、衝動買いを防ぐポイントです。

買い物リストを作る

ひとたびカゴを持つと、余計な物まで買ってしまうもの。買い物リストを作り、それを見ながら「書いていない物は買わない」とブレーキをかける

カゴに入れる前に考える

「これ、ほしい！」と思ったものをカゴに入れる前に、「家に同じような物がないか？」「今本当に必要か？」を考える

残高をつねに意識する

買い物前に財布のお金を数えておき、買い物の場所では、「これを買ったらあといくら残るか」と、残金を計算しながら買い物をする

ネットショッピングは振り込み払いに

面倒でも毎回、振り込み払いを選択する。「購入」のボタンを押すことで、一旦「買いたい」衝動がおさまり、振り込み期日までに考え直す時間もできる

ネットサーフィンをしすぎない

ネット広告などを見ているうちに通販サイトを訪問してしまい、目的外の物までほしくなることがある。アラームなどをかけて時間を制限する

買い物以外でストレス解消をする

「買うこと」がストレスを解消する手段になっている場合がある。思い当たる節があれば、買い物以外に、ストレスを解消させる方法を考え試す

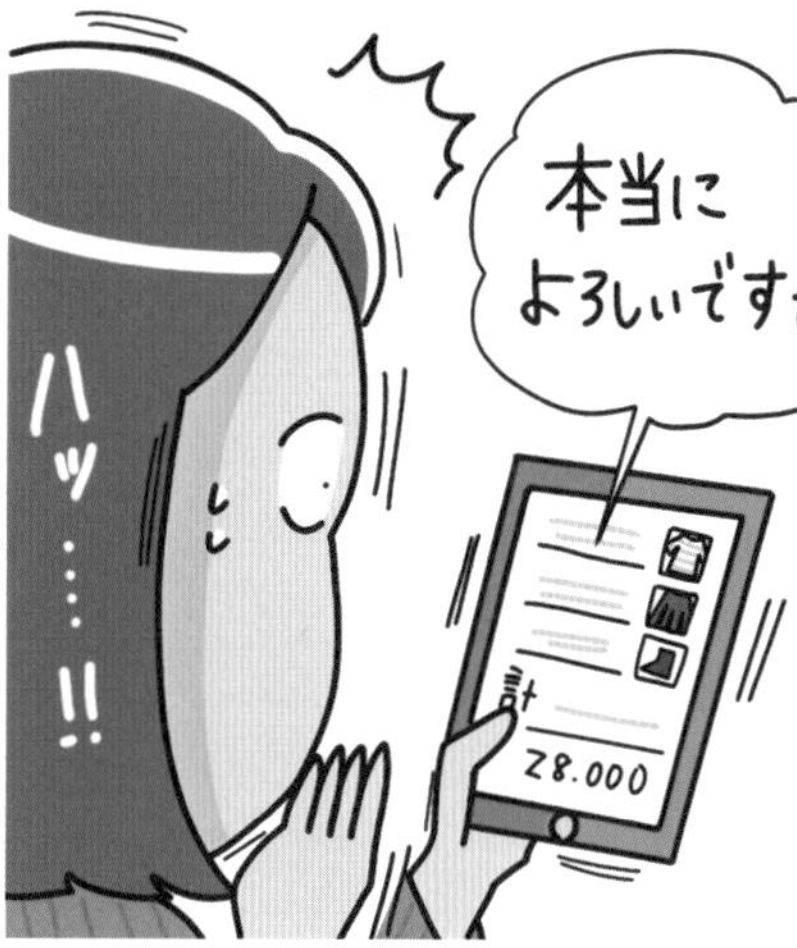

私はこうしてます

書店に行くと、以前に買ったのと同じ本を買ってしまうことがよくありました。その特性を自覚してからは、買うときに「待てよ。もしかしたら……」と思い返すようになり、重複して買うことがなくなりました。

解決のヒント2 使えるお金を制限して管理する

お金が入ったら、家賃や生活費、貯金を別の口座に移して、**使えるお金と分けておくのが得策です。**

ふだんの買い物はクレジットカードではなく、**現金や電子マネーで払う習慣**をつけましょう。**お金の補充やチャージは一定額**にとどめ、衝動買いを減らします。電子マネーにチャージしたときは、その分のお金を現金から差し引きましょう。**明細を見て、無駄なものを買っていないか都度確認**することも忘れずに。

預貯金の通帳やキャッシュカードなどの管理が自分では甘くなりそうなら、**家族や身近な人に管理をお願いするのも手です。**ギャンブルはなるべく避けたいですが、したいときは上限を決めて、余分なお金は持たないようにしましょう。

財布のお金は少額に

財布に入れる金額は「1日2千円」などと必要最低限に。電子マネーにチャージする金額も「月に1万円」などと決める。ときどき明細を見て、「どこにいくら使ったか」をチェックして無駄遣いを減らす

決まった額だけ下ろす

ひと月分のお金を下ろしたら、キャッシュカードはすぐに取り出せないところにしまうなど、簡単に出金できないようにする。下ろしたお金は1週間分ずつ封筒に分けて管理すると、残額が目に見えて便利

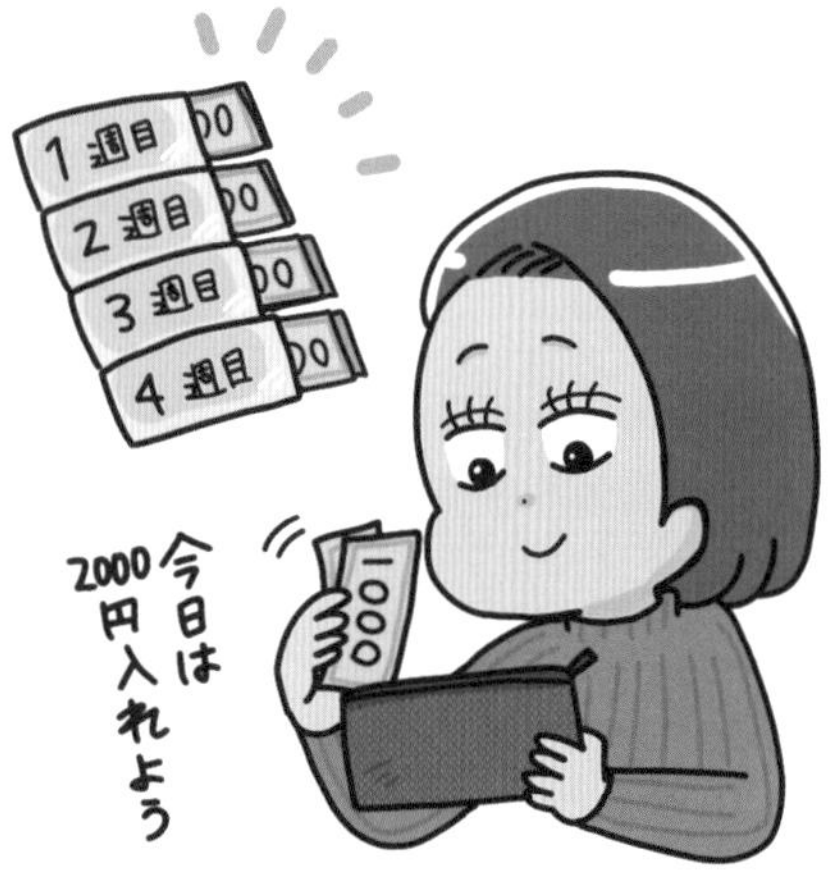

口座を分ける

給料などが振り込まれる入金用の口座と、生活費などとして使う出金用の口座に分け、毎月決まった額だけ振り替える。出金用の口座には一定額以上、入れないようにする

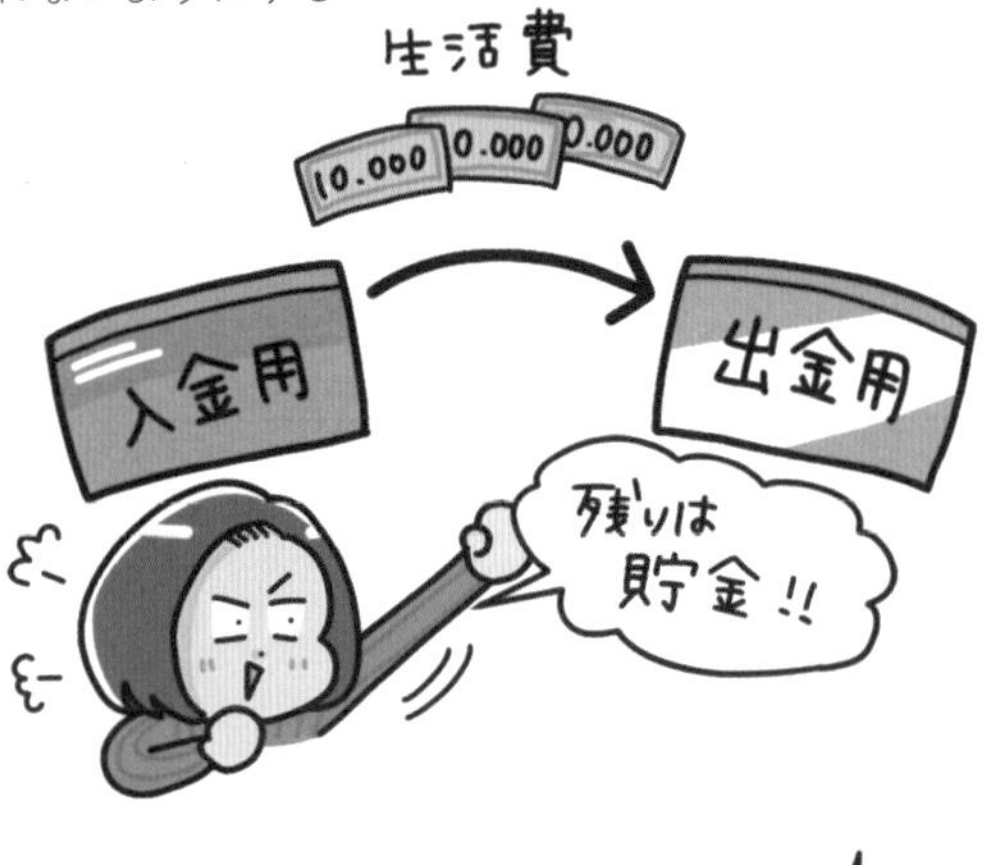

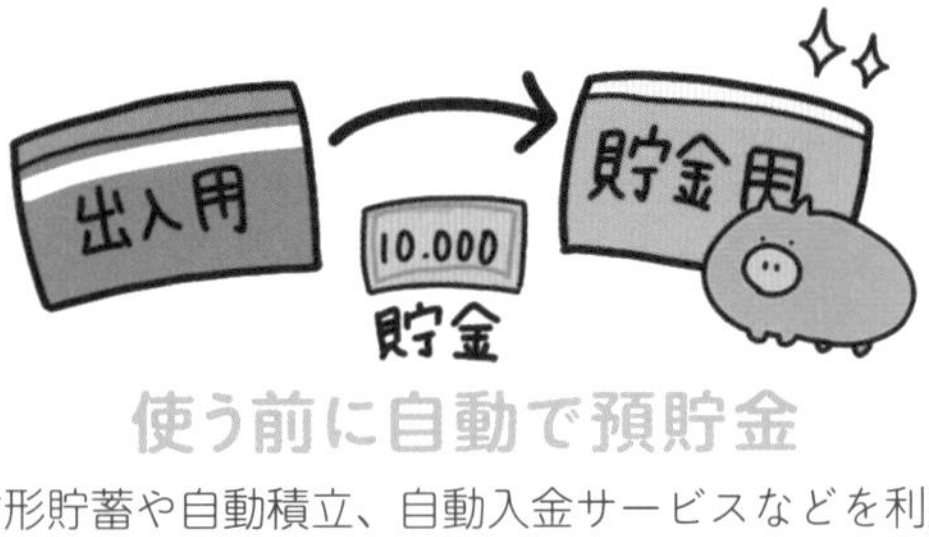

使う前に自動で預貯金

財形貯蓄や自動積立、自動入金サービスなどを利用して、毎月、決まった額を預貯金にまわすようにしておけば、あまり意識しないうちにお金が貯まる

解決のヒント 3

クレジットカードは持ち歩かない

クレジットカードは便利ですが借金と同じなので、衝動性のある人は持ち歩かないほうがよいでしょう。

どうしてもという場合は**限度額をできるだけ下げる**設定をしましょう。

デビットカードなら、購入時に口座引き落としされるため、口座の残高より高額の買い物はできません。また、1日の利用限度額を自分で設定できるので、お金の使いすぎを避けやすくなります。

カードを持つときの5か条

①クレジットカードは2枚まで

すすめられるままに何枚も作るのはダメ。1枚か、せいぜい2枚までに

②限度額を下げる

希望すれば、クレジットカード会社が設定した限度額より低い額に設定し直すことができる。電話やネットで簡単にできるので、カードの発行元に確認を

③分割払い、リボ払いはしない

分割払いやリボ払いは月々の支払いが低額になるので衝動買いを助長しやすいが、利息がつくので累計額が高くなる。支払いは1回払いを基本に

④引き落とし日と金額を見える化

何月何日に、いくら引き落とされるか、事前に必ず確認する。引き落とし日前にメールで金額を通知してくれるサービスを利用すると便利

⑤毎月の明細は必ず確認

いつ、何を購入したか、明細をすべて見直す。「これはいらなかった」などという反省が、次回以降の衝動買いの「ブレーキ」になる

私はこうしてます

電子マネーは危険かなと思いましたが、最初に「月1万円」などと決めて入金できるし、残高がわかりやすいので無駄遣いが減りました。明細を見て「今月はコンビニに5千円も使っている」などと反省もできます。

まわりができること ときにはカードの管理を引き受ける

お金のトラブルは、本人ばかりか家族も巻き込まれる危険性があります。本人が自分の意思だけで管理できなさそうなら、本人と話しながら、まわりがリードして、口座の管理、使ってよいカードの選択、限度額の設定などを行いましょう。

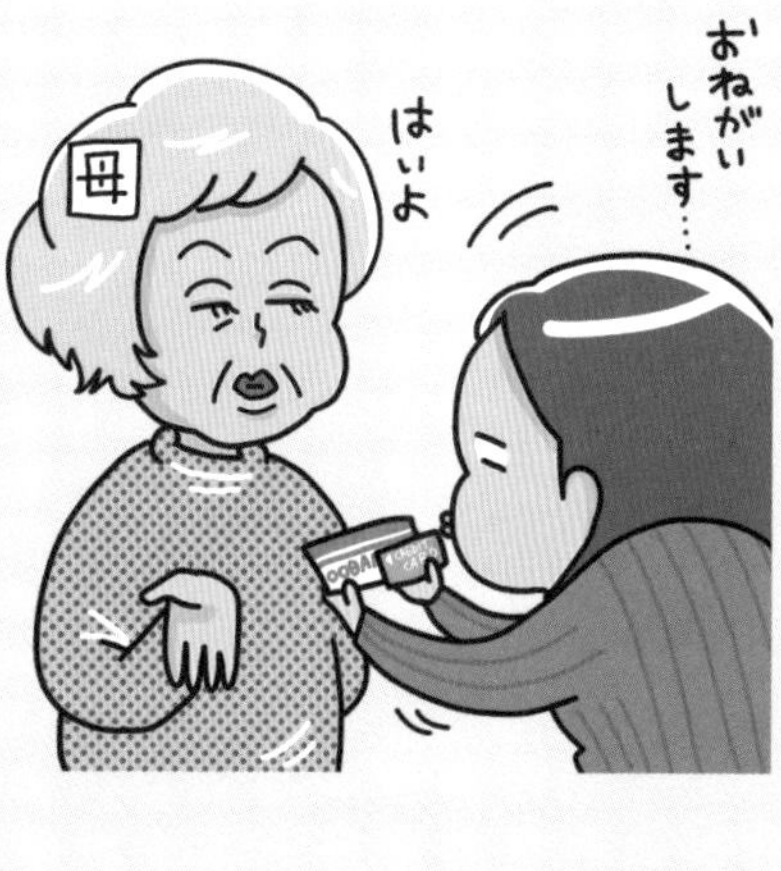

日常生活の困った!

日常の細々したことを忘れる

対策

- すぐに処理するか写真やメモに残しておく
- 工程を省いてアラームを
- 家族のルールを見える化

あるある!とその原因

提出期限を忘れる
→解決のヒント❶

駐車した場所を忘れる
→解決のヒント❶

家族のスケジュールを忘れる
→解決のヒント❶

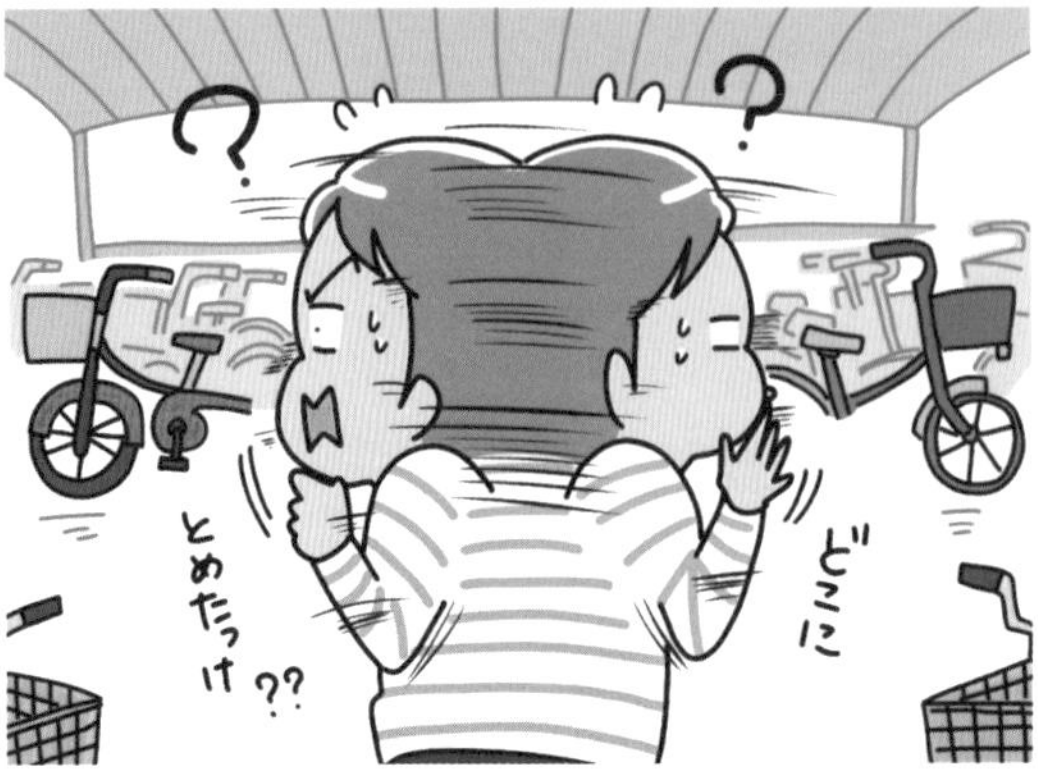

振り込みを忘れる
→解決のヒント❷

手紙や荷物を出し忘れる
→解決のヒント❷

家族間のルールを忘れて怒られる
→解決のヒント❸

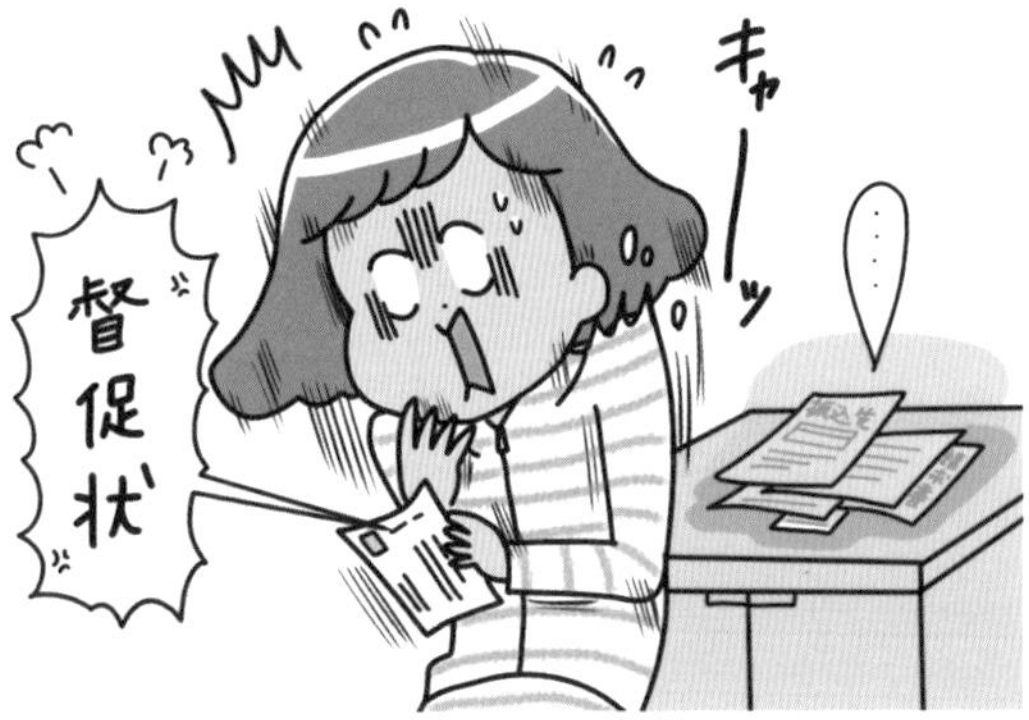

あまりに頻繁だと深刻な問題に発展する

ＡＤＨＤの人は、**不注意からあちこちに意識が飛んでしまったり、頭に浮かんだことを一時的に記憶にとどめる受け皿が少ないために（→P55）、新しい情報が入ると別の情報が抜け落ちたり**して、日々の細かい雑事を忘れやすくなります。

そもそも**提出期限や振り込みが自分の中で重要事項に入っていないために、忘れてしまう**こともあります。

細々したことを忘れることが積み重なると、自己嫌悪に陥って、ますます悪循環になる場合もあります。忘れることは誰にでもありますが、あまりにも頻繁だったり、内容が深刻だったりする場合は、対策を考えたほうがよいかもしれません。

解決のヒント1
すぐに処理するか写真やメモに残す

提出期限のある書類を受け取ったら、できる限りその場で書き込み、すぐに返送するのが得策です。その場では**「明日しよう」と思っていても、翌日には忘れてしまうことがある**からです。提出が不要でも**大切な書類は、なくしてしまう前に、写真に撮って保管**するのが無難です。

駐輪（駐車）した場所を忘れて何分も探し回る……という経験をした人もいるでしょう。停めた場所の**番号を写真に撮ったり、そこに至るまでの道筋を動画で撮ったり**すれば、探す時間が省けます。

いずれも**「私は覚えていられる」という過信が事故の元。**新しい情報が入ると過去の情報が抜け落ちやすい人は、すぐメモしたり写真に撮ったりを心がけましょう。

書類を出し忘れる

もらったらすぐに記入や返送をして処理する。できないときは目に付くところに貼り、締め切り日を大きくメモ。または写真に撮ってスケジュールに貼り付け、提出期限のアラームをひもづける

駐輪・駐車した場所を忘れる

番号を写真に撮ったり、その場所から駐輪場（駐車場）を出るまでの道のりを動画に撮ったりする

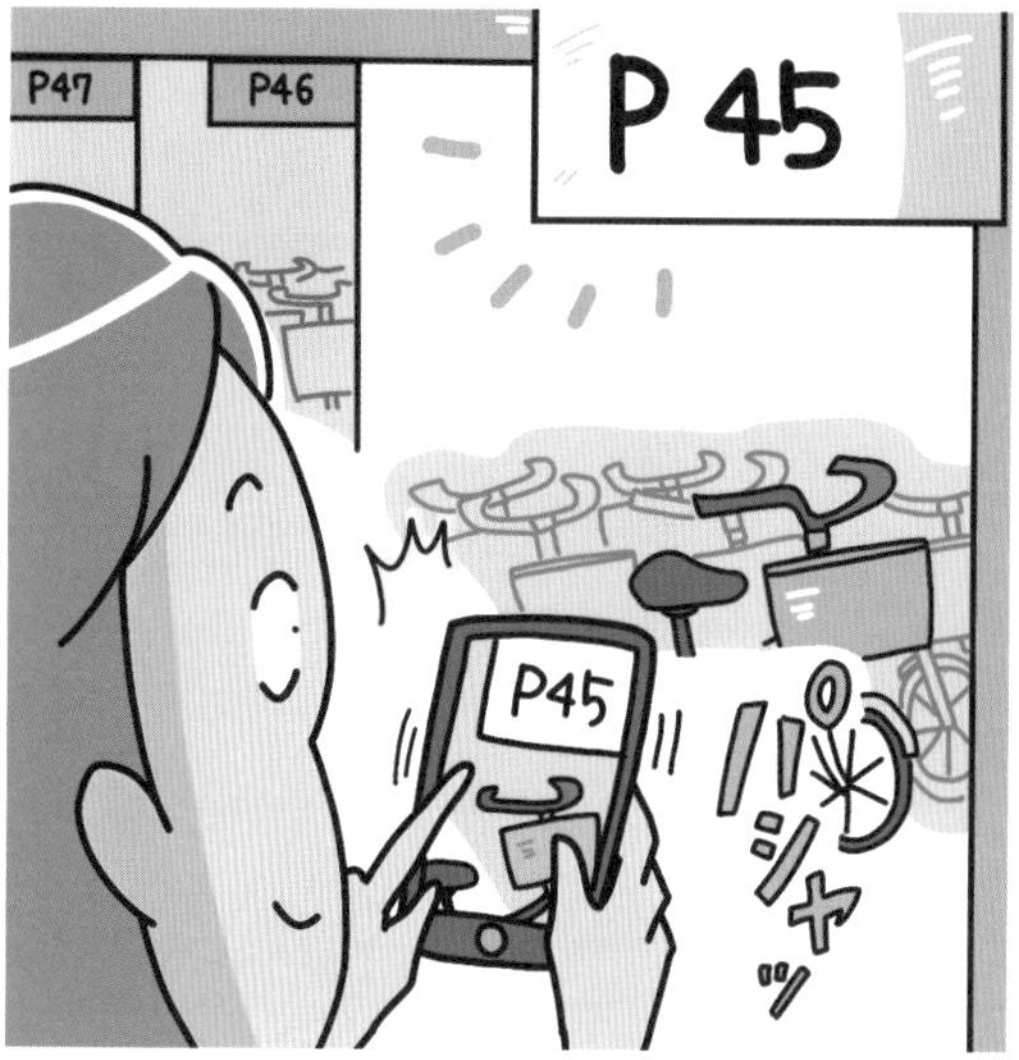

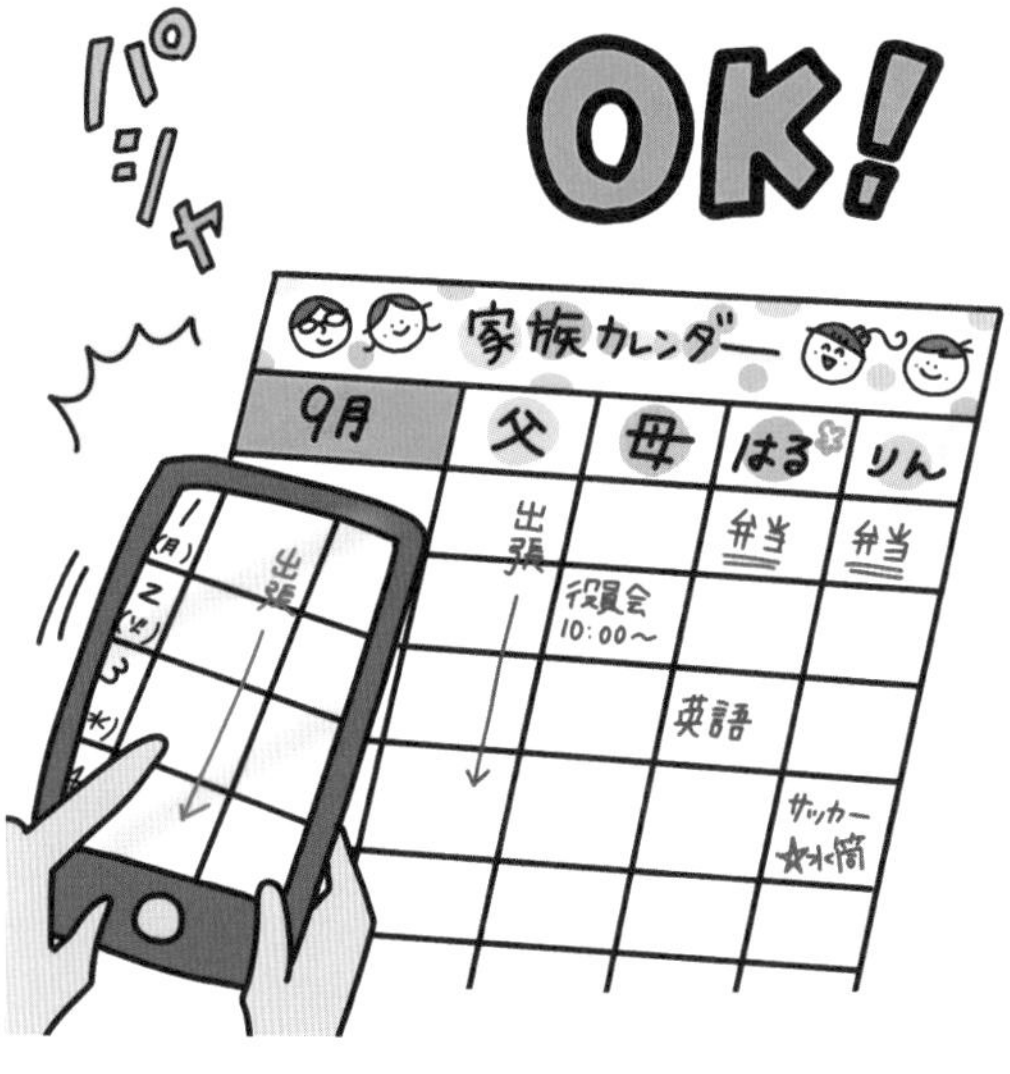

家族のスケジュールを忘れる

書き込むマスが大きく、1・2か月先の予定も一覧できるカレンダーを用意して、家族に予定を書いてもらう。毎朝それを写真に撮って、出先で確認を。共有カレンダーアプリなどを利用してもよい

私はこうしてます

「TimeTree」という共有カレンダーアプリを家族で利用しています。予定を入れたいときは家族に「〇日〇時から出かけていいか」と確認し、決定したらすぐにアプリに記入することで、忘れなくなりました。

解決のヒント2 工程を簡素化してアラームをかける

しなければいけないとわかっていてもできないのは、工程が面倒だからかもしれません。

たとえばゴミ出しは、集積場に捨てる前に、「家中のゴミを集める」「袋にまとめて口を縛る」などの工程があります。朝の忙しいときには面倒で、つい先延ばしにしてしまうことも。また、そもそもゴミの日を忘れているケースもあるでしょう。

この場合は**ゴミの日をスケジュールに組み込み、前夜にアラームが鳴るようにします。そして「ゴミをまとめて玄関に置く」ところまで、前夜のうちに終わらせておけば、朝の工程は省けます。**

忘れやすい用事は、このように工程を減らしてアラームをかけることが、忘れないコツです。

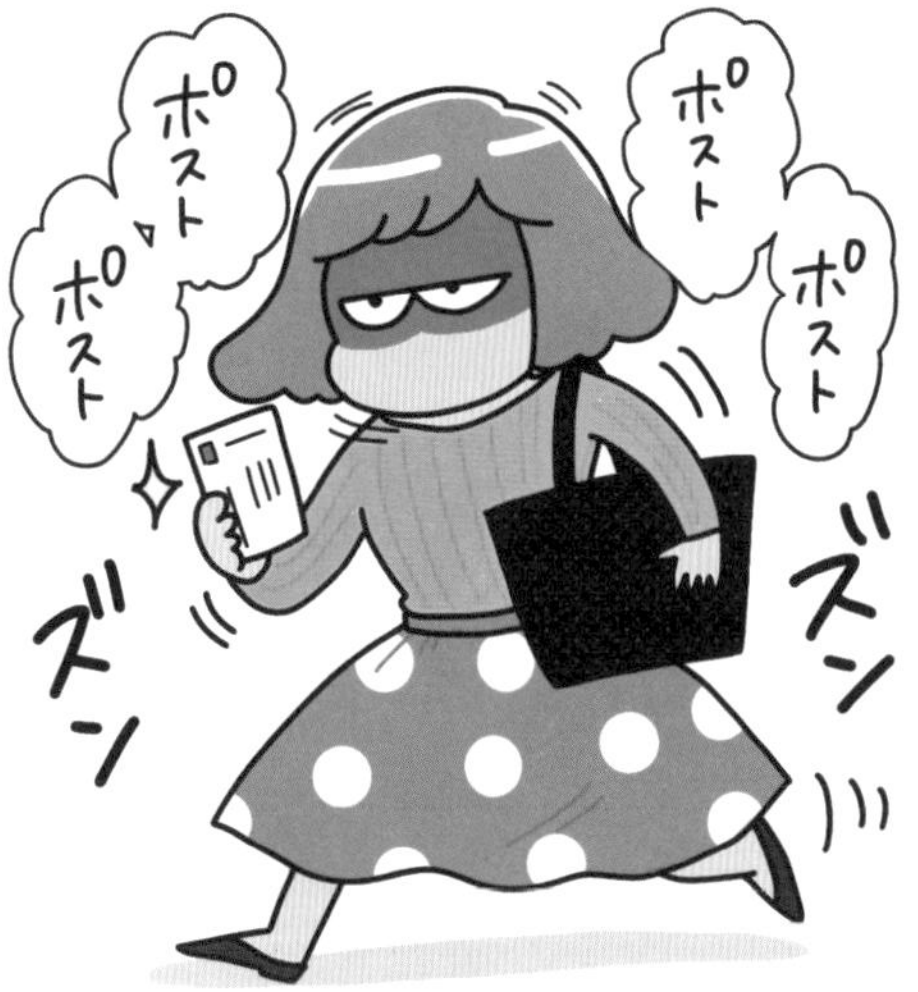

手紙や送付物を出し忘れる

切手や、切手不要の封筒を買いだめして工程を省く。送り状は差出人や送付先をパソコンに登録して簡単に作れるサービスを利用。出すときはバッグにしまわず、手に持って歩く

引き落とし日を忘れる

クレジットカード会社などから引き落とし予告の通知が来たら、すぐに日にちと金額をカレンダーに書き込む。インターネットバンキングなら、記帳を忘れてもいつでも残高確認ができるので便利

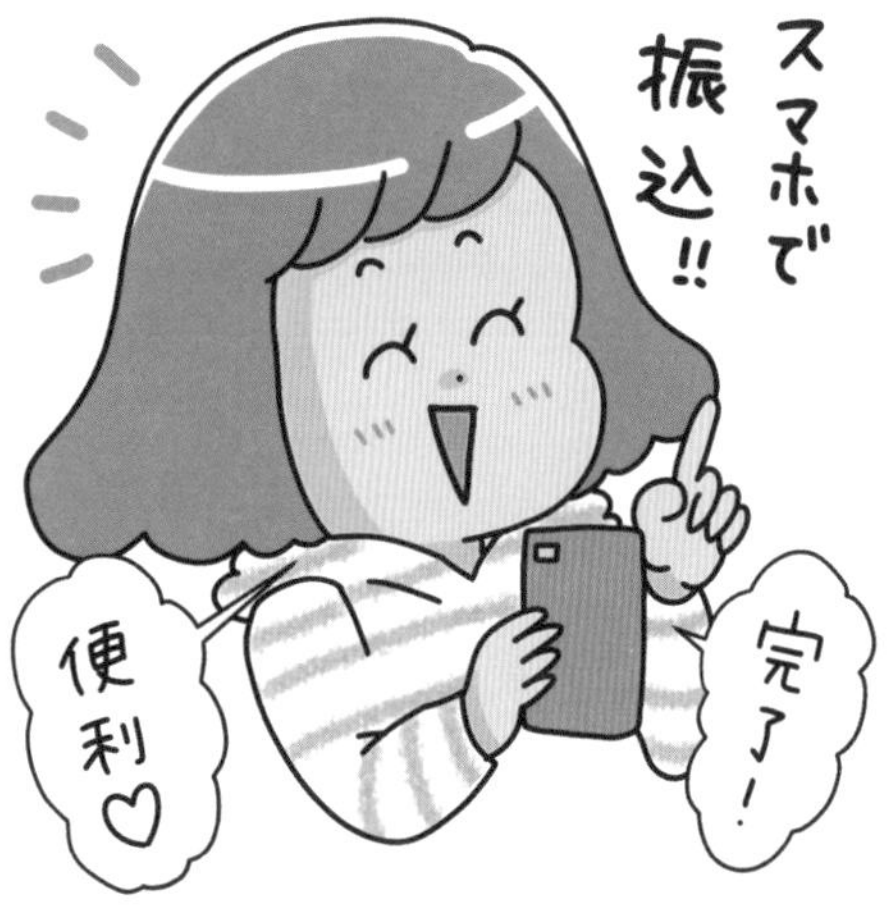

振り込みを忘れる

振込票を持ったまま忘れて期限が過ぎることが続くなら、口座振替で自動的に引き落としされる設定を。また、インターネットバンキングやスマホ決済なら、パソコンやスマホから振り込めるので手間が省ける

解決のヒント3

ルールは必ず見る場所に貼っておく

共同生活ではお互いに気持ちよく暮らすためのルールがありますが、ルールに気づけなかったり、不注意から忘れたりする人もいます。

家族から指摘されたらすぐにメモをして、見えるところに貼りましょう。一覧にしてもよいのですが、**「開けっぱなし禁止」のメモを冷蔵庫に貼ったり、「ゴミがたまったら取り替える」というメモをゴミ箱に貼ったり**すると、さらにわかりやすくなります。

ルールを貼っておく

家の中でいつも必ず通る場所に貼っておくと、何度も見て少しずつ記憶に残すことができる

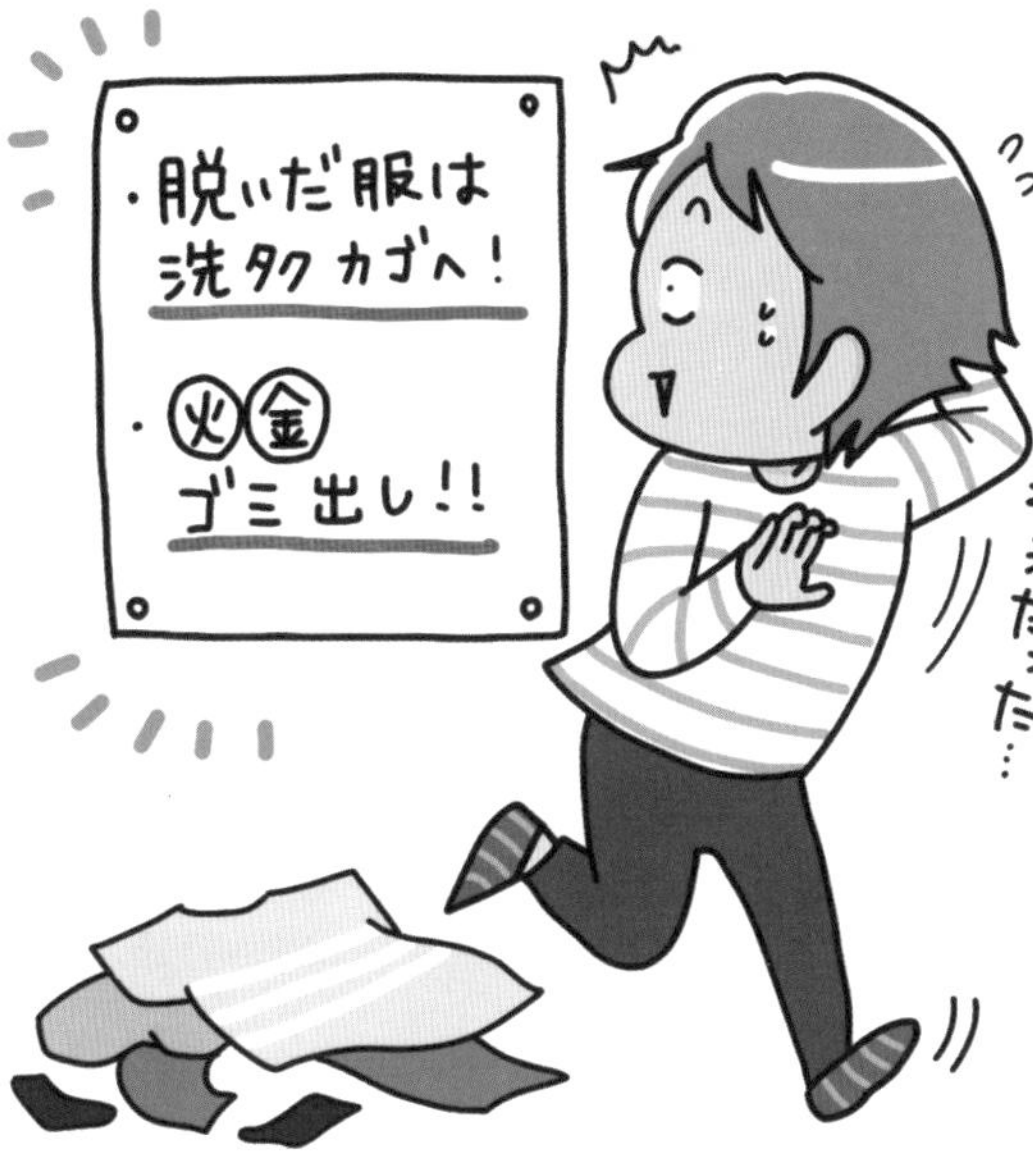
・脱いだ服は洗タクカゴへ！
・火金
ゴミ出し！！
あ！そうだった…

私はこうしてます

宅配便を送るとき、事前にwebやアプリから情報を入力すると、窓口で送り状を印字発行できるサービスがあります。「相手先の住所メモを忘れた」ということも、手書きの手間もなくなり、とても快適です。

まわりができること

一緒に確認をして声かけをする

カレンダーを共有して予定をチェックして、「今日は○○の日だよね」「あの荷物、明日までに出すんじゃなかった？」などと、ひと声かけましょう。何度も同じことを言うのは疲れるという場合は、ホワイトボードを用意して、「明日はゴミの日」などと書き、終わったら消す、という方法もおすすめです。

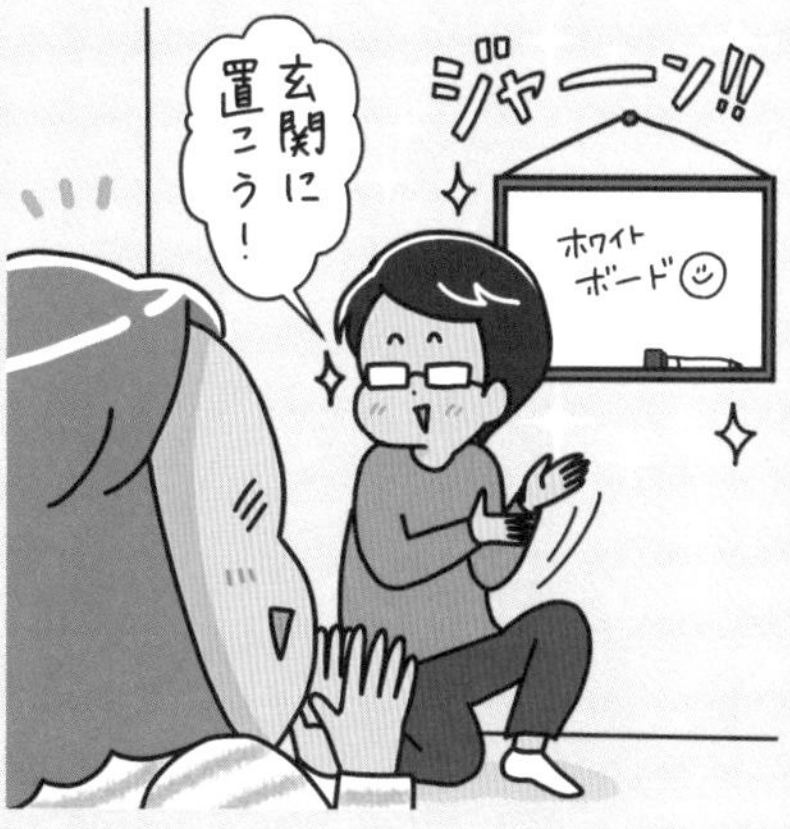
玄関に置こう！
ジャーン!!
ホワイトボード

日常生活の困った!

音や光などに敏感で疲れやすい

対策

- イヤーマフや専用イヤホンなどを使う
- 専用メガネやパーティションを使う

あるある!とその原因

キーボードを叩く音や空調の音が気になる

→解決のヒント❶

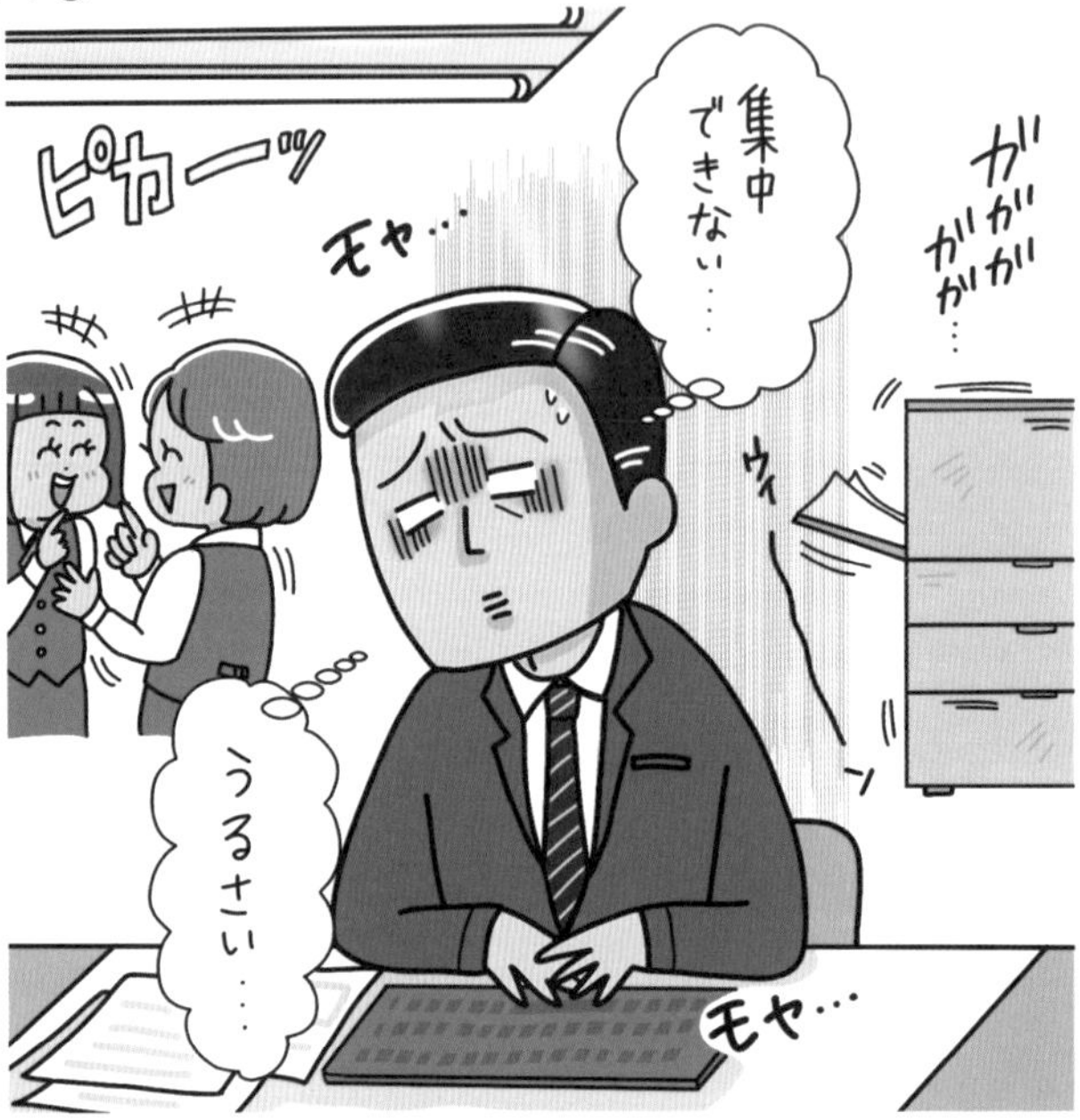

マスクや制服の肌ざわりが気になる

→解決のヒント❷

蛍光灯の光や動く人が気になる

→解決のヒント❷

仕事が進まない裏に感覚過敏があるのかも

感覚刺激に対する過敏性は、発達障害のある人にしばしば見られる特性のひとつです。**音や光、匂い、肌ざわりなど、何が苦手かは人によって異なります。**

多くの人には気にならない程度の刺激でも、過敏性が高ければ強い不快感や苦痛のもとになります。苦手な感覚刺激があふれた環境は、生活の中でも職場でも、うまくいかない要因にもなります。

「これくらいがまんできるはず」「そのうち慣れる」などと言われるかもしれませんが、そういうものでもありません。**自衛策を取りつつ、周囲の理解を求め、刺激の少ない環境を整えていきましょう。**

解決のヒント1 イヤーマフや専用イヤホンなどを使う

聴覚過敏がある人は、救急車のサイレン、ドアの開閉音、子どもの泣き声、掃除機やドライヤーの音、トイレを流す音、食器がふれ合う音、金属音など、特定の音に強い不快感を覚えることがあります。また、パソコンのキーボードを叩く音や空調の音が気になって仕事に集中できない、ざわざわした店に行けないなどの困難もあります。

音を遮断できるイヤーマフやイヤホンなどを使い、聴覚刺激を減らすとよいでしょう。ノイズキャンセリングイヤホンは、周辺の音を拾うと、それを打ち消す音が流れて騒音を感じにくくするといった機能があるイヤホンです。音楽を聴くときだけでなく**ノイズキャンセリング機能のみの利用も可能**です。

聴覚過敏の場合

イヤーマフやイヤホンを使う

安全に注意しながら、イヤーマフやノイズキャンセリングイヤホンなどを使う。仕事中は音楽を聴いていると思われないよう、周囲に理解を求めて

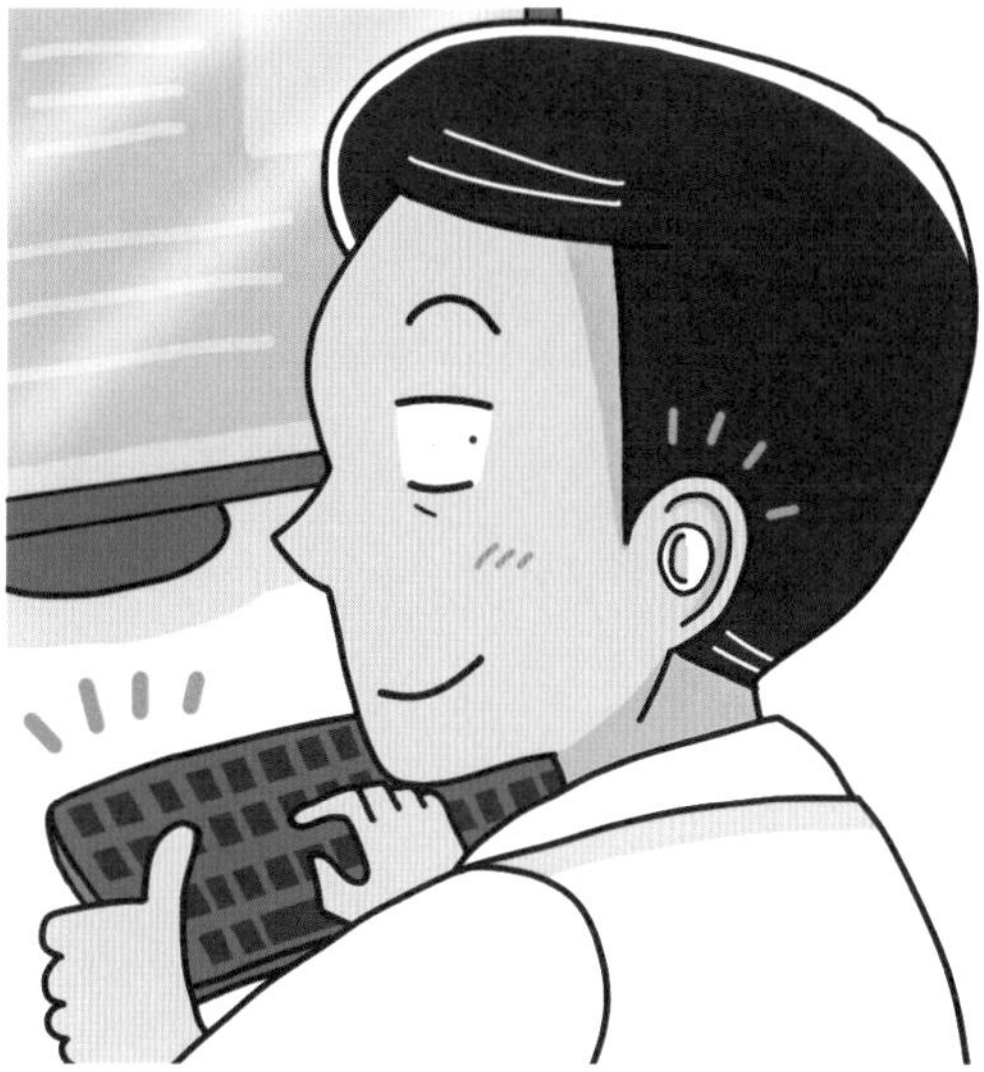

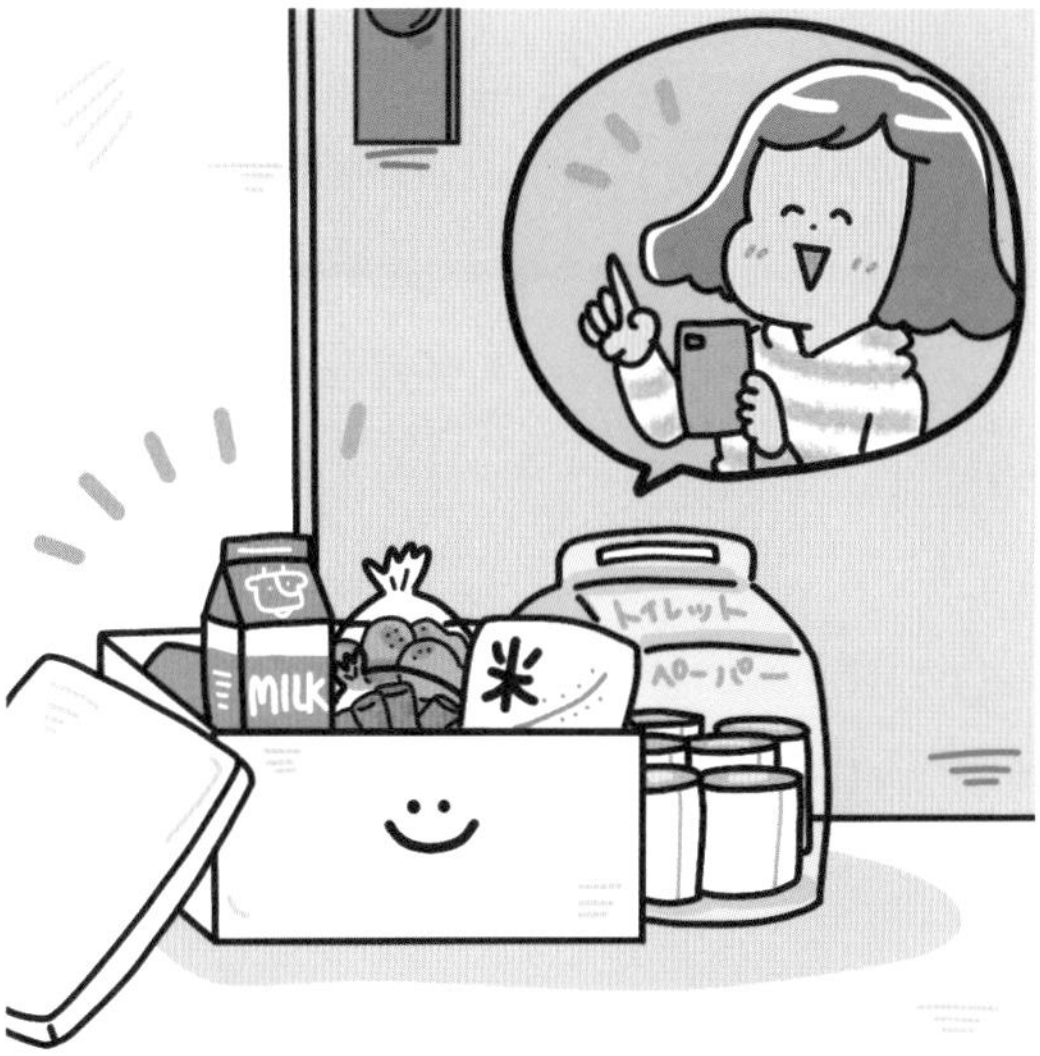

買い物は宅配などを利用

スーパーの館内放送やカートの音、レジの音、話し声などが「音の洪水」のように感じられ、苦手という人もいる。混雑時を避けるか、宅配を利用する

私はこうしてます

テレビの効果音や、CMの音などが大きくて、聴くのがつらいときがあります。字幕放送対応の番組の場合は、テレビの音を消して字幕表示にします。動画配信サービスは字幕が出せることが多いので、助かっています。

解決のヒント 2

専用メガネで視覚過敏をやわらげる

ネオンの光や職場の照明は多くの人にとって、ただ「明るいな」と感じる程度のものでしょう。しかし視覚過敏のある人は、コントラストが強いネオンや、明るい蛍光灯の光の刺激に耐えられず、イライラしたり、疲れたり、頭痛がしたり、ときには寝込んだりすることもあります。

パソコンの光や蛍光灯のちらつきがつらい人は、**遮光レンズのメガネを活用するほか、休憩時には目を閉じて視覚刺激を遮断**しましょう。人の出入りが気になる人は、**机のまわりにパーティションを置かせてもらう**のもよいでしょう。

匂いが気になる嗅覚過敏、肌ざわりが気になる触覚過敏に対しては、**刺激を減らすほか、自分の好きな香りや触感でカバー**するのも一法です。

視覚過敏の場合

- パソコンの明度を落としたり、ブルーライトカットのフィルムを貼ったりする
- 遮光レンズ（ブルーライトカット）のメガネをかける
- 照明から遠い席にしてもらったり、デスクスタンドを白熱灯に変えたりする
- 人通りの少ない席にしてもらったり、机のまわりにパーティションを置かせてもらったりする

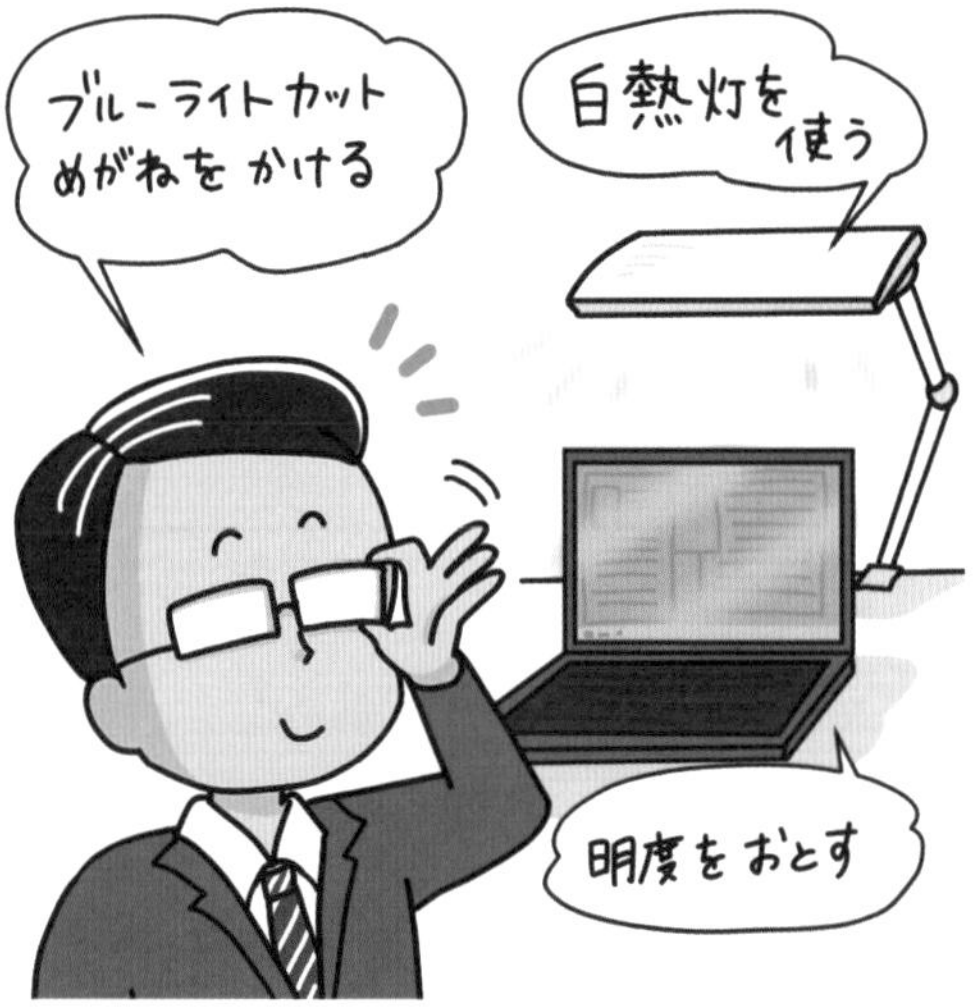
ブルーライトカット めがねを かける
白熱灯を 使う
明度を おとす

疲れをためないことも大切

発達障害のある人は、無理にまわりに合わせようとして、知らないうちに疲れがたまりがちです。感覚過敏は疲労感を強めるのと同時に、疲れているときは感覚過敏の症状も強く出やすくなります。過敏性に対応しつつ、疲れをためないよう、しっかり休むことも大切です。

触覚過敏の場合

- 制服の下にコットン素材の下着を着る
- マスクは自分に合うものを選ぶ。長時間の装着が苦痛なら人のいないところで一時的に外す
- パソコンのマウスを落ち着く手ざわりのものにする

嗅覚過敏の場合

- マスクをする
- 気分が悪くなる前にその場を離れる
- ガムを噛んでまぎらわせる
- 自分の好きな匂いをかいで心を落ち着ける

まわりができること

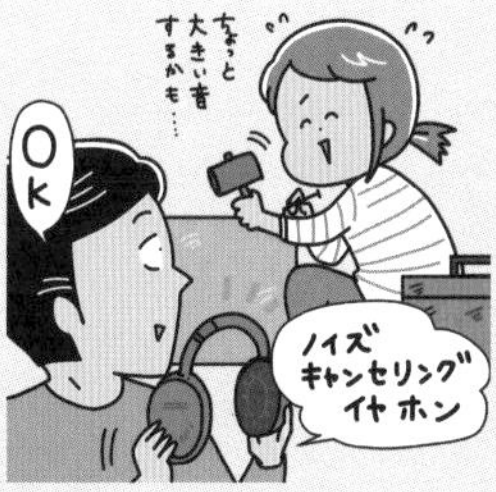
ちょっと大きい音するかも…
OK
ノイズキャンセリングイヤホン

大きい音が出る前に予告する

音が苦手な人には、音が出る作業を始める前に予告しておけば、イヤホンなどで音を遮断することができます。

理解をして環境に配慮する

多くの人は「黒板をひっかく音」を聞くと不快に感じるでしょう。聴覚過敏の人は、同じような不快感をいろいろな音に対して感じているようなもの。「慣れろ」と言っても無理な話です。本人と相談のうえ、専用イヤホンの使用や静かな席への移動を認めるなど、柔軟に対応してください。

大きな声で話しかけない

急に大声で話しかけられたり、体にふれられたりするのが苦手な人もいます。動揺して、こちらの話が伝わりにくくなります。

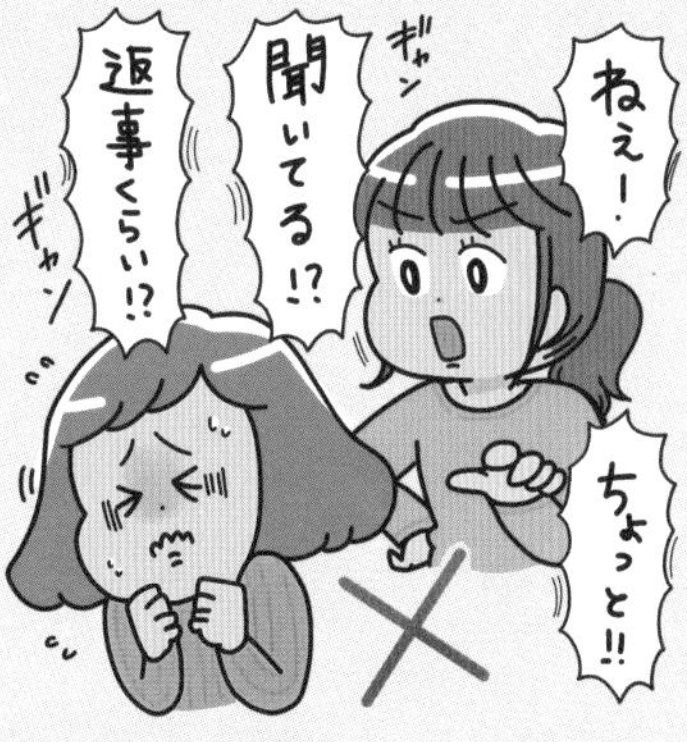
ねえ！
聞いてる!?
返事くらい!?
ギャン
ギャン
ちょっと!!

休憩を許可する

感覚刺激を減らそうとしても限界があります。刺激から逃れて休める場所を作ったり、休憩する時間を与えたりすることで、乗り切りやすくなります。

私はこうしてます

嗅覚過敏があります。イヤな匂いをかいだりして気分が悪くなったときは、いつも持ち歩いているお気に入りのアロマをハンカチやマスクに染み込ませます。その匂いをかぐことで、少し落ち着きます。

日常生活の困った!

スマホやゲームにのめり込む

対策

- 夜は極力さわらない
- オンラインゲームやSNSを制限する
- ほかの趣味も見つける

あるある!とその原因

朝までインターネットやゲームをしたりマンガや本を読んだりしてしまう

→解決のヒント❶

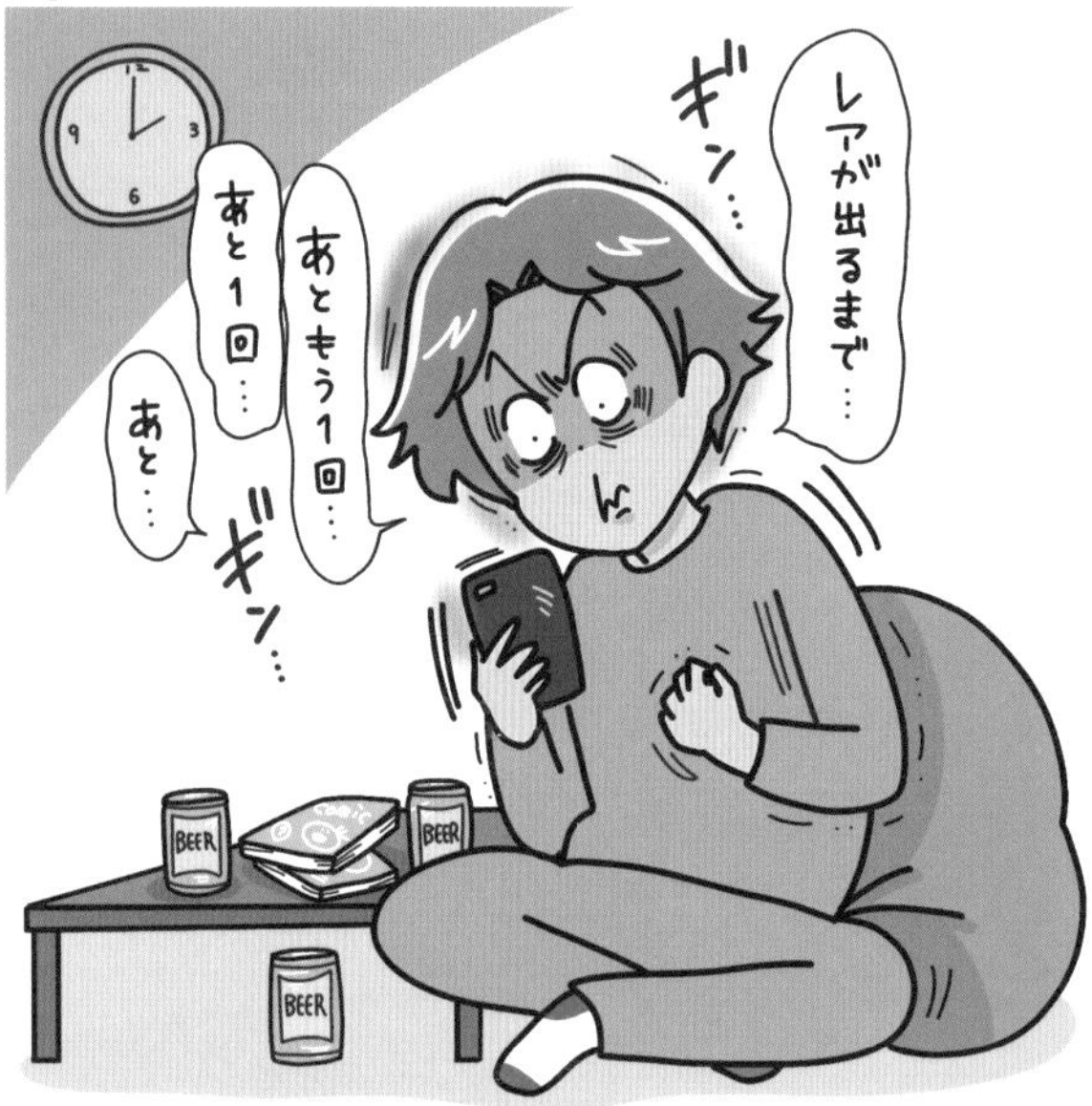
レアが出るまで…
ギン…
あともう1回…
あと1回…
あと…
ギン…
BEER
BEER
BEER

毎日何時間もゲームをして日常生活や体調に悪影響が出ている

→解決のヒント❷

発達障害の人ははまりやすい

発達障害のある人、とくにADHDの特性があると、**「今、ほしい」「今、したい」という衝動が抑えられず、**買い物やアルコールなどへの**依存性が高くなる傾向**があります。

インターネットやゲームに関しても衝動を抑え切れず、気がつくと何時間もし続けることがあります。マンガや本なら「読み終える」というピリオドがありますが、**インターネットやゲームは区切りをつけにくい**ため、やめどきがわかりません。

過集中や時間感覚の弱さ、自分の体調の変化に鈍いなどの特性があると、食事や睡眠を忘れて没頭したり、フラフラになったりして、日常生活や体調に悪影響が出ます。

解決のヒント1 夜は極力さわらない工夫をする

夜は行動を抑制する仕事などの外圧がないので、何時間もインターネットやゲームに熱中しがちです。まずは、**自分がインターネットやゲームに何時間費やしているのか把握**しましょう。使用時間を監視してデータを収集してくれるアプリなどを利用します。**毎日確認すれば、「今日はやりすぎた」と反省ができ、行動のブレーキになり得る**でしょう。

思い切ってアプリを消すのもよいのですが、時間制限を設定できるアプリを使い、今の使用時間から10分、20分と少しずつ使用時間を減らして、**「スマホやゲームにふれない時間」に慣れていく**ほうがおすすめです。

かわりにテレビや読書にハマり過ぎると本末転倒。**アラームを使って時間経過に気づくように**しましょう。

時間制限を設定する

決められた時間をオーバーすると強制的にスマホやパソコンが使えなくなるアプリを利用する。スマホの場合は、電話以外の機能だけ時間制限してもいい

帰宅後の予定を書いて貼っておく

帰宅後にすることが決まっていないと、スマホやゲームに流れがち。帰宅後の予定を書いて壁に貼っておけば、それをもとに行動することができる

目に入らない場所に隠す

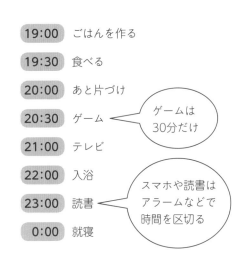

見えたり通知音が鳴ったりするとさわってしまうので、通知をオフにして、見えないところに隠す。家族に隠してもらうのもよい

私はこうしてます

夜中に目覚めたときにスマホで時間を確かめ、そのまま朝までゲームをしてしまうことが何度もありました。文字盤が光る時計を買って、スマホは手の届かないところに置いたら、安眠できるようになりました。

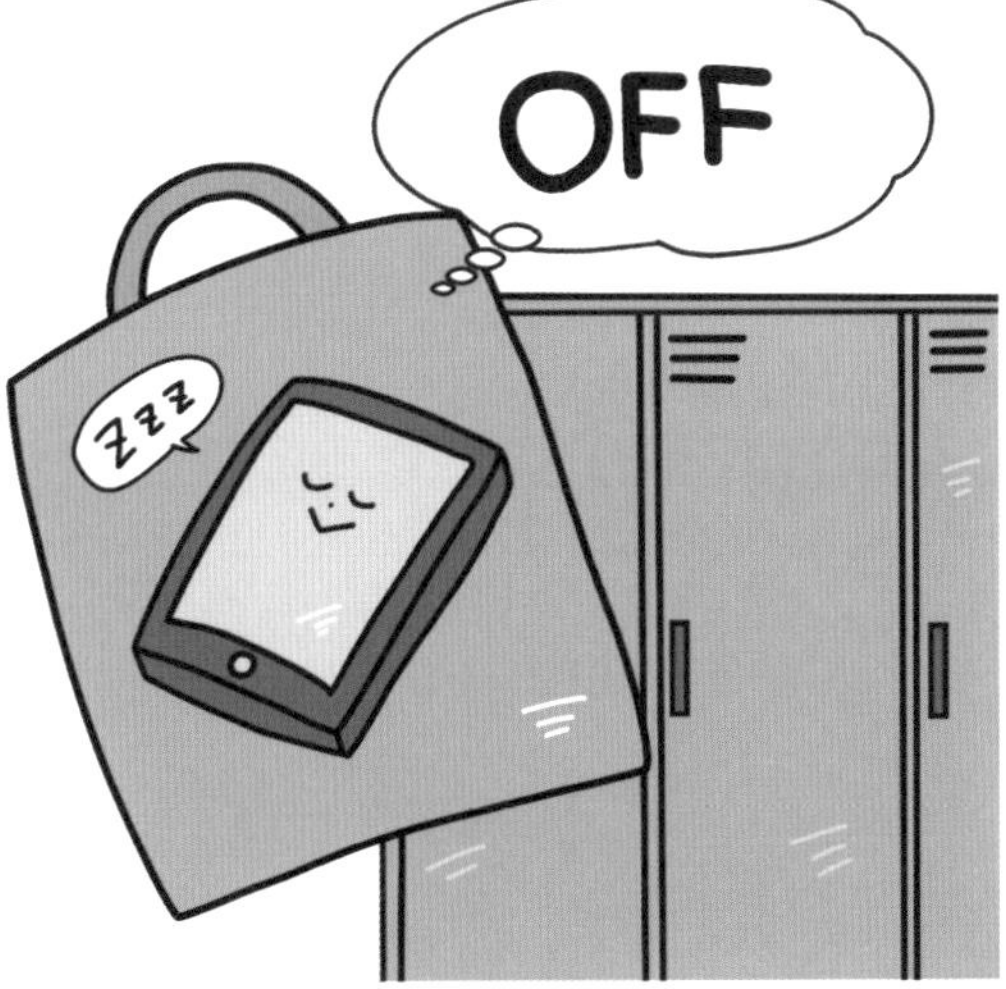

19:00	ごはんを作る
19:30	食べる
20:00	あと片づけ
20:30	ゲーム（ゲームは30分だけ）
21:00	テレビ
22:00	入浴
23:00	読書（スマホや読書はアラームなどで時間を区切る）
0:00	就寝

気になる事はメモして後日調べる

インターネットで調べ物をすると、どんどん目移りして、ネットサーフィンが止まらない。気になる事は紙にメモしておいて、暇なときに調べる

解決のヒント2

過集中を抑え現実世界とのバランスを取る

SNSやオンラインゲームは、「自分だけ抜けるのは気が引ける」と考えて、ずるずると続けてしまいがちです。しかし意外に相手は気にしていないもの。現実の世界を大切にするためにも、角の立たない断り方をして、自分の時間や体調を優先しましょう。**不必要なSNSだけ退会したり、時間を区切ったり**と、自分ができる範囲で環境を変えるとよいでしょう。

また、過集中を防ぐために、少しでもスマホから離れる時間を意識的に作って、バランスを保ちましょう。

たとえば**スマホを持たずに1時間だけ散歩に出かけたり、水泳や映画など、その時間はスマホにふれられない趣味を見つけたり**するのもおすすめです。

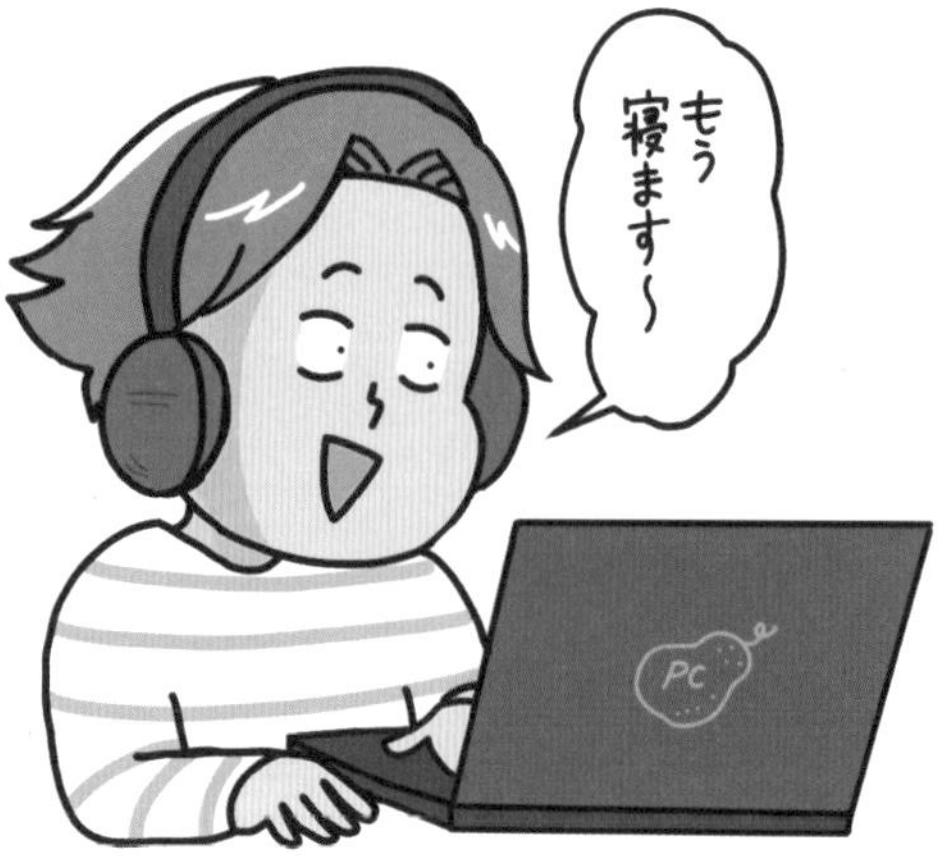

オンラインゲームやSNSから抜ける

「今日はもう眠いから抜けるね」「最近寝不足だから」などと言って抜ければ角が立ちにくい。一定時間が過ぎたら通知音も消しておく

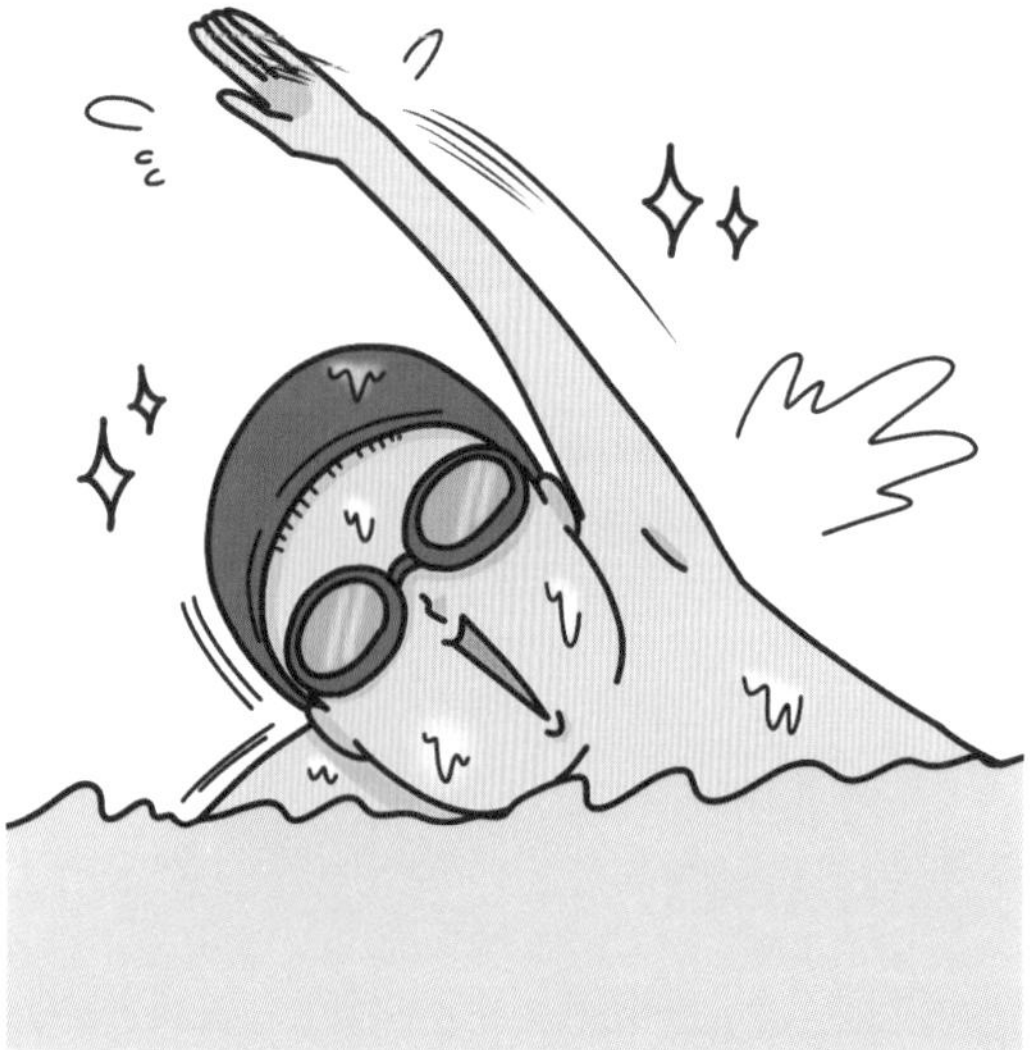

ほかに夢中になれることを見つける

たとえば体を動かしたり、顔を見ながら人と話したりできる趣味を見つけて、休日に予定を入れる。そうすることで、スマホやゲームに熱中する時間とのバランスをとる

ポジティブシンキング！

スマホはうまく使えば困りごとを補える最強ツール

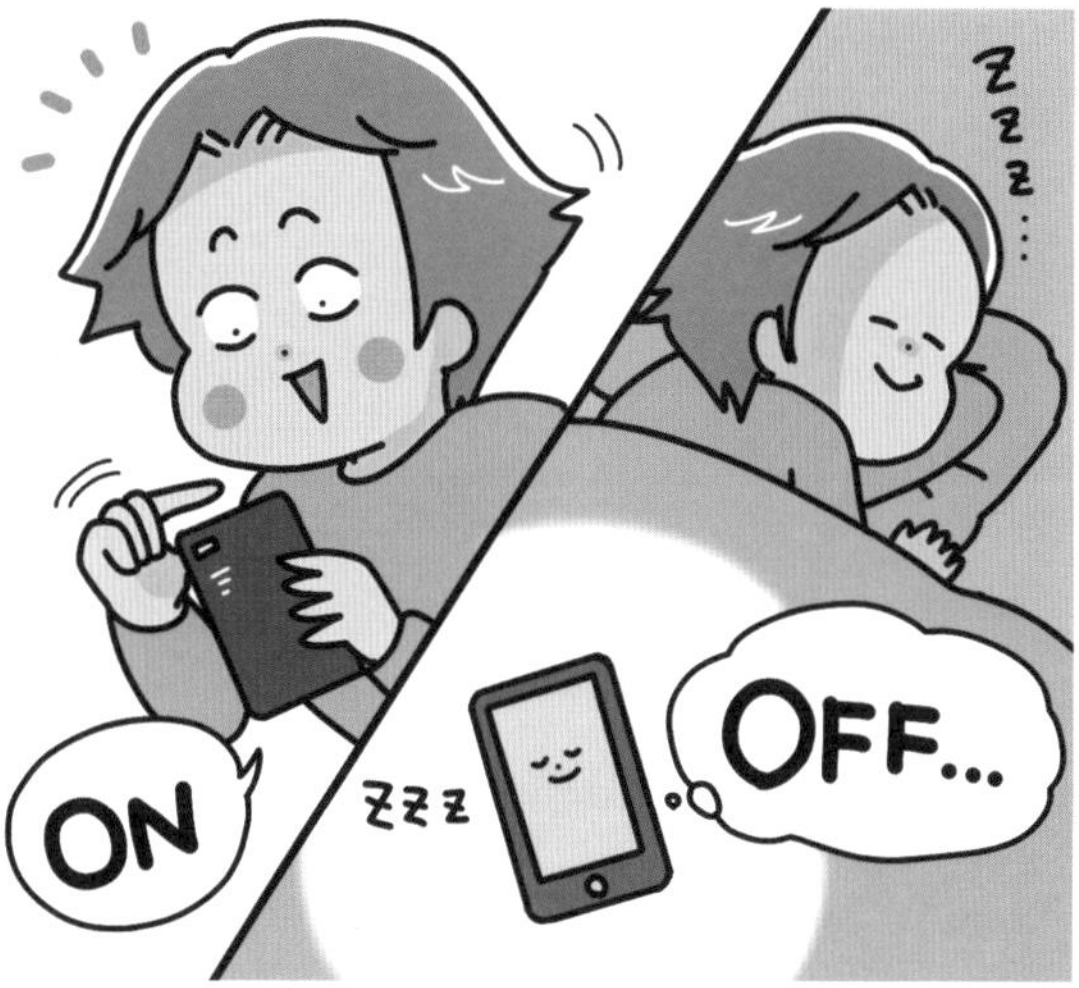

スマホにはアラームやお財布などの機能があったり、生活や仕事をするうえで便利なアプリを入れられたりするため、とくに発達障害のある人にとっては、困りごとをサポートしてくれる、心強いツールでもあります。

また、インターネットサーフィンや動画閲覧、ゲームなどがよい気分転換になっているのなら、人より少々長くスマホを使っていたとしても、過剰に罪悪感を持つ必要はありません。

「スマホをやめなければ」「手を出してしまう自分は悪い」などと考えるのではなく、便利なツールだからこそ、よい面と悪い面を見極め、制限アプリなどを使って前向きに、上手につきあえる方法を考えていきましょう。

私はこうしてます

ほとんどのアプリの通知をオフにして、スマホの誘惑を減らしています。さらに夜22時以降は画面が自動でグレーになるよう設定しています。画面が暗いとインターネットが楽しくないので、短時間でやめられます。

まわりができること

依存を防ぎたいときは

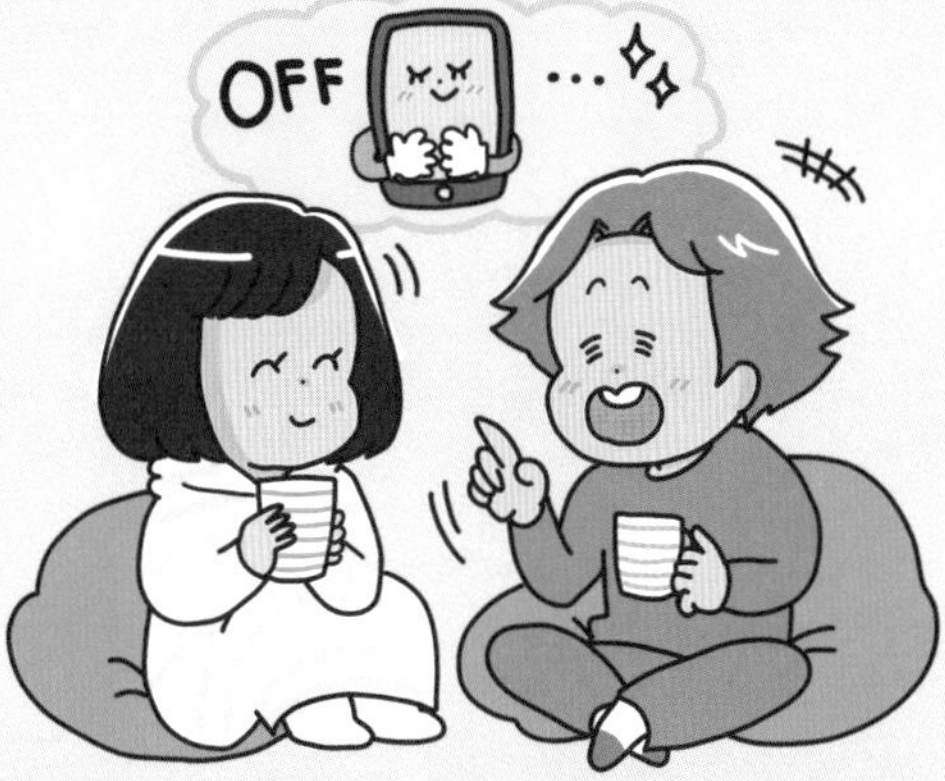

生活や仕事に悪影響を及ぼしている場合は、「いつかやめるだろう」と楽観視するのは危険です。本人が自覚していない場合は、「食事をしているときはスマホをいじるのをやめて」などとはっきり伝えましょう。

本人が現実世界に関心が持てるよう、お互いの携帯電話をオフにして、会話の時間を作るのもおすすめです。

日常生活の困った!

気分が落ち込みやすい

対策

- マイナス思考のパターンを客観視する
- 気持ちを落ち着けて不安に対峙する

あるある!とその原因

すぐにマイナス思考に陥る
→解決のヒント❶

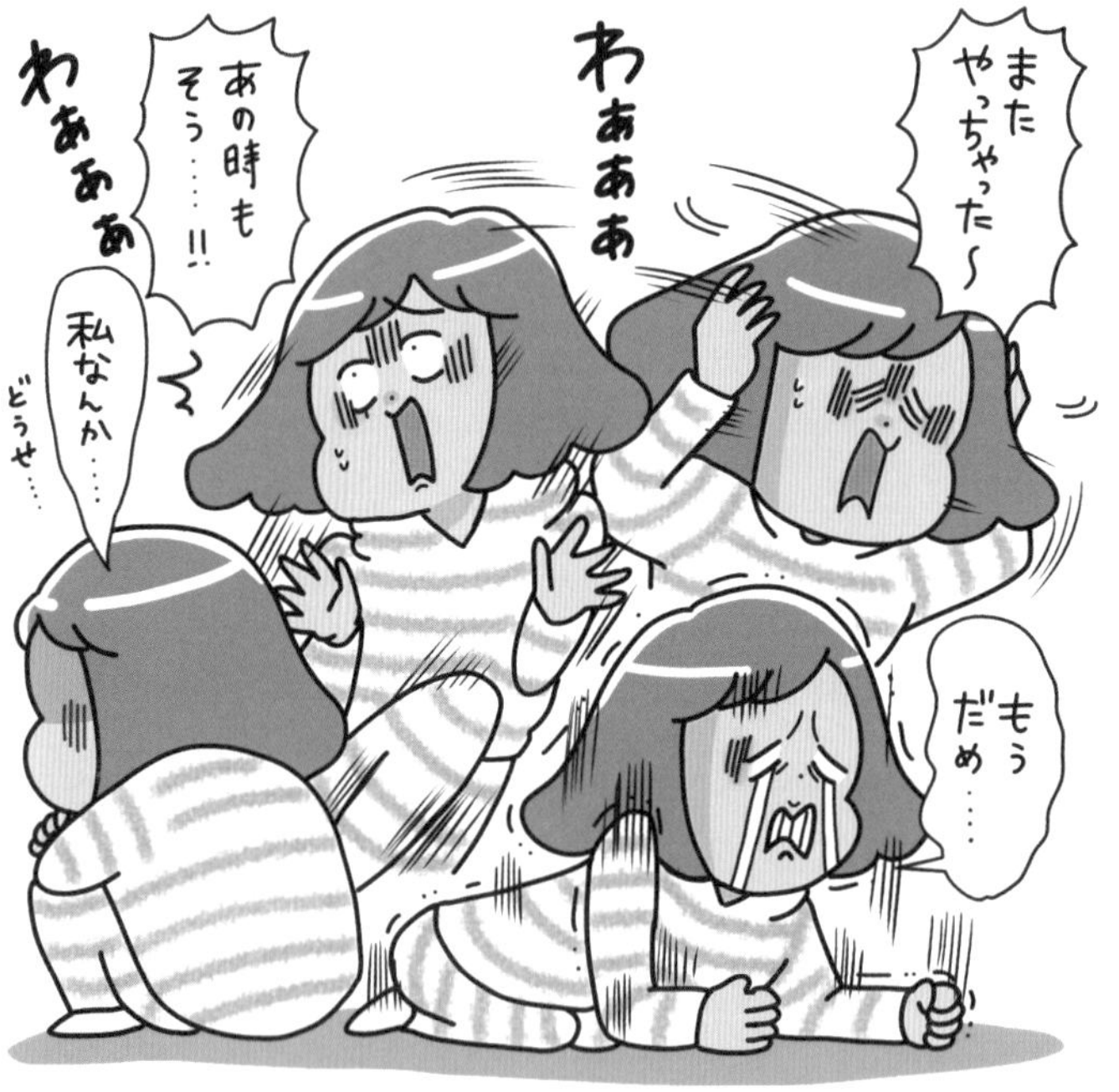
わあああ
あの時もそう……!!
わあああ
またやっちゃった〜
私なんか……
どうせ……
もう だめ……

落ち込んだりイライラしたりする
→解決のヒント❷

「二次障害」につながることもある

子どもの頃は楽しく過ごしていた、勉強が得意で自信があったなどという人もいるでしょう。しかし社会に出ると、自分が苦手なこともしなければならなかったり、子ども時代にはなかった暗黙のルールや複雑な人間関係があったりします。そのせいで**失敗をしたり、叱られたりして、自信を打ち砕かれる場面も増えるでしょう。**

失敗体験や叱責を受けた体験を重ね、自己否定感が強まるうちに、不安障害、うつ病など、いわゆる精神疾患を併発することもあります。発達障害のある大人には、こうした二次障害が起こりやすい点も注意が必要です。

解決のヒント1 マイナス思考とうまくつきあう練習をする

失敗や叱責などのつらい体験が何度も重なると、知らず知らずのうちにマイナス思考に陥りやすくなってしまいます。

しかし、マイナス思考自体をなくそうとしても、うまくはいきません。人はそれほど簡単に、強い心を持つことはできないからです。それよりも、**マイナス思考と上手につきあう**練習をしましょう。

マイナス思考には、左のようなパターンが考えられます。これらを覚えておけば、マイナス思考にはまったときに、**「あ、今〝白黒思考〟にはまっているぞ」と自分を客観視することができます。そうすれば、「完璧を求めずに、6割できればよしとしよう」などと、次の対策を取りやすくなる**でしょう。

よくあるマイナス思考

＼一つでもできなかったら全部ダメ／
白黒思考
つねに完璧さを求め、それが叶わないと「失敗」「ダメ」と落ち込む

＼つらいことばかり考える／
悲観フォーカス
よい点や、うまくいったことに目を向けず、何もかも悲観的にとらえる

＼どうせ……やっぱり……／
思い込み
誰かや何かに否定的なラベルを貼り、そのイメージをくずそうとしない

＼何にもできない……／
自己矮小《わいしょう》化
自分の短所や失敗で憂うつになり、長所や成功は「大したことではない」と過少評価する

＼……しなきゃ……すべき!／
べき論
自分に対しても他人に対しても「〇〇すべき」と考え、そこから外れるのが許せない

＼みんな私のせい。私が悪い／
自責感
よくないことがあると、自分とは関係なくても「自分のせいだ」と感じてしまう

＼きっとまた、うまくいかない／
過度の一般化
数少ない失敗体験などを根拠に、すべて同じようにうまくいかないと考える

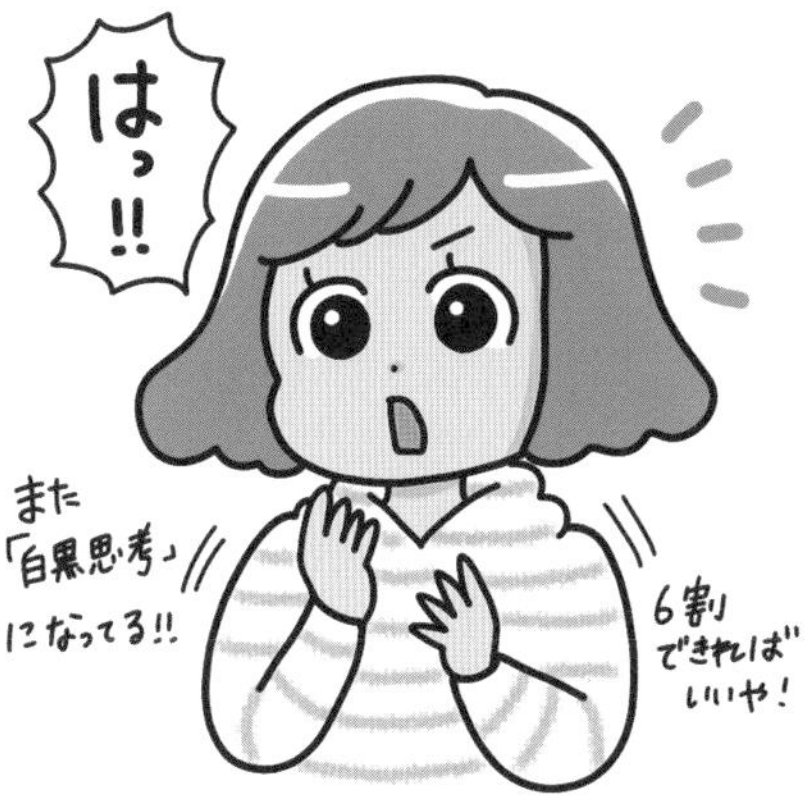
はっ!!
また「白黒思考」になってる!!
6割できればいいや！

私はこうしてます

「完璧な返事を書かなければ」と思うあまりに、返事が遅れてしまうことが多々ありました。「白黒思考に陥っている」と客観視できてからは、「完璧でなくてもいい」と思えるようになり、気がラクになりました。

解決のヒント②

気持ちを落ち着けて不安に対峙する

うつうつした気分のときには、怒りや不安など、ネガティブな感情も生まれやすくなります。それは自分に対してだけでなく、自分を否定する人たちに向けられることもあります。ネガティブな感情はマイナス思考に結びつきやすいだけでなく、「こうすればうまくいく」というポジティブな取り組みの妨げにもなります。

もしも**不安を感じたら、不安をすべて紙に書き出してみましょう。不安な感情を見える化することで、ものごとを客観的にとらえることができ、冷静さを取り戻せます。**気持ちが落ち着けば、対策も考えやすくなるでしょう。

不安やイライラを感じたら、**別室に行ったり深呼吸をしたりするだけでも、気持ちが落ち着きます。**

紙に不安を書き出す

考えてもしかたがないことばかり考えてくよくよしているなら、ことの経緯や、自分がそのときどう考え、どう感じたかなどを書き出そう。マイナス思考に気づくきっかけにもなる

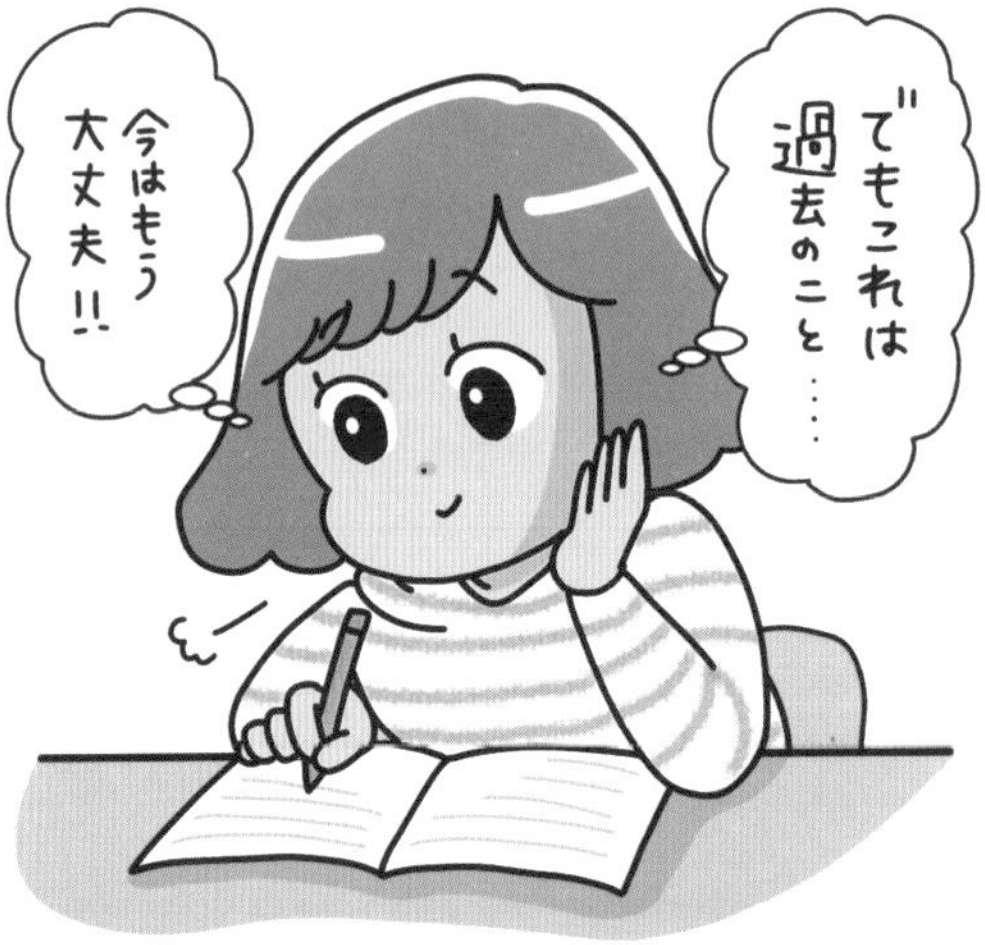

気持ちを落ち着かせる

- 別室に行く
- 深呼吸をする
- 水を飲む
- 簡単な体操をする
- 散歩をする
- 落ち着く音を聞く
- 気分転換をする
- 「大丈夫」と唱える
- 仮眠をする…など

ポジティブシンキング！

「リフレーミング」で自分に自信をもとう

物事をどのようにとらえるかは、視点によって変わります。同じ物事でも、別の側面から眺めてみれば、まったく違って見えてくるものです。このように観点を変えることを「リフレーミング」といいます。

自信を失っているときには、意識的にリフレーミングを行うとよいでしょう。発達「障害」と言われますが、発達の特性そのものに良し悪しはありません。「困ったもの」という否定的なとらえ方は、一面的なもの。別の面から見れば長所ともいえます。この本の「ポジティブシンキング！」もまさにリフレーミングの発想を紹介しているので、参考にしてください。

一つひとつの仕事に時間がかかる → 丁寧。時間をかけて取り組める すべての仕事に対して真剣 確実、正確、几帳面、職人肌

のめり込むとまわりが見えない → 一つのことに集中できる エネルギーがある 集中力がある 情熱的に取り組む

思い立ったらすぐ行動してしまう → フットワークが軽い やることが早い 判断が早い 冒険家 行動力がある

融通がきかない → 信念を持っている 意志が強い まじめ 芯が通っている 一貫性がある

まわりができること

よい点をほめて自信につなげる

リフレーミングは、まわりの人にこそ必要といえます。発達の特性を「困ったもの」ととらえると、本人は自信を失い、さらに失敗やミスをしやすくなります。

「あなたは、こういうことが得意」と別の視点を与えれば、本人の自信につながります。特性に配慮すれば、本人の能力を最大限に生かせるようにもなるでしょう。

私はこうしてます

デイケアプログラムでリフレーミングを知りました。自分の特性をリフレーミングするのも役立ちましたが、何より周囲の人をリフレーミングすることで、卑屈になりかけていた心がほぐれ、物の見方が変わりました。

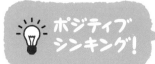

column
4

女性の発達障害について

発達障害のある女性は、日本の社会で求められがちな「女性らしさ」にそぐわない特性を持っていることが多くあります。もともとの特性による困難に加えて、こうした社会観念とのギャップや圧力に苦しむ女性もたくさんいます。

つらさの原因

特性が見つかりにくい

女性は男性に比べて多動性や衝動性が目立ちにくく、発達障害が見逃されやすい傾向にあります。ASDの場合は「おとなしい女の子」として扱われて、問題視されないことも。発見が遅れると対応が後手になります。

責められやすい

「女性なのにだらしがない」「女性なのに家事ができない」などと責められることがあります。妻、嫁、母などと役割が増えるにつれてそのプレッシャーはひどくなり、自己否定から二次障害を起こすこともあります。

月経のときに心身が落ち着かない

月経前や月経中は心身ともに落ち着かず、結果的に特性が顕在化しやすくなります。予定日には仕事を詰め込まず、適度に休んで、心身の状態をコントロールしましょう。

性別にとらわれずに特性を活かそう

社会が求める「女性らしさ」を持ち合わせていないことを逆手にとれば、性別にとらわれずに、「自分らしさ」を活かして活躍することができるでしょう。

女性らしさを押し付けない

「女性だから」という固定観念で見ると、「あれもこれもできない」と否定しがち。性別に関係なく、当事者の長所を見るようにしましょう。

5章

発達障害の治療

特性があっても周囲に適応しながら仕事を続ける人もいます。
ひとりだけでがんばらずに、医療や周囲の助けを借りて
生きづらさを解消しましょう。

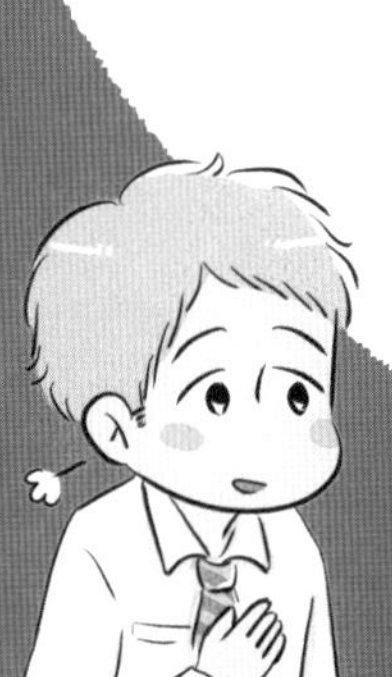

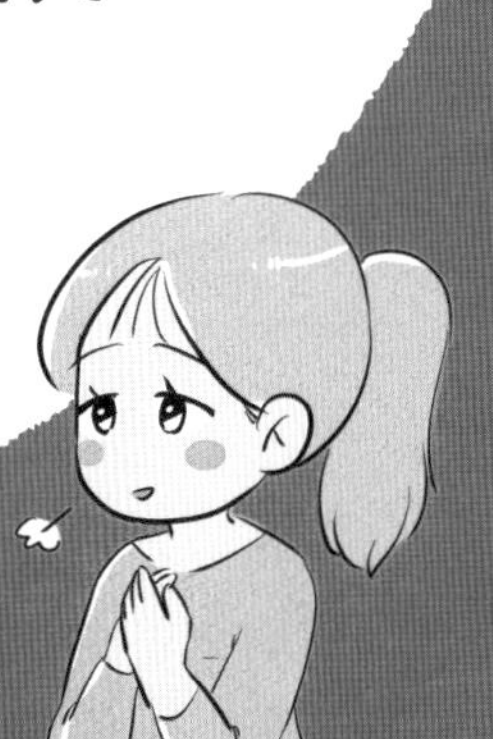

発達障害の治療を受ける

受診から治療までの流れ

受診	精神科や心療内科のある病院やクリニックに、「大人の発達障害について診断できるか」を電話などで確認する。地域によっては、発達障害者支援センターや医師会が、発達障害の外来がある医療機関を公表している場合もある
↓	
診察・検査	現在の症状と生育歴について問診される。とくに対人スキル、共感性、運動技能などについて質問されることが多い。診察室での様子も診断材料になる。補助的に心理検査（知能検査など）を行うこともある
↓	
診断	精神科医が問診などを何度も行いながら、時間をかけて総合的に診断する。診断が下ることで「自分の努力不足ではない」とわかってホッとする人もいる。発達障害以外の疾患の場合は、その治療に進むこともある
↓	
治療	認知行動療法やSST（ソーシャルスキル・トレーニング）などの心理社会的治療のほか、ADHDの場合は薬物療法を行う（→P179）

問診と検査をくり返し時間をかけて診断

発達障害の認知度が上がるにつれ、自身で障害を疑ったり、周囲にすすめられたりして医療機関を受診する人が増えています。ただ受診者の増加にくらべて、**成人の発達障害を診断できる医療機関は、全国的にまだ十分ではない**のが現状です。

また、不眠やうつ病の悩みで心療内科を受診したところ、発達障害が疑われて、発達障害の専門外来を紹介されるケースもあります。

発達障害は生まれつきの特性なので、**問診の際には子どもの頃の様子を聞かれることが多いでしょう。**受診の際には、通知表や連絡帳など、子どもの頃の成長の記録を用意していくのがおすすめです。

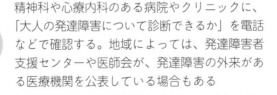

治療の目標

✕ 発達障害の特性をなくす

↓

◎ 社会に適応して生きづらさをなくす

本人が主体になって、医療の助けを借りつつ、周囲に協力してもらうのが理想

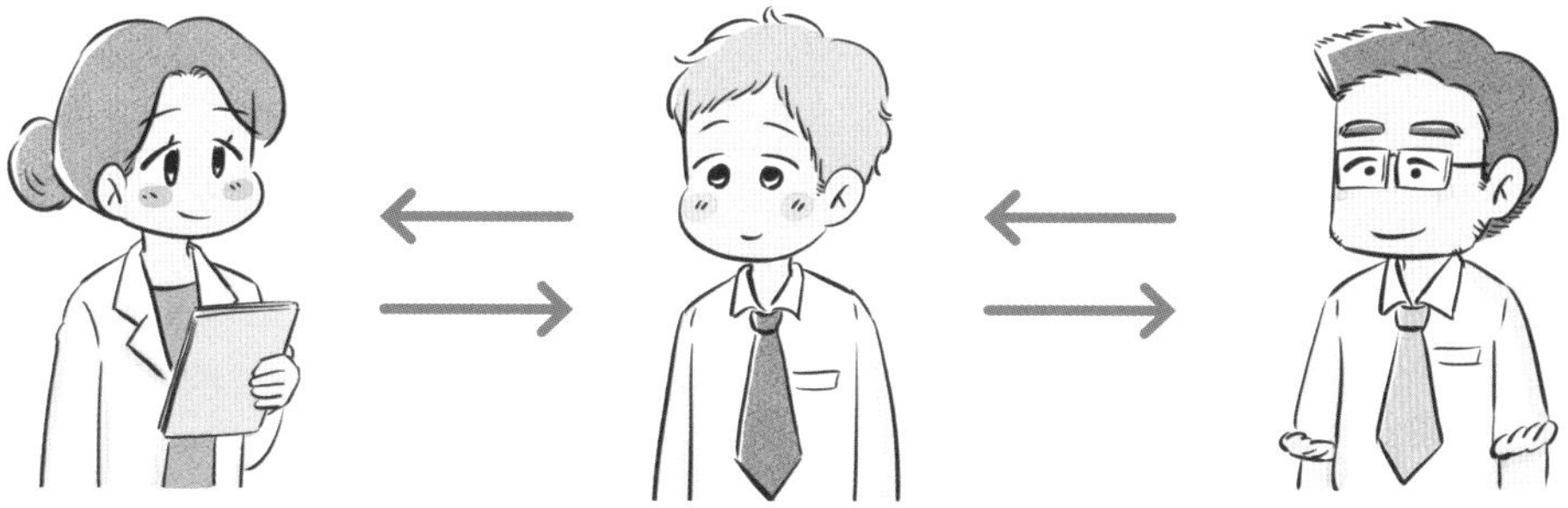

医療

特性への理解を深める心理教育や、コミュニケーションの向上を目的としたSSTなどの場を提供する。またADHDに対しては薬物療法を行う

本人

自分の特性を理解して、ストレスの少ない環境を整えたり、周囲に協力してほしいことを具体的に伝えたりする

周囲

特性への理解を深め、能力を発揮できる環境を作ったり、健康管理をしたりする。本人を責めず、できないことを手助けするなど支援をする

特性はなくならないが生きづらさは減らせる

発達障害の治療をすれば、困っている症状がすべてなくなると考える人がいます。しかし、「ミスをくり返す」「空気が読めない」などは、長所と同じく生まれながらの特性です。そのため、**その特性自体をなくすことはできません。**つまり、病気のように「完全に治す」ことはできないのです。

しかし、そうした**生まれながらの特性を本人や周囲の人間が理解して、適切な対応をすれば、家庭や職場で引き起こされるさまざまな問題を減らすことはできます。**

医師による診断は、特性を客観的に、正しく判断するために必要です。どのような対応が本人に合っているのかがわかり、生きづらさの軽減につながるでしょう。発達障害の治療の目標は、本人がストレスの少ない環境を作ったり、周囲に協力を求めたりできるようになり、社会に適応して生きやすくなることなのです。

医療機関で受けられる治療法

特性理解や生活療法がメイン

発達障害と診断されたあとに医療機関で受けられる治療法には、**主に心理社会的治療（生活療法）と薬物療法**があります。

ただし薬物療法の場合、ASDの**特性に有効な薬はありません。**また、ADHDの**特性がある人すべてが薬物療法で症状が緩和するわけではなく**、根本的な治療とはなりません。

メインとなるのは心理社会的治療で、特性の理解、認知の偏りの修正、社会生活技能の習得などがあります。時間をかけてゆっくりと生活上の不適応を軽減することが目的で、これらをプログラムしたグループでの治療を行う「デイケア」のある医療機関も、少しずつですが増えています。

心理社会的治療

生活療法ともいわれる治療で、特性への理解を深める心理教育や、社会生活技能のトレーニングなどがある

特性理解
障害の特性について精神科医や臨床心理士などの説明を受けながら理解する

認知行動療法
物の考え方や受け取り方に偏りがあるのを修正し、気持ちや行動を変えていく手法

SST
（ソーシャルスキル・トレーニング＝社会生活技能訓練）
人とかかわって生きるためにかかせないスキルを身につけるトレーニング

これらをプログラムに組み込んだ「デイケア」を行う医療機関もある（→P182）

薬物療法（ADHDの場合）

ADHDのある人は、脳内で情報を伝え合う神経伝達物質が不足している。神経伝達に作用する薬を飲むことで神経伝達物質の働きが強化され、情報伝達が増えて、症状を抑えることができると考えられる

コンサータ®

（メチルフェニデート）

効果が早期に出て、半日持続する。毎日服用しなくてよい場合が多い。副作用は食欲減退、不眠、動悸など

ストラテラ®

（アトモキセチン）

効果が表れるには数週間から数か月かかることが多い。毎日服用。副作用は吐き気、食欲減退、頭痛など

インチュニブ®

（グアンファシン）

かつては小児用だったが大人も使用できるように。毎日服用。副作用は眠気、口渇、血圧低下、ふらつきなど

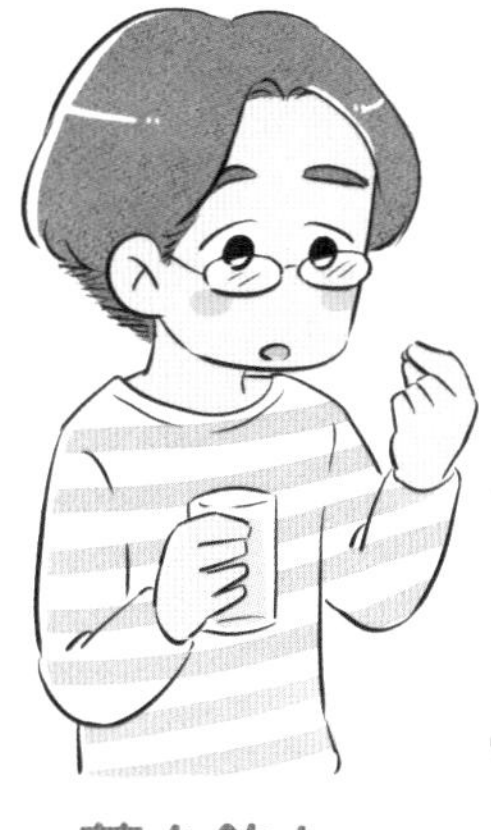

依存性はないの？

ストラテラ®、インチュニブ®は依存の危険性が少ない。コンサータ®は登録制※となっていて、依存のリスクはあるが、医師の指示に従えば過度におそれる必要はない。効き方は薬によっても個人によっても違うので、自己判断はせず、必ず医師の指示に従って服用すること。小児用には「ビバンセ®」もある

薬を飲む

医師から指示された適切な用法で飲むことが大切

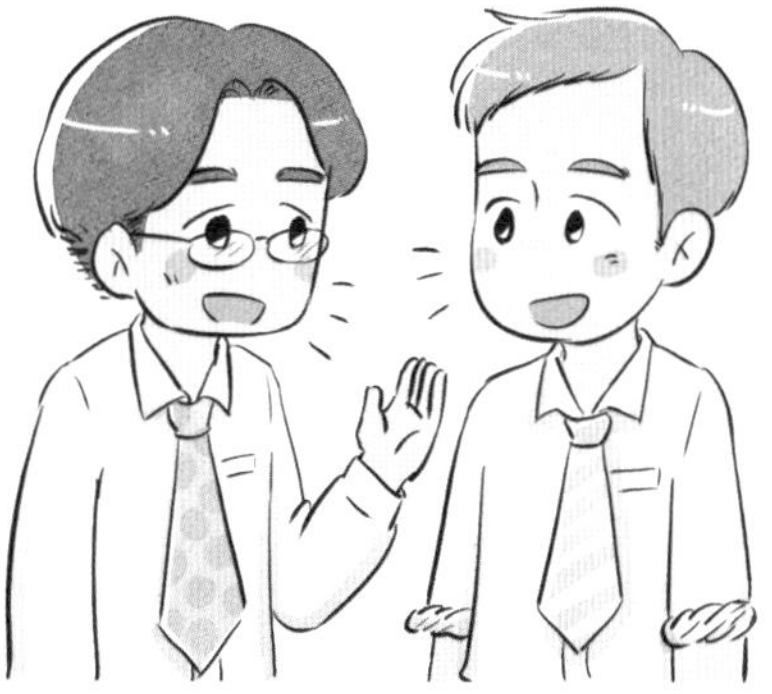

自信回復・スキルアップ

心理社会的治療との相乗効果で、不注意や衝動性などの症状が緩和される

※登録制…所定の条件を満たした登録医しか処方できず、登録された薬局でしか受け取れない。また患者も登録が必須。

二次障害を疑うとき

二次障害が起こるまで

特性による困りごと　仕事や対人関係での失敗

↓

叱責、いじめなどの外的要因

↓

恐怖、怒り、おそれなどネガティブな感情

↓

二次障害　うつ病、不安障害、依存症など

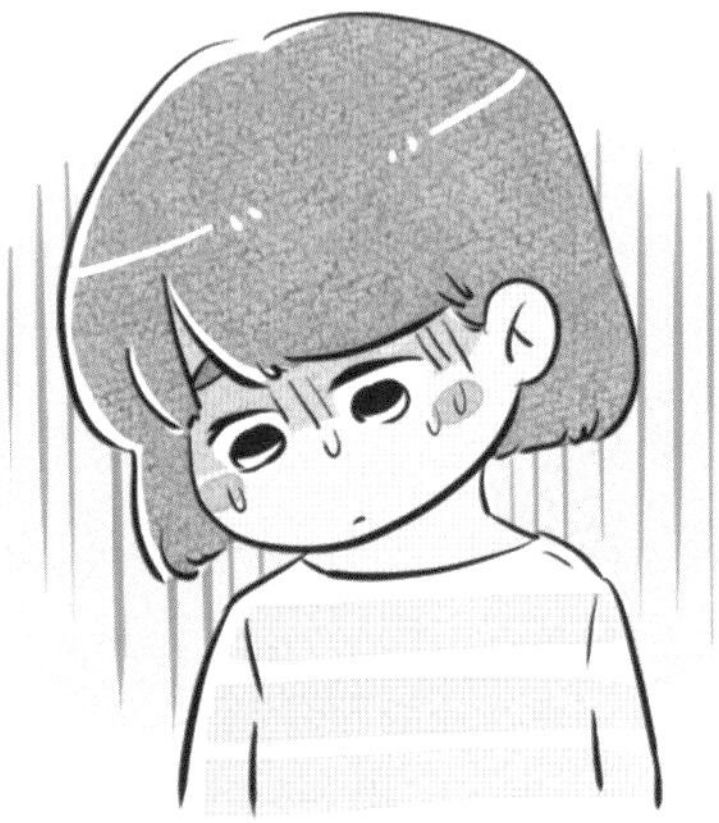

うつ病などにかかりやすいことがある

発達障害を二次障害ととらえた場合、その**特性をきっかけにして、うつ病や不安障害、依存症などの二次障害が起こるケースがよくあります。**失敗や叱責による自己否定の影響がありますが、それとは別に、もともと脳がストレスに対して弱いという可能性もあります。

二次障害を発症すると、特性による困りごとがさらに増え、悪循環になることが多く、注意が必要です。とくにASDの人は心身の状態を自覚しにくい傾向があります。日頃から注意して、うつ病や不安障害のサインに気づくことが大切です。気になることがあれば医療機関を受診しましょう。

二次障害の種類と治療法

薬物療法や、心理社会的治療が主な治療法。結果として二次障害が重くなっている場合は、症状を治療でやわらげながら、主である発達障害の治療に対処していく

うつ病

SSRIやSNRIなどの抗うつ薬を使った薬物療法と、認知行動療法などの精神療法を中心に治療

不安障害

パニック障害、社交不安障害、広場恐怖症など。SSRIや抗不安薬による薬物療法や、認知行動療法などの精神療法で治療

依存症

ギャンブル、アルコール、薬物、たばこ、カフェイン、性依存など。近年はゲーム依存やネット依存も増加している。薬物療法や精神療法、入院治療などがある

うつ病のサインに気づけば重度になる前に対応できる

仕事で失敗したりプライベートでつらいことがあったときに、落ち込んだり、不安な気持ちになったりするのは自然なことです。ただ、その状態が数週間、ときには数か月と長く継続する場合は、うつ病を疑ったほうがよいかもしれません。

食欲不振や不眠、腹痛が続いたり、元気がなかったり、動作が緩慢だったり、というのはうつ病のサインかもしれません。おかしいと思ったら受診をして、休養と治療を最優先しましょう。

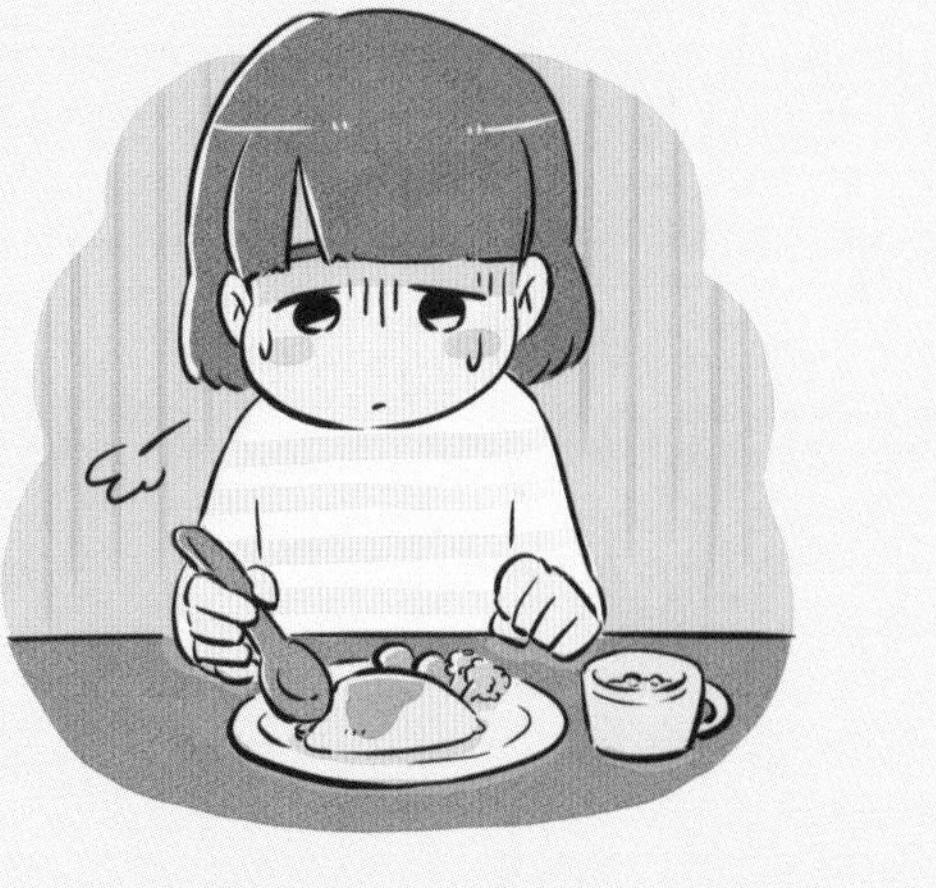

デイケアプログラムが広まっている

グループ治療で思いや悩みを共有する

認知行動療法やSSTなどをプログラムに組み込んだ「デイケア」を取り入れる医療機関が年々増えています。その多くはグループ形式にすることで、効果を上げています。同じ悩みを持つ者同士という安心感から、対人関係が深まったり、対処法を出し合ったりできるので、心の安定につながるのでしょう。

たとえば烏山病院のデイケアでは、**「思いや悩みを共有する」「新しいスキルを習得する」「自己理解を深め、自分に合った処世術を身につけ生活しやすくなる」を目的にしています。**

医療機関のほか、地域の精神保健福祉センターなどでもデイケアを行っている場合があります。

グループで行うものが効果的

SST
（ソーシャルスキル・トレーニング＝社会生活技能訓練）

グループ内で対人関係を作り、継続するために必要な技能を学ぶ。一緒に料理をしたりものづくりをしたりして友好を深めたり、困りごとの場面を想定してロールプレイングを行ったりする

ディスカッション

同じ特性の参加者同士で集まり、臨床心理士、精神保健福祉士、作業療法士、看護師などの司会のもと、日常生活や会社で困ったことをテーマに話し合う。特性への理解が深まり、「自分だけじゃない」という安心感につながる

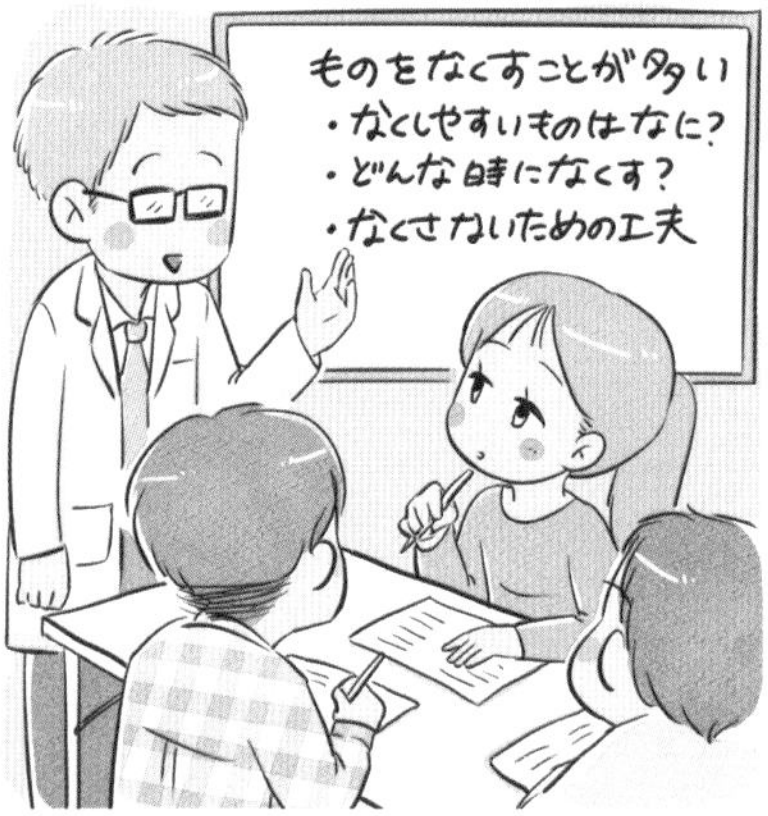
ものをなくすことが多い
・なくしやすいものはなに？
・どんな時になくす？
・なくさないための工夫

デイケアプログラムの例（烏山病院の場合）

まず発達障害専門プログラムを受け、その後、個人に合わせて生活支援コースか就労準備コースに進む。医師を始め、臨床心理士、精神保健福祉士、作業療法士、看護師などのスタッフがかかわる

発達障害専門プログラム

自分の特性を理解する。挨拶を通して集団に慣れたり、相手の気持ちを考えるディスカッションなどで、基礎的なコミュニケーションを学んだりする

生活支援コース

調理や軽いスポーツ、ゴミ拾いなどの奉仕活動など、レクリエーションを通して、生活リズムを整えることや、仲間を作ることを目指す。発達障害以外の人も参加する

生活や仕事に活かす

就労準備コース

就労や自立に向けて自信をつけることを目指す。具体的には、イベントの企画・運営をしたり、大人の作法を学んだりすることで、主体性やコミュニケーションスキル、協調性などを身につける

就職活動／就労支援機関へ

ハローワークや支援機関と連携し、企業の見学や実習を行う。就労移行支援事業所などのプログラムに移行する人もいる

就職

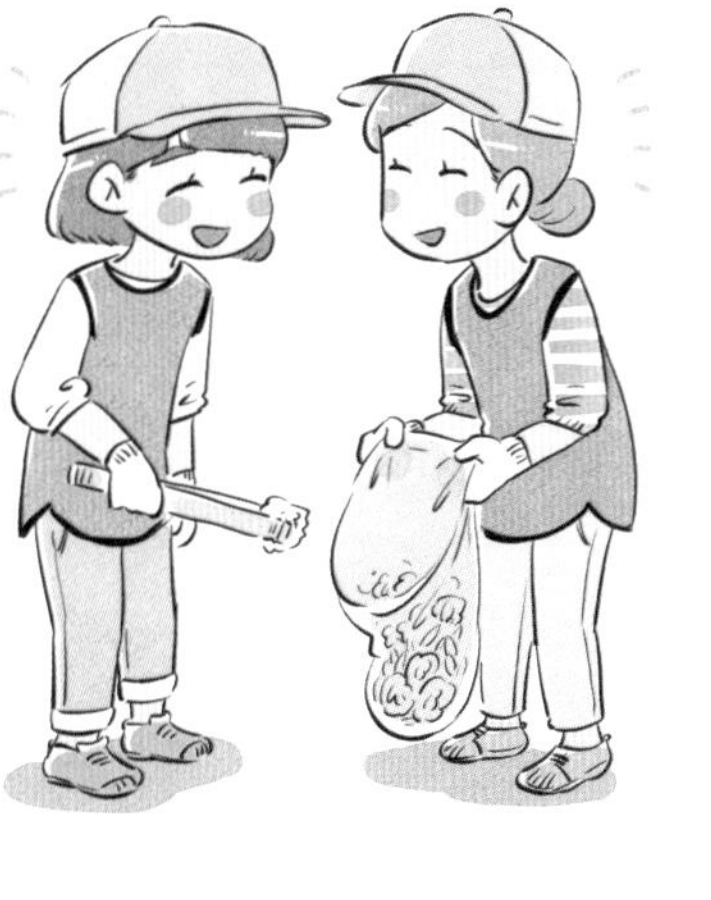

職場や周囲に理解してもらう

有利か不利かは慎重に見極めて

職場で発達障害をカミングアウトするかは悩むところです。**職場の雰囲気やまわりの理解度も考慮**しなくてはいけません。

診断書を見せることで配慮をしてくれる職場もありますが、イヤなレッテルを貼られてしまうおそれもあります。診断書を見せなくても、自分の特性を説明すれば理解してくれる場合もあるので、**状況を見て慎重に判断**しましょう。

円満にカミングアウトをできた場合でも、一方的に支援を要求するだけではなく、**自分の得意なことでまわりを助けたり、サポートに対して感謝の気持ちを伝えたりするのも、人づきあいの大切なポイント**です。

カミングアウトのメリット・デメリット

メリット

関係の維持や構築ができる

悪気がないことをわかってもらえると、誤解が減ったりトラブルがスムーズに解決したりする

サポートしてもらえる

苦手な部分をわかってもらうことで、環境を整えたり、声をかけてもらったりといったサポートを受けられる

自分がラクになる

周囲との軋轢が緩和されたり、環境がよくなったりすることで、ストレスが減る

デメリット

周囲に知識や理解、前例などがないときは慎重に。急に診断書を見せると、偏見が広まって逆に働きにくくなることもある

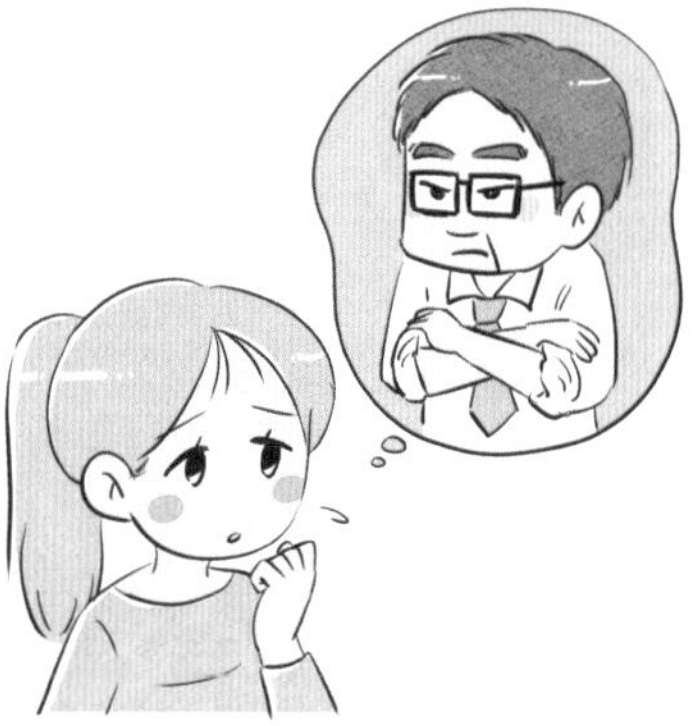

伝えるタイミング

なるべく早めに伝える

自己紹介のときに「顔と名前を覚えるのが苦手で」などと軽く伝えるのもよい方法。サポートが不可欠なときは、忙しくない時期に「折り入ってお話があります」と伝えて、ゆっくり話す時間を作ってもらう

伝える相手

信頼できる人を選ぶ

きちんと考えてくれそうな信頼できる相手に伝える。まずは周囲から信頼されている人に伝えて、その人から周囲に広めてもらい、スムーズにサポートを受けられた例もある

伝え方

要求だけにならないようにする

相手に100％頼り切らずに、できることは自分でしたり、得意なことでお返しをしたりする。何かをしてもらったら、感謝の気持ちを言葉で表すとよい

文章で伝える

困りごとが複数ある場合は、口頭だけで伝えると相手が忘れてしまうので、文章で伝えるとよい。「聞きながらメモを取るのが苦手なので、音声入力機能を使いたい」など、特性と必要なサポートをわかりやすく書く

具体的に伝える

たとえ話や実際のエピソードを伝えることで、具体的にどういう配慮をすればよいのかがわかりやすくなる。一度に多くを伝えず、今一番困っていることにポイントを絞って伝える

× **「メモは取れません」**

◎ **「以前メモを取ろうとしたら、同時に複数のことができない特性から、聞き漏らしがあったため、レコーダーを使わせてもらえると助かります」**

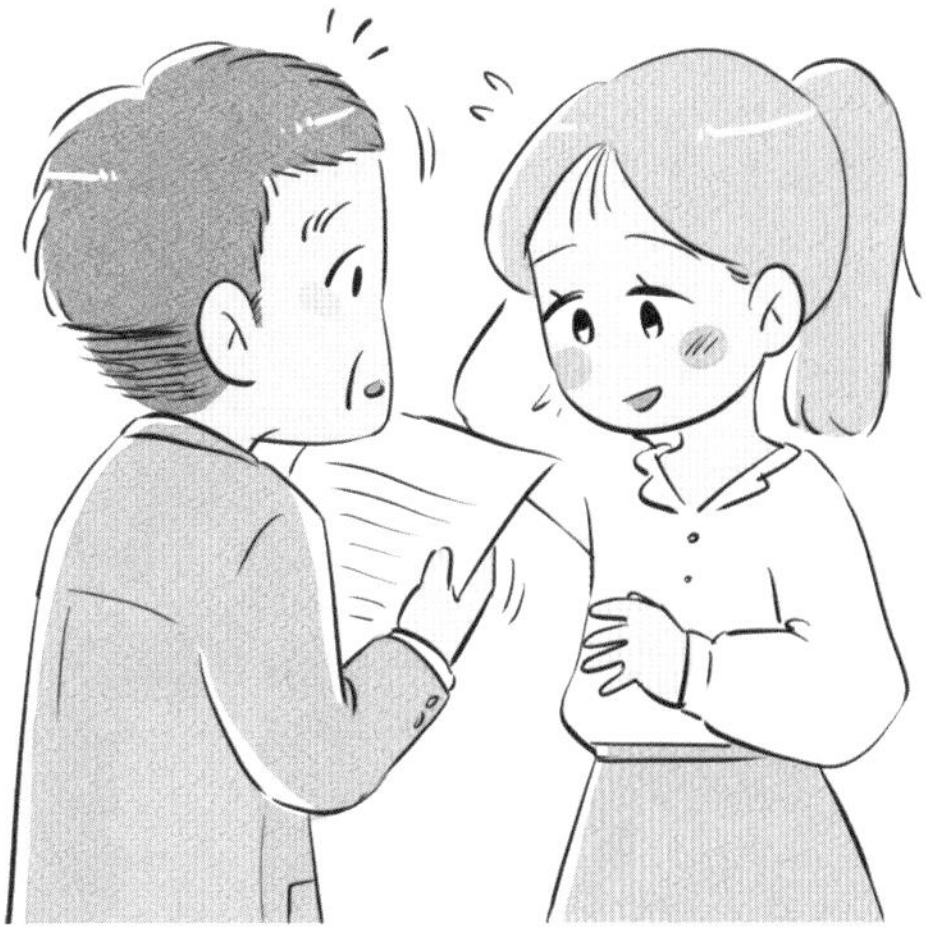

発達障害の治療

まわりの人は理解して話し合う

「もしかして?」と思ったら

障害にかかわらず長所を見る

発達障害のある人も、そうではない人も、得意不得意がある。相手の悪いところに目が行きがちだが、長所も見ながら判断を

勝手な診断はしない

本人に自覚があってもなくても、他人が個人の判断で診断したり、受診をすすめたりしてはダメ。障害の有無にかかわらず、本人を傷つけてしまうおそれがある。あくまで職場での困りごとについて、本人の考えを聞きつつ話し合う

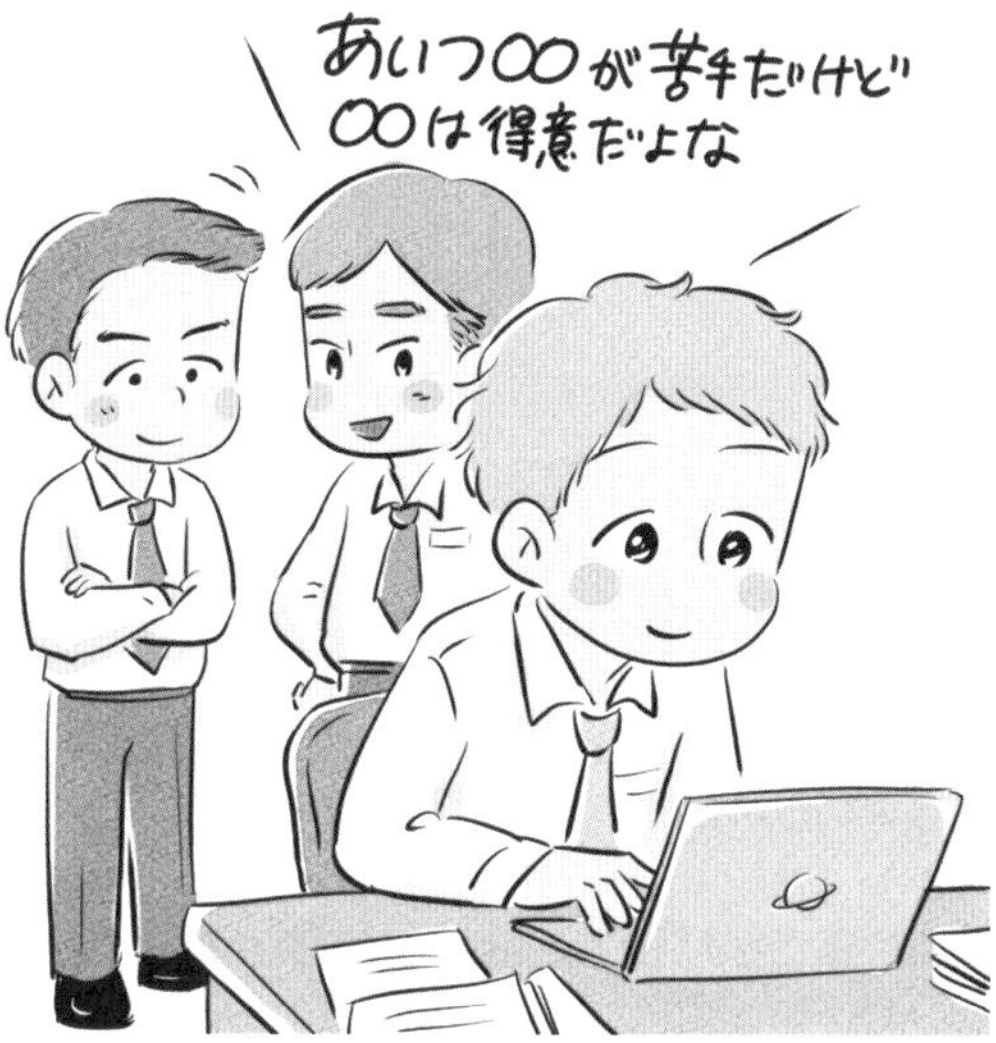

「根性論」では事態は解決しない

「書類にミス」「忘れ物をする」などは、誰にでもあることなので、何度もくり返すのは本人の努力不足と思いがちです。しかし生まれつき絶対音感がある人とない人がいるように、**発達障害は生まれ持った特性なので、いくら努力してもうまくいかないことも多い**のです。

そんなときに、「なぜできないのか」と言われるのは、車いすの人が「ひとりで階段を上がれ」と言われるのと同じくらい、本人にとって酷なものです。

発達障害のある人は、特性に合った環境なら能力を発揮しやすくなります。長所を見ながら、本人に合った環境を工夫することで、問題を乗り越えられることもあります。

カミングアウトされたときは

どうすれば特性を生かせるか話し合う

特性の悪い面ばかりを見て心ない言葉を投げ続けると、本人を傷つけ、うつ病などの二次障害を引き起こすこともある。よい面にも注目して、どうすれば特性を活かして仕事ができるか、本人と話し合うことが大切

◎ **よく話を聞いて特性を理解する**

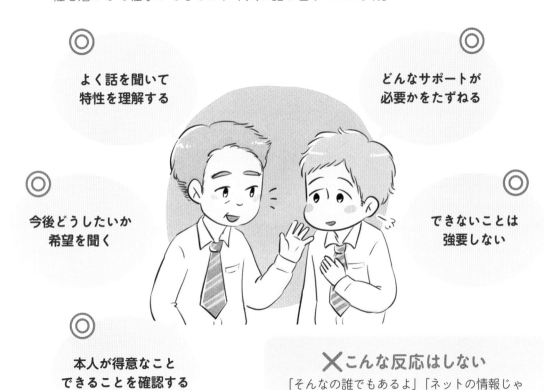

◎ **どんなサポートが必要かをたずねる**

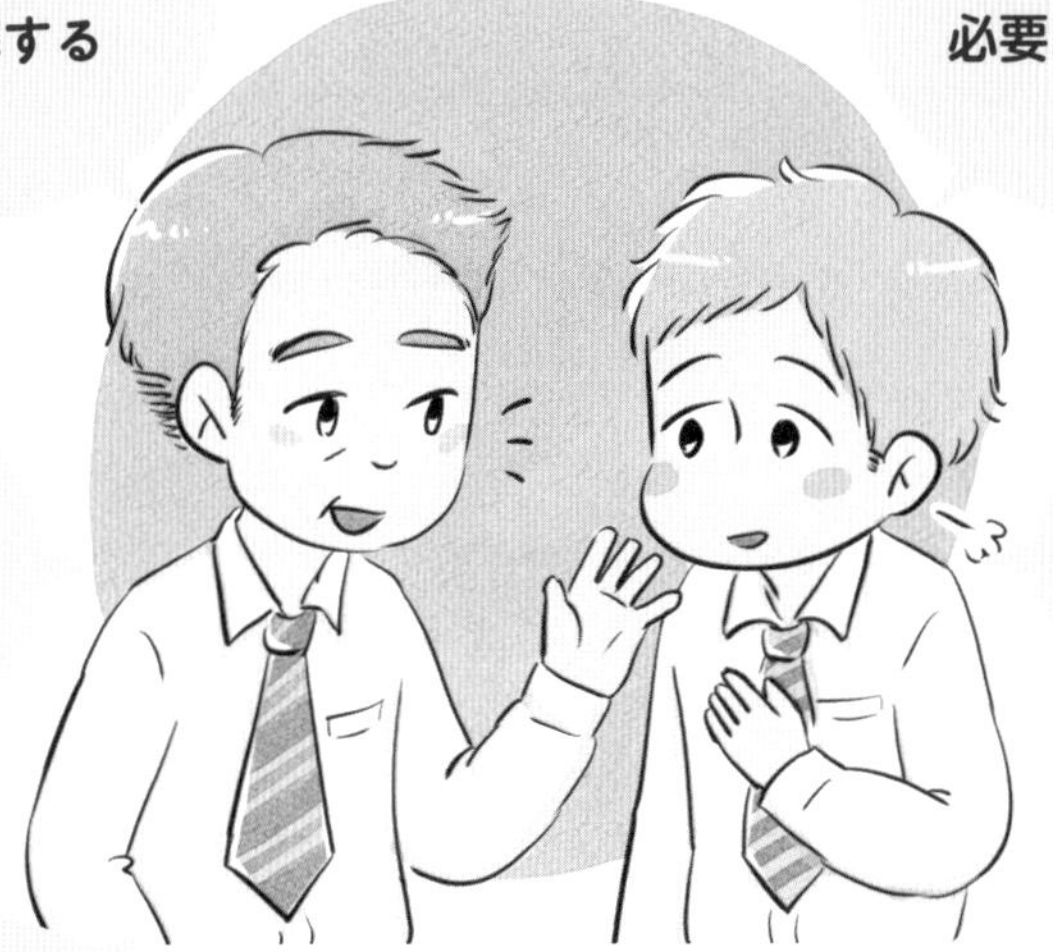

◎ **今後どうしたいか希望を聞く**

◎ **できないことは強要しない**

◎ **本人が得意なことできることを確認する**

✕こんな反応はしない

「そんなの誰でもあるよ」「ネットの情報じゃないの？」「言い訳にするな」などの理解のない言葉は当事者を傷つける

上司の場合

明らかに仕事に支障がある場合は管理部門などと相談をして、ひとりで抱え込まない

同僚の場合

上司に相談するなどして、問題の対処を任せる。個人的にできる範囲でサポートを

家族の場合

家族だけで抱え込まず、医療機関やサポート機関を利用して、本人が安心できる環境を作る

自分らしく働き続けるために

どれを目指すかは人それぞれ

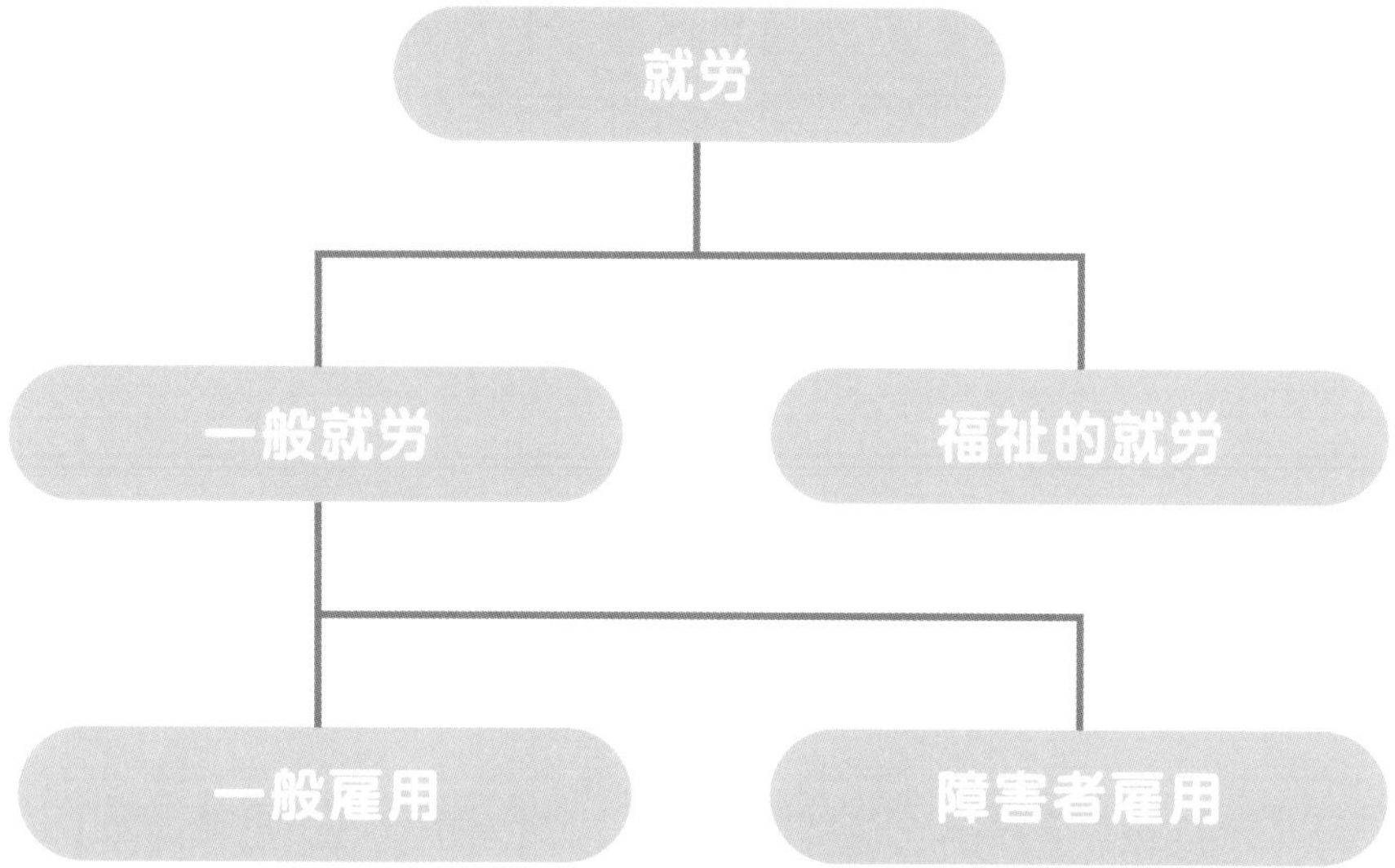
就労
一般就労
福祉的就労
一般雇用
障害者雇用

求人数や仕事の選択肢は多いが、仕事上の配慮が得られにくい。よりよい環境を求めて転職したり、障害者雇用のある会社に転じたりする人もいる

発達障害の場合、精神障害者保健福祉手帳や療育手帳の取得が必要。雇用主に発達障害があることを伝えて就労する。仕事上の配慮が得られるメリットがあるが、仕事内容が限られる場合がある

ひとりで悩まずに支援機関を活用する

特性のために仕事や人間関係がうまくいかず退社した場合は、自分に合う再就職先をどうやって見つければよいのか、不安になるでしょう。

就労には、**就労支援機関などで福祉サービスを受けながら働く「福祉的就労」と、「一般就労」**があります。さらに一般就労は、**一般雇用枠と、障害者雇用枠**に分かれています。

自分らしく働き続けるためにどの選択がよいのか迷ったら、**ひとりで悩まずに、ハローワークや地域障害者職業センターなどの支援機関に相談**しましょう。適性診断や研修などの支援を受けることで、自分に合う就職先が見つかったり、職場定着のための助言を受けられたりします。

さまざまな支援機関を活用しよう

ハローワーク（公共職業安定所）

職業相談・職業紹介のほか、「障害者トライアル雇用事業」「若年コミュニケーション能力要支援者就職プログラム」などがある。「発達障害者雇用トータルサポーター」が配置されている地域もある

地域障害者職業センター

ハローワークなどと連携し、就職や再就職を目指す障害のある人のために、職業指導や職業準備支援をしたり、職場に適応するための相談や助言を行ったりと、各種職業リハビリテーションを行う

就労移行支援事業所

一般雇用への就職を目指す障害を持つ人が、学校のように通いながら就職に向けた知識やスキルを学べるよう、サポートする。就労支援員や生活支援員が相談に応じる

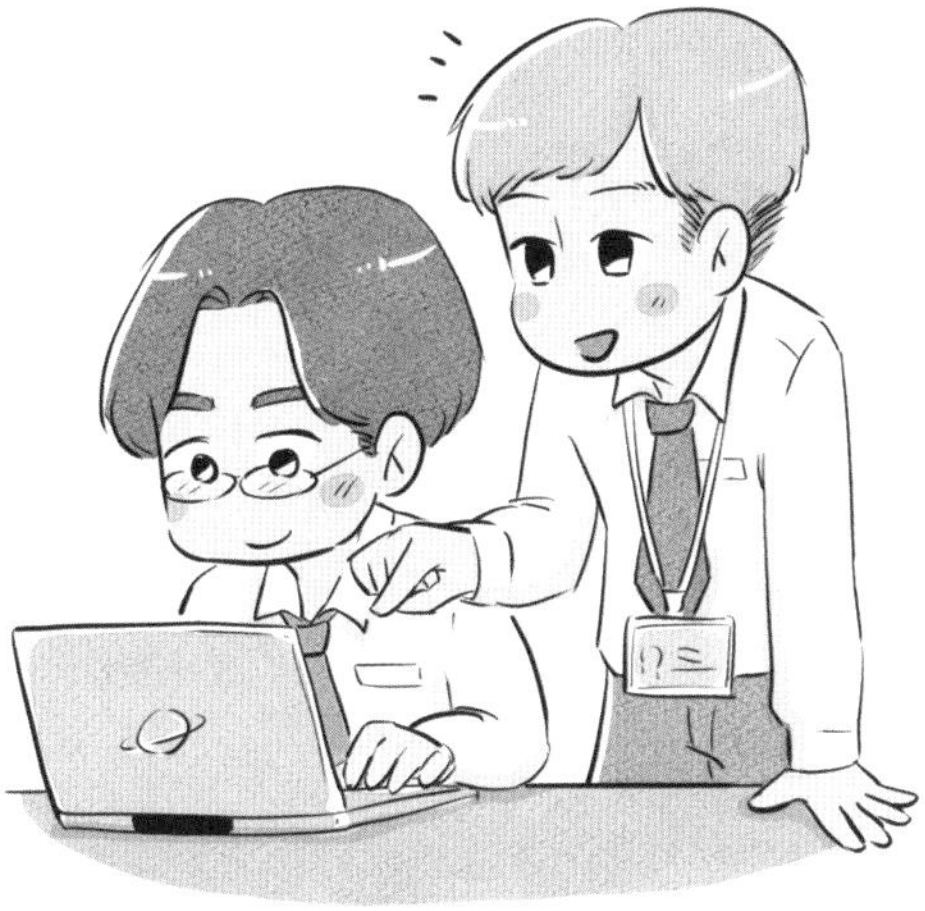

公共職業能力開発校

発達障害者を対象とした訓練コースを設置し、専門的な職業訓練を実施している

障害者就業・生活支援センター

就業面、生活面の相談や支援を行う

働き方は無限にある

そもそも「絶対にこの会社（部署）でやっていかないといけない」と思い詰めないようにしましょう。本当につらいときは、異動願いや転職、独立を考えてみるのもおすすめです。

烏山病院の過去の調査では、ADHDの人は専門職が多く、ASDの人は事務職が多いという結果が出たことがあります。自分に合った作業が何かを見つけることが、カギとなるでしょう。

当事者の体験談

さまざまな悩みを抱えて受診へと至った当事者のかたたちの声を集めました。前向きな体験談も、ぜひ参考にしてみてください。

受診について

今まで**悩んでいたことに答えが見つかってホッとした。**家族にも説明しやすくなり、理解してもらいやすくなった。おかげで、**誤解や無理解によるいざこざが減った。**（ADHD女性）

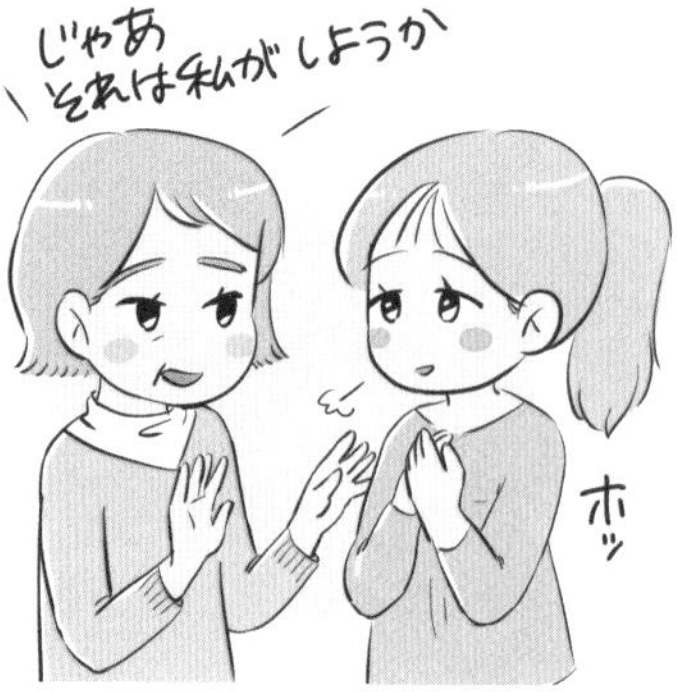

薬物療法について

コンサータを飲んだら頭がすっきりして職場での評価も上がった。**薬の効果が出たことで、やる気のなさではなく特性なんだとわかってもらえた**のもよかった。家でも会話が多くなったと言われた。（ADHD男性）

副作用や依存性を心配する家族に、**医師から薬の使用について説明してもらった。**心配してくれる家族の気持ちは尊重しつつ、効果があったこと、副作用がなかったこともしっかり伝えることが大切だと思った。（ADHD男性）

家族について

妻から「家と外で対応が違う。もっと家族にも優しくしてほしい」と言われた。職場では対人関係に気をつかって緊張しっぱなし。だから**家ではリラックスして特性が出やすいのかもしれない。**家族に言われたことをきっかけに、少しずつ歩み寄ろうと思った。（ASD男性）

父親といつもぶつかるのがストレスだったが、デイケアで「同じような特性はぶつかりやすい」と言われて納得。**いくら家族でも、毎日つらい思いをするくらいなら、距離を取ることも大切**だと、ひとり暮らしに前向きになった。（ASD男性）

転職について

以前いた会社は「根性論」を振りかざすので、すごくつらかった。デイケアに通ううちに自己理解が深まったので、**今の職場では自分の特性をうまく伝えつつ、自分の得意なことで仕事をカバーできている。**カミングアウトはしていないが、快適に過ごしている。(ADHD男性)

障害者就労について

以前の職場では罵倒や差別を受け、「死んでしまいたい」とまで思った。1年休んで今の職場に障害者雇用で入り、少しずつ勤務時間を増やしている。**上司から「君がいてくれて助かるよ」と言われて、とてもうれしかった。**(ASD男性)

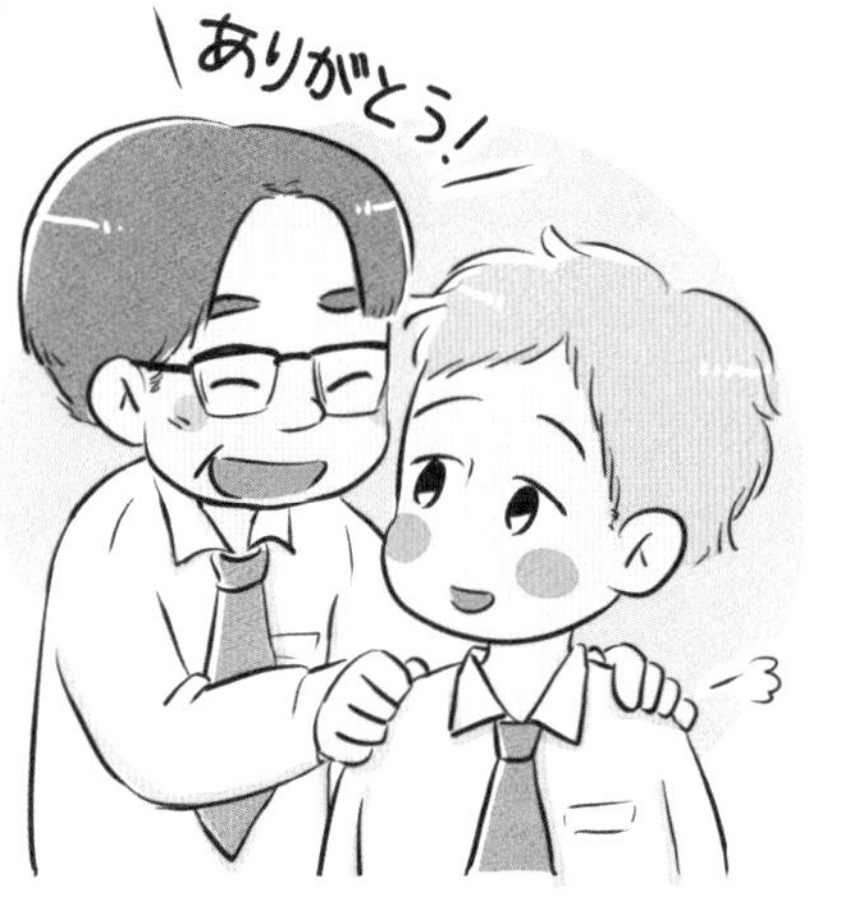

デイケアについて

「ほめる」というテーマで話し合ったとき、お互いのよい面を見ることが大切だと知った。同時に、**「こんな自分にもいいところがあるかも」「自分をほめてもいいのかも」と希望を持つことができた。**(ASD男性)

ふだんはあまり人と話さないので、**グループで話し合う時間はとても貴重**だった。人によってさまざまな価値観があり、ちょっとしたことで人を傷つけたり、怒りがわいたりすることが理解できた。**コミュニケーションの技術も学べた**と思う。(ASD男性)

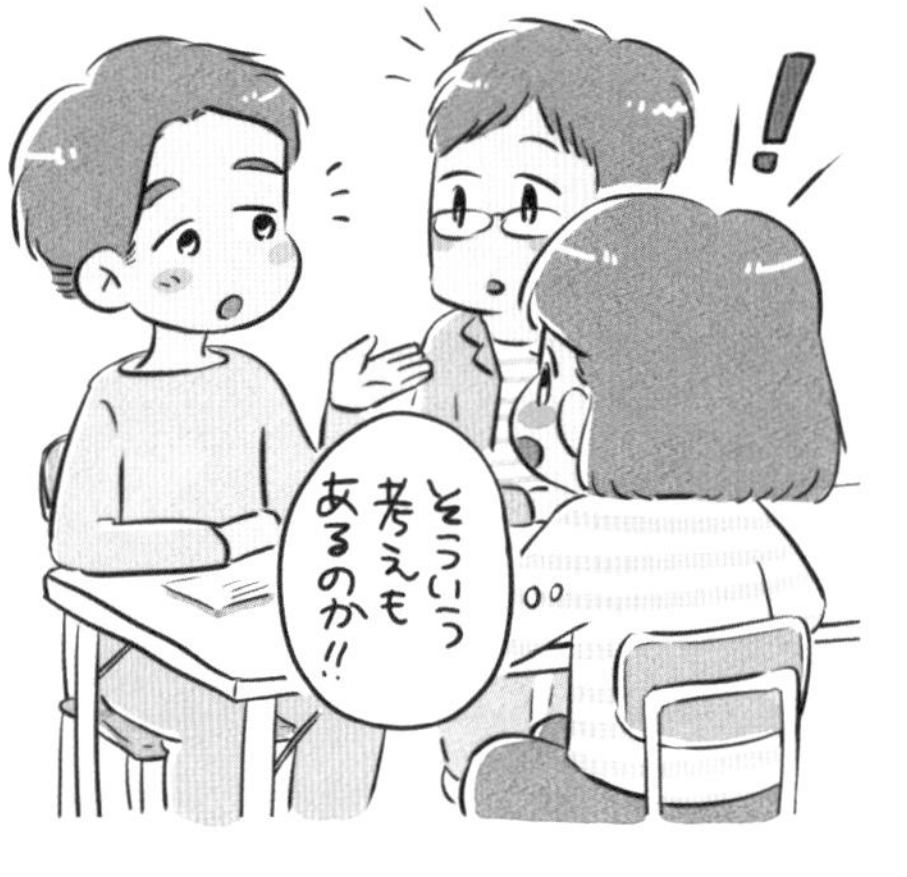

デイケアでもらった再就職のための手引き書が、とても役に立った。また、資料を見せながら家族に説明することで、家族の不安がやわらぎ、現状を理解してもらうことができた。(ASD女性)

監修者 **太田晴久**（おおた はるひさ）

昭和大学附属烏山病院 昭和大学発達障害医療研究所 准教授。2002年昭和大学医学部卒業。昭和大学精神医学教室に入局し、精神科医師として勤務。2009年より昭和大学附属烏山病院にて成人の発達障害専門外来を担当している。自閉症の専門施設であるUS Davis MIND Instituteへの留学を経て現職。とくに思春期以降の成人を中心とする発達障害の診療や研究に取り組んでいる。主な監修書に『職場の発達障害 自閉スペクトラム症編』『職場の発達障害 ADHD編』（ともに講談社刊）がある。

監修協力 **横井英樹**（よこい ひでき）

昭和大学附属烏山病院 昭和大学発達障害医療研究所 臨床心理士

監修協力 **五十嵐美紀**（いがらし みき）

昭和大学附属烏山病院 昭和大学発達障害医療研究所 精神保健福祉士 社会福祉士

ブックデザイン	平塚兼右（PiDEZA Inc.）
本文レイアウト	平塚恵美・矢口なな・新井良子（PiDEZA Inc.）
本文マンガ・イラスト	春野あめ、望月志乃、とげとげ。、大橋諒子、ユキミ
執筆協力	古川はる香、伊勢陽子
編集協力	岡 未来

●主な参考資料

『職場の発達障害 自閉スペクトラム症編』太田晴久・監修（講談社）

『職場の発達障害 ADHD編』太田晴久・監修（講談社）

『おとなの発達障害 診断・治療・支援の最前線』岩波明・監修（光文社）

『医者も親も気づかない 女子の発達障害』岩波明・著（青春出版社）

『発達障害』岩波明・著（文芸春秋）

『大人のアスペルガ 症候群』加藤進昌・著（講談社）

『あの人はなぜ相手の気持ちがわからないのか もしかしてアスペルガー症候群!?』加藤進昌・著（PHP研究所）

大人《おとな》の発達障害《はったつしょうがい》 仕事《しごと》・生活《せいかつ》の困《こま》ったによりそう本《ほん》

2021年 3 月10日発行　第 1 版
2023年10月 5 日発行　第 1 版　第 6 刷

監修者	太田晴久
発行者	若松和紀
発行所	株式会社 西東社 〒113-0034　東京都文京区湯島2-3-13 https://www.seitosha.co.jp/ 電話　03-5800-3120（代）

※本書に記載のない内容のご質問や著者等の連絡先につきましては、お答えできかねます。

ISBN 978-4-7916-2845-2